“十二五”职业教育国家规划教材
经全国职业教育教材审定委员会审定

JIJIU HULIXUE

急救护理学

（第3版）

敖薪 主编
罗红艳 副主编

编　者（以姓氏汉语拼音为序）

敖　薪（长江大学医学院）
官德元（荆楚理工学院医学院）
黄素芳（华中科技大学附属同济医院）
胡艳红（长江大学医学院）
李　涛（仙桃职业技术学院）
李文涛（吉林大学护理学院）
罗红艳（襄阳职业技术学院）
秦召敏（山东医学高等专科学校）
任海蓉（湖北中医药大学护理学院）
汪国珍（湖北中医药高等专科学校）
薛　梅（天津医学高等专科学校）

编写秘书 胡艳红

高等教育出版社·北京

内容提要

本书是“十二五”职业教育国家规划教材。全书共分为五大知识模块，由绪论和上、中、下三篇组成，内容包括绪论、急诊医疗服务体系、院前急救、院内急诊救护、重症监护、常用急救技术、常用监测技术、常用急救药物、急症救护、临床危象救护、器官功能衰竭救护、常见疾病救护、急性中毒救护、家庭紧急救护和灾害事故的现场救护。章节中包括学习目标、情境导入、具体内容、思考题等部分。本书附有技能训练指导、技能考核评分标准和学习网址教学资源，有利于指导学生的学习，方便教师备课。

本书可作为高职高专护理专业的教学用书，也可作为急救专科护士和ICU专科护士的培训用书，还可作为在职护理人员和低年资医师的参考用书。

图书在版编目（CIP）数据

急救护理学 / 敖薪主编 .--3 版 .-- 北京：高等教育出版社，2014.8（2017.2 重印）
ISBN 978-7-04-039894-6

Ⅰ.①急… Ⅱ.①敖… Ⅲ.①急救 - 护理 - 高等职业教育 - 教材 Ⅳ.① R472.2

中国版本图书馆 CIP 数据核字（2014）第 104175 号

策划编辑 肖 娴　　责任编辑 肖 娴　　封面设计 王 琰　　版式设计 于 婕
插图绘制 杜晓丹　　责任校对 陈旭颖　　责任印制 韩 刚

出版发行 高等教育出版社
社　　址 北京市西城区德外大街4号
邮政编码 100120
印　　刷 保定市中画美凯印刷有限公司
开　　本 787mm×1092mm 1/16
印　　张 27
字　　数 640千字
购书热线 010-58581118
咨询电话 400-810-0598
网　　址 http://www.hep.edu.cn
　　　　 http://www.hep.com.cn
网上订购 http://www.landraco.com
　　　　 http://www.landraco.com.cn
版　　次 2003年12月第1版
　　　　 2014年8月第3版
印　　次 2017年2月第4次印刷
定　　价 39.90 元

物 料 号 39894-00

出版说明

教材是教学过程的重要载体，加强教材建设是深化职业教育教学改革的有效途径，推进人才培养模式改革的重要条件，也是推动中高职协调发展的基础性工程，对促进现代职业教育体系建设，切实提高职业教育人才培养质量具有十分重要的作用。

为了认真贯彻《教育部关于"十二五"职业教育教材建设的若干意见》（教职成〔2012〕9号），2012年12月，教育部职业教育与成人教育司启动了"十二五"职业教育国家规划教材（高等职业教育部分）的选题立项工作。作为全国最大的职业教育教材出版基地，我社按照"统筹规划，优化结构，锤炼精品，鼓励创新"的原则，完成了立项选题的论证遴选与申报工作。在教育部职业教育与成人教育司随后组织的选题评审中，由我社申报的1 338种选题被确定为"十二五"职业教育国家规划教材立项选题。现在，这批选题相继完成了编写工作，并由全国职业教育教材审定委员会审定通过后，陆续出版。

这批规划教材中，部分为修订版，其前身多为普通高等教育"十一五"国家级规划教材（高职高专）或普通高等教育"十五"国家级规划教材（高职高专），在高等职业教育教学改革进程中不断吐故纳新，在长期的教学实践中接受检验并修改完善，是"锤炼精品"的基础与传承创新的硕果；部分为新编教材，反映了近年来高职院校教学内容与课程体系改革的成果，并对接新的职业标准和新的产业需求，反映新知识、新技术、新工艺和新方法，具有鲜明的时代特色和职教特色。无论是修订版，还是新编版，我社都将发挥自身在数字化教学资源建设方面的优势，为规划教材开发配备数字化教学资源，实现教材的一体化服务。

这批规划教材立项之时，也是国家职业教育专业教学资源库建设项目及国家精品资源共享课建设项目深入开展之际，而专业、课程、教材之间的紧密联系，无疑为融通教改项目、整合优质资源、打造精品力作奠定了基础。我社作为国家专业教学资源库平台建设和资源运营机构及国家精品开放课程项目组织实施单位，将建设成果以系列教材的形式成功申报立项，并在审定通过后陆续推出。这两个系列的规划教材，具有作者队伍强大、教改基础深厚、示范效应显著、配套资源丰富、纸质教材与在线资源一体化设计的鲜明特点，将是职业教育信息化条件下，扩展教学手段和范围，推动教学方式方法变革的重要媒介与典型代表。

教学改革无止境，精品教材永追求。我社将在今后一到两年内，集中优势力量，全力以赴，出版好、推广好这批规划教材，力促优质教材进校园、精品资源进课堂，从而更好地服务于高等职业教育教学改革，更好地服务于现代职教体系建设，更好地服务于青年成才。

高等教育出版社

2014年7月

第3版前言

《急救护理学》作为全国高职高专医学教育系列教材之一，初版于2003年，第2版于2008年获得全国医学职业教育优秀教材奖，被国家精品课程资源网收录。本次修订的主要目的是围绕教育部关于高职高专人才培养目标，进一步提升教材的实用性、针对性和职业标准化，保持教材的先进性，不断探讨"急救护理学"课程教学和改革的新方法，体现教改成果，充分听取广大教师和读者的意见及建议，总结用书经验，使该教材成为护理专业师生更加喜爱的精品教材。由于医学专业的相通性，修订后教材还适用于高职高专医学其他专业，可作为培训急救专科护士和ICU专科护士的用书及在职护理人员和低年资医师的参考用书，从而满足广大读者的需要。

第3版保留了第2版的知识结构与框架，主要在以下几方面进行了修订：① 修订了原有的旧指标、旧数据和旧标准，增加了新观点、新技术，使教材能更好地反映当前急救护理学科的前沿知识和最新进展。如增补了ICU护士的职业暴露与防范、急危重病人的安全用药和PICC技术等内容，并根据2010年国际心肺复苏指南，修改了第2版教材中相关章节的知识点。② 构建了以情境教学为主要线索的教材结构。在每一节的开篇插入实际情境，并根据现场情境提出问题，以情境导入，让学生进入角色，带着问题学习，从而激发学生的学习热情，培养学生分析问题和解决问题的能力。③ 充实了急救技术。将第2版教材中监测系统的使用、输液泵与注射泵的应用、心电图的检查等内容从原章节删除，放入常用急救技术中，并以技术操作规程的形式编写，进一步突出急救技能教学。④ 增添了技能训练指导和考核评分标准，更加有利于培养学生的动手能力。⑤ 结合护士执业资格考试大纲的要求对内容进行了增补和修改，以满足执业的需要。⑥ 增加了学习网址，便于学生拓宽知识面。

修订后教材的特点：① 知识结构进一步模块化。全书共分为五大知识模块，由绪论和上、中、下三篇组成。绪论为模块一：介绍急救护理学的概念、发展简史、范畴和任务，使读者对该学科有初步认识。上篇为模块二：介绍急诊医疗服务体系、院前急救、院内急诊救护和重症监护的组织机构。让读者对急救组织和机构有一个完整的了解。中篇为模块三：集中介绍常用的急救与监测技术、急救药物和设备的使用，该模块的编写是培养技能型人才目标的需要。下篇包括两大模块，其中前五章介绍了急症救护、临床危象救护、器官功能衰竭救护、常见疾病救护以及中毒救护的内容，组成第四模块。后两章介绍了家庭紧急救护和灾害事故的现场救护，归于第五模块。第五模块的编写顺应了当前社会的需要，可以提高学生在院外或社区工作的防范意识和应对能力，充分发挥其社会责任。② 较好地把握了教材内容的深度和广度。为了让教材内容能够满足不同基础学生的学习需求，将教材内容用大号字和小号字加以区别，凡是需要高职高专学生掌握和熟悉的内容用大号字打印，对于有一定深度或广度的少量知识点用小号字鉴别，这样做既保证了知识的完整性和先进性，又有利于学生拓宽知识，储备潜能。③ 更加重视知识与技能的结合，理论与实践的统一，进一步突出技能型人才的培养目标。

④ 坚持强化了急救护理原则、急救思维路径和急救监护程序，有利于培养学生良好的临床急救护理素养，提高学生正确解决临床突发事件的能力。⑤ 继续呈现知识、技能、态度三者完整统一的教科书模式。突出体现“以人为本”的护理理念，注重对学习者情感的培养，有利于教育学生关心病人、热爱生命、珍爱生命。⑥ 保留了学习目标和思考题，保留了图文并茂的特点，便于学生把握重点和对知识的理解，有利于学生的自主学习。⑦ 发挥了教学资源的作用。在附录中，一方面，呈现了技能训练指导与评分标准等教学资源，为学生的技能学习提供指导，为教师备课提供方便；另一方面，提供了学习网址，便于学生利用网络资源，开展自学和扩充知识。

全书在修改、审定和出版的过程中得到了高等教育出版社编辑和第一版编者、第二版编者及新增编者的大力支持，在此深表谢意！

敖　薪

2014年3月

第1版前言

在湖北省卫生厅领导下，由省医学职业技术教育研究室组织，并在湖北试验版全国高职高专医学规划教材（护理专业）建设委员会指导下，我们编写了这本"湖北试验版全国高职高专医学规划教材（护理专业）"——《急救护理学》教材。本教材的编写根据教育部、卫生部关于高职高专人才培养目标，力求做到科学性、先进性、启发性、创新性和适用性相结合。考虑到医学专业基础学科的相通性，本书也适用于高职高专医学其他专业。

随着现代社会的不断发展和人口结构趋向老年化，急危重症病人迅速增多，使急救护理工作成为当前临床护理工作中的一项艰巨而又重要的任务。同时，各种新的抢救仪器、监测仪器的频频问世以及新的抢救技术和监测技术的层出不穷，对急救护理人员提出了更高的要求。因此，急救护理学已经成为目前高等护理教育中非常重要的专业课程。

该教材作为高等护理职业技术教育用书，在编写的原则上坚持以培养高等技术应用性专门人才为己任，适应社会需要为目标，以必须、够用为度；在教材内容的构建上力争做到系统、新颖、实用。既详细介绍了急救护理的基本理论、基本知识和基本技能，让学生能够熟悉和掌握各种急救知识和技能，又着重强调了急救护理的原则和思维过程，以培养学生的急救意识和严谨的思维方法。同时，还突出了"以病人为中心"的护理观点，其宗旨是为了教育学生关心病人，热爱生命。打破了传统的只重视知识的自身要素，而忽视了对学习者思维和情感的培养这样一种教科书的编写模式，充分体现了现代护理教学全新的观点和思想。本书适当介绍了学生应掌握急性病的病理生理、发病机制等基础知识，以及高职高专护理专业学生通过学习适当了解的内容，书中以小字形式标出，便于学生学习。

本书共分上篇、中篇、下篇三部分。上篇包括：急诊医疗服务体系、院前急救护理、院内急诊救护和重症监护。中篇包括：常用急救技术、常用监测技术、常用急救药物。下篇包括：家庭紧急救护、急症救护、临床危象救护、器官功能衰竭救护、急性中毒救护和常见疾病救护。内容丰富，精练简洁，编有学习要点、思考题和较多的图形，便于学生把握重点和对知识的理解记忆，有利于组织教学。尤其对急救护理工作中存在的法律问题进行了探讨，将家庭紧急救护的内容编入了本书。因此，本教材既适用于医学院校护理专业教学，也可作为在职护理人员和低年资医师的参考读物。

本书在编写、审定和出版的过程中，得到了湖北省医学职业技术教育研究室的大力支持，得到了长期从事临床急救工作，具有丰富临床和教学经验，曾经多年担任长江大学医学院附属荆州市第一医院急救中心主任应剑虹教授的详细审阅，在此深表谢意！

由于编者的水平有限，书中难免有疏漏和错误之处，恳请广大师生批评指正。

敖　薪

2003年8月

第1版前言

目　录

下 篇

绪 论

学习目标：

1. 掌握急救护理学的概念；掌握急救护理的原则与思维方法。
2. 熟悉急救护理学的特点与范畴；熟悉急救护理学的任务。
3. 了解急救护理学的发展；了解学习急救护理学的意义、目标和方法。

【情境】

小雅一直以来都想成为一名急诊科护士，希望今后能更大程度地实现自己的价值。今天是学习"急救护理学"课程的第一天，她非常开心，早早地来到教室，翻开教材浏览起来。此时的小雅想知道的问题很多，此时的你又想知道什么呢？以下的问题你想知道吗？

试想：1. 急救护理学是怎样诞生的？其特点是什么？

2. 在医学领域中急救护理学涉及哪些内容？
3. 该学科在维护人类健康的过程中承载着怎样的重任？
4. 你为什么要学习这门课程？

第一节 急救护理学的概念和发展简史

一、急救护理学的概念

急救护理学是一门研究各类急性病、突然发生的创伤、慢性病急性发作及危重病人的抢救与护理的跨学科的综合性应用学科，具有专科性、综合性和实践性的特点。急救护理与临床各专业护理既有密切联系，又有其独立性，既有其专门性，又是各科的综合。

急救护理学是急诊医学的重要组成部分，是研究现场急救、伤病员转送、院内救护、危重症监护、急诊医疗体系及药物学、灾难医学等内容的临床独立学科。

急诊医学的概念经历了一个不断发展的过程。现在，急诊、急救都属于急诊医学的范畴。"急救"的含义是抢救生命。作为一种对特定急性病、伤病员的救治手段，仅仅只是急诊医学的重要内容之一。"急诊"则指医护人员对急症病人或伤员采取的紧急检查、诊断和处理的医疗护理活动过程。随着急救医学的发展和仪器设备的不断更新，急救护理学的范畴日益扩大，内容也更加丰富。过去的急诊医学只涉及抢救病人生命，如今还包揽了处理急性小病、小伤使之不发展到严重阶段。急诊医学的任务涵盖为任何人群的病人提供所需要的紧急、便捷、全面的医疗服务，为健康出现危机者做出紧急决策，并付诸医疗行为，以防止死亡与伤残发生。

二、急救护理学的发展简史

（一）急救护理学发展的促进因素

急救护理学的发展是现代社会发展和现代急诊医学科学发展的必然趋势和结果。我国急诊医学起步较晚，发展较快，但是急救护理与其他专科护理相比，还有若干薄弱环节亟待加强。只要我们抓住目前有利于急救护理发展的诸多因素，善加利用，急救护理学一定会迎头赶上。促使急救护理学发展的因素有以下几点。

1. 交通事故增多　随着科技与经济的发展，人们的活动空间日益扩大；社会日益城市化，交通方式多样化，尤其公路网络日益密集，运输干线四通八达，人均小汽车占有量增加；计划经济逐步取消，地区间人口流动增多增快；以上因素使得交通事故明显增多。据统计，2007 年全国仅道路交通事故就发生近 33 万起，所导致死亡人数计算结果显示：平均每 6 分钟因交通事故致死 1 人。交通事故致伤者的快速安全转运及抢救护理给急诊护士提出了更高要求。

2. 人口结构的改变　随着医学科技的发展及生活水平的提高，人的寿命延长，老龄人口增加，21 世纪中国已逐步进入老龄化社会，老年病就必然增多；而由于中国实行计划生育政策，独生子女渐成中青年的主流。这就提出了一个急诊护理家庭化、社区化的问题，也就是说在家中缺乏人员照顾和护送的情况下，如何以最快的方式把紧急救治的医疗与护理措施送到病人家中和现场，使病人能在最短的时间里接受专业人员的诊治、护理和生命支持。而且，独生子女增多也带来这样一个问题，那就是老年人缺人照顾引发的意外事故也有增多趋势。

3. 疾病病谱的改变　在 19 世纪末 20 世纪初，感染性疾病如肺结核及肺炎等是引起死亡的主要因素。随后由于生物医学和公共卫生领域的一些重大发明和研究成果，如青霉素的发明和各种疫苗的推广使用，非感染性疾病现已成为导致人们死亡的首要原因。不仅在中国，在世界各国，现代急诊死亡率高的是心脑血管疾病。无论是这类疾病本身，还是大众的心理都迫切要求快速有效的治疗、准确到位的护理。

4. 社会转型的影响　改革深入开展，计划经济逐步取消，社会竞争加强，生活节奏加快，生活压力增大。内心的矛盾冲突一方面，攻击自身系统，必然出现许多神经乃至精神躯体疾病如急性脑血管病等；另一方面，也可能攻击他人及社会，从而导致各种意外伤害事故发生。

此外，由于我国住房改革的实施以及经济持续增长，使得建筑业呈现欣欣向荣的景象。新的建筑如雨后春笋般不断拔地而起，引发的另一后果是不断发生的建筑工伤事故。

（二）急救护理学的发展

1. 国际急救护理的发展　现代急救护理学的起源可追溯到爆发在 1854—1856 年的克里米亚战争。在那场战争中，前线战伤的英国士兵死亡率高达 42%。危难之际，南丁格尔率领 38 名护士奔赴前线实施救护，使得当时战伤士兵死亡率下降到 2%。数字的改变说明了护理工作在抢救危重病人中的重要作用；同时，这一丰功伟绩也改变了英国朝野对护理及护士的评价。实质上，南丁格尔及其同事在当时所做的就是现代急诊医疗服务体系中的院前急救的初级阶段。

19 世纪，医院已变得日益盛行，急救护理正是在这种背景下成长起来的。那时人们为了治疗往往要等上几个小时，即使是危在旦夕，也可能仍需等待，因为当时人们信奉的首要原则是“先来者，先处理”。这种状况是不能接受的，由此催生了急救护理史上值得庆祝的一大进步，即分检术在急诊科的应用。分检术首次用于急诊科是在 1963 年，美国耶鲁的 Newhaven 医院。急救护理史上另一个里程碑是急救护士团体的出现。20世纪70年代以来,很多国家发展起国家级的组织,以传播急救护士的术语和专业知识,同时训练各行业的人员作为二线急救组织成员。

从20世纪60年代开始,由于电子技术的蓬勃发展,电子仪器如心电示波器、电除颤器、人工呼吸机、血液透析机等迅速出现并应用于临床,使护理技术进入了有抢救设备的新阶段,为急救护理作为一个专业做好了物质上的准备。此后,护理理论与技术不断发展,抢救设备日益完善,急救护理学的理论与实践也相应发展。1975年5月,在国际红十字会参加下,在联邦德国召开了有关高级保健指导研究的急救医疗会议,提出了急救事业的国际化、国际互助和标准化的方针,如确定了急救车为必要的装备内容,使急救车真正成为院前救治单元;急救电话号码的国际统一,以及急救情报方面的交流等急救基本建设问题。

最近20年,急诊护理同人一直在拓宽自己的职责范围,不仅发展了急诊护理技术,而且努力减少病人等待时间。急救执业护士应运而生,急诊科和小伤治疗室的急救执业护士(emergency nurse practitioners,ENP)已经胜任了新角色。现在,许多病人经他们治疗并出院,这些病人认为急救护士是解决他们问题的最佳人选。

到今天,在复苏技术、护理立法运动的开展、院前救护、儿童照料、老年护理及精神病护理等诸多方面,急诊护士都取得了值得骄傲的成绩。此外,在对突遭丧亲之痛者的护理方面急诊护士也承担了大量工作。许多医院已制定出这方面的工作标准,他们也通过电话随访这些人并提供短期支持。

(1) 英国急诊护理团体发展状况　1972年,皇家护理学院(The Royal College of Nursing,RCN)和A & E护理团体(Accident & Emergency Nursing Group)成立。这对于当时尚稚嫩的急救护理专业,无疑是一大进步。因为那时还没有专门的A & E课程,该团体的主要功能之一便是为A & E护士不断更新临床急救知识与技术,并由此形成了今天急救护理课程的雏形。1983年《急救护士通讯》(*Emergency Nurse Newsletter*)发行。1985年在伦敦召开了首次国际急救护理大会,有超过600名护士代表28个不同国家参加了这次大会。1990年该组织更名为皇家护理学院急救护理协会(The Royal College of Nursing Accident & Emergency Nursing Association)。1997年皇家护理学院设立急救护理系。2000年在苏格兰的爱丁堡召开国际急救护理大会,19个国家签署发表合作与友好宣言(Declaration of Cooperation & Friendship)。

(2) 美国急诊护理发展状况　美国是急诊医学的发源地。美国急救体制最初建立于20世纪60年代末期。众所周知,美国是一个经济发达国家,小汽车占有量非常大,这在给人们生活带来极大便利的同时也带来一个不容回避的现实:交通事故增多。"如何降低死亡率和致残率"成为一个重要的问题。有识之士通过对美国几次大规模战争中伤兵死亡率的统计,得出了一个重要的结论:有效的抢救系统在抢救伤员、降低伤兵死亡率上有重要作用。通过这个分析,人们达成共识,即将战时经验用到平时,建立一支有效的抢救系统,并立即实施。1966年,美国颁发了《公路安全法案》,规定要重视现场急救,并为此培训急救人员及非医务工作者的初级急救技术,取得了较好效果。之后,急诊医学研究从公路安全走向了全方位,并迅猛发展。1966年,美国提出了院前急救的概念。1968年已成立了多个急救医疗组织,并成立了美国创伤协会;同时,麻省理工学院建立了急诊医疗服务体系。1970年,纽约市把分散在各大医院的救护车集中管理,成立了地区性的急诊医疗服务体系。1972年,美国医学会正式承认急诊医学是一门独立学科。1973年通过法律草案在各城市完善和形成急救组织网络。急救工作由地方政府和消防队员负责,急救医师均有统一的上岗证书,全国统一呼叫号码为"911",在急救体系中发挥着重要作用。

与此同时,急诊护理也日益发展起来。1970年,由Anita领导的急诊室护士组织(The Emergency Room Nurses Organization)和Judith及其同事创立的急诊科护士协会(The Emergency Department Nurses Association)正式合并为急诊科护士协会。随着急诊护理内容的不断扩充,其实践并不局限于急诊科,1985年该组织更名为急诊护士协会(The Emergency Nurses Association,ENA)。协会一开始以教育和网络覆盖为目标,现在已发展成为急救护理的权威、倡导者、游说者、教育者和代言人。同时,协会还设有机构培训志愿者,这些志愿者就包括枪支安全、未成年人饮酒、饮酒与驾驶、安全带、摩托车安全头盔等问题为社区提供扩大教育服务项目,教育对象从8岁到成年人,每年有30万人从中受益。全世界每年有超过5万护士学习急诊护士协会的创伤护理核心课程以及儿童急诊课程。创伤护理核心课程(The Trauma Nursing Core Course,TNCC)是一门真正意义上的国际课程。尽管其根源于美国,但国际护理同人使之成为世界通用课程并为创伤护理提供国际标准。该课程项目已被翻译成好几种语言并被国际广泛认可执行。此外,急诊护士协会还提供创伤护理、分诊的高级课程以及面向东方的教育项目。今天,急诊护士协会向2.2万个成员及4 000名预防损伤志愿者提供并共享各种课程、出版物、护理研究、继续教育项目和证书。

(3) 日本急救体系状况　日本建立了完善的急救网络体系,其急救组织称消防署,救人、救火,使用统一呼叫号码"119"。急救员兼学消防救灾知识,开展地面与空中急救工作。消防署掌握各医院床位使用情况,做到及时准确地转运病人。消防署与警察署、医院急诊科、中心血库等有直接联系,遇到有重大灾害性事故时,抢救必须听从统一指挥,多方面协调配合,以便抢救工作的顺利进行。

2. 我国急救护理工作的发展　在20世纪50年代,我国开始参照苏联的模式在大中城市建立急救站,医院各病房也普遍将危重病人集中在危重病房进行观察、护理;70年代成立了心脏监护病房;80年代各医院相继成立急救中心,同时还开展了急诊护理培训班。

我国历来重视急救事业的发展和急救知识的普及。1957年和1962年先后拍摄了科教片《急救》和教学片《火线抢救》,但受国内经济条件制约,20世纪50年代中期至70年代末期,国内仅有简陋的急救站和为数不多的救护车;救护车内除担架外,几乎没有其他设备,配备医生和司机,只是起到转运病人的作用。随着社会的发展,城市人口增加,城市结构发生了变化,旧的急救系统已不再适用,医务人员已不能局限在医院内等候急诊伤病病人,而应该及时将急救工作做到病人身旁,为赢得病人的生命健康争取最佳时机。

1979年,随着急重症护理学的被承认和广泛推崇,我国的急诊护理学也逐步与国际接轨。1980年10月,原卫生部颁发"关于加强城市急救工作的意见",引起了各省市政府及卫生部门的重视。文件明确指出要求根据条件加强急救工作,城市应建立健全急救站、医院急诊科(室),并应与街道卫生院和群众性基层卫生组织(红十字会)相结合。

1982年3月,原卫生部召开京、津等地区有关工作人员会议,拟订了"建立城市急诊室(科)"的初步方案,并于同年10月提交上海会议(全国门诊急诊工作学术讨论会)上讨论、修改。

1983年,根据修改的方案颁布了"城市医院急诊室(科)建立方案",这个方案规定了急诊科的任务、急诊医疗工作的方向、组织和管理,以及急诊工作的规章制度。有效地促进了急诊医学与急重症护理学在全国各地的兴起和发展。全国各大中城市医院根据各自条件纷纷成立、扩大和整顿急诊科(室),增加了设备和医院救护车的数量,改善了急救站的设施,并开始筹建城市急救网,有的医院建立了各类重症监护室。

1986年11月,通过了《中华人民共和国急救医疗法》。此后,急救工作加快发展,京、津、沪、杭、沈等地区较早较快地发展了急救医学工作。北京、重庆先后建立设施完备和队伍固定的急救中心,广州成立了急救指挥中心。急救医疗体系逐步建立健全,由院前急救、急诊科(室)、重症监护室构成,拥有现代化的急救车和抢救仪器设备,具有现代化灵敏的有线或无线通讯设备,使抢救半径缩短在5 km左右。天津建立起具有较大规模实验条件的急救医学研究所;第二军医大学附属长征医院、上海第二医科大学附属瑞金医院、上海医科大学附属华山医院等开始建立急救医学的医、教、研基地。在卫生行政部门、世界银行帮助下，浙江金华、江西九江、陕西宝鸡推行“区域卫生发展规划”，将发展急救事业作为一项重要内容。急救还进一步扩展到航空与航海方面：1998 年，我国民航机构急救中心已发展到 70 个以上；1999 年由我国 54 个民航医疗机构联合发起成立了“中心民航机构管理委员会现代医学航空救援专业组”，使航空急救做到“应急、就近、方便”。

中华护理学会及护理教育中心举办了多次急救护理学习班，为开展急救护理工作及急救教育培训了人才。随着医院急诊科、ICU、CCU 的发展与完善，急救网络基本健全，一支急救护理队伍已经建立起来，标志着我国急救医疗事业进入了新阶段。

第二节 急救护理学的范畴和任务

一、急救护理学的范畴

急救护理学随着急诊医学的发展，其内涵也在不断延伸。狭义上讲，急救护理学的范畴仅包括院前急救护理、急诊科急救护理和重症监护。广义上讲，现代急救护理学包括以下范畴。

1. 院前急救和复苏护理

(1) 院前急救(first aid) 包括现场急救及途中监护两大任务，是指病人自发病或受伤开始到医院就医这一阶段的救护。包括在所有出事地点，如工厂、矿山、农村、家庭和交通事故以及其他意外事故等现场，对伤病员的初步救护。院前急救首先应建立有效的呼吸与循环，再视病、伤情况与当时当地现有条件采取输液、止血、止痛、包扎、固定、解毒等救治措施。然后通过各种通信联络工具向救护站或医院呼救。在转送途中连续监护并做必要的治疗、护理，为后续抢救及治疗争取时间。

院前急救是我国急诊医学中极为薄弱的一个环节，护士在这一领域还大有可为。要大力发展健康教育，进行公众急救知识及急救技术的普及宣传，培养现场最初目击者(first responder)的急救意识及技术，使之能首先给病人进行必要的处理。因为，及时、正确和有效的现场急救，是复苏成功的关键。

(2) 复苏护理(resuscitation nursing) 是针对心搏呼吸骤停的救护。

2. 危重症救护(critical care) 急救护理与其他临床各科护理不同之处在于它始终处于处理急危重症病人的最前沿。急危重症护理学是研究急危重症病人急救中的护理实施与护理行为的科学。急重症护理是现代护理水平的体现。急危重症则包括：心搏呼吸骤停，休克，昏迷，严重水、电解质和酸碱失衡，各系统的危重症，单器官或多器官功能衰竭，急性多发性创伤等。危重症救护是指受过专门训练的医护人员在备有先进监护设备和急救设备的重症监护室，对上述严重疾病进行全面监护及治疗。

3. 创伤救护(traumatic nursing) 是指在现场和急诊科及早对多发伤、毒蛇咬伤、烧伤等意外伤害进行有效处理，以防止休克、感染或严重的并发症发生。

4. 急性中毒救护(acute intoxication nursing) 包括对常见的煤气、酒精、镇静类药物中毒及农药中毒、食物中毒的救护。有时可因集体中毒而有大量病人，均要求快速抢救。

5. 儿科急救护理 儿科的急症与危重症有其自身的特点，且患儿病情变化快，应予特别关注。

6. 意外救护(nursing of accidents)　对溺水、触电、雷击、自缢、中暑等的救护,均属于意外救护。

7. 一般急症救护(common emergency nursing)　对一般急性疾病和伤害的救护,称一般急症救护。

8. 灾难救护(disaster nursing)　是灾难医学的实践。灾难医学是综合性医学科学,属于急诊医学范畴。灾难医学是研究当灾难发生时,如何迅速有效地救治众多伤病员的学科。其研究内容包括自然灾难(如地震、洪水、旱灾、台风、龙卷风、海啸、雪崩、火山爆发、泥石流、滑坡、虫害等)和人为灾难(如交通事故、化学中毒、放射性污染、环境巨变、流行病和战争、武装冲突等)所造成的后果及减灾免难的具体措施。灾难救护可分为灾前准备、灾时救援和灾后预防三个部分。

9. 急诊护理教学、管理和科研　包括急救护理人员的技术业务培训,急诊急救护理工作的管理、急诊急救护理的科学研究和情报交流。

此外,参与交通及工业安全、传染病控制、中毒预防等也是发展趋势之一。

二、急救护理学的任务

1. 紧跟临床各专科急救新业务、新技术、新理论,研究各种急性病、伤的评估、分诊及护理规律。
2. 研究灾难性事故的救护。
3. 总结急救护理经验,进行急救护理课题研究。
4. 研究急诊护理管理及教学理论和应用;研究、分析急诊工作质量的监控。
5. 研究因地制宜的急诊医疗服务体系及组织方法。
6. 提高公众急救意识,普及公众急救常识。

三、急救护理的原则与思维方法

(一) 急救护理原则

赢得宝贵时机(时效观念)和挽救生命(生命第一原则)是急救护理的两大根本原则。

急救护理学与其他专科不同之处在于,其认识规律与处理原则都紧密围绕着时效概念和生命第一原则而展开。对健康危机状况的评估、护理、评价都是一种依赖时效的过程,通过护理干预为后续的专科治疗与护理、康复创造条件。

(二) 急救护理的思维方法

1. 分清轻、重、缓、急

(1) 首先判断病人是否存在危及生命的情况,并立即解除。

(2) 优先处理病人目前最紧急、最严重的问题。

(3) 重在解除病人痛苦,充分满足病人期望,尽量使之得到最全面和最好的急诊处理。

(4) 处理好整体与局部的矛盾。一个生命垂危的病人,为了保持其血压稳定,最好不要随便搬动他,但这可能加重原有的压疮或促成压疮的形成,此时局部要服从整体;但是,当局部的伤病是主要的,并且如不处理就会危及整体,则应先处理局部问题。如对于肝、脾破裂的病人,尽管其全身情况很差,还是应迅速准备送病人进入手术室进行手术探查。

2. 实践上要服从必然、肯定的规律,运用确切、有把握的操作技术　为了提高抢救效率,以往行之有效的方法在同样条件下，应毫不犹豫地运用；似是而非、没有把握的操作最好不要进行，如气管插管没有把握，不应临时试插，耽误时机，而应及时呼叫专业人员进行气管插管或气管切开。

3. 把握好独立与合作的关系　急诊护士要胜任接诊出诊、分诊抢救、重症监护等工作，其独立工作能力要求是很高的，但个人的能力毕竟有限，重症监护室护士遇到病人病情急转直下，需要紧急抢救时，抢救工作一定不仅仅是该床位当班责任护士一个人的事，她除了呼叫医生外，必须也呼叫其他护士共同进行抢救工作。

4. 将心理护理融于整个急救急诊护理当中　相对于病房来讲，急诊病人在急诊科停留的时间是短暂的，而急诊病人的心理反应却是客观存在而且是突出的。急诊护士在短暂的时间里既要完成对病人身体不适的改善工作，又要满足病人的心理要求，把心理护理与身体护理结合起来。也就是说，在具体护理过程中，揉进对病人的关怀和尊重，边实施操作边进行解释和安慰，才能收到良好效果。

第三节　怎样学习急救护理学

一、学习急救护理学的意义

1. 有助于护士适应现代社会及医学、护理学发展的需要　现代社会工业及交通事业的发达使创伤事故增多，同时通讯电信业发达也使得病人在院外发病或受伤需立即救护的要求有实现的可能。这样，就对护理工作相应地提出了具体要求，急救护理学是现代护士的必修课。

2. 有助于强化护士急诊、急救意识　通过对常见急症症状体征的学习，培养护士准确的判断能力及良好的应急反应能力。

3. 有助于护士掌握急诊知识及技能　急救护理学将现代医学理论与实践经验结合起来，有助于护士在紧急情况下对病人及时、准确地实施身心整体救治和监护。

4. 有助于培养护士对基础护理知识和各专科知识、理论的综合运用　急救护理实际上是基础护理（如给氧、吸痰、测量生命体征等）及各专科知识技能在特定场合和特殊要求（如时间紧迫）下的综合运用。急救护理学将之融会在一起，形成具有急诊特色的专科课程，有助于加深对理论知识与技术之间内在规律性的认识。

5. 有助于护士在运用护理技术上建立整体护理观念和科学的思维方式　急救护理学是一门实用性很强的学科。为了更快捷地对病人做出反应，急救护理学将常见急症的救护总结为程序，便于护生（正在学习护理专业的学生）理解与掌握；同时，将“以病人为中心”的思想贯彻到程序始终，重视对病人实行心理护理，有助于护士在更高层次上为病人服务。

二、学习急救护理学的目标

学习急救护理学课程，一是为了提高护士急救意识和急救技术水平，以降低死亡率，减少残疾率，促进病人康复；二是为了培养新型的急诊护理后备军，使之实现知识、技能、态度的完整统一，提高学生的适应与应变能力。

1. 熟练掌握各项急救技术的基本理论和操作技能，如基础复苏（通常所说现场急救技术：

心肺复苏术)、高级生命支持(现场急救之后的后续治疗护理)和持续生命支持。掌握急救技术的适应证、禁忌证、正确的操作步骤及其注意事项。

2. 掌握常用急救药物的作用机制、使用剂量和常见副作用、使用注意事项和观察要点。

3. 掌握常见急症的病因、症状、体征及其基本处理与护理。

4. 掌握常用救护器械、仪器、设备的使用技术,如除颤仪、心电图机、监护仪、呼吸机、洗胃机、吸痰器、简易呼吸器(呼吸囊)、输液泵及推注泵的使用,并能判断分析各种监测数据。

5. 掌握临床医学基本知识,包括熟悉化验、放射及各种常见检查项目,以便为病人提供咨询及配合医生治疗并为护理措施提供依据。

三、学习急救护理学的方法

1. 温故而知新　学习急救护理学,必须回溯到护理学基础及内外科护理等各专科护理当中,并将它们重新联系、统一到急诊急救的特殊情境之下,获得一个清晰的印象,这样才能在实际运用时做到游刃有余,适应急诊急救“急”的特点。

2. 理论结合实践　学习急救护理学还要在对理论知识温故知新的基础上,善于将基础理论知识与实践结合起来,使二者互相促进。要在示教室反复练习急救技术操作,在抢救中才能应付自如。要积极参加抢救,仔细观察病人症状、体征、心理变化,观察病人对药物和抢救术的反应,认真总结成功的经验和失败的教训,坚持思考在抢救中遇到的各种问题,培养并逐步提高分析问题的能力。

3. 善于学习新知识　急救与人的生命息息相关,是受到高度关注的学科。正因为急救的相关知识经常在更新,同时有许多新理论、新技术、新仪器设备、新的药物应用于急救中,以便尽可能地挽救病人的生命、减少残疾发生。所以作为一名护生,要关注新信息、新动态,并不断学习新知识、新技术,才能适应发展的需要。

4. 强调记忆　急救讲求效率,“快”字当头,不允许在病人生命垂危之际再去翻书,一些常用的数据、关键的知识要点必须下苦功记忆。

思考题

1. 急救护理学的概念是什么?
2. 急救护理学有什么特点?
3. 急救护理的范畴和任务有哪些?
4. 急救护理的最主要原则是什么?
5. 在急救护理过程中应遵循什么思维方式?
6. 如何学习急救护理学?

(任海蓉)

上　篇

第一章　急诊医疗服务体系

第二章　院前急救

第三章　院内急诊救护

第四章　重症监护

第一章　急诊医疗服务体系

学习目标：

1. 掌握急诊医疗服务体系的基本结构和功能；掌握院前急救的要素。
2. 熟悉急救网络的管理。
3. 了解急救网络的装备。

【情境】

广州某公司员工在“五一”期间加班，中午集体吃盒饭，饭后不久许多员工开始出现恶心、呕吐、腹泻，严重者意识不清，呼吸微弱，四肢抽搐。出现症状人数很快上升到51人，其中2人病情危重。接到求救电话后，某院前急救中心迅速派出120急救车赶往现场抢救，并将员工送往就近的医院继续救治。

试想：1. 院前急救中心属于什么组织？该组织的作用是什么？
2. 此时启用120的目的是什么？120急救车的类型有哪些？
3. 做好院前急救的基本要素是什么？

第一节　概　　述

一、急诊医疗服务体系的概念

急诊医疗服务体系（emergency medical service system，EMSS）并非一个特定的机构，而是一个包括院前急救中心（站）、医院急诊科（室）和ICU、CCU或专科病房三个基本结构在内的有机联系起来的完整的现代化医疗系统，这三部分既各具独立职责和任务，又相互紧密联系，构成一个科学、高效、严密的组织和统一指挥的急救网络。其作用是当急危重伤病人在院外发病时，能及时将医疗措施送到其身边，立即进行现场急救，然后安全护送到就近的医院急诊科作进一步诊断和处理，部分病人需立即手术要送往手术室，部分病人需送入监护病房或专科病房。

从目前的发展来看，完整的EMSS包括：完善的通讯指挥系统；现场急救组织；有监测和急救装置的运输工具；高水平的医院内急诊服务机构；重症监护病房。国内习惯上将这一整体称之为“急救网络”。

二、急诊医疗服务体系发展简史

急诊急救工作的最初模式是医院内的急诊室。那时的急诊室由护士管理，需要时护士会临时请医生到急诊室抢救急性伤病病人，所以它实际上是医院各临床科室的延伸。

第二次世界大战后，一方面，随着世界经济、工业、商业、农业和科学技术的蓬勃发展，社会日益城市化，交通发达，人口老龄化，人与环境的矛盾加剧，导致自然及人为灾害事故频发；另一方面，随着社会与国家的发展，生活水平提高，公众对急诊工作的要求也越来越高。如何提高急诊急救成功率、降低死亡率、减少伤残率已成为一个受到全球医学界和人民群众普遍重视的问题。急诊医学必须适应时代需要，研究如何更迅速、更有效、更有组织地抢救病人，并处理好灾难医学所遇到的种种问题。1983 年世界卫生组织（WHO）和泛美卫生组织（PAHO）召开国际急诊医疗服务组织咨询会，有 19 个国家的 21 位专家和医师参加了此次会议。会议讨论了急诊与灾难预防方面的问题，一致认为各国应组建急诊医疗服务体系。

这个系统既能解决平时救护急、危、重症伤员，又能在灾难发生时立即组织救灾医疗队，因而有人称这种组织为“白衣两栖部队”（其袖标为蓝色十字）。因为大的灾难毕竟不是天天发生的，任何一个国家不必设置一个为灾难、一个为平时急诊的两个分别独立的医疗服务机构。而一个完善的急诊医疗服务体系，平时为急性病、伤病人服务，同时承担发生巨大灾难时的准备和急救任务。这样既可节省资源（人力和财力），也符合实际需要。就是说，比较合理的救治急性伤病、病人的医疗组织系统必须满足这样的要求：从病人发病初期或在事故现场就能给予适当的诊治、并能安全地转送到医院，及时接受治疗后回家继续遵医嘱服药治疗，少数病人经处理或手术后转到监护室、冠心病监护室或其他专科病房。以上几个部分以病人为中心构成一个有机整体，但每一个部分也各具独立的功能。这样的医疗系统，称之为“急诊医疗服务体系”。

第二节 急救网络与管理

一、急救网络的组成

目前，我国还没有形成一个统一、完整的急救网络。实际上由于我国幅员辽阔，东西部发展差异大，要在短期内做到这一点是很难的。但在一些主要的大中城市，比如沈阳、大连、青岛、广州、上海、重庆等，已经形成指挥灵活、行动迅速、措施得力、救治有效的急救网络系统。

在不同的国家与地区，急救网络隶属于政府或消防部门，而协助、参与院前急救的急救中心医院和综合性医院的急诊科（室）隶属于医疗卫生部门。我国的院前急救医疗机构为公益性非营利性医疗机构，行政上隶属于各级政府的卫生行政部门。按照国务院卫生行政部门的要求，各级政府将院前急救列入本地区的卫生发展规划之中，实行统一规划、分级管理。目前，我国已初步建立了省、地、县三级，大中小城市的急救中心或急救站，为民众提供及时、便捷、全面、高效的院前急救服务。

急救网络就是 EMSS，或者说是 EMSS 的具体化，是 EMSS 得以实现其功能的现实依托，是保证 EMSS 能顺利运转和高效服务的重要步骤。广义上讲，急救网络是在各级卫生部门和所在单位直接统一领导下，实施急救的专业组织与各种必要装备的集合。集合里的各组织层层呼应相接，其主要职责是从急症病、伤病人发病、受伤之初就开始有组织地指挥、协调现场抢救；合理分诊、分流转送、途中监护治疗及根据具体情况将病人转送至有关医院的急诊科或手术室、重症监护室;狭义而言,急救网络专指院前急救网络。形象说来,急救网络的网点由本地急救中心或急救指挥中心、各急救分站及各级医院急诊科(室)的院前服务部分组成,这些网点由道路、运输工具、通讯设备等连接成网。沿海城市还出现急救中心、航空公司、海事局联合建成“120”立体急救网络,从而有效扩大急救覆盖面,增加辐射面,缩小急救半径,缩短急救反应时间,最大限度地降低死亡率,减少伤残率,充分体现院前急救“急”的特点。

(一)急救指挥中心、急救中心(站)及其任务

1. 急救指挥中心或中心急救站在所在卫生行政部门的直接领导下,统一指挥辖区内的日常急救工作,确保通讯畅通,动态掌握本地各医院的急诊资源、各片区急救车辆的使用情况、当时的交通状态等,保证本地急救服务的监控和调度指挥。在接到呼救后立即派出急救员,收到急救人员的病情报告后选择、安排或调配恰当的医院、人员和相应的必需物质准备。急救分站在中心的指挥调度下,担负一定范围内的抢救任务。

2. 以医疗急救为中心,负责对各科急危重症病人及意外灾害事故受伤人员的现场和转送途中的抢救治疗。

3. 在基层卫生组织和群众中宣传、普及急救知识。有条件的急救站可承担一定的科研、教学任务。

4. 接受上级领导指派的临时救护任务。

(二)医院急诊科及其任务

1. 承担急救站转送和来诊的急危重症病人的诊疗、抢救和留院观察工作。包括急救医护人员对现场病情或指挥中心的指令、信息等能做出迅速反应;如对急救员的现场处理进行指导和安排院内的接诊准备,以及对需出诊的情况派员、派车和保持联系。当病人送达医院急诊室后即脱离急救员而进入医院的急诊医学工作范围。

2. 有些城市的医院急诊科(室)同时负有出(车)诊及院前急救的工作任务。

(三)街道卫生院、红十字卫生站等组织及其主要任务

1. 在急救专业机构的指导下,学习和掌握现场救护的基本知识及技术操作。

2. 负责所在地段单位的战伤救护、防火、防毒等知识的宣传教育工作。

3. 一旦出现急危重症病人或意外灾害事故时,在急救专业人员到达前,及时、正确地组织群众开展现场自救、互救。

二、急救网络的装备

急救运输工具、通信设备将急救网络各网点的急救医疗资源联络成网。实际上,通讯、车辆和医疗构成院前急救的三大要素。急救网络的装备有硬装备和软装备之分,硬装备指通讯、车辆、医疗设备;软装备则指的是急救人员的素质。

(一)通讯设备

通讯设备可简单分为有线通讯设备和无线通讯设备。

1. 有线通讯设备

(1)进线　我国的专用急救电话号码,卫生部和邮电部在1986年联合发文规定,中国院前急救机构统一使用急诊呼救电话号码为“120”,急救中心与下属急救分站设专线或网络医

院等。因作为特殊项目服务的有线电话易记、好打，只要不超负荷，急救信息的传递总是畅通无阻。但现在也有“999”急救电话号码出现，也要保证其通畅。

（2）出线　一般指与本单位救护分站、有关医院和部门的直接联系，不受市内电话局线路的影响，信息传递迅速、准确。

2. 无线通讯设备　由于无线对无线是直接拨号，便于组网，急救信息的传递十分灵活方便，特别适用于严重自然灾害（如洪涝、台风等）中大批伤员的紧急救护。缺点是通讯距离短，而且容易受地形、周围环境的影响。

（二）运输工具

我国的急救运输工具主要是救护车。按1995年卫生部急救中心标准，急救中心至少有20辆救护车，至少设3个急救分站，每5万～10万人配备一辆救护车，实行统一调度、就近派车、就近送医的原则。

目前我国大城市的救护车一般分成监护型、普通型和运输型三类。其中，监护型急救设备齐全，急救药品种类较多，相当于流动的ICU，主要用于危重病人的现场急救和医疗监护；普通型急救设备比较简陋，急救药品较少，主要用于一般急症病人的对症处理和安全转运；运输型只是用于伤病情已稳定或康复病人的转院、送回家等。

在发达国家，功能齐全的直升机、救护车已是医疗基本设备。它们不仅仅是运输病人的工具，也是抢救病人的场所，即所谓“流动的急诊室”。心脏除颤器、简易呼吸器、氧气瓶（枕）、脊柱板、颈托等，以及有关药品、敷料等已成为必备的装备。

（三）急救医疗设备

除了上述急救运输工具上的设备外，医院急诊科的设备包括除颤复苏设备、心电图机、心电血压持续监护设备、洗胃机、供氧装置、吸引器、呼吸机、输液泵、床边X射线机及CT机、抢救床、急诊检验设备、超声诊断设备、急诊ICU等。

（四）急救人员

目前，我国急救中心（站）的医务人员主要来源于医学院校毕业生直接派入或医院调入。平均学历为大专，少数中专学历者正在通过自学、函授、夜大等方式取得大专学历。医务人员上岗前均接受过不同程度的急救培训和随车救护实习。要求他们在接到呼救讯号后1～2 min内出发，经5～8 min到达现场，负责立即施行紧急心肺复苏和其他基本急救技术，了解生命体征，并及时通过通信设备向本地急救中心或基地医院报告情况以获得指示，进行必要的处理后护送病人到相应的医院。

近年来，西方发达国家的院前急救工作多由消防机构中受过一定医学训练的消防救险人员组成，如急救员（emergency medical technicians，EMTs）。他们既有医学知识又有救援技术，在意外伤害、灾难事故的现场救护中发挥了重要的作用。在美国，1983年开始，EMT由交通部进行分类训练，包括80～140 h课程的基本急救员（EMT－B basic EMT）培训，介于基本和高级之间的中级急救员（EMT－I，intermediate EMT）培训，接受超过1000 h的高级生命支持和静脉与气管插管等训练的高级急救员（EMT－P，paramedics EMT）培训。标准化训练后，按照急救员注册制度进行注册上岗。

三、急救网络的管理

发达国家的院前急救在组织上和隶属上存在着某些差异。日本的院前急救主要由消防机构承担；美国建有急救医疗、警方和消防共享的“911”通信系统；法国建有105个医疗急救服务系统和32个流动急救与复苏服务系统主管全国的院前急救。

我国尽管各地建立了不同形式的院前急救机构，但组织上均属于当地的卫生行政部门管辖，其任务和功能都是基本相同的。大中城市的急救中心（站）多半均设立通讯科、车辆管理科、药品器械科和财务科，有些中小城市的急救中心（站）即使不单设以上科室，也有履行以上功能的机构和专职人员。

我国院前急救的经济来源主要依靠各级政府的拨款；同时向病人收取最基本的救护车费和急救治疗费，以作为日常经费的补充；享受医疗保险的病人，医疗费由医疗保险部门按一定的比例给付。其中，各级政府的拨款是各城市急救中心（站）的主要经济来源，它直接影响着急救医务人员队伍的稳定与发展，急救医疗、通讯和车辆设备等配置，以及急救中心（站）的基本建设。

常备不懈、快速反应和交通通讯是急救网络的灵魂，急救网络的管理就是对急救网络软、硬装备的管理。

（一）因地制宜，选择有效适用的组织形式

急救中心（站）的组织形式是其工作正常进行的基本保证。大、中城市的组织形式可以根据当地具体情况决定，但基本任务不变，即负责全城急诊的通讯、协助、指挥、现场急救、安全运输。它可以独立成一系统，在急诊、急救工作中，它是全城最高指挥者和组织者，把全城有条件的医院组织成网，分区负责，这样可以缩短抢救半径，可以根据本城面积和人口密集分布情况，划区分段设分中心或分站。它也可以依托在一个有条件的综合医院。对于中等城市，这样设置有几个好处：一是利于病人分流；二是利于抢救复杂的病人。但是依托于综合医院的急救中心（站）应有相对的独立性，它是全城急诊工作的通信、协调和指挥所，要负担现场急救和安全运输的任务。所依托的医院不得干预以上功能的实施。决定其组织形式可以依据如下因素。

1. 要满足最短的反应时间，即以最快的速度将病人送到合适的医院。尤其要考虑到城市交通道路、急救半径、医务人员配备快速行动等问题。

2. 要结合适应突发事件的应急，保证在统一调度下医院有很强的接收急诊病人的能力。

3. 有利于合理利用急诊资源取得最佳效益，减少人员资源浪费，提高急救设备的充分利用率。

（二）科学、合理配置资源

1. 硬装备的配置

（1）改善落后的通讯设备　目前在我国的少数地区尚未开通急救专线电话，也缺乏无线电装备，从而影响了院前急救的信息传递速度和救援质量。而在发展较快的城市，指挥中心将现代计算机信息技术、数字通讯技术、有线和无线通讯技术（比如急救电话受理系统、卫星地面跟踪定位系统和电子地图）有机地联系在一起，形成一个立体的、全方位的急救通讯网络。各城市救护车内均装备无线电对讲机，其覆盖半径与服务区域相一致，调度中心通过救护车上的对讲机与救护人员联系，但该系统覆盖面积有限。发达省市将大容量的无线专网与GSM公网双向网络集群化，形成特殊通讯网，实现了有线、无线的无缝隙连接自动转换、（120等急救电话）有线计算机联网数据化、来电显示地理位置和电话号码、光盘录音等功能；配合车内的卫星地面跟踪定位系统(GPS),通过卫星通讯对所有急救网点和值班车辆下达指令和进行地面定位、动态监控,使急救信息的接收、应召、传递和调度通行无阻化,从而无线对讲功能可覆盖边远山区。此时,只需轻轻点下鼠标,紧急呼救的电话、呼救位置便会在电脑屏幕上完整显现,而救护车也会立即通过卫星接受无线指挥,赶往现场施救。与以往通过电话判断大体位置,人工派车相比,大大提高了效率。

(2) 改变救护车只做运送工具的状况,配置快捷、功能齐全的转运工具 沿海发达城市已构建海、陆、空立体急救运输网络,除了救护车,直升机与急救船只也在院前急救中扮演着重要角色。条件允许的地方,可将普通型救护车改装成监护型救护车,并配备先进的急救、监护设备。救护车应定位、定人、定职、专车专用,24 h 值班。救护车一般配备一名医生、一名护士和一名司机,或只配医生和司机。有的急救中心鼓励医生学习驾驶,目前已有 20% 的医生会驾驶,使医疗和驾驶融为一体,现场急救更为默契和快速,可有效地提高人力资源的利用率。

(3) 添置先进的急救、监护设备。

2. 软装备的配置 参与院前急救的专业人员及管理人员必须经过特殊训练,包括通讯、急救、运输和指挥。从实际出发,实施院前急救的主要人员应该是“急救医士”。他们的培训可在各地卫生学校或护士学校增设专门训练班,培训时间可以为 1.5 ~2 年。从事院前急救工作的人员,即使是通讯人员,也应接受短期基本生命救护训练。同时,要加强医院急诊科的建设,要有专门的医护人员编制,培养急诊专科医生及护士。

(三) 普及急救知识,培养第一目击者

在社会上应大力普及急救知识和技能,使更多的“第一目击者”(first responder)在紧急情况下发挥作用,使大众在突发意外事件时能在院前急救人员赶来之前进行自救互救,争取抢救的最佳时机。

(四) 加强横向联系,培训协作部门

急救中心(站)需要与本地的公安、消防、公共活动场所等处的服务人员建立联系,并培训这类人员的基本急救知识,以便在紧急情况下可以发挥更大作用。

(五) 定期演习,提高应变能力

一个正规的急诊医疗服务体系,平时除为急危重病、伤病人服务外,还应为灾难发生时抢救伤员进行各种训练。我国北京机场、美国纽约市肯尼迪机场等,每年都有空难的演习,由急诊医疗服务体系承担这项任务。平时注重培训,加强急救网的组织和联系。遇到意外事故或灾难,就能快速做出有效的反应,组织救险人员迅速有条不紊地投入抢救。

思 考 题

1. 什么是急诊医疗服务体系?它由哪些部分组成?它们之间的关系怎样?各部分有哪些功能?

2. 院前急救的三要素是什么?如何进行急救网络的管理?

(任海蓉)

第二章 院前急救

学习目标：

1. 掌握院前急救的概念、特点、原则、注意事项；掌握正确的搬运方法。
2. 熟悉院前急救模式与运作程序；熟悉转运途中的注意事项。
3. 了解院前急救的重要性、任务、功能。

【情境】

婷婷大学毕业后被分配到某医院急诊科，成为了一名急诊护士。今天是她第一天上班。12:00，急诊科接到求救电话，婷婷跟随120来到事故现场，眼前的一切让她触目惊心，原来这里发生了爆炸事故，伤员随处可见。“我该怎么办？”婷婷在心里这样一遍又一遍地问自己。

试想：1. 此时婷婷应该坚持什么原则抢救伤病员？

2. 婷婷具体应该怎样做？

3. 婷婷应该如何评估伤员的伤情？

第一节 概 述

一、院前急救的概念

广义上讲，院前急救包括现场急救及途中急救，即病人自发病或受伤开始到医院就医这一阶段的救护，包括在所有出事地点，如工厂、矿山、农村、家庭和交通事故及其他意外发生现场对病人的初步救护。狭义上讲，院前急救专指从事急诊急救医疗机构的医务人员为急、危、重病人提供的现场急救、分诊分流、转运和途中监护服务。院前急救并非治疗伤病病人的全过程，其医疗护理定位应是以症状性诊断、对症性处理和生命支持为基础。

二、院前急救的重要性

院前急救是急救医疗服务体系的首要环节，是整个体系的最前沿阵地，也是社会医疗保障体系的重要组成部分。在发生突发意外事故及灾难时，急诊医疗服务体系能够缩短反应时间，以其快速、有效的应变能力提供及时、便捷的服务，从而降低各种急慢性疾病以及意外伤害事故的死亡率和伤残率。院前急救服务系统是否完善和健全，是衡量一个城市，乃至一个国家的急救医疗反应能力和急救医学水准的重要标准。

三、院前急救的特点

院前急救与院内急救相比，情况更为复杂。不同的地点、环境、时间以及病人对医疗服务的要求不同,院前急救有其自身的特殊性,其主要特点如下。

1. 社会性强,体现政府职能,在重大灾难突发事故现场救援时,这一点表现更突出。
2. 随机性大,呼叫无时间限制。
3. 情况紧急,讲求时效。
4. 现场急救条件差。其主要原因有病史不详,缺乏客观资料;非医疗环境,急救人员、设备仪器受限制;环境恶劣,设备受现场条件限制等。
5. 服务对象复杂,涉及多科病种,病情程度各异。
6. 对急救人员要求高。既要有良好的专业素质,又要有良好的身体素质。
7. 抢救原则以维持生命器官的功能和对症治疗为主(以抢救生命为主)。
8. 院前急救以社会效益为主,是投入高、经济效益低的特需服务。

四、院前急救的任务

1. 承担平时呼救病人的急救处理。
2. 承担突发意外事故、灾难或战争时医疗救护任务。
3. 提供大型集会或活动、某些特殊情况如贵宾来访等时候的急救医疗保障。
4. 向民众普及急救知识。

五、院前急救的功能

1. 维持伤、病病人的基本生命体征(体温、呼吸、脉搏、血压)、减轻痛苦、稳定伤病情、防止再损伤、降低伤残率和死亡率。
2. 评估病情并快速安全地分流与转送。

第二节 院前急救模式

目前全球范围内存在着多种院前急救模式,就其主要模式可将它们大体划分为英美模式及法德模式。此外,这里重点介绍中国模式。

一、英美模式或近似于英美模式

这种模式主要急诊方式是"把病人送到医院",其观点是病人被送到以医院为基础的急诊科,从而得到更好的治疗护理。在这种模式中,急诊医护开始于来医院之前,由有关专业人员,如急诊技士和护士进行现场对症救护为主,到医院急诊科后由急诊医生等相关人员进行急诊治疗。目前,采用这一模式的国家主要有澳大利亚、加拿大、爱尔兰、日本、新西兰、菲律宾、韩国等。

二、法德模式或近似于法德模式

这种模式主要急诊方式是"把医院带到病人家中",即送医生和技术到现场,希望在病人到达医院前提供高水平的医疗救护。救护措施主要放在现场,其具体操作是医生及有关专业人员,如技术人员或护理人员到某个有关地点对病人实施急诊治疗。医生大多是麻醉师,他们向伤、病病人提供大部分救护,所采取的急救手段多为救生与止痛。由于急诊科通常发展不完善,因此病人在现场分类后直接送进病房。这一模式存在着一些问题,如医生没有受过很好的训练和监管,因此没有英美模式中的医生那样有质量保证;病人急诊治疗时间长、存活率低等。采用这一模式的国家主要有奥地利、比利时、芬兰、挪威、波兰、葡萄牙、拉脱维亚、斯脱文尼亚、俄罗斯、瑞士、瑞典等国家。

三、中国模式

由于我国各地的经济实力、城市规模、急救意识、服务区域差异较大,以及受传统急救模式的影响,各地在设立院前急救医疗机构时,所采取的模式有所不同。目前有几种观点,一种认为,我国院前急救大体上可分为特大城市模式(如北京、上海、重庆和广州)和中小城市模式,另一种观点认为,我国的院前急救有三种模式,即上海模式、广州模式和重庆模式。还有的认为,在这三种模式之外,北京模式也有其特点。但中国的院前急救模式就其实质而言只是存在组织形式的差异,从总体上讲仍近似于英美模式。而且,中国院前急救服务普遍配备医务人员随车,在对病人诊断、救治上,与英美模式相比,显然更为有利。其具体的运作程序如下。

(一)接收呼救并派出救护组

院前急救的指挥权归"急救指挥中心",所以遇有急诊病人或伤者,任何人都可以在任何一部电话上拨打免费急救专线号码向急救中心呼救。急救中心接到呼救后询问伤、病病人姓名、性别、年龄、病情或伤情、住址或处所方位、接车人及地点、电话号码。如为事故伤员呼救,应详细询问事故规模、原因、受伤人数、伤情特点、现场情况、具体方位及联络方法等。

中心调度人员接到呼救后,立即判断做出何种急救反应,根据情况向离现场最近的综合医院发出指令,指示其应派出的人员及装备。

医院急诊科接到指令后,救护车必须在 3 min 内驶离医院。国外一般要求市区和市郊在 3 ~6 min 的第一反应时间到达现场,5 ~ 10 min 做出医学处理。国内除了少数发达城市,大部分地区尚做不到这一点,但也要求呼救范围在 5 ~ 10 km 以内的,10 ~ 15 min 内必须到达现场。要达到此要求,必须在车辆、人员及急救监护设备方面保持常备不懈,并定期演练。

在发达地区和城市,由于将卫星定位系统引入院前急救,从而大大提高了工作效率。接到呼救电话后,调度员只需点一下电脑鼠标,电话便接进来。电脑里弹出受理急救的专用页面,并自动显示来电号码和位置,调度员接听呼救者病情信息并同时将之输入电脑,打开派车对话框,电脑将自动显示离呼救地点最近的急救分站或网点医院以及急救车当班情况,调度员点击分站内待命救护车派其前往救助,此时电脑已把有关呼救者的位置、病情等信息发送给分站及该救护车的电脑系统。分站办公室内的报警系统和救护车内的卫星定位图文系统会提示医护人员出车及有关求助者位置和病情的信息。据此,医务人员将做好救护准备,救护车迅速前往抢救。

由于有了卫星通信系统的帮助,调度员从电子地图上可以随时察看救护车的方位,与车内保持畅通联络,大大地提高抢救效率,尤其是在特别繁忙如遇到重大急救任务时,该系统将帮助调度人员完成有效的调度指挥,使急救车辆、人员尽快到达现场。

(二)现场评估与急救

确保及时、准确、有效。到达现场后,迅速为病人进行初步诊断和处理,内容包括疏通呼吸道、心肺复苏术、止血、包扎、骨折固定等，如为心、脑血管急症病人要及时用药并实施监护。如为成批病人，首先要进行的是现场分诊分流，进行检伤分类，并立即向指挥中心调度室汇报情况，以便于迅速分散转送到医院。

（三）合理分诊分流与安全转运

经过现场急救后，一旦病情允许，马上由救治人员护送到接收医院。在这个过程中，要注意“监护和用药不间断，抢救措施不间断”，以最大限度地将病人安全送达医院急诊室。

第三节　分检与转运

一、院前急救原则

（一）单个伤病员的院前急救原则

生存链（chain of survival）是指在抢救伤病员生命的过程中，存在着关键而重要的环节，这些环节必须环环紧扣，才能挽救伤病员的生命。生存链这个概念自 1992 年 10 月由美国心脏学会提出以来，在院前急救中发挥着积极的作用，本着院前急救紧扣生存链环的原则，抢救了无数伤病员的生命。2010 年国际心肺复苏指南中将原有生存链的 4 个环节修改为 5 个环节，具体内容如下。

1. 早期识别与呼叫。

2. 早期心肺复苏（cardiopulmonary resuscitation，CPR）　强调胸外心脏按压，对未经培训的目击者在急救人员的电话指导下仅做胸外心脏按压。

3. 早期除颤　如有指征应快速除颤。

4. 有效的高级生命支持（advanced life support，ALS）。

5. 完整的心脏骤停后处理。

其中，早期识别与呼叫、早期心肺复苏、早期除颤可以作为针对单个伤病员的院前急救原则。

（二）批量伤病员的院前急救原则

1. 立即脱离险区现场，并快速评估，同时快速建立安全迅捷抢救通道。

2. 生命第一，其次保留伤残肢体，防止感染，避免和减少伤残。

3. 先抢险后救人，先重后轻。

4. 争分夺秒，就地取材。

5. 分类检送，迅速安全转运，转运的原则是“就近、就急、就条件”。

6. 加强途中监护及记录。

二、创伤病人的分类检送

（一）分检概述

3 人以上同时受伤或中毒称为成批病人。成批病人的特点是突发性强、损伤人员多、损伤的种类和性质复杂。成批病人的院前急救除了要依具体情况进行必要的优先处理外，更强调分检或分诊（triage）。

分检法又称治疗类选法，指根据紧迫性和救活的可能性等决定哪些人优先治疗的方法，最早用于战场上伤兵的鉴别分类。到20世纪60年代，由于汽车数量剧增和交通事故频发，院前急救受到空前重视。1963年，分检首次在医院急诊科获得运用，现在这种分检原则已广泛用于临床。一般分院前（现场）分检及急诊室分检（预诊分诊）两部分。担任分检工作的护士称为分检护士（triage nurse），简称TN。分检要求快而准，故要求TN有丰富的经验。

在遇成批病人时，常用彩色笔或胶布在病人前额标记数字以示病情和数量，也可用彩色标牌置于病人颈部、前胸、手腕等易见处。颜色标记代码如下：① 红色——Ⅰ类：危重，危及生命及肢体的危重病人，随时有死亡的可能，需要第一优先处理；② 黄色——Ⅱ类：重病病人，需尽快接受治疗，但可在短时间内暂不处理，不危及生命，需要第二优先处理；③ 绿色——Ⅲ类：非重症病人，在Ⅰ、Ⅱ类病人处理后再处理，病人需要检查与治疗，但时间不是关键因素；④ 黑色——Ⅳ类：死亡病人，病人来诊时已经死亡，可暂不处理或放置在特定的房间，以免影响其他病人的抢救；⑤ 蓝色——与上述颜色同时加用，表示病人已被污染，包括放射污染及传染病污染。

Ⅰ类病人迅速就地进行抢救；Ⅱ类病人进行必要的检查和处理后及时转运；Ⅲ类病人待危重病人处理后再安排转运，但需要随时观察病情；Ⅳ类病人放置在适当的位置，复核后再安排处理；对污染病人及时隔离。

（二）分检方法

1. 快速有效分检的方法　一旦到达现场后就要按照SOAP公式检查，即S（subjective，主诉即主观资料）：指简单的问诊、收集资料（可以不作）；O（objective，客观资料）：指观察面色、伤口、神志、特殊气味等；A（assess，评估）：系运用ABCBS快速评估法；P（plan，计划或称优先分类处理）：是组织抢救或进行有序安全的转运。对Ⅰ类病人立即进行基础生命支持（basic life support，BLS），Ⅱ类病人迅速安排转运抢救。上述ABCBS快速评估方法如下。

（1）A（airway，气道）　检查气道是否通畅，鼻腔有无阻塞（分泌物、血液或血块、异物），口腔有无异物及大量分泌物，有无舌后坠等。

（2）B（breath，呼吸）　检查呼吸频率和节律，检查胸壁有无伤口及压痛。

（3）C（circulation，循环）　检查心脏搏动是否存在。

（4）B（bleeding，出血）　检查所有能发现的出血部位。

（5）S（senses，感知觉）　检查病人的反应状况。

2. 需紧急救护的5项指标

（1）呼吸骤停，或呼吸频率<12次/min或>30次/min或有明显呼吸困难。

（2）心搏骤停，或血压不稳定，心率>110次/min或有明显休克。

（3）有明显内出血症状或大血管损伤外出血。

（4）神志模糊或昏迷。

（5）出现神经系统定位体征。

3. 紧急救护措施

（1）基础生命支持（basic life support，BLS）　当人突然发生心搏、呼吸停止时，必须在4～8 min内建立基础生命维持，以保证人体重要脏器的基本血氧供应，直到建立高级生命维持或自身心搏、呼吸恢复为止。因为心搏停止4 min内进行BLS，并于8 min内进行进一步生命支持(ALS),则病人的生存率可以达43%,因此人们一般将心搏停止后前4 min称为"黄金抢救时间"。

2010年的最新心肺复苏(CPR)指南重新安排了CPR的3个步骤,从原来的A—B—C改为C—A—B。这一改变适用于成人、儿童和婴儿,但不包括新生儿。根据新指南,基本生命支持BLS包括如下步骤。

1) C(circulation) 胸外心脏按压。

2) A(airway) 气道开放,如清理、畅通呼吸道,气管内插管,气管切开等。

3) B(breathing) 人工呼吸,包括口对口、口对鼻人工呼吸;简易呼吸囊人工呼吸和机械通气等方法。

4) D(defibrillation) 电除颤。

(2) 根据不同病情采用不同的抢救措施

1) 急性上消化道出血 立即建立静脉通道、吸氧,密切观察生命体征,必要时插入三腔双囊管。

2) 急性心肌梗死 休息,立即舌下含服硝酸甘油、吸氧,做心电图,查心肌酶谱等。

3) 急性脑出血 立即吸氧、静脉输入脱水药物,同时密切观察神志、瞳孔、血压的变化。

4) 休克 保持环境安静,迅速建立有效静脉通道,头低足高位,观察尿量、血压、脉搏及神志,必要时静脉滴注血管活性药物或升压药物。

5) 急性颅脑外伤 立即吸氧,建立静脉通道,观察神志、瞳孔、血压变化,必要时静脉滴注脱水剂,同时作止血及包扎等。

6) 复合型外伤 止血、包扎、制动,建立静脉通道,观察面色、脉搏及血压。

7) 需转运的病人 指导并配合家属将病人搬运上救护车,途中随时观察病情变化,如有异常及时处理。

(三) 分检注意事项

1. 护士不仅需要在刚到现场时进行初步评估、计划,还需要不断对病情进行及时持续的观察,必要时重新评估、分类、更改就诊次序。

2. 因为病情危急,现场不宜过多浪费时间。现场建立静脉通道虽为复苏必需,但如果5~6 min仍未成功,不应勉为其难,关键是尽快送到高质量的急救中心,争取救护转运在10 min内完成。

3. 对灾害事故的处理,关键是早期对受灾程度、受灾人数及需急诊处理人数进行正确的评估。

4. 对受灾人群要迅速做出分析,包括受伤人数;轻伤、重伤各有多少人;哪些伤员需要紧急转运等。

5. 尽量维持抢救现场的秩序,便于抢救工作顺利开展。

三、正确的转运方法

病人在现场进行初步急救处理和随后送往医院的过程中,必须经过搬运这一重要环节。把病人从发病现场搬至担架,或从担架搬至救护车、船、飞机,然后再搬下,用担架送到医院内,这个过程就是搬运。把搬运看成是简单的体力劳动是一种错误观念。搬运是急救医疗不可分割的重要组成部分。正确、稳妥、迅速的搬运和转送对病人的抢救、治疗和预后都至关重要，有时甚至是康复是否成功的先决条件。搬运的过程虽短暂，但关系到病人途中的安全，处理不当会前功尽弃，如脑出血的病人搬运不当可使出血加重形成脑疝；脊椎损伤者，随便抱扶行走，可以导致脊髓损伤，引发严重不良后果。

（一）搬运、转送病人的要求

1. 最好等救护人员先作初步处理，如外伤病人的止血、止痛、包扎、固定等，然后再搬动病人，并向医院转送。除非病人有生命危险，或急救人员无法在短时间内赶到才能例外。

2. 最好在人员、器材准备妥当时再搬运病人，尤其是对于体重过重者和神志不清者。否则，途中可能因疲劳而发生滚落、摔伤等意外。

3. 在搬运过程中要随时观察病人的表现，如气色、呼吸等；呼唤病人以检查其神志是否清楚；注意保暖，但也不可将头面部包盖太严，以免影响呼吸。

4. 在火灾现场的浓烟中搬运病人，应在离地面约 30 cm 高度以内匍匐前进，这个高度处烟雾稀薄，不容易被浓烟呛住。

（二）常用的搬运方法

1. 徒手搬运法　适用于病情轻、路途近又找不到担架的情况

（1）单人搬运　由一个人进行，可用扶持、背负、抱持、托举等方法。

（2）双人搬运　椅托式、拉车式、椅式搬运法、平卧托运法。

2. 担架搬运法　最常用，适于病情重和运送远途病人的情况。现在常用的是帆布担架。也可以就地取材，用替代品如绳索、竹竿、梯子、被服、椅子、门板、毯子等制成简易而结实的担架。

担架搬运的具体方法是由 3 ~ 4 人合成一组，将病人移上担架，病人头部在后，脚在前。抬担架的人脚步、行动要一致，如向低处抬或下楼时，前面的人要抬高，后面的人要放低，使病人保持在水平状态；上台阶时则相反，走在担架后的人要注意观察病人的情况。

3. 危重病人搬运法

（1）四肢存在畸形者　需给予夹板固定后搬运，对现场不能鉴别是否骨折者，一律按骨折处理。

（2）脊柱损伤病人　急救原则是避免加重脊柱、脊髓损伤，保护呼吸功能等。正确的搬运方法是抢救和治疗脊柱、脊髓损伤最首要的一环。如果病人跌落时腰背部先着地，可能造成脊柱骨折。这时正确的搬运方法是：将伤员两下肢伸直，两上肢也伸直放在身旁；然后必须有 3 人站在病人同侧，同时将伤员平直稳妥地托到木板上，平稳运送，切不可一人托抱，使伤员弯腰而造成更严重的损伤和并发症。如果病人跌落时头部先着地，则需将其头部偏斜，使其将口腔内可能脱落的牙齿和积血吐出，以防堵塞呼吸道而引起窒息，假如伤者的耳朵、鼻腔内有血液流出，千万不可用手帕、棉花或纱布去堵塞，因为这样可能使颅内压增高和导致细菌感染，此类病人要用硬板担架，3 ~ 4 人同时搬运；将病人身体固定在担架上，以防呕吐时翻侧身体损伤脊柱；固定颈部使之不能前屈、后伸、扭曲，如通过使用头颈托或在颈两侧各置沙袋，在眉弓用宽胶带固定头部；搬运时注意保持脊柱的稳定；在救护现场，切忌对脊椎受伤的病人随意搬动。

（3）颅脑损伤　取半卧位或侧卧位。

（4）胸部伤　取半卧位或坐位。

（5）腹部伤　常用仰卧位、屈曲下肢，宜用担架或木板。

（6）呼吸困难病人　取坐位，最好用折叠担架或椅搬运。

（7）昏迷病人　一定取平卧位，头转向一侧或侧卧位。

（8）休克病人　采用平卧去枕位，脚抬高。

（三）转运途中注意事项

1. 从现场到医院的护送过程中，一要护理好病人；二要平稳安全；三要与接收医院取得联系，让医院有充足的时间做好人力、器材等方面的准备。

2. 第一批运送的应是伤情危重不能延误的病人，先将病人抬上救护车，可边处理边运送；其次按伤情的程度再分批转送，众多轻伤者可由其他车辆运送。

3. 途中注意保持病人气道通畅、给氧或机械通气；保持有效静脉通路；保护病人行进中的安全；严密观察病情变化，密切注意心电监护信息，发现问题立即向医生反映。

护士把病人送达急救中心或接收医院后，应向急救中心或接收医院进行交接工作，如向院方详细交代病人现场情况、途中变化、已采取的措施、用药情况，包括药物名称、剂量、数量等情况。

四、院前急救的注意事项

1. 危重病人普遍有一种恐惧心理，护士要热情体贴、和蔼亲切、言语温柔，给予适度保证，以消除病人恐惧。

2. 加强无菌操作技术。急救现场环境复杂，可能导致感染，故更要严格执行无菌操作技术。

3. 抢救中所用药物及治疗均依据医生的口头医嘱，护士要“三清一复核”即听清、问清、看清；与医生复核药物名称、剂量、浓度；保存用药后空瓶以备查询；如情况许可，应做好抢救记录；严防差错事故发生。

4. 护士有责任维持现场秩序，随时解决病人需要。

思考题

1. 院前急救的原则和注意事项是什么？
2. 国际上主要有哪几种院前急救模式？各自的特点是什么？
3. 何谓分检，主要包括哪些工作？
4. 转运病人途中护士应注意什么问题？
5. 当目睹交通事故发生时，你该怎样做？
6. 什么是黄金抢救时间？

（任海蓉）

第三章　院内急诊救护

学习目标：

1. 掌握急诊病人的心理护理、急诊科护理工作的程序、急诊护士的职责。
2. 熟悉急诊科护士的法律责任。
3. 了解急诊科的设施与管理、急诊科的任务、急诊护士素质要求。

【情境】

××年×月×日，某综合性医院的急救中心收治了一位急诊病人。在抢救病人的过程中发现有一台仪器不知去向，医护人员四处寻找，原来被其他科室借走，差一点酿成医疗事故。事发之后，为了防范类似情况再度发生，护士长安排钟护士去检查清理全部的仪器和药品。

试想：1. 急诊科的仪器设备应该有哪些，又如何管理？

2. 急诊科的药品应该怎样管理？

第一节　急诊科的设施与管理

广义上讲，院内急救的实施地包括医院的急诊科和各专科的重症监护病房。狭义上讲，院内急救即指以急诊科为实施地的急救环节。

急诊科是医院急重症病人最集中、病种最多最复杂的科室，是实施院内急救的最主要场所，是所有急诊病人入院救治的必经之地。急诊科除了承担接收急诊病人的任务，即对危及生命的病人组织抢救，对无生命危险的急诊病人进行及时有效处理外，还承担院前急救、意外灾害性事故的抢救工作。急诊科工作水平高低，直接体现了所在医院的管理水平和医疗护理质量。

一、急诊科的布局及设施

急诊科合理的布局有利于病人顺利就诊以及最大限度地节省诊前时间。医院急诊科接诊的多是突发性的急、危、重病人，一切医疗护理过程均以“急”为中心，所以急诊科布局要从应急出发，以方便病人就诊为原则。

急诊科的位置一般位于医院的前方或一侧，有单独的出入口，门前应有宽敞的停车场和电话通讯设备，入口处应备有平车、轮椅等方便病人使用。

急诊科指路标识必须鲜明、醒目、突出，便于病人寻找识别。白天应有指路标识，夜间应有指路灯标明急诊科位置。

急诊科的门应足够大，门内大厅宽敞，以利于担架、车辆的进出及较多的病人和家属候诊时短暂停留。

分诊室设在大厅的明显位置,走廊须足够宽,一般以两边有候诊人员的情况下担架能顺利通过为宜。室内要求光线明亮、空气流通,要有对讲装置及电话保障。

对急诊病人应实行分科式急诊,对急救病人实行集中式抢救、监护、留观。故此,急诊科应设置以下部门,且每一部门都有相应的制度和规范。

1. 预检室或称分诊室　分诊室或分诊台是急诊病人就诊第一站,应设在急诊科入口处的明显位置,标识要明显。分诊员一般都由有经验的护士担任,具体负责分诊和挂号工作。分诊室要做到快速疏导病人进入各专科诊断室或抢救室,合理调配医护人员,使病人得到迅速诊断和治疗。分诊室应备有诊察台和常用的医疗器械,如血压计、听诊器、体温表等以及对讲、呼叫装置,以便及时通知医生进行抢救,另外最好有一定数量的候诊椅和洗手消毒设备。

2. 抢救室　重危病人经分诊后立即进入抢救室,抢救室应设在靠近急诊科的入口处,由专职急救人员负责抢救。抢救室要有足够的空间,单间面积不应少于 50 m^2,门要高大,以便搬运病人。抢救室内要备有各种急救药品和抢救设备,一般设抢救床 1 ~ 3 张。抢救床最好是多功能的,可以升降,屋顶设环形输液架,床头设中心供氧装置及中心吸引装置。有条件的医院应设各专科小型抢救室或内科系统抢救室和外科系统急救手术室。这样有利于抢救工作在互不干扰的情况下有条不紊地进行。

3. 各专科诊室　设内科、外科、妇产科、眼科、耳鼻喉科、皮肤科、儿科等专科诊室。室内除备有必要的诊察用具和设备外,还需按各科特点备有急诊所需的器械与抢救物品,并做到定期清洁消毒、定期检查其功能是否适用。儿科急诊室要与成人急诊室分开设置,有单独的出入口,避免交叉感染。

4. 治疗室　根据各医院的不同条件,治疗室包括有准备室、注射室、处置室、急诊输液室。位置应设在各科诊室的中心部位,治疗室内应有无菌物品柜、配液台、治疗桌、肌内注射和静脉穿刺盘,消毒用品,室内还应有空气消毒和照明设备以及脚踏式洗手池。

5. 清创缝合室　清创缝合室位置应紧靠外科诊断室,设有诊察床、清创台。清创缝合所用的各种用物要齐备,如各种消毒液、清创缝合包、敷料、洗手池、落地灯及其他照明设备、消毒设施等。

6. 监护室　室内设监护床,床边应备有监护仪、呼吸机、心电图机、供氧装置、负压吸引装置、轨道式输液架、输液泵及推注泵等设施。由专职医护人员对重危病人进行监护,如体温监护、心血管功能监护、呼吸功能监护、肝功能监护、肾功能监护及脑压监护等,发现异常及时处理和抢救。

7. 留观室　留观对象为暂时不能确诊、病情有危险性的病人,或抢救处置后需做进一步住院治疗的病人。留观室病人一般留观 24 h,原则上 3 ~ 5 d 内离院、转院或收留住院。

8. 隔离室　隔离室应设在分诊室附近,一旦发现有传染病可疑者,应立即隔离,并通知专科医生会诊,确诊后转送专科病房或医院,并注意消毒及疫情报告。

此外,辅助科室如药房、化验室、放射科、挂号室、收费室等也应在急诊区域内。

二、急诊科的主要仪器、设备和药品

1. 仪器及设备　急诊科应备有“五机”和“八包”。“五机”包括呼吸机、心电图机、电动吸痰器、电动洗胃机、除颤起搏器。有条件的应具备中心给氧装置及中心吸引装置。"八包"包括腰穿包、气管切开包、静脉切开包、清创缝合包、输液包、输血包、导尿包、胸腔及腹腔穿刺包，此外胃肠减压包、开胸包、烧伤包也是应备的。

各种仪器及设备应定人保管、定点放置、定期检查维修，建立使用说明卡，用后立即消毒，并及时安装齐备，归还原处，以备急用。

2. 药品　急诊科备用的急救药品要齐全，主要包括中枢神经兴奋剂，升压、降压药，强心剂，利尿及脱水剂，抗心律失常药，血管扩张药，解痉药，镇静药，止痛药，解热药，止血药，解毒药，止咳平喘药，激素类药，局部麻醉药，纠正水电解质酸碱失衡药及常用液体如葡萄糖液、平衡盐液等。各种药品应标签清晰，分类定位放置、定人管理、定期清查、及时补充；毒、麻药品应加锁保管，并列入交班内容。

第二节　急诊科护理工作任务与管理

一、急诊科护理工作的任务

1. 急诊急救护理　急诊科首要而且也是最主要的任务是为病人提供所需要的紧急、便捷、全面的急诊急救护理服务，帮助健康出现危机者做出紧急的决定和提供及时救护措施以避免死亡和伤残，包括配合、参与院前急救及重症监护工作。

2. 灾难事故救护　在保障急诊工作正常运转的前提下，应做好充分的人力、物力准备，以便随时有能力承担意外灾难事故的抢救工作。

3. 急救护理管理　为保证以上任务圆满完成，应建立健全以岗位责任制为核心的各种规章制度以及各种危重症的抢救程序，并要科学、合理地将计划排班与按需排班结合起来，以调动急诊护士工作积极性。参与建立、完善 EMSS 及建立、健全急诊科。

4. 急救护理科研　急诊科区别于其他专科的特色在于急诊科可以获得重症病人病情改变的第一手资料，而急诊护士更是与病人直接接触，对病情与护理效果可以最准确地观察和得到最快的反馈，因此平时要注意积累，寻找规律，从而提高急诊急救工作水平。同时这项任务也包括急诊科护理教学及管理方面的研究。

5. 教学、培训及学术交流　因地制宜，安排护生实习带教，使急诊护理后继有人；采取多种形式对护生及下级医疗单位的急诊护士进行技术培训和理论指导，加强国际国内学术交流，以加快急诊人才的成长，不断提高急诊护士的专业化知识程度，不断提高急救护理水平。

6. 参与社会宣传　走向社区，以多种形式普及宣传各种急救常识，开展面向大众的复苏技术培训，培养、提高大众急救意识。

二、急诊科护理工作质量要求

1. 强调"以病人为中心"的服务态度，急病人所急。

2. 强调危重病人的抢救成功率。可依据医院的医疗护理技术水平拟定常见急诊病种的抢救成功指标。

3. 强调时间效率。在急诊科，时间就是生命，一切工作围绕时效原则展开，如院前抢救的出诊时间,医护人员的接诊时间,值班护士通知医生时间、抢救开始时间,进行治疗处理时间,留观后确诊时间,转入院时间及病人死亡时间等。时间是评价急诊科工作效率、医护工作质量和管理水平的重要指标之一。

4. 强调分诊迅速准确。分诊准确率应≥95%,抢救分诊率应为100%,并应认真登记统计,遇有传染病人应立即通报、隔离。

5. 强调抢救工作的组织性。要求抢救时做到人在其位、各尽其责。在特殊情况下,可通过对讲装置立即组织人员协助抢救,做到组织严密、井然有序、忙而不乱。

6. 强调严格查对制度。要求严防差错事故。执行口头医嘱时,护士要复述一遍,准备的药品经两人核对后方可使用。抢救过程中所用药品的安瓿、袋子均应留下以便抢救后核对统计。

7. 强调记录完整。作为急诊医疗、护理、教学、科研的宝贵资料,急诊科的各种记录是检查急救工作、总结经验,同时也是涉及法律纠纷问题时的依据。各种抢救工作记录应清楚完整、及时、真实、准确、简练,不可删改,医生护士均应签全名。

8. 强调设备、仪器及药品适用够用。

9. 强调消毒隔离,防止交叉感染。

三、急诊科护理工作制度

作为急诊科一员,必须了解科室制度及自己的职责,并作为自己的工作准则。需要了解的工作制度主要有:① 各类人员岗位责任制;② 首诊负责制;③ 交接班制度;④ 病情记录及疫情报告制度;⑤ 预诊分诊制度;⑥ 观察制度;⑦ 查对制度;⑧ 查房制度;⑨ 消毒隔离制度;⑩ 仪器使用与保管制度;⑪ 急诊室、抢救室、治疗室、观察室、监护室与其他病房的规定。

第三节 急 诊 护 士

一、急诊护士的角色

1. 执行者　急诊护士的首要职责是为病人实施救护措施,所以最根本的角色是医疗及护理措施的实施者、执行者。

2. 照顾者　保持身体健康是人的最基本需求。护士作为人类健康的照顾者,主要是满足病人日常生活的基本需求。急诊护士也不例外,帮助病人保持舒适、清洁、安全,为病人创造有利于康复的休息、治疗环境,从生理、心理、安全、自尊、社交等方面满足病人的需求,为病人提供优质的护理服务是护士作为照顾者这一角色的体现。

3. 观察者　急诊病人病因复杂、病情重、变化快,不论是预诊、分诊还是抢救、转送,护士都是专业的观察人员,时刻注意病情的动态变化,为医生诊断治疗及护士的护理提供临床资料与依据。

4. 专业顾问　多数病人常常对自身所患的疾病知之甚少。此时,最需要护士为他们提供帮助,解释有关诊断,说明病情的严重程度,告知即将采取的诊治措施等。护士平时与病人接触最多,而病人得到相关信息和指导的愿望最迫切,这就要求护士帮助病人了解其生理过程和疾病知识,鼓励病人全身心参与配合治疗与护理。

5. 维权者 由于对病人的每一项侵入性的技术操作都直接关系到病人的生命安危,特别是急救护士,常常会面临家属不在场而病人无意识的情况,因此,更是必须保护病人的合法权益。维护病人权益体现在:对病人的生命安全高度负责,准确及时执行医嘱,认真细致观察病情,为病人的正确诊断、治疗提供准确的第一手资料,为病人创造一个安全的环境,保证病人安全治疗、休养、康复。

6. 教育者 随着社会的发展、人们生活水平的提高,人们的健康意识不断提高,对健康知识及有关信息的需求越来越多。急救护士在工作中接触到不同年龄、不同文化修养、不同社会背景的人群,因此,必须应用自然科学、社会科学、人文科学等方面的知识向病人、健康人宣教,解释各种检查、治疗程序,疾病发生的有关知识,饮食、运动、康复的常识或资料,提供信息,为提高全社会的健康水平服务。

7. 研究者 随着科学技术的发展,全球出现向以知识化、网络化、国际化为特征的现代化转变,急救护理的发展更是面临多元挑战。环境、社会的影响,使疾病谱不断变化,需要更深更广的知识、技术来解决。急救护理也因此需要不断研究创新,适应社会需求。每一位从事急救护理工作的人员都有责任在工作中不断研究、总结、提高,以提升急救护理素质,促进急救护理学不断向前发展。

8. 协调者与联络者 这一角色体现了护士的沟通功能。护士担负着病人与医护人员、病人与家属之间的协调、联络责任,这一角色功能可以充分调动病人的积极因素配合治疗、护理,促进康复。

9. 管理者 急诊科的每一位护士都是管理者。要管理病人,维持就诊秩序;同时要管理好急救药品、器械、仪器、设备,使之随时处于备用状态。

二、急诊护士的素质

护士从学校毕业后,如需从事急诊工作,首先应在医院内主要科室轮转学习,对各专科危重病人的病情有一定的观察能力和基本处理知识,并接受重症监护技术的短期培训。轮转完毕,仍需在急诊科经护师以上职称人员带教 2 ~ 6 个月后,才可独立承担急诊护士工作。急诊科工作性质对护理人员的素质有着特殊的要求,主要方面如下。

(一)医德高尚

1. 热爱急诊工作 院前急救,急诊护士是先遣部队的一员;院内抢救,急诊护士与死神争夺时间。急诊科始终处在抢救病人生命的最前沿,病人生死就掌握在分秒间,时间的紧迫性和生命的神圣性赋予急诊护士使命感和自豪感。这是令人骄傲和倍感光荣的工作,因此值得热爱、值得急诊护士为之牺牲个人利益。

2. 热情服务病人 病人利益第一,急病人所急,想病人所想。不怕脏、不怕累,和蔼可亲、耐心细致、善解人意,解除病人顾虑。

3. 高度责任感 时间就是生命,必须争分夺秒、果断迅速。同时应认真谨慎,仔细周密,严格查对,防止忙中出错。

4. 知情与保密 尽管急诊抢救分秒必争,但护士必须明白病人及其家属仍有知情权。为安抚病人及家属,应尽量在适当的时候及时给予解释与安慰,以避免因误会引起纠纷。在急诊抢救中，会涉及一些特殊的病史与病症（如自杀者的隐情或特殊感染），有时病人不希望别人知道，有时甚至会牵涉到法律纠纷。急诊护士有尊重病人自尊、保守秘密的义务，不可将其当作谈话资料四处宣扬。

5. 团结协作，服从指挥　急诊护理工作内容广泛，与医生及医院各部门都有密切联系，急诊科护士在工作中要与其他人员相互理解、相互尊重、相互配合协作，不互相推诿责任。同时，要服从统一调度指挥，以“救死扶伤，生命第一”为原则。

6. 慎独　慎独就是在无人在场和监督之下，也能够严格要求自己，实行自我监督。急诊科是一个特殊场合，很多时候病人不能或来不及对其治疗知情或家属不能立即赶到，这就要求不论有无病人及家属在场，护士都要按照规章制度办事，不做违反道德良心或不合法的事。

（二）业务熟练

专业素质是胜任岗位所必须具备的专业化知识和技能。急诊所面对的病人常常有多种疾病共同存在，可能会涉及内、外、妇、儿等各专科疾病中的急性病、危重病，需要这些专业范畴的专业知识，这就要求护士具有扎实的基础理论知识、比较广泛的临床护理经验及熟练的技能，要加强“三基”（基础知识、基础理论、基本技能）的训练，以便能熟练配合医生进行抢救工作。

（三）良好的心理素质

1. 高度的注意力、敏锐的观察力、敏捷的思维能力　急诊病人往往病来凶猛、病情变化急骤、病因复杂、症状体征多样。因此，当有病人来诊时，不论是分诊还是抢救，不论是留观还是转送，都不能松懈怠慢，疏忽大意，必须敏锐观察病情动态变化，敏捷反应，及时处理。

2. 深切的同情心、坚强的毅力　急诊工作的特殊性决定了急诊护士常常要面对诸如车祸伤、高楼坠落伤、意外灾难事故等情况，或是大量呕吐、大小便失禁等脏、臭的情况，同时还会遇到危险场地的院前救护工作等艰巨的任务。如果没有深切的同情心，就会厌恶脏和臭；如果没有克服困难的坚强意志，就难以完成急诊救护任务。

3. 情绪稳定，沉着冷静　急诊室的工作具有很强的科学性和时间性，急诊病人的生命和安全与医护人员息息相关。在抢救急危重病人过程当中往往出现意想不到的紧急情况，护士应在整个工作过程中做到遇事不慌、沉着冷静、准确迅速地配合抢救工作。如果护士在工作中马马虎虎、犹豫不决、缺乏责任心和积极的工作态度，势必影响急诊抢救的顺利进行。

（四）身体强健

急诊科的护理工作烦琐，节奏紧张。护士除了完成全天正常的门诊护理工作以外，还需要有充沛的精力随时进行急危病人的抢救工作。抢救急危重病人的时间或长或短，有时需长时间的特护，有时刚抢救完前一个危重病人，护士又马上面临下一场紧张的“战斗”，加班加点成了家常便饭。因此，急诊科的护士必须拥有健康的体魄、动作机敏、有较强的耐力与体力，能吃苦耐劳，完成各项护理工作。

三、急诊护士的职责

1. 在急诊科护士长和主管急诊科（室）负责人的业务指导下进行工作。

2. 做好急诊病人的检诊和登记工作，按病情决定优先就诊，有困难时请示医生决定。

3. 急诊病人来诊，在医生未到以前，遇特殊危急病人，可给予必要的急救处置。随即向医生报告。

4. 在急救过程中,应迅速而准确地协助医生进行抢救工作。

5. 做好抢救病人的特护记录、登记和疫情报告。

6. 护送危重病人及手术病人到病房或手术室。

7. 及时完成治疗及护理工作,严防差错事故。

8. 经常巡视观察室病人,了解病人病情变化及对治疗护理的反应等情况,并向医生反映。

9. 管理好各项急救所需药品、器材、敷料,使之适用够用。

第四节　急诊科的护理工作

一、急诊科的接诊范围

1. 内科

(1) 呼吸、心搏骤停。

(2) 各种危象。

(3) 急性心力衰竭、心肌梗死、心绞痛、严重心律失常。

(4) 急性发热,腋温在38℃以上或中暑。

(5) 急性呼吸困难、发绀、窒息。

(6) 急性内出血,如大咯血、呕血、便血等。

(7) 急性炎症,如重症肺炎、急性胰腺炎、急性脑膜炎等。

(8) 昏迷、晕厥、抽搐、癫痫发作、休克。

(9) 脑血管意外,高血压脑病。

(10) 各种中毒,如食物中毒、药物中毒、气体中毒等。

(11) 重症血液病。

2. 外科

(1) 急腹症。

(2) 各种创伤,如脑、胸、腹、四肢等部位的切割伤、刺伤、撕裂伤、烧伤以及新鲜骨折、扭伤、动物咬伤等。

(3) 急性感染,如败血症、手指或足趾感染、急性乳腺炎。

(4) 急性泌尿系统疾病,如急性尿潴留、血尿。

3. 妇产科

(1) 阴道流血,如流产、功能性子宫出血、产前大出血、宫颈癌大出血、前置胎盘、葡萄胎等。

(2) 急性腹痛,如异位妊娠、卵巢囊肿蒂扭转、黄体破裂、子宫破裂等。

(3) 急性损伤,如外阴及阴道损伤、子宫穿孔等。

(4) 急性发热,如产褥感染、急性附件炎等。

(5) 急产、难产、早期破水、脐带脱垂等。

4. 儿科　参照内科,另外尚有以下情况。

(1) 急性呕吐、腹泻伴脱水。

(2) 突发剧烈腹痛。

(3) 新生儿体温不升。

5. 五官科

(1) 外伤,如眼的擦伤、挫伤、烧伤,口腔颌面部外伤,下颌关节脱臼等。

(2) 急性炎症。

(3) 出血,如大量鼻出血、眼内出血。

(4) 误入异物。

6. 皮肤科　急性皮炎、荨麻疹、带状疱疹、蜂蜇、急性过敏性疾病。

7. 其他　自缢、淹溺、电击伤、烈性传染病可疑者。

二、急诊科护理工作程序

1. 接诊与出诊　接诊要主动、热情、耐心,做好解释,免生误会。要以良好的工作态度,树立好“窗口”形象。出诊要迅速,同时考虑周到、准备充分。因为有的医院急诊科同时担负院前急救任务,所以护士有出诊可能。接到出诊电话,要询问清楚病人性别、年龄、发病时间及病情、地址,准备好出诊物品。

2. 护理评估　重点在生命体征、意识、精神状态和主诉。应详细询问,仔细检测,分清轻、重、缓、急。

3. 分诊　要求科学、合理、快速地安排病人到相应的专科诊室就诊。遇有危重病人,先抢救再挂号,争取最佳时机。如有分诊不准确,应及时加强医护、护患之间的沟通,向病人耐心解释,并积极联系好合适的就诊医生,避免出现“踢皮球”现象。

以上 1 ~3 三步是紧密联系、一气呵成的。在这个过程中,要求护士要有急诊意识,即意识到这是突发事件,意识到病人的状态会急骤变化,意识到病人的迫切需要,意识到急诊护士的责任。

4. 抢救与监护　经过预检分诊,危重病人立即送入抢救室或急诊科重症监护病房(emergency intensive care unit,EICU)进行加强监护治疗。

5. 急诊治疗与护理　对于一般急诊病人,遵医嘱给予相应的治疗、护理。但要注意观察其病情发展,以防出现意想不到的变化。

6. 送病人离开急诊(科)室　联系专科病房或做好转院准备,做好其间的衔接工作,注意不要让病人有被“踢皮球”的感觉,对于经急诊治疗护理康复后出院的病人,健康宣教是这时的重点。

以上 4 ~6 三步强调急诊护理观察,在急诊意识的前提下观察、思考、处理是整个急诊护理的灵魂。

三、急诊救护工作的特点与要求

急救护理学集各专科护理之大成,是专科性与综合性的统一体。同时实践性强、操作要求高,因为只有“稳、准、快”才能保证“时效合一”。所以,急救护理工作有如下特点。

1. 发病急骤、时间性强　需急救的病人多为遭受突发意外伤害、突然发病或病情剧变者,其病情急、危、重,变化快速。能否及时进行有效的救护是抢救成功的关键。这就要求护士有高度责任感和敬业精神,分秒必争,做到“百分之一希望,百分之百努力”。

2. 随机性大、可控性小　急诊病人的就诊时间、就诊人数、病种及其危重程度均很难预料,尤其是遇有意外伤害,如交通事故、自然灾害、传染病、急性中毒如集体食物中毒事件等,病人常集中就诊。因此,要求必须保持抢救设备、药品随时处于备用、够用状态;要求急诊护士必须具有应急、应激能力,完善各种应急措施,"养兵千日,用兵一时",以使失误减少到最小。

3. 疾病谱广泛、专业性强　急诊病人疾病谱广泛、病种复杂,病情危、急、重,尤其是疑难病例及复合伤常常涉及多个系统、多个脏器、多学科护理知识及技能,这就要求急诊护士自我素质、护理技术、跨学科跨专业领域水平较高,才能胜任。

4. 共同抢救、多方协作　由于急诊病人病谱广泛,往往需要多个学科的协调参与。急、危、重症病人抢救时更是常常需要数名医护人员甚至是数科医护人员共同完成抢救任务;不论个人业务水平多高,一个医护人员不可能包办整个过程。此外,灾难医学中的一些情况发生时如空难、地震、火灾及某些群体发病时,数量多、病情重,需要医院、交通、公安、消防等多个部门协同完成,以合理分流疏散,尽快转运,提高医疗机构的利用效率,避免因延误病情导致伤残、死亡。这就要求急诊护士要有高度协作精神,懂得协调艺术。

5. 任务繁忙、责任重大　急诊工作的服务对象是需要快速救护处置的危重、紧急病人,急诊医护人员长期处在紧张繁忙的环境中,劳动强度大、精神高度紧张,因而要求选派技术水平高、健康、机敏的医务人员担任。

6. 连续工作、服务性强　急诊科周而复始、连续不断的工作方式使病人随时可以获得医护帮助。急诊科是向所有人开放的医疗工作第一线,是医院的窗口,社会接触面广,医疗中常涉及多种社会因素,而且易成为新闻热点,被公众关注。这就要求急诊医护人员要有很强的组织纪律性和明确的岗位责任制。尤其是护士,要重视与病人及其家属的沟通与交流,懂得心理护理的艺术,使病人满意的同时也为医院带来良好的社会效益。

四、急诊科病人的心理护理

(一) 急诊病人的心理特点

对社会而言,急诊科是一个医院的窗口。对急诊科的医护人员而言,急诊科也是社会的窗口,因为急诊科的病人形形色色,人们从急诊科可以看到整个社会的缩影。

首先,急诊科的病人因为症状所迫,如剧烈或持久的疼痛、呼吸困难、胸闷、大出血以及伴随而来的恐惧感、严重的眩晕和由此引发的诸多不适等,使其感到生命受到极大威胁,希望引起接诊者的重视,迅速行动,药到病除;身体的痛苦使其失去冷静与理性,如果不能以其满意的速度为其治疗护理,即使这并非主观而是客观原因造成(如病人太多),病人也会觉得委屈乃至愤怒,从而引发纠纷。

其次,由于意外伤害事故前来就诊者,通常会有一种不平衡的心理:"为什么是我? 我怎么这么倒霉? 我做错了什么事?"尤其当病人担心身体受到的严重伤害会影响到日后的工作和生活时,常因此而迁怒于人,把怒气发在护士身上。

最后,因突发意外事故而导致病人不治而亡使家属不能接受,这种突如其来的心理打击最为严重。如因交通事故造成年轻的家庭成员死亡,可能引发家属悲痛欲绝,甚至出现抽搐、昏厥等严重情况,家属可能不能面对丧亲现实,不许中断抢救,不许将死者抬出抢救室。此时一言一行不慎,就可能将家属的悲痛化为愤怒,而与医护人员产生纠纷。

因病人自认为身心健康遭受到威胁而产生的恐惧、焦虑等一系列持久而强烈的情绪反应,甚至机体持续应激状态,如果得不到及时的调整和控制,即可能加重病人的病情,有碍于急救的顺利进行。同时,家属的过激情绪不加以适当疏导,也会对急诊科工作造成不利影响。所以,在对病人进行抢救时,应注意同时对病人及其家属进行心理护理,使病人及其家属在获得良好心理支持和稳定的情绪状态下,与医护人员合作,从而保障急诊工作有条不紊地开展。

由于急诊科工作的特殊性使急诊科护士常常接触与法律纠纷有关的各种意外伤害事故,急诊科被称作是“医院的火药桶”。在这种情况下,医疗费用往往成为引发医疗纠纷背后的真正原因,而直接的导火索可能是一句解释不当,或认为护士行动迟缓,不够迅速。所以作为一名急诊科的护士,要善于揣摩病人心理,学会运用心理护理技巧,才能既减轻病人痛苦,又减少自己的麻烦。

（二）急诊病人的心理护理

心理护理可与抢救处理同时进行,边观察病情,边了解病人的心理状态,进行恰如其分的心理护理;边实施操作,边说明操作目的,以达到安慰病人,取得其对医疗护理合作的目的。在实施抢救中,要温柔果断、轻言细语、忙而不乱,以护士的镇静感染病人,使病人在精神上能镇定并增强战胜疾病的信心。

1. 急诊护士要富有同情心和爱心　同情心不仅是觉得病人可怜,还要站在病人的角度思考,与病人进行心理换位,要深切地体会到病人的痛苦。如在面对病人的愤怒、烦躁、误解时,护士不厌烦、不怠慢、不怕麻烦;在面对病人的疼痛不安、沉默、淡漠、失眠等行为时,护士应表示理解和同情,并给予相应的身体护理和心理护理,如保暖、饮水、眼神及体位姿势的交流,如握住病人的手,按摩病人的额面和疼痛不适的部位,为病人擦汗,使病人感到安全、温暖。

尤其对自杀未遂者不能讥笑嘲讽或训斥,要动员家庭及社会给病人以心理支持,倾听病人诉说并加以疏导,但切勿随意散播。

2. 急诊护士要耐心和细心　要细心观察病人的需要,耐心解释并一一满足病人的生理、心理需求。如为病人安置舒适的卧位,防止坠床、烫伤、压疮,让病人全力以赴地战胜疾病而免受并发症的痛苦;对沉默的病人要主动询问,对其要求给予及时的满足;当观察病人生命体征时,要关怀病人,询问病人有何不适与要求,并要耐心解答,让病人心情舒畅地主动配合治疗与护理。对病人的过激行为,护士千万不能采取粗暴的限制,而应当耐心劝解安慰,给予适当的保证,稳定病人情绪,减轻病人痛苦。

3. 病人家属的心理护理

(1) 劝导家属不要在病人面前表现出焦虑、紧张情绪,不要把不愉快的家庭琐事或是费用问题讲给病人听,以免影响病人情绪。指导家属生活护理技术,如饮食调配等,使之能配合医护,促进治疗护理顺利实施。

(2) 对于丧亲家属的情绪反应和过激言语,护士应以同情和爱心给予理解、容忍和安慰,尽量满足其要求。尤其对突发意外伤害事故致死的病人适当延长复苏时间。对情绪失控、不能面对现实的家属,护士应劝说安慰其离开现场;对发生昏厥的家属予以抢救。

本着人道主义精神,为了安慰亲友,减轻对亲友的心理打击,护士应严肃认真地做好善后工作及尸体料理。对肢体畸形予以矫正包扎,掉出的器官组织予以回纳,清洗身体的血迹污秽,尽力使遗体完整、清洁、易于鉴别。

（三）危重病人的心理特点与护理原则

许多危重病人因气管切开或气管插管应用呼吸机等,语言交流受到阻碍,但病人不能用言语交流,不等于病人就没有需求。病人发病初期可能感到恐惧,继而恐惧变成焦虑,随着治疗护理时间延长，焦虑可能变成抑郁和无助感。因此，危重病人最大的心理需要便是安全感的满足，需要护士以爱心与耐心，鼓舞、支持病人的斗志与信心。

护士要用多种手段了解病人，比如可通过书写交流，通过观察病人的表情和凝视的方向及病人的各种手势理解病人的需要，并做出相应的回答，使其安心。

在实施各种护理行为之前，应将目的和操作方法向病人说明，以取得病人的信任和合作。同时，护士必须注意病人家属的需要和作用，将病人病情以及需要家属如何配合等问题向家属清楚地说明，争取家属通力合作，以利于病人康复。

五、急救护理中护士的法律责任

急诊科护士常常会接触到各种意外伤害事故：斗殴致伤、交通事故、自杀、他杀、吸毒过量等，随着病人进入医院，当事双方的矛盾也容易随之转移到医护人员身上。所以，护士在整个护理过程中，应有法律意识，更要加强自我保护意识，谨言慎行；同时要有高度责任心，良好的职业道德，严格遵守规章制度、操作规程，严防忙中出错。

1. 严格遵守国家有关法律和急诊科各项工作制度和要求，严格按照操作规范履行急诊护士职责。潜在的法律问题主要如下。

（1）因责任心而导致的侵犯病人权益与犯罪问题　急诊护士从接诊病人开始就要有急诊意识和高度责任心，意识到这是突发的紧急事件，需要密切观察和迅速行动；漫不经心或疏忽大意轻则导致侵犯病人权益，重则酿成犯罪。如护士因疏忽大意，给未行青霉素过敏试验的病人注射了青霉素，如该病人对青霉素不发生过敏反应，该护士的行为只构成护理过错；但若是病人因过敏性休克而死亡，则护士行为构成渎职罪。

（2）执行医嘱过程中的问题

1）执行医嘱的合法性　医嘱是医生所给出的对病人施行诊断和治疗的依据，具有法律效应。一般情况下，护士对医嘱应该遵照执行，随意签改医嘱、无故不执行医嘱是违法行为。但在另一种情况下，即护士发现医嘱有明显的错误，则护士有权拒绝执行医嘱。而若是在护士提出明确申辩后，医生仍执意强制护士执行其医嘱，则护士对由此造成的一切不良后果不负任何法律责任。相反，护士如知道医嘱可能造成对病人的损害却仍遵照执行，若造成严重后果，将共同承担由此所引起的法律责任。

如医生开出“10%氯化钾 10 ml 静脉推注”的错误医嘱，而护士未加拒绝，机械地执行了，结果导致病人死亡，该护士对此后果也负有不可推卸的责任，因为“10%氯化钾禁忌静脉推注”是护士应具备的知识。所以护士不仅要有良好的职业道德，还要有过硬的专业知识，护士有责任以自己应有的理论知识把好对病人治疗的最后一关。

2）执行医嘱的准确性　急诊科常常面临争分夺秒的抢救，紧急情况下来不及书写医嘱，因此口头医嘱在急诊科是很常见的医嘱形式。护士一定要注意“三清一复核”，即听清、问清、看清，与医生核对药物名称、剂量、浓度，谨防忙中出错。各种急救药品的安瓿、输液空瓶或空袋子、输血空袋用完后要集中放在一起，以便核对和计数。

（3）护理记录的法律问题　要重视护理记录的书写。急诊护理病历要简明扼要、重点突出、清晰准确。对病人姓名、性别、年龄、职业、工作单位、地址、电话号码要填写完整，对到院时间、接诊时间、护理评估都要进行记录，尤其对生命体征记录应写明具体数据。抢救、病人离院或死亡时间也应记录无误，并应与医生病历一致。对抢救时来不及记录者，允许在 4 h 内如实追记。因急诊科常遇到与法律有关的问题，故病历要注意保管，切勿遗失或涂毁。

（4）急诊科设备、仪器及药品的法律问题　急诊科的各种急救所用设备仪器及药品均需定人保管、定点放置、定期消毒检查、定数量供给、定时清点、及时补足、每班交接，并且不得外借，防止因工作之便挪用盗窃或工作疏忽致准备不当，使得急救时因物质不足耽误病人抢救。尤其对于麻醉药品，应防止因保管不善而违法使用。

2. 对急危病人，无论其是否能够偿付医疗费用，医护人员应实行人道主义精神，急诊护士有配合医生为其提供紧急救治措施的义务，不得拒绝急救处置。

3. 重危病人转送入院或进行辅助检查时，应有医护人员在场。

4. 严重工伤、重大交通事故以及必须动员全员全力抢救的情况；紧急抢救或手术而病人单位领导或亲属不在；收治涉及政治或法律问题的病人，或医护人员对其死因有怀疑者应立即通知医院总值班及公安部门。

在积极救治同时自身应提高警惕，遇有干扰治疗及护理者，不宜激怒，应平静应对，同时通知医院保卫科寻求保护或拨打“110”，保护自身安全。

5. 对医疗工作以外的问题不随便发表自己的看法。一个很大的潜在问题是护士可能侵犯病人的个人隐私权，比如，将病人倾诉的关于患病的隐情当作谈资随意扩散，随意发表对事故的猜测及意见，如果病人因此自杀死亡，则护士行为构成犯罪。

6. 应将服毒病人的呕吐物、排泄物留下送毒物鉴定。

7. 若是昏迷病人，需与陪送者共同检查其财物，有家属在场时应交给家属（要有第三者在场），如无家属，由值班护士代为保管，但同时有两人签写的财物清单。

8. 涉及法律问题的病人在留观期间，应有家属或公安人员陪守。

9. 护生的法律问题。依据法律的规定，护生只能在执业护士的监督和指导下，按照严格的护理操作规程实施护理，否则她的工作被认为是侵权行为。在护士的监督下，护生如发生护理差错事故，除本人负责外，带教护士要负法律责任，所以护理教师应认真严格带教，护生应虚心踏实学习，防止发生差错事故。护生如离开了护士的指导，独立操作造成了病人的伤害，护生应负法律责任。故护生在进入临床实习前，要明确自己的法定职责范围，认真按照护理法规实习。

思 考 题

1. 请说出“八包”“五机”的内容。
2. 如何对急诊科的抢救设备、仪器及药品进行管理？
3. 请说说急诊科的工作程序。
4. 急诊科护士怎样避免法律纠纷？
5. 护生应如何自我保护以防范法律纠纷？
6. 如何对急诊病人进行心理护理？

（任海蓉）

第四章 重症监护

学习目标：

1. 掌握ICU的概念、特点、分类和设计要求；掌握急危重病人的收治程序；掌握ICU常见职业危害因素、ICU护士职业防护方法。

2. 熟悉ICU收治的对象、ICU工作制度；熟悉护士职业暴露的概念。

3. 了解ICU的仪器设备；了解ICU护士的素质要求；了解ICU护士职业防护中存在的问题。

第一节 重症监护病房

【情境一】

小静是一名医学新生，今天与同学们一起来到医院参观，对一切都感到很好奇。在护士长的带领下，她们来到急诊科的ICU病房，映入她们眼帘的是大大的病房，里面住着很多危重病人，病房里干净舒适，井然有序。护士长给她们介绍了病人的情况之后，又带领她们去参观下一个病房。

试想：1. 你想知道哪些病人需要住进ICU病房吗？

2. 你想知道ICU病房的布局和要求是什么吗？

重症监护病房(intensive care unit，ICU)是利用先进的医疗设施对急危重病人和大手术后的病人进行连续的病情观察，并根据病情变化随时进行相应的诊断、治疗、护理等处理决策，以挽救病人生命的重要场所。与其他普通病房相比较，ICU有自己的特色，主要表现在：集中了救治危重病人所必需的、先进的仪器和设备；集中了重症医学专业技术较强的医生和护士；集中了各科的急危重病人。ICU的建立大大提高了急危重病人抢救的成功率和预后，成为衡量一个国家、一个医院的现代化急救医疗水平的重要标志。因此，凡具有一定资金、设备及接纳危重病人能力的二级医院，可以设立ICU，以促进医院急救医疗水平的发展和提高。

2009年1月19日，重症医学被正式纳入国家医学学科管理体系，成为一个与内科、外科等并肩齐立的独立的二级学科。当天公布的《医疗机构诊疗科目名录》中，新加入的“重症医学科”的主要业务范围被确定为急危重症者的抢救和延续性生命支持、发生多器官功能障碍病人的治疗和器官功能支持和防治多脏器功能障碍综合征。ICU可分为综合性ICU和专科性ICU两大类。综合ICU主要收治不同专科的急危重病人，其优点在于能合理使用医疗卫生资源，因地制宜地处理各科情况，应急大规模抢救事件。如外科ICU(SICU)、儿科ICU(PICU)、急诊ICU(EICU)，均属于综合性ICU。专科性ICU则负责诊治某一专科的急危重病人，如心脏病 ICU(CCU)、呼吸科 ICU(RICU)、神经外科 ICU(NICU)等。由于各专科 ICU 建立在专科病房之中,由本专科优秀的医生和护士负责管理,因此,其专业水平和连贯性比较好。国内有人认为,在较大规模的医院,ICU 可向专科方向发展。

一、ICU 的发展简史

危重病人的监护在国外开展较早,始于 20 世纪 30 年代。在第二次世界大战时期,欧洲战场上为应付大量危重创伤病人救治的需要,建立了一种专为严重创伤病人救治的病区,这就是 ICU 的最早雏形。把这种战时有效的救护形式放在北欧斯堪的纳维亚地区随后发生的病毒性脊髓灰质炎大流行的救治中,又促进了 ICU 的进一步发展。20 世纪 60 年代,美国将这种有效的针对危重病抢救的组织形式引入本土,相继成立了冠心病监护病房(CCU)和新生儿监护病房(infant ICU),进一步加速了 ICU 的发展。总之,ICU 的产生和发展是医学发展到一定水平的必然结果。

ICU 在我国的最初雏形,类似于一般的术后恢复室,最早成立于 20 世纪 50 年代中期,称为心胸外科术后监护室。70 年代初期有了少量的冠心病监护病房。80 年初期,创立了第一批危重病人监护病房,被正式命名为"危重病医疗科",简称为 ICU,成为首批较具规模的 ICU。进入 90 年代后,ICU 数量及床位增长较快,但监护和救治水平参差不齐。

二、ICU 的组建

(一)位置

ICU 为独立的监护单元,是以收治各类急危重病人,对其实施系统、整体的加强医疗为责任的科室。综合性 ICU 收治的病人可来自于急诊室、手术室、术后恢复室或医院其他科室。因此,其位置应与经常联系的科室相比邻,位于医院的中心地带,以便于病人的转运和抢救。专科性 ICU 要设在专科病房之中,便于 ICU 的管理和医护人员的调配。此外,ICU 应设于最清洁的区域内,最好远离人流量大的区域。

(二)床位数

ICU 病人的数量波动性大,难以估计。如果床位使用率过低,则要付出高昂的不必要的维护费用。因此,预测医院内最有效重危病人床位使用率是非常必要的。一般情况下,综合性 ICU 床位数的设置占医院总床位数的 1% ~2%,波动范围在 4 ~5 张床较为适宜。专科性 ICU 的床位数占专科病房床位数的 10% ~20%。有文章报道,实际上目前有很多医院的综合性 ICU 床位数已达到全院总床位数的 3% ~5%。

(三)设计要求

ICU 的布局要合理,一方面,要使病人有安全感、舒适感;另一方面,要满足医护人员对危重病人进行监测、治疗和护理的需要。具体要求如下。

1. 空气流通,阳光充足,能直接观看到户外的花草树木。设有空调和温度调节设备,使温度维持在(24 ±1.5)℃,湿度维持在 50% ~60%。

2. 地面及墙壁应适宜液体清洁剂擦洗,设有排风扇或空气过滤器,有条件的医院可安装空气层流装置,以达到空气净化和消毒目的。

3. 进入 ICU 前应有缓冲间,备有更衣更鞋柜和手消毒装置。医护人员办公室门口最好有风淋设备,以去除衣物上附着的污染物。

4. ICU 每床使用面积≥15 m^2,床间距 >1 m;每个病房最少配备一个单间病房,使用面积≥18 m^2。

5. 安装足够的洗手设施,单间每床 1 套,开放式病床至少每 2 床 1 套,每套设施至少包括非手接触式洗手池、洗手液、干手纸。每张床旁边放置快速手消毒装置 1 套。

6. ICU 的病床应具有多种功能,如可随时移动、自动调节床体的高度和角度,具有翻身、牵引、功能锻炼和传呼报警等功能。

7. ICU 内照明的设计应以能正确判断病人的皮肤、巩膜及黏膜颜色为宜。每张病床配用床头灯、地灯,供晚间使用。床位上方吊灯尽量减少使用,以免使病人感到耀眼,但急救时要有足够亮度。

8. ICU 内应有醒目的时钟,以便于日常工作和调整病人的心理适应状态,使病人有日夜、时间区分,防止个体生物钟紊乱而影响治疗、护理。

9. 护士中心监测站原则上应设在所有病床的中央,要出入方便,以稍高出病室地面为宜,以最能直接观察到所有病床的扇形设计为佳。内设中心监测仪、记录仪、电子计算机等设备。是存放病历夹、医嘱本、治疗本、病室报告本等各类监护记录表格所在地。

10. ICU 内还需设置治疗室、配餐室、休息室、会议室、储藏室、化验室、放射室等辅助间和特别支持系统区域。

(四) ICU 的设备

ICU 除普通病室日常所需设备以外,应集中现代化的监测、治疗设备和必备急救药物。

1. 仪器设备

(1) 为了保证仪器设备的稳妥放置和正常使用,每床应配备完善的功能设备带或功能架。提供电、氧气、压缩空气和负压吸引等功能支持。每床装配的电源插座最好是 12 个插孔以上,并且每个插孔在主面板上应该有独立的断路装置。要配备 2 个以上的氧气接口、压缩空气接口和负压吸引接口。医疗用电和生活照明用电线路要分开,每床的电源应该是独立的,备有不间断电力系统(UPS)和漏电保护装置。

(2) 配备带有防压疮床垫的多功能病床或者智能化病床。

(3) 每床配备床旁监测系统,进行心电、血压、体温、脉搏、血氧饱和度、有创压力监测等基本生命体征监测。每病室至少配备 1 台便携式监测仪,便于病人的安全转运。

(4) 原则上,三级综合医院的 ICU 每床应该配备 1 台呼吸机,二级综合医院的 ICU 可根据实际需要配备适当数量的呼吸机。为保证安全转运病人,每个 ICU 单元至少应有 1 台便携式呼吸机。除此以外还要配备简易呼吸器(复苏呼吸气囊)。

(5) 每床均应配备输液泵和微量注射泵,其中微量注射泵原则上每床 4 台以上。另配备一定数量的肠内营养输注泵。

(6) 其他必配设备有心电图机、血气分析仪、除颤器、心肺复苏抢救装备车(车上备有喉镜、气管导管、各种管道接头、急救药品以及其他抢救用具等)、纤维支气管镜、升降温设备等。三级医院必须配置血液净化装置、血流动力学与氧代谢监测设备。

2. 急救药物　ICU 的急救药物应分类置于急救车内,药品要有明显的标记,禁止混放。常备的急救药物为升压药、降压药、强心药、镇静止痛药、抗胆碱酯酶药、止血及抗凝药、脱水及利尿药、中枢神经兴奋药以及平喘药等。

三、ICU 收治对象

ICU 收治的是有严重并发症或有发生严重并发症的潜在风险的急危重病人。几乎所有需要进行监测及脏器功能支持、随时有生命危险的病人均为 ICU 收治对象。但是,并非所有危重病人都有收容指征,对于目前医疗水平认为不可救治的病例,如肿瘤晚期、脑死亡、临终状态等均不应进入 ICU。无原则地扩大收容范围,意味着不能确保那些真正可以从 ICU 获益的危重病人的收容和救治。

1. 急性、可逆、已经危及生命的各种急危重病症,经过 ICU 的严密监护和加强治疗短期内可能得到康复者。

2. 存在各种高危因素,具有潜在生命危险,经过 ICU 严密监护和及时有效治疗可能减少死亡风险者。

3. 在慢性器官功能不全的基础上,出现急性加重且危及生命,经过 ICU 的严密监护和治疗可能恢复到原来状态的病人。

4. 严重创伤、中毒、意外伤害、大手术和心肺复苏之后的病人。

5. 慢性消耗性疾病的终末状态、不可逆性疾病和不能从 ICU 的监护治疗中获得益处者,一般不是 ICU 的收治范围。

四、ICU 的管理

(一) 人员要求

1. 人员编制　ICU 必须配备足够数量,受过专门训练,掌握重症医学的基本理念、基础知识和基本操作技术,具备独立工作能力的医护人员。其中医师人数与床位数之比应为 0.8:1 以上;护士人数与床位数之比应为 3:1 以上[某些发达国家已达到(5～7):1]。可以根据需要配备适当数量的医疗辅助人员,有条件的医院还可配备相关的设备技术与维修人员。ICU 至少应配备一名具有副高以上专业技术职务任职资格的医师担任主任,全面负责医疗护理工作和质量建设。护士长应当具有中级以上专业技术职务任职资格,在重症监护领域工作 3 年以上,具备一定管理能力。

2. ICU 护士素质标准　ICU 护士应为本学科中技术最全面、工作能力最强,在临床实践及护理科研方面起重要作用的专职监护人员。其素质标准如下。

(1) 有较高的业务素质、较强的责任感和无私奉献的精神。

(2) 有一定的医学基础知识。

(3) 有较广泛的多专科护理知识及临床护理实践经验。

(4) 有善于创新和解决实际问题的能力,发现问题及时总结经验。

(5) 有较强的实际工作能力和良好的心理素质,沉着冷静、操作敏捷、工作细致耐心。

(6) 具有强健的体魄、能适应紧张工作的需要。

3. 人员训练　在许多国家,ICU 内的医护人员要求在入岗前接受专业培训,并取得资格证书。如欧洲一些国家,护士从专科学校毕业后须继续进行 ICU 的专业训练,培训时间不尽相同,英国是 6～12 个月、瑞典是一年、奥地利是 9 个月、丹麦是一年半。结业者授予 ICU 护士证书,待遇方面优于普通病室护士。目前,国内部分省份已有ICU护士专科的培训基地,ICU护士通过系统的培训可获得ICU专科护士资格证。

(二) ICU工作制度

1. ICU探视制度 通常情况下,入住ICU的病人无需家属陪护。但是如果因病情需要与家属商谈,家属需在病室外静候,待病人病情稳定后或暂无危及生命可能时,家属可留下联系电话、地址,回家等候探视通知。

现代设计的ICU常在病区外围建设一圈玻璃墙壁和走廊,在家属等候处设有闭路电视装置。这种设计使家属在室外随时能见到自己的亲人,减少了ICU的污染和因家属入室探视对病房正常工作的干扰。

2. ICU的消毒隔离制度 由于ICU是急危重病人最集中的地方,病人严重的病情和受损的机体功能,极易发生继发感染,从而威胁到病人的生命或延长病程。因此,ICU必须有严格的消毒隔离管理制度。

(1) 进入ICU必须穿工作服、戴工作帽、换工作鞋。外出时换外出工作服和工作鞋。严格无菌技术操作。严格执行手卫生制度,为病人作检查、治疗或护理前后均要认真洗手。

(2) 严格控制人员的流动。除ICU专职医护人员外,尽可能地减少其他人员在ICU内流动。严禁陪伴、限制探视。病人家属进入ICU应穿隔离衣和换鞋,在室内停留时间不超过10 min。

(3) ICU内所有消毒物品,每周需全面消毒一次。

(4) 每日以含氯消毒液拖地4次,每周彻底清扫室内卫生,每月进行一次密闭式消毒,每日开窗通风2~3次。

(5) 病人转科或出院后需彻底消毒房间及床单元,病人死亡后要严格按要求进行终末消毒。

(6) 定期进行微生物监测,通常监测的项目有气管内吸出的痰液、氧气湿化液、各种引流液、动静脉导管内液体以及物品、仪器表面和空气等。

(7) 建立ICU院内感染监控和管理组织,定期分析ICU内感染发生情况、细菌耐药情况,修订和落实各项隔离消毒措施。

3. 病室工作管理制度

(1) 沉着、冷静,分秒必争,各种监测、治疗和护理工作均迅速准确。

(2) 坚守工作岗位,不脱岗、串岗。细心观察病人病情,随时发现病情变化。

(3) 有良好的工作态度,耐心向病人解释必要的病情和诊疗措施,鼓励病人,树立战胜疾病的信心。

(4) 保持ICU内肃静,不得大声喧哗。

(5) 分工明确、团结协作、工作有序、不相互推诿。

(三) ICU的管理模式

ICU的管理方式包括开放式、半开放-半封闭式和封闭式三种模式。开放式管理模式的特点:只有一支独立的护理队伍,病人的诊治需护理人员根据病人的病情请各专科医生来完成。半开放-半封闭式管理模式的特点:由ICU专职医护人员和各专科病房医生共同管理病人,全面负责病人的医疗、护理和监护工作。封闭式管理模式的特点:由ICU专职医护人员独立管理病人，遇到较难解决的专科问题，请专科医生会诊。

专业化的ICU是完全独立的科室，ICU医师将全权负责病人的医疗工作。同时，ICU又是高度开放的、与各专科联系最广泛和密切的科室。因此，专科医生应参与并协助ICU病人的治疗，特别对专科问题，后者负有直接和主要的责任。一般要求专科医师每天至少一次巡视本专科的病人，并向ICU医师提出要求和建议；ICU医师也有义务将病情和治疗计划详细向专科医生报告，以取得理解和支持。在任何时候，ICU医师请求专科会诊时，专科医师均应及时到场。

第二节 危重病人的监护

【情境二】

许先生，48岁，护送同伴来医院看病，突感不适，迅速倒地，继而呼之不应，颈动脉搏动消失，经急诊科心肺复苏后，自主循环恢复，心率120次/min，无呼吸，行呼吸机控制呼吸，频率10次/min，双侧瞳孔4 mm，对光反射迟钝，血压100/60 mmHg，护士携带转运设备护送病人转入ICU。

试想：1. 如果你是当班护士，在病人转入ICU前应怎样准备病床单元？

2. 许先生转入ICU后给予什么级别的监护？从哪些方面监测他的病情？

一、危重病人的收治程序

（一）转入

ICU病人通常从急诊室、手术室或医院内的其他科室转入。一般由ICU医护人员及病人家属陪同，ICU护士应了解病人的诊断、病情、转入治疗目的，并准备相应的床单位。

1. 病人入室后立即进行基本的交接班体检，具体了解项目如下。

（1）意识状态、瞳孔大小、瞳孔对光反射以及肢体活动情况。

（2）体温、脉搏、呼吸、血压、心电图。

（3）了解皮肤的色泽与温度，掌握周围循环状况。

（4）了解现有的静脉通路及输入液体种类、内含的药物、滴入速度等情况，并做好记录。

（5）检查各种引流管，包括尿管、胃管、胸腹腔引流管等是否通畅，引流的量和颜色，及时记录。

（6）了解血糖、电解质、血液气体分析以及各种检查项目的最近一次检查结果，了解有无药物过敏史。

（7）检查皮肤有无压痕、有无破损。

2. 根据病情需要准备所需记录单，如入院评估单、护理记录单、护理病历、输液单及有关脏器功能监测表格等。并将上述入室检查逐一详细记录，其记录可作为以后病情分析的基础资料。

3. 迅速实施各种监测和治疗，凡入住ICU的病人，均给予持续的心电图、呼吸频率等项目的监测，要建立有效的静脉通路，给氧治疗。

4. 清醒病人常因被置于生疏环境和复杂的监测仪器之中，造成严重的心理失衡。要向病人介绍主管医生及护士，介绍病房环境和病友，做好心理护理。

5. 病人安置妥当后，与家属交谈，介绍 ICU 特点、探视制度，取得家属的理解与合作。

（二）监护

在急危重病人的治疗和护理中，基础护理和特殊监护是两个很重要的方面。护理人员既要保证基础护理的质量，充分满足病人的生理和心理需要，又要准确实施监测。另外，医护人员的交接班一律在病人床边进行，必须详细、完整。治疗应由 ICU 专职医生根据病人病情，参考原专科医生意见开出医嘱，原专科病室的医嘱在 ICU 内无效，以避免 ICU 内医嘱混乱。

（三）转出

当 ICU 医师认为病人病情稳定，可以转出时，护理人员要做好充分的转运准备工作。转运中，最好保持持续的心电监护，保障良好的通气状态，注意维持某些与生命紧密相关的血管活性药物的应用。对于正在输入的液体以及包扎好的各种引流管应随病人一并转运，全过程力求稳、快。值得提出的是对 ICU 的收容与转出必须有明确规定，有制度作保障，否则 ICU 有限的床位将不能正常周转和合理利用。

二、监护内容

（一）系统监测

ICU 的监测按系统可分为呼吸、循环、消化、泌尿、血液、内分泌和中枢神经系统监测。按监测的方法分临床观察和临床监测，前者是通过临床观察掌握危重病人的症状和体征的变化，后者是进行特殊的仪器监测和实验室监测。无论是临床观察的症状和体征变化，还是通过仪器监测的相关参数，均需要进行综合分析，才能得出正确的结论。

1. 循环系统监测　循环系统是人体最重要的器官之一。其功能是推动血液流经人体每一个部分，以达到输送氧及营养物质、运送代谢产物的目的。

（1）临床观察　常见的临床观察项目有：① 意识和表情。它是反映中枢神经系统血流灌注量的直接指标。② 皮肤色泽与温度。尤其是肢体末端皮肤的温度，是提示周围循环灌注是否良好的重要指征。通常情况下，当肢体末梢皮肤温度低于中心温度 3 ~ 4℃时应考虑微循环灌注不良。③ 尿量。危重病人应留置尿管，记录每小时尿量。

（2）临床监测　常见的临床监测项目：① 心电图：通过屏幕连续示波观察，分析有无心律失常、心肌损害和电解质失衡等。对有意义的波形可暂时“冻结”于屏幕或描记保留，以便分析。② 血压：对血流动力学不稳的病人，需要连续观察血压的变化。③ 脉搏：使用脉搏描记仪可对脉搏波作定性、定量观察，根据脉搏的快慢、节律、充盈、血管壁的弹性等指标，来估计外周循环状态。④ 中心静脉压：通过测定中心静脉压估计右心功能和有效循环量，对调节输液量和输液速度、指导用药有很大的价值。⑤ 心功能：用血流导向气囊导管（Swan-Ganz）漂浮导管从外周静脉插至肺动脉，直接测得中心静脉压、右心室、肺动脉压和肺毛细血管楔嵌压。还可配合热稀释法测定心排血量等数据，进而对病人的循环状态做出全面的评价。

2. 呼吸系统监测　正常的呼吸功能是维持生命及机体的内、外环境稳定的重要生理功能，一旦出现障碍，将不同程度地影响病人的生命状况。为急危重病人行呼吸监测是判断其功能状况，防治并发症和推测预后的必要手段，具有重要临床指导意义。

（1）临床观察　包括病人咳嗽、咳痰及痰量和痰液的性质；呼吸的气味；呼吸的方式、频率和节律；有无咯血和胸痛的情况；有无鼻翼扇动；胸壁运动是否对称、有无反常呼吸运动等。

（2）临床监测　常见的临床监测项目有：① 潮气量：当潮气量 <5 ml/kg 时，即为接受人工通气的指征。潮气量增大多见于中枢神经性疾病、酸中毒所引起的过度通气，潮气量减少见于间质性肺炎、肺纤维化、肺梗死、肺淤血等。呼吸频率是与潮气量密切相关的另一监测指标，对呼吸幅度、形式及速度的观察是十分必要的。呼吸频率 <5 次/min、>35 次/min，是进行人工通气的指征。② 每分钟通气量：当其值 >10 L 时，表示通气过度，<3 L 时，为通气不足。③ 每分钟肺泡通气量：肺泡通气量不足可致缺氧及二氧化碳潴留、呼吸性酸中毒，过度通气大多致呼吸性碱中毒。④ 功能残气量：它是指最大呼气后肺内不再呼出或残留的气体量。正常男性约为 2 300 ml，女性约为 1 580 ml，功能残气量在生理上起着稳定肺泡气体分压的缓冲作用，减少了呼吸间歇对肺泡内气体交换的影响，使每次吸气后新鲜空气进入肺泡所引起的肺泡气体浓度不出现过大变化。当功能残气量减少时，呼气末部分肺泡发生萎缩，流经肺泡的血液就会因无肺泡通气而失去交换的机会。功能残气量减少见于肺纤维化、肺水肿的病人。⑤ 时间肺活量：是指深吸气后作一次快速呼气，计算最初 3 s 内的呼气量，求出每秒呼出气量占肺活量的百分比。正常值为第 1 秒占肺活量的 83%，第 2 秒占 94%，第 3 秒占 97%。时间肺活量降低表示有阻塞性通气障碍，提前完成（如 2 s 内呼完），表示有限制性通气障碍。⑥ 血液气体分析：是用以评价肺泡的通气功能及体液酸碱度的指标。通常采用动脉采血或经皮测定的方法进行。经皮测定提供了一个有效的非创伤性的动脉血气监测的途径，但不适用于低灌注的病人。⑦ 顺应性：是在静态情况下，外来压力克服弹性阻力，所引起的肺容量变化。⑧ P_{50}：是指血红蛋白 50% 饱和时的氧分压，它反映血红蛋白对氧的亲和力。增高时，氧解离曲线右移，利于氧的释放和被组织利用；降低时，氧解离曲线左移，增加了血红蛋白与氧的亲和力，即使有较高的氧饱和度也可能出现组织缺氧。

3. 肾功能监测

（1）临床观察　观察尿的颜色、量。

（2）临床监测　包括血、尿生化、肌酐和尿素氮的测定、尿质量密度、尿酸碱度、尿蛋白定量分析及代谢废物清除率、每小时和 24 h 尿量的监测等。

4. 内环境稳态的监测

（1）临床观察　观察病人有无口渴、少尿、厌食、肌无力及皮肤的弹性和 24 h 液体出入量等指标。

（2）临床监测　监测血生化、二氧化碳结合力、尿素氮等。

5. 中枢神经系统监测

（1）临床观察　包括意识状态、瞳孔、各种反射及肢体活动等。

（2）临床监测　包括脑电图、脑血流图、颅内压、诱发电位的监测及脑脊液分析等。脑循环的特点是依赖压力和流量，平时是高灌注、高代谢、高氧耗，而脑组织内低储能，加之脑细胞对缺氧极为敏感，应时刻注意脑灌注压和脑灌注流量的变化。脑灌注流量取决于脑灌注压，正常脑灌注压介于 65 ~ 80 mmHg。

6. 血液系统监测

（1）临床观察　观察有无出血倾向，全身淋巴结及肝脾有无肿大。

（2）临床监测　包括血常规、凝血时间、红细胞比积测定、网织红细胞记数、纤维蛋白原定量和优球蛋白溶解时间等。

7. 消化系统监测

（1）临床观察　观察病人有无恶心、呕吐、腹痛、腹泻、腹胀，肠鸣音、食欲减退等情况。有呕吐时要观察呕吐物的量、质、色等。有消化道出血时要估计出血的部位、出血量，并判断是否为新鲜出血。

（2）临床监测　血胆红素、白蛋白、球蛋白、血谷丙转氨酶及球蛋白的絮状试验，胃液 pH 测定及大便潜血试验等。

8. 细菌学监测　包括各种可能感染部位的细菌学检查。

危重病人系统监测内容见表 4－1。

表 4－1　危重病人系统监测内容

项目	临床观察	临床监测
循环系统	意识、皮肤、尿量	心电图、血压、脉搏、中心静脉压、心功能
呼吸系统	面色、口唇颜色、咳嗽、痰液颜色、性状和量、呼吸方式	肺功能、血气分析、呼吸频率
肾功能	尿量、尿的颜色	血尿生化、尿常规、尿蛋白、代谢废物清除率、尿量
内环境稳态	饮食、肌肉、皮肤	血生化、二氧化碳结合力、尿素氮
中枢神经系统	意识、瞳孔、反射、肢体活动	脑电图、脑血流图、颅内压、脑脊液
血液系统	出血倾向；肝脾、淋巴结	血常规、弥散性血管内凝血（DIC）
消化系统	面色、呕吐物、排泄物	血红蛋白、大便潜血、肠鸣音、生命体征
细菌学	体温、分泌物颜色、性状、量、局部皮肤	微生物涂片、微生物培养

（二）分级监测

ICU 的人力和物力资源都是有限的，将病人进行分级管理有利于合理配置医疗资源，最大限度地发挥 ICU 的人员、技术及设备等优势，提高整体抢救成功率，降低医疗风险。根据不同病种、不同病情，有目的地选择监测项目，也可以避免给病人增加不必要的痛苦和经济负担。临床上常将 ICU 监测分为一级、二级和三级监测。

1. 一级监测　适用于两个以上脏器衰竭病人，这种病人病情重、死亡率高。其监测项目除包括常规监测项目及受损脏器功能监测外，对其他脏器功能亦应进行全面监测，以及时了解病情的进展。需每日测体重，计算热、氮平衡，观察每小时甚至每分钟尿量等。

2. 二级监测　适用于具备一个脏器衰竭的指征，需进行受损脏器支持治疗者。其监测项目除增加 ICU 常规监测项目的频度以外，还根据受损脏器，重点选择相应的监测项目，如血流动力学监测，呼吸功能监测，肝、肾功能监测，脑功能监测等指标。对可能继发的其他脏器功能改变，也应采取针对性的监测手段，以便于及时采取保护和治疗措施。

3. 三级监测　适用于经过积极治疗，已脱离危险的恢复期病人和大手术后的病人。他们生命指征平稳，但仍需要在 ICU 继续观察治疗。其监测内容属 ICU 常规监测项目，包括心电图、无创血压、脉搏、呼吸、体温、尿量、液体出入量等。

第三节 ICU护士的职业暴露与防护

【情境三】

小王是某医院ICU合同制护士。2012年7月,她为一位肝癌合并丙肝术后病人采集血标本。在分离针头与持针器时,针头扎伤了左手中指。当时她做了伤口的一般处理后将情况上报感染办公室。次日,小王做了血液检查,HCV阴性。8月中旬,小王感到乏力,身体不适,以为是工作劳累所致,后来又感胃部不适,检查发现其转氨酶升高,即作进一步检查,结果HCV阳性,被确诊感染丙型肝炎。

试想:1. 你能结合ICU护士最常见的感染原因,分析一下小王是如何被感染的吗?

2. 小王受伤后的做法正确吗?有无疏漏之处?

3. 当你成为护士的那一天也会担心自己被感染,应该怎样防护呢?

一、护士职业暴露的概念

护士的职业暴露是指护士在从事护理工作过程中,受到与职业相关的物理、化学或生物等有害因素影响,直接或间接地对自身健康造成损害的情况。

二、ICU常见的职业危害因素

(一)生物因素

生物因素主要包括细菌性和病毒性因素及其他病原体,常见的如乙肝病毒、丙肝病毒、艾滋病病毒、禽流感病毒和流感病毒等。病人的血液、体液、分泌物和排泄物都是最危险的感染性暴露源。在ICU日常工作中,由于病人病情危重,各种侵入性操作多,护士频繁接触病人血液、体液、分泌物及排泄物,加之经急诊收入ICU的病人多,护士常在病人未明确有无潜在传染病前即投入对病人的抢救和处置,往往来不及采取防护措施。一些病人在大手术后并发症多,病情常不稳定,在争分夺秒抢救病人的紧急时刻,常忽视了自身的防护。这些情况,都使ICU护士极易被病原体感染。而且,职业暴露不仅造成护士的自身感染,还会使护士成为疾病传播的媒介。

ICU护士的职业暴露中,最常见的是血源性传播疾病和呼吸道感染性疾病。其中危害最大的乙肝、丙肝、艾滋病等病毒通过血液传播效率最高,一次暴露即可感染。在呼吸道感染性疾病方面,传染性微生物形成气溶胶是最主要的传播方式。病房环境空气的主要污染源是病人的排泄物。在更换物品时,污染微生物形成气溶胶散布到室内空气中,ICU内频繁的人员走动加速气悬微生物的传播,对病人和工作人员呼吸道感染形成威胁。

(二)物理因素

1. 锐器伤 锐器伤害是ICU护士职业危害中导致感染血源性疾病最常见的原因,最常见的是注射器针刺伤,其次为手术缝针、刀片、玻璃类器械刺伤等。全世界每年约有100万护士发生意外针刺伤。其损害不仅在于刺伤本身,更重要的是传播疾病。20多种血源性传播疾病可通过针刺伤传播，其中最常见、危害最大的是病毒性肝炎和艾滋病。

2. 负重伤　由于搬运重物或病人，不正确的弯腰、超时站立均可造成护士肌肉、骨骼损伤，尤其是脊柱、关节损伤。ICU 病人病情危重，常由于疾病限制，不能正常翻身，在更换床单、外出检查、转科时都需护士搬动。而搬运和为病人翻身这两项与腰痛密切相关的危险因素，通常是以弯腰和扭转身体的姿势来完成的。ICU 护士一天的工作中，弯腰或其他腰部受限的工作姿势时间达 36%。ICU 护士腰痛的发生率非常高。有文献报道：ICU 护士腰痛发生率为 76.7%，护士的腰痛大约有 2/3 在抬、搬病人时发生，而 47% 是在为病人翻身时发生的。此外，ICU 密切的监护与治疗工作常需护士在病房内频繁走动，长期奔走可致腰肌劳损、静脉曲张的发生。

3. 辐射、噪声危害　ICU 是各种高、精、尖医疗仪器和设备的密集地。这些仪器和设备使得 ICU 护士常暴露于小剂量放射环境中，尤以床旁心电监测仪和床旁 X 射线机为主要的辐射源。小剂量放射会导致白细胞减少、不良生育、辐射性白内障，甚至致癌、致畸，对心血管的影响在心电图上主要表现为窦性心动过缓和窦性心律不齐。

ICU 噪声主要来源于各种报警声、仪器的机械声、部分医疗操作声、工作人员的说话声、病人的呻吟声、电话铃声等。大量研究表明报警声是 ICU 最严重的一种噪声。长时间在高噪声环境内，可导致疲劳、烦躁、头痛、听力下降、血压升高等反应。

4. 其他　治疗护理过程中接触到的粉尘可引起呼吸道的损伤；ICU 设备带内线路老化，接线板损坏，微泵、吸引器损坏漏电，无安全用电知识等可引起触电；长期生活或工作在逾量的、不协调的人工光源中会扰乱正常的生物钟规律，使人出现倦乏无力、头晕目眩、心悸、失眠和情绪低落等神经衰弱的症状。

（三）化学因素

1. 各种化学消毒剂　ICU 护士在日常工作中常接触到各种化学消毒剂，如甲醛、含氯消毒剂、过氧乙酸、戊二醛等，可通过呼吸道和皮肤黏膜对人体造成伤害，长期接触可引起视力下降、神经系统的损伤及头痛、心悸、失眠、职业性皮炎、鼻炎、哮喘，甚至可导致妊娠期护士胎儿畸形、流产。ICU 内房间、床单位及物品的终末处理都需要紫外线灯、床单位消毒机等消毒。这些消毒设备会产生臭氧。臭氧是眼和肺最危险的刺激剂之一，长期接触可致肺气肿和肺组织纤维化。

2. 药物　医务人员在临床护理工作中，频繁接触各种抗肿瘤药物和抗生素。这些药物在配制过程中挥发入空气内的微粒可通过皮肤、呼吸道、消化道吸收，对人体造成潜在的危害，可致白细胞计数（WBC）减少、脱发、月经异常、疲劳、皮肤过敏，重者可致骨髓造血功能抑制、过敏性休克、猝死等。

3. 各种毒性垃圾　血压计、体温计、荧光灯等损坏破碎后漏出的水银，医院卫生材料绝大部分的一次性聚氯乙烯（PVC）产品等，均可造成人体的慢性中毒和其他危害。

4. 各种废气和污染气体　医院工作环境复杂，各种废气、污染气体对医务人员均可构成职业威胁。吸入性麻醉药是医务人员特别是手术室、重症监护室人员的危害之一。有报道显示，长期暴露于微量麻醉废气的污染环境，有引起自发性流产、胎儿畸变和生育能力降低的可能，还会影响肝、肾功能及维生素 B_{12} 正常代谢，并抑制骨髓的造血功能。

5. 心理－社会因素　ICU 护士经常面对病人的痛苦、焦虑、死亡，这些负性的情感会影响护士的精神状况和生活态度；ICU病人病情重，变化快，护士遇抢救时超负荷工作的时机多，工作压力重；病人家属对医务人员期盼过高，频繁的夜班也使护士生物钟紊乱，加上还承担着抚养后代和管理家务的重担，容易造成护士身心疲劳。ICU病人还常伴有精神症状，出现攻击护士的行为。这些问题都增加了ICU护理工作的风险性和紧张感，使得护士罹患心血管疾病、胃肠疾病的比例增加，受到与工作有关的损害增加。

三、ICU护士职业防护中存在的问题

1. 对职业暴露的危害性认识不够　不怕脏、不怕累是一种劳动美德，护理工作更是将此作为职业道德要求大家遵守，这一精神的过度宣扬助长蛮干作风的形成，使护士容易倾向于只求将工作干好而忽略对自身的保护。从社会层面来讲，媒体舆论对职业暴露危害性宣传太少；从管理层面来讲，医院管理者不够重视职业防护的问题。在这种大背景下护理人员自身职业防护意识更是淡薄。

2. 工作态度不端正　护士在工作时粗心大意，不按操作流程执行，容易发生失误，导致针刺伤等职业暴露发生。《医务人员职业防护制度》强调在医疗机构中从事诊疗活动的所有医、护、技人员，均应遵守并严格执行职业防护制度。然而，临床实践中护理人员并没有引起高度重视，延续了不戴手套的习惯，这与她们不习惯戴手套或者因工作忙碌忽视了戴手套等有很大关系。因此，在诊疗及操作中护士没有严格执行摘戴手套制度，尤其是在接触化疗药物时。2000年卫生部颁布的《医院消毒技术规范》规定，护士每个工作日洗手频度应保持>35次。调查结果远远达不到标准要求，其主要原因是不少护士认为六步洗手法太麻烦，且擦手工具不规范，容易造成再次污染。

3. 缺乏防护知识和技能　在发生职业暴露后，按照规定的流程进行暴露后处理和预防，对减轻后果有一定帮助，缺乏这些知识和技能导致许多不良后果产生。

4. 防护条件简陋　有些医院为节省开支，限制防护物品的应用，造成护理人员职业防护措施很难落实。

5. 发生职业暴露后上报意识差　职业暴露发生后应当及时上报，上报后按要求接受检查和暴露后预防。部分护理人员发生针刺伤后，担心感染上疾病受人歧视或担忧会被追究操作不合乎规范而不愿意上报，或者怕麻烦，错过暴露后的早期预防。故暴露后上报的必要性和重要性需要加强宣传。

四、ICU护士职业防护

1. 全方位增强职业安全保障意识　从社会层面而言，需加强整个社会对护士职业暴露的关注，使护士职业暴露防护得到法律法规支持，同时国家卫生行政部门应建立国家级护士职业暴露报告系统，并对护士职业暴露设专项资助基金。ICU护理的职业暴露因素具有复杂性、多变性、不确定性。护士在抢救危重病人生命的同时，自身也受到了职业性损害，这不仅关系到护士自身的健康，而且影响医疗护理质量，提高护士的自我防护意识势在必行。1998年，美国召开了首届“护士健康与安全”国际大会，会议口号提出“为了关爱病人，我们应首先关爱自己”，越来越多的人开始关注护理人员的职业安全问题。医疗卫生管理机构应高度重视对ICU的管理，加强ICU专业人员的岗前培训，不断更新老化的防护知识、

防护理念，从增进防护知识和技巧、提高自我防护意识、强化防护行为、改善工作环境多方面着手，尽量降低影响职业危害的因素，在维护病人健康的同时，也保障ICU护士的身心健康。医院管理者应充分认识ICU护士所面临的职业风险，加强职业安全教育，完善与改进护士工作条件和环境，改进医疗设备，建立健全的职业暴露报告系统，加强暴露后防护。卫生部2009年4月发布了《医院隔离技术规范》，医院应对照隔离技术规范的要求，根据职业暴露的各个环节，配备合格的防护用品，定期对医护人员进行体检和免费乙肝疫苗接种。护士应重视职业暴露的防护，积极参加医院的普遍性预防的教育，自觉遵守各项规章制度及护理操作规程，深入了解职业暴露后预防、处理相关知识，树立全面屏障性隔离和标准预防的观念，增强自我保护意识。

2. 生物性危害因素的防护　洗手是预防医源性感染的有效措施之一。专家认为洗手和使用酒精擦手可以终止医疗机构中的疾病暴发、抗生素耐药微生物的传播和降低总传染率。戴手套是护士在护理操作过程中减少血液接触的最主要措施之一，能减少皮肤接触血液次数并且不增加皮肤的损伤，从而有效控制血源性疾病的传播。

3. 物理性危害因素的防护　加强技术训练，规范操作行为，预防锐器伤，防止血源性疾病的传播。美国疾病控制与预防中心早在1987年就在全面性防护措施中提出禁止用双手回套针帽。目前国内外已开发了不少安全医疗护理器材，改善医疗护理操作环境：① 无针头的产品，如无针头的静脉通路装置，减少了针头的使用频率。② 具有安全保护性装置的产品，如可收缩针头的注射器、戴保护性针头护套的注射器及针头可以自动锁住的套管针等。③ 个人保护产品，如外科医生使用的顶针、单手可将针头套上帽的装置等。④ 锐器收集箱。要培训护士在进行各种操作时掌握正确的方法，协调用力，节省体力；通过良好的组织管理，配备充足的护理人员；引进先进的仪器设备，减轻护士的劳动强度，提高工作效率。尽量减少床边摄片的次数，护士应暂时回避，确需陪护密切观察病情时，应穿防护服。定期体检，适当休假。室内良好通风，改善室内空气质量。采用隔音设备，对仪器、设备定期进行检修保养，将各种仪器的报警音量调至适宜的分贝。

4. 化学性危害因素的防护　熟悉化学制剂的配置方法及注意事项；室内安装空气净化装置，挥发性的制剂要加盖保存。护士在配置、使用消毒剂时要戴上防护手套和口罩，必要时要戴目镜。配制细胞毒性药物如抗癌药物时，应选择避风处，戴乳胶手套、口罩，必要时戴围裙、目镜及穿隔离衣；操作时尽可能避免气雾的产生和散发。

5. 心理－社会性危害因素的防护　在危重病人多、工作量较大时适当增加值班人员，实行弹性排班，合理配置人力，以减轻ICU护士的心理压力，同时减少因工作忙乱引起的职业损伤。加强ICU护士业务能力的培训，学会自我心理疏导，提高对应激环境的反应能力，以舒缓心理压力。同时要坚持体育锻炼，保证充足睡眠及休息，合理补充营养，增强体能，保持积极稳定的情绪，减少损害。密切观察病情变化，具备识别潜在暴力行为的能力，及时采取身体约束等有效措施，获得自我防护意外损伤的能力。健全相关社会制度和法律法规。

思 考 题

1. 何谓ICU？其特点是什么？

2. 如何组建 ICU？其设计要求有哪些？
3. 在 ICU 内工作要遵循哪些规定？
4. 什么样的病人需要入住 ICU？什么样的病人不需要入住 ICU？
5. ICU 护士面临的职业暴露风险有哪些？
6. ICU 护士如何进行职业防护？

（敖 薪 黄素芳 任海蓉）

中　篇

第五章　常用急救技术

第六章　常用监测技术

第七章　常用急救药物

第五章　常用急救技术

学习目标：

1. 掌握手法开放气道、手法清理气道、心脏电复律、紧急胸腔闭式引流、止血、包扎、固定及各种洗胃方法；掌握基础生命支持的具体步骤、方法、注意事项；掌握复苏后病人，紧急胸腔闭式引流、洗胃病人的心理护理，掌握气管插管、气管切开、人工心脏起搏、机械通气、动静脉插管前后、清创术以及脑复苏时低温疗法的护理。掌握体外循环术后护理要点及并发症的预防与处理；掌握血液透析、腹膜透析术后护理及并发症防护；掌握输液泵与注射泵的适应证；掌握心电图检查的方法。

2. 熟悉心肺脑复苏的概念、心脏骤停的原因、心脏骤停的类型、心脏骤停的表现及诊断；熟悉通畅气道和心肺脑复苏的程序；熟悉复苏药物的应用；熟悉气管插管、气管切开、动静脉插管、心脏电复律、紧急人工心脏起搏、机械通气、洗胃、紧急胸腔闭式引流、固定术、包扎术的适应证和禁忌证；熟悉机械通气的工作原理和呼吸机参数的设定；熟悉气管插管和动静脉插管的方法；熟悉清创的基本原则和手术步骤。熟悉体外循环技术的手术配合要点。熟悉各种血液净化技术的应用目的、术前准备与术中配合。熟悉血液灌流术后护理要点；熟悉输液泵与注射泵的使用方法和解除报警的方法；熟悉心电图检查过程中的注意事项。

3. 了解特殊管道通气法、环甲膜穿刺方法、气管切开复苏后其他处理方法；了解心脏电复律、人工心脏起搏的原理，了解终止心肺脑复苏的指征。了解体外循环术的应用目的、适应证与禁忌证。了解各种血液净化技术的适应证与禁忌证。了解体外循环术与血液净化技术的主要装置。了解输液泵与注射泵的原理。了解心脏电活动产生的原理。

第一节　通畅气道术

【情境一】

2012 年 8 月的一天傍晚，某大学校园内，一位教授模样的老人突然倒地。这时一名医学生正好路过此地，上前查看情况，只见他双目紧闭，面色发绀，口中不断发出痰鸣声，呼之不应。该学生立刻施救，并安全护送老人到达医院。

试想：1. 你佩服这位学生吗？想不想像他那样，在关键时刻能出手相救？

2. 老人当时究竟面临着什么可怕的危险？

3. 如果是你遇到这种情况，会怎样施救？

气道梗阻和缺氧是危重病人死亡的原因之一。因此，保持呼吸道通畅是抢救急诊病人的基本条件，是基础生命支持的重要措施。临床上常针对气道梗阻的原因进行有效的气道疏通。临床常见的气道梗阻原因有：舌根后坠，呼吸道异物如分泌物、血、呕吐物，喉头和支气管痉挛等。

一、手法开放气道

手法开放气道技术是临床上最常用、最简易的开放气道方法。但要达到效果，需要经过严格的训练和实践。

1. 开放气道三步法　若病人昏迷并且无呼吸时，应紧急采用三步气道开放方法，即头后仰—张口—伸展下颌。

方法1：病人取仰卧位，去枕，双肩略垫高。操作者在病人头部一侧，用一手放于病人前额向下用力，另一手的示指和中指置于距颏部两横指处用力托起下颌，使其头后仰，口微张（图5－1A），不可以深压颏下软组织，以免阻塞气道。也可采用一手放在病人前额向下用力，另一手置于病人颈后向上用力，双手一上一下用力配合，使其头后仰，口微张（图5－1B）。头后仰的程度要以下颌角与耳垂间连线垂直于地面为适宜。

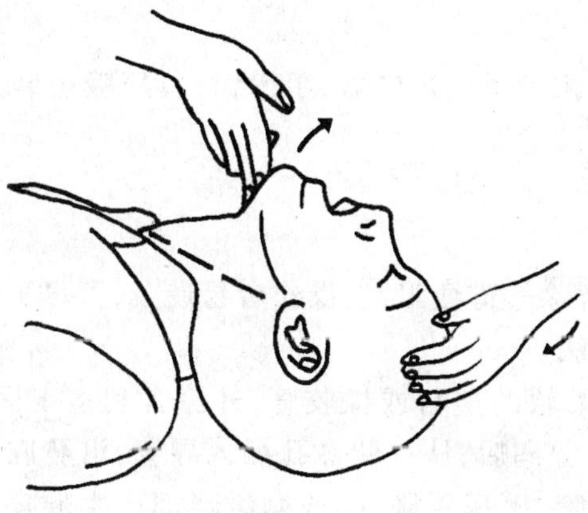

A.仰头抬颏法

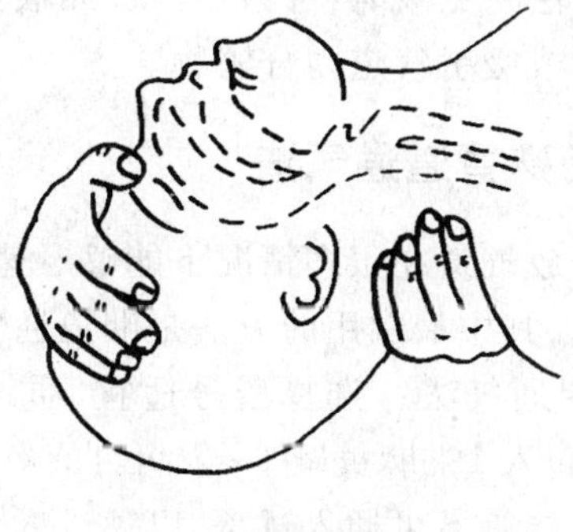

B.仰头抬颈法

图5－1　开放气道方法1

方法2：托下颌法：病人体位同前，操作者在病人头顶侧，用双手第2～5指从耳垂前方抓住病人下颌骨向上提起，使下切牙反扣于上切牙前方，大拇指压在病人下唇，保持轻度张口（图5－2）。

方法3：病人体位同前，使其头后仰，然后直接将拇指伸进病人口中提起下颌，也可起到轻度张口的作用。

2. 注意事项　若病人有颈椎损伤，头不能过度后仰，以免加重脊椎损伤，可采用轻度头后仰。另外，过分张口会使颈部伸展度减小，下咽部反被阻塞，应引起注意。

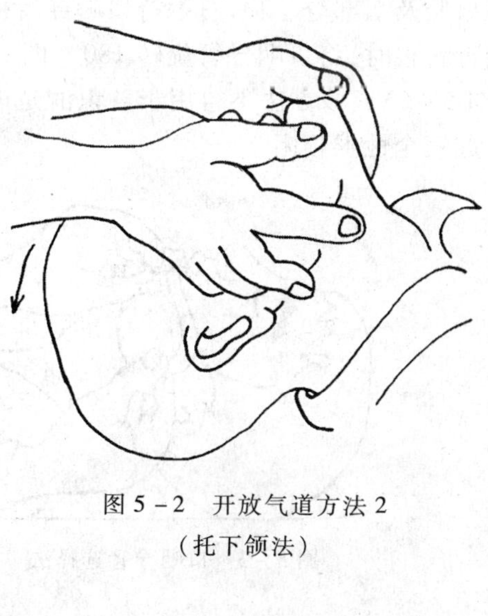

图5－2　开放气道方法2

（托下颌法）

二、手法清理气道

当手法开放气道后，仍不能有效地进行通气，如吹气时阻力大或胸廓不能隆起、病人呼吸粗响，应立即进行手法清理气道。

方法1：病人取仰卧位，头偏向一侧，操作者用纱布包裹示指，从病人的上口角进入，抠出口腔内异物或分泌物。

方法2：操作者位于病人头顶侧，两示指分别从病人口角处插入口腔内顶住上牙齿，两拇指与示指交叉顶住下牙齿，打开口腔，然后将病人头转向一侧，利用重力作用，使异物或分泌物流出口腔。若病人有颈部损伤，则应保持头、颈、胸在一条轴线上转动。

方法3：病人取俯侧位，脸向下，操作者用膝部顶住病人腹部以保持体位，在病人背部两肩胛间拍击。

方法4：病人取仰卧位，操作者骑跨或跪于病人一侧，将一手掌根放于病人剑突和脐之间的腹中线上，另一手放在该手背上用力按压病人腹部3～5次，然后按照第一种方法清理异物，如此反复进行。

以上方法未见效时，可借用器械如喉镜、压舌板、开口器、手术钳、负压吸引装置等进行直视下取异物或吸引气道内分泌物。

三、特殊管道通气法

徒手开放气道在很多情况下能够迅速解除气道梗阻，但操作者易疲劳，可尽早借助器械控制气道通气，其中最常用的方法是咽道通气法。

1. 鼻咽通气法　选择型号适宜、质地柔软的塑料或橡胶管，外涂含利多卡因的润滑液。检查鼻腔，滴入1%麻黄碱1～2滴。待鼻腔湿润后，从一侧鼻孔插入导管，沿鼻腔中线经舌根至咽后壁。导管不可插入过深，以免进入食管，出现胃胀气，或刺激喉部产生喉痉挛。操作时动作宜轻柔，减轻对鼻黏膜的损伤。此方法适用于浅昏迷病人。

2. 口咽通气法　选择适当大小的口咽导管（图5－3），用左手或开口器打开病人口腔，吸净口腔及咽部分泌物，右手持口咽导管使口咽导管的凹面面向头部插入口腔（图5－4），直至接近舌根时，将口咽导管旋转180°（图5－5），使口咽导管的凸面面向头部继续前进直达咽部（图5－6）。该方法不得用于意识清楚的病人。选择的导管不可过长，避免通气管抵达会厌，引起完全性喉梗阻。

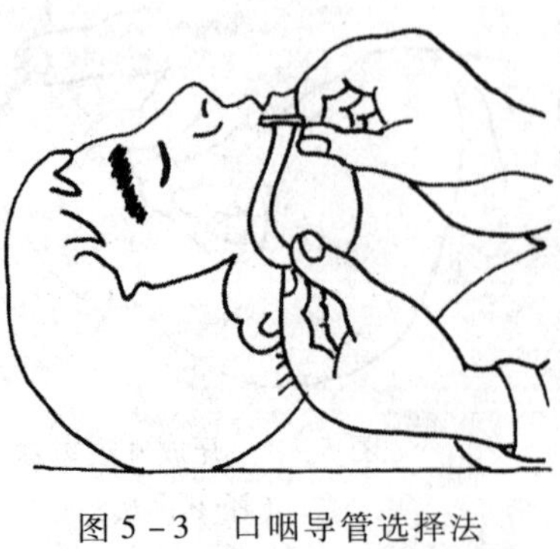

图5－3　口咽导管选择法

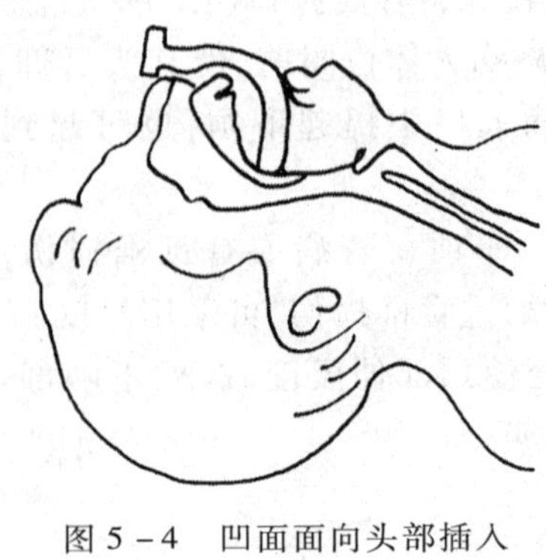

图5－4　凹面面向头部插入

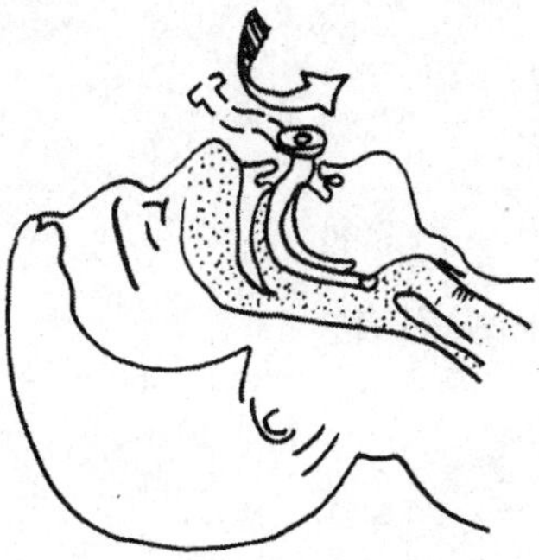

图 5－5　导管旋转 180°

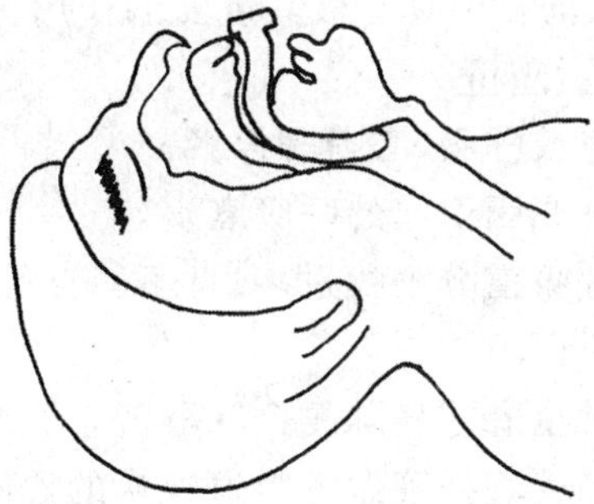

图 5－6　凸面面向头部插入

四、环甲膜穿刺

本方法主要用于上呼吸道梗阻的现场急救。各种原因引起的上呼吸道梗阻，在短时间内不能建立其他人工通道时均可使用。它是临时应急措施，常能达到起死回生的效果，医护人员必须掌握。

1. 用物　16 号注射针头 1～4 支或 10～12 号套管针 2 支、连接管、供氧装置、呼吸机、气管切开包。

2. 进针点　在甲状软骨与环状软骨之间凹陷处的正中线，沿环甲软骨的上缘进针，防止损伤环甲动脉吻合支(图 5－7)。

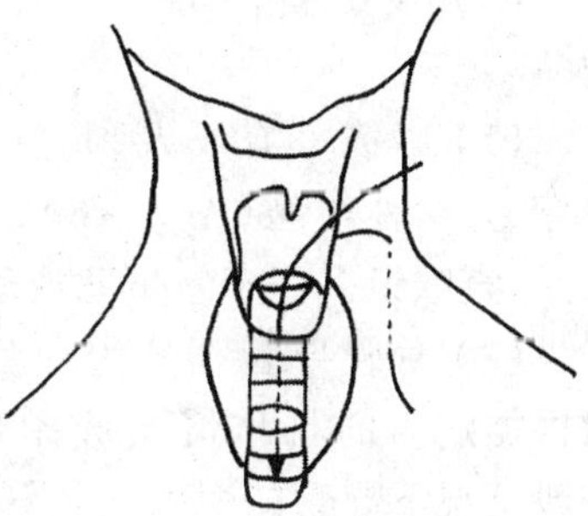

图 5－7　环甲膜穿刺进针点

3. 穿刺方法

方法 1：病人取仰卧位，头尽量后仰。操作者打开穿刺包，戴好无菌手套，消毒局部皮肤，铺孔巾，用左手拇指、示指分别固定穿刺点两侧皮肤，右手持注射针头在左手拇指与示指之间垂直刺向环甲膜，有落空感提示已进入喉腔，病人可出现反射性咳嗽。若穿刺准确，立即有气流冲出，此时应立即停止进针，以免进针过深伤及喉后壁及其深部结构。若上呼吸道梗阻的症状不足以改善或解除，可再插 2～3 根穿刺针。

方法 2：病人体位同前。操作者戴无菌手套，消毒进针部位皮肤，铺好孔巾，左手固定皮肤，右手用一根长 5～10 cm 的外套管针，以 45°进针，边进针，边抽气，抽气顺畅提示进入喉腔，再送入套管针少许，然后取出针芯，外套管继续向下置于气管腔内，外套管的外端接上连接管，并与呼吸机相连，进行高频通气。若上呼吸道完全阻塞难以排气，需再插一根粗针头进入气管腔，以便排气。

由于环甲膜穿刺会引起喉水肿、声带损伤而造成声门狭窄的严重后遗症。因此最好在 48 h 内排除气道梗阻或改换气管切开。

五、气管内插管

气管内插管是通畅气道的最有效方法，也是建立人工气道的可靠途径。它不仅便于清除呼吸道分泌物，维持气道通畅，还为给氧、人工通气、气管内给药等提供条件。因此，在危重病人的治疗和抢救中具有极其重要的作用。

（一）适应证

1. 窒息或呼吸、心搏骤停者。

2. 各种原因引起的呼吸衰竭。

3. 上呼吸道分泌物过多，且不能自行咳出，需行气管内吸引者。

4. 气道梗阻。

5. 各种全麻或静脉复合麻醉者。

6. 需经气管插管做呼吸道疾病的诊断和治疗者。

（二）禁忌证

1. 喉头水肿、呼吸道急性炎症者。

2. 咽喉部血肿或脓肿。

3. 主动脉瘤压迫气管者，插管时易导致主动脉瘤破裂。

4. 下呼吸道分泌物潴留所致的呼吸困难，一般情况下很难从插管内清除过多的分泌物，应做气管切开术。

5. 颈椎骨折脱位者。

（三）术前准备

1. 用物准备　准备气管插管盘，其中放置以下物品。

（1）喉镜　有成人、儿童和幼儿三种规格。镜片有弯、直两种类型（图 5－8），弯喉镜多用于成人及年长儿，直喉镜多用于新生儿或幼儿。

（2）气管导管　分为有套导管和无套导管两种。应根据病人的具体情况选择合适的型号（表 5－1）。一般情况下导管的型号就是管腔内径大小（mm），若导管采用 F 制编号，则 F/3 = 内径（mm）。被选用的气管导管要检查其通畅情况，带有导管气囊的导管还要检查气囊膨胀是否均匀、导管末端是否居中，若导管末端不居中，导管不能使用。

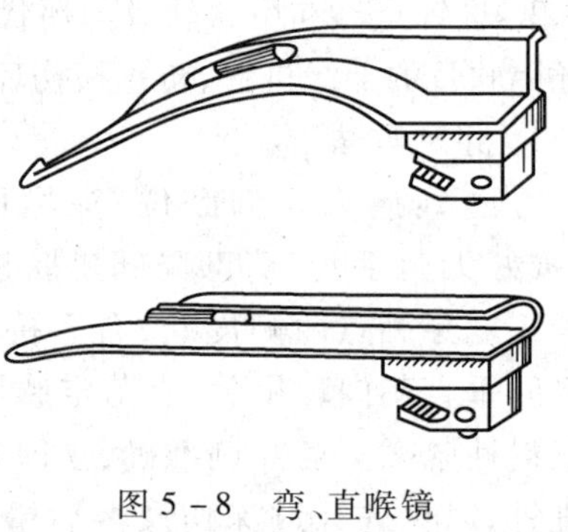

图 5－8　弯、直喉镜

表 5－1　临床常用气管导管型号

年龄	型号（内径/mm）	插入深度	
		距切牙/cm	距鼻孔/cm
早产儿	2.5	8	11
新生儿	3.0	9	12
6 个月	3.5	10	14
1 岁	4.0～4.5	12	16

续表

年龄	型号(内径/mm)	插入深度	
		距切牙/cm	距鼻孔/cm
2岁	5.0~5.5	14	17
3~16岁	4+年龄/4	15~21	18~24
成年女性	8.0~8.5	22	25
成年男性	8.5~9.0	22	25

(3) 导管管芯　系铜质或铝质的细金属条,长度以插入导管后其远端距离导管开口0.5~1 cm为宜。

(4) 其他　包括开口器、压舌板、牙垫、喉头喷雾器(内装1%丁卡因)、插管钳、注射器、血管钳、胶布、吸痰管、听诊器等用物。

除准备气管插管用物(图5-9)以外,还应备有负压吸引器、给氧装置、呼吸机和气管切开包。

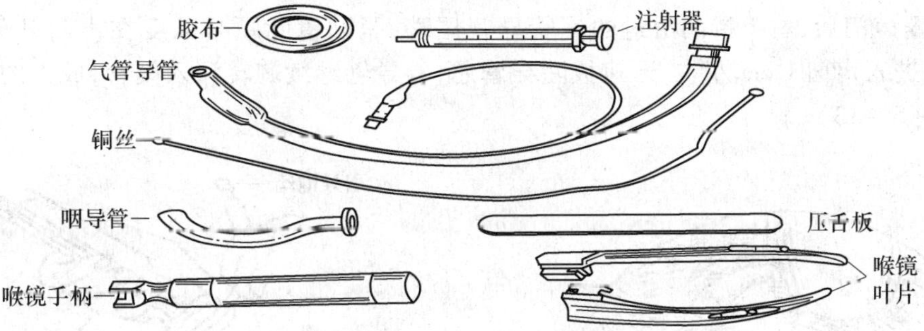

图5-9　气管插管用物

2. 病人准备　对意识清醒者,给予必要的解释、安慰和鼓励,取得病人的合作。对家属说明插管的必要性,履行签字手续。

(四) 操作方法

根据插管的途径将气管插管分为经口腔插管和经鼻腔插管两种方法,还可根据插管时是否用喉镜暴露声门将气管插管分为明视插管和盲探插管两种方法。其中,经口明视插管法是目前临床应用最广泛的一种气管插管方法,下面以其为代表说明插管的步骤。

1. 评估病人气道,取出活动义齿。

2. 用吸引器吸净病人鼻、口、咽部的分泌物。

3. 病人仰卧,将一薄枕垫于颈下,使头后仰,保持口、咽、气管位于一条轴线。

4. 戴无菌手套,安装电池和喉镜片,检查喉镜各部位,确保其性能良好。

5. 操作者站在病人头顶侧,用右手拇指推开病人下唇及下颌,打开口腔。意识清醒者需做咽喉部表面麻醉。

6. 操作者左手拿喉镜，自口的右侧插入（图 5－10），同时将舌推向左侧，并缓慢向下推进，见到会厌壁（以腭垂为标志）后，镜叶移向正中线，继续前进至会厌窝处（图 5－11），可见到会厌边缘（为暴露声门的标志）。

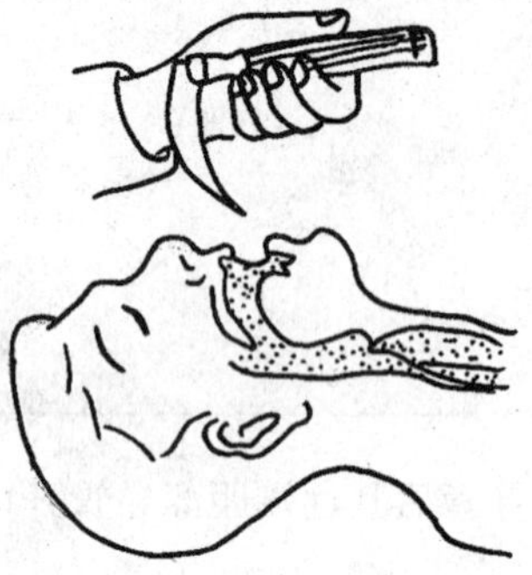

图 5－10 左手持镜，从口角右侧插入

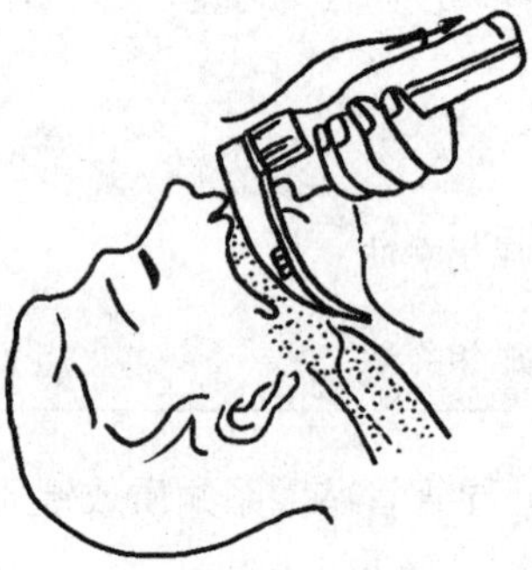

图 5－11 暴露会厌，进入会厌窝前

7. 见到会厌边缘后，继续向前至会厌的腹面，向上用力即可暴露声门（图 5－12）。声门呈白色，透过声门可以看到暗黑的气管，声门下方是食管的黏膜，呈鲜红色并关闭。在暴露声门时切忌不要以病人的切牙作为支点。

8. 暴露声门后，右手持润滑过的气管导管尾端，紧贴镜叶顺其弧度在声门开放时轻轻插入，当导管进入声门 1 cm 左右，迅速拔除导管芯，将导管继续旋转深入气管，成人约 4 cm，小儿约 2 cm（图 5－13）。

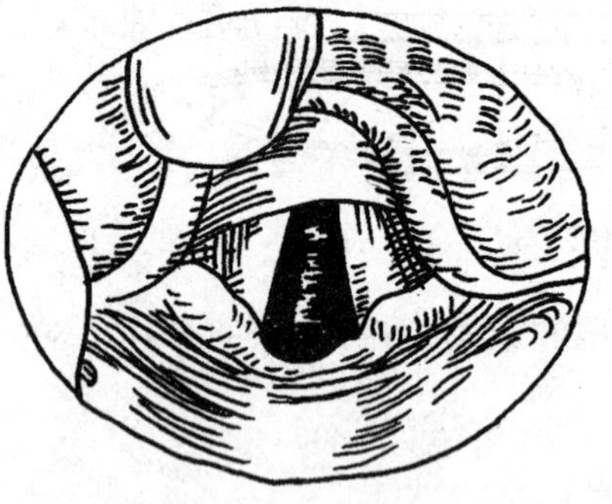

图 5－12 声门

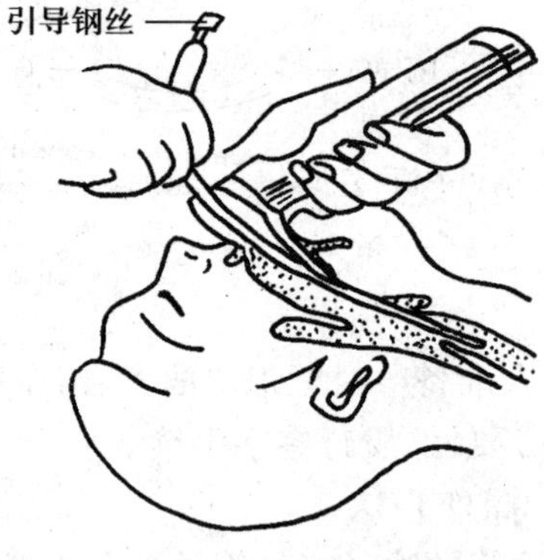

图 5－13 插入导管，取出导管芯

9. 按压病人胸骨，初步判断导管位置。若导管口有气流流出，则放入牙垫，退出镜片。

10. 再次检查导管位置正确无误后，用注射器向导管气囊内注入 5～7 ml 气体。检查方法采用双侧胸部听诊，若双侧呼吸音对称提示导管位置适当，否则说明插管过深，应拔出导管少许；若未闻及呼吸音，说明导管误入食管，应退出重插。

11. 用“工”字形胶布固定导管。其中一横条将气管导管和牙垫固定在一起，另一条贴在上唇和两侧颊部。

12. 将气管插管与呼吸机连接起来，进行呼吸支持。

（五）护理

1. 常规护理

(1) 随时更换失效胶布，固定牢固，防止病人在躁动、翻身时牵拉脱出。

(2) 及时吸净气道分泌物，保持气道通畅。

1）物品准备　为防止肺部感染，吸痰前应备无菌吸痰盘。吸痰盘无菌治疗巾内准备的物品包括：无菌治疗碗 2 个、无菌生理盐水适量、无菌敷料适量、无菌止血钳或无菌镊 1 把、5 ml 无菌注射器 1 支、无菌治疗巾 1 块。无菌治疗巾外的物品有：包装完好的一次性无菌吸痰管 2 根、无菌手套 2 副。另外还要准备中心负压吸引装置或者吸痰器 1 台。

2）操作方法　① 吸痰前评估病人人工气道的通畅情况。如痰液的量、黏稠度等。并向病人做好解释工作，连接中心负压吸引装置，确认其性能完好。② 洗手，准备吸痰盘。③ 携带用物至病人床旁，核对床号、姓名等信息，给病人吸入纯氧 5 min。④ 戴口罩，用手消毒液消毒双手，撕开吸痰管外包装开口，揭开无菌吸痰盘，戴无菌手套，取无菌治疗巾，铺放在床头靠近呼吸机的一侧。⑤ 右手抽出吸痰管，缠绕在手中，左手持负压管，将吸痰管尾部与负压管相连。⑥ 左手打开负压吸引装置开关，调节压力。⑦ 左手分离呼吸机与气管插管，并将呼吸机导管接口放在无菌治疗巾上。⑧ 左手反折吸痰管尾部或者打开吸痰管尾部侧面的封口盖，右手持吸痰管，在不触碰气管插管口边缘及其他物品的前提下，迅速送吸痰管进入病人气道深处，然后左手打开反折部或者封口盖，右手边上提边旋转吸痰管，约 15 s 完成，左手连接呼吸机与气管插管。吸痰中要注意观察病人的呼吸、血压、血氧饱和度等情况，负压不可太大，动作轻柔，避免损伤气道黏膜。⑨ 必要时吸净口鼻腔内痰液，切记气管内吸痰和口鼻腔吸痰使用的吸痰管要严格分开，不可将已用于口鼻腔吸痰的导管再用于气管内吸痰。⑩ 观察呼吸机的参数，整理床单元。

3）加强湿化　保持呼吸道湿润，以免痰痂形成而堵塞气道。若病人分泌物黏稠，可先向导管内注入生理盐水 2～4 ml，继续通气待分泌物充分稀释后，迅速进行负压吸引。每次吸引的时间不可太长，通常为 10～15 s，如果一次不能吸引干净，应间隔一定时间再重复进行，如此反复多次，至吸净为止。

4）翻身、叩背　在病人生命体征稳定时，可以定时变换病人体位、叩背，以利彻底排痰。叩背方法：手掌呈杯状，2～3 次/s，沿背底部，从外向内、自下而上叩击，时间大约 5 min。

5）其他　注意观察痰液的性质、颜色和量，必要时定期痰液培养。

(3) 严密观察病人的生命体征，包括神志、体温、脉搏、呼吸、血压。

(4) 加强口腔护理，保持鼻腔和口腔的清洁。由于插管病人需经胃管进行管饲，进食和饮水不经过口腔，造成口腔内细菌大量繁殖，易导致口腔疾病和肺部感染。因此，要注意对病人进行口腔护理，随时清除口、鼻的分泌物；用生理盐水、3% 过氧化氢和 20% 碳酸氢钠溶液清理口腔卫生，以预防口腔溃烂，减少口腔异味；经常用温水棉签擦洗鼻腔，湿润黏膜；用液状石蜡涂于口唇和鼻前庭，防止干燥。

(5) 检查气囊是否有故障。检查方法总结为四句话，即一听有无漏气声，二看口鼻有无气体排出，三查套管位置有无改变，四试气囊放气量与充气量能否相等。

2. 并发症的观察与护理

(1) 窒息　引起窒息的常见原因是脱管、导管堵塞、呼吸机功能障碍等。应加强护理和观察,出现问题及时处理。

(2) 肺不张　多因导管插入过深导致一侧肺通气不足、呼吸道分泌物堵塞细小支气管、肺功能残气量减少等原因所致。护理人员要随时清除呼吸道分泌物,减少分泌物潴留;监控气管导管,防止下滑或插入过深。

(3) 气道黏膜损伤　系长期气管插管,插管套囊压迫气管黏膜使其缺血引起溃疡或坏死性损伤。应定时为导管套囊放气,一般 4 h 放气一次,休息 5 ~ 10 min 后再充气。充气时可触摸导管体外气囊有弹性,保持适宜的张力,囊内压 <20 mmHg。正常情况下放气量与充气量一致,放气期间要防止导管脱出。同时,留置导管时间不要超过一周,否则应考虑气管切开。

(4) 继发肺部感染　多因机体抵抗力下降、肺不张、呼吸道分泌物滞留、吸痰时不注意无菌操作等诸多原因所致。要积极预防,严密观察病人的全身表现和呼吸道表现,出现症状及时报告医生,配合处理。

(5) 插管术后喉炎　表现为拔管后声嘶和刺激性咳嗽,严重时出现吸气性呼吸困难。它的发生与插管时间呈正相关,处理方法可用 1‰肾上腺素 1 ml 和地塞米松 5 mg 加入生理盐水 10 ml 内做超声雾化吸入,每日 3 ~ 4 次。有呼吸困难者可再做气管插管或气管切开术。

3. 拔管前后的护理

(1) 拔管前应进行咳嗽、深呼吸训练,防止拔管后不能自行清理呼吸道,出现呼吸障碍。

(2) 充分清理鼻腔、口咽部及气管内分泌物,松开气囊,以纯氧过度通气 10 min。

(3) 嘱病人深呼吸,在病人呼气末拔除导管。立即进行鼻导管给氧、口腔护理,必要时吸痰。

(4) 观察病人有无声音嘶哑、呼吸困难、喉头哮鸣,能否咳嗽。必要时立即再插管。

(5) 拔管后禁食 24 h,防止呛咳。

六、气管切开

(一) 适应证

1. 各种原因引起的喉梗阻。
2. 各种原因引起的下呼吸道分泌物阻塞。
3. 需要较长时间应用呼吸机辅助呼吸者。
4. 需要行气管内麻醉而又不能经口鼻插管者。
5. 气管异物不能经喉取出者。

(二) 禁忌证

1. 严重出血性疾病。
2. 气管切开部位以下占位性病变引起的呼吸道梗阻。

(三) 术前准备

1. 用物准备

(1) 气管切开包　气管套管 1 套(小儿 0 ~ 3 号,成人 4 ~ 6 号)、剪刀 2 把(尖头、弯头各 1

把）、有齿镊 1 把、无齿镊 1 把、直头止血钳 4 把、弯盘 1 个、药杯 1 个、5 ml 注射器 1 支、7 号针头 2 根、3 号刀柄 2 把、刀片 2 片、气管钩 2 个、拉钩 4 个、三角缝针 2 根、巾钳 4 把、导尿管 2 根、气管垫 2 块、治疗巾 4 块、纱布 8 块、缝线 2 卷。

（2）其他　无菌手套、皮肤消毒用品、生理盐水、1% 普鲁卡因、吸引器、吸痰管。

2. 病人准备　气管切开是创伤性手术，对病人打击较大，如果病人意识清醒，一定要注意鼓励和安慰病人，给予心理和行为支持；及时了解病人的心理状态，说明手术的必要性，介绍配合的经验和体会，以消除病人不良的心理反应，使病人处于接受手术的最佳心理状态，取得他们的主动合作。

（四）操作步骤

1. 病人取仰卧位，肩背垫高，头后仰，使气管向前突出，暴露视野。如果病人不能平卧，可半卧位，头后仰。小儿要固定头部。

2. 手术区常规消毒，戴无菌手套，铺孔巾。

3. 局部浸润麻醉。成人上始甲状软骨，下止颈静脉切迹。小儿沿甲状软骨下缘和双侧胸锁乳突肌前缘行三角形麻醉。

4. 用左手固定甲状软骨，右手持刀在环甲软骨与胸骨上凹上方 1 ~ 1.5 cm 处沿颈前正中线做一 3 ~ 5 cm 长的切口，逐层暴露气管。

5. 切开第 3 ~ 4 气管软骨环或 4 ~ 5 气管软骨环，吸出气管内血液和分泌物。

6. 插入气管套管，将气管套管的带子缚于颈部侧面固定（打死结）。若切口过长，则可在切口上方缝 1 ~ 2 针，套管周围填塞引流纱布条，用中间剪开的纱布在套管下两侧覆盖切口。

（五）护理

1. 固定牢固，防止脱出。术后要随时调节固定带的松紧，以在固定带与皮肤之间刚好容纳一指为适宜。过松套管易脱出，过紧影响血液循环。

2. 气管切开使用的内套管，通常每 4 ~ 8 h 更换一次，并用清水清洗干净，煮沸消毒。内套管取出的时间不可超过 30 min，以免外套管管腔因分泌物干稠结痂而堵塞。

3. 保持气管切开伤口周围皮肤的清洁、干燥，及时更换伤口敷料。更换敷料时应注意观察切口有无红、肿、热、痛、分泌物增多等感染征象，必要时局部应用抗生素。

4. 保持气道湿润、通畅。清理气道时所用吸痰管管径不可太大，一般不超过金属内套管管径的 1/2，以免阻塞气道。若不进行机械通气，气管套管口可用 1 ~ 2 层湿润的无菌盐水纱布覆盖，一方面可以湿润吸入气体；另一方面可以防止异物进入。定期向气管套管内滴入 0.9% 无菌生理盐水或 2% 碳酸氢钠，以湿润气道、稀释痰液。气管切开的病人，如果突然出现呼吸困难、发绀、烦躁不安，应注意有气道堵塞的可能。

5. 给氧时，不可将氧导管直接插入内套管，可用氧罩。

6. 病情好转后，应先试行堵管，再正式拔管。堵管应逐步由 1/3 到 1/2，直至全堵。堵管时要严密观察病人的呼吸，若出现呼吸困难，应及时除去堵管栓子。若全堵 24 ~ 48 h 后病人呼吸平稳、发音正常，即可拔管。

拔管后，消毒伤口周围皮肤，用蝶形胶布拉拢黏合，不必缝合，其上盖以无菌纱布。

七、通畅气道的程序

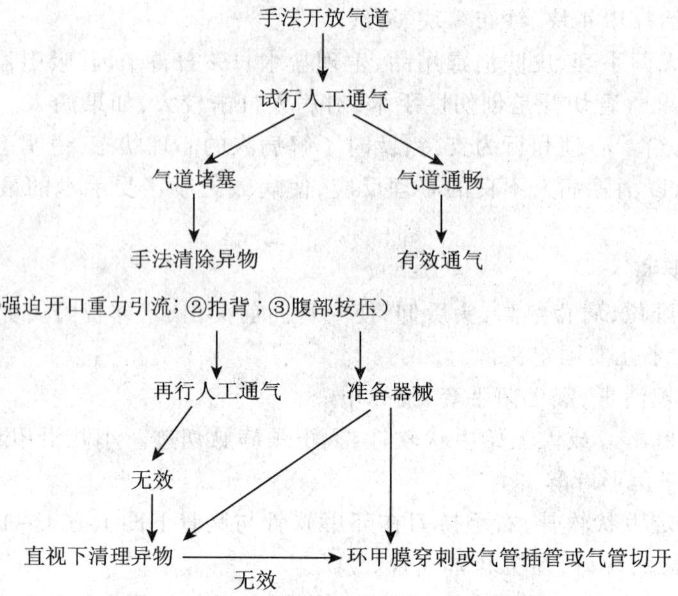

第二节　心肺脑复苏技术

【情境二】

张某，男，58 岁，干部，3 年前被确诊冠心病，长期坚持服药。这天清晨，他像往日一样来到操场锻炼身体，突然倒在了地上，对周围人呼叫无反应，面色发绀，呼吸停止，没有脉搏搏动，两眼瞳孔散大。

试想：1. 张某发生了什么情况？你是怎样判断出来的？

2. 如果你在现场，该如何施救？

3. 你怎样才能知道施救有效呢？

一、心肺脑复苏的概念

早年所谓的“复苏”主要指“心肺复苏（cardio pulmonary resuscitation，CPR）”，即针对呼吸和循环骤停所采取的抢救措施，以人工呼吸替代病人的自主呼吸，以心脏按压形成暂时的人工循环并诱发心脏的自主搏动，达到挽救生命的目的。但接受现场心肺复苏且存活者中有 10% ~40% 遗留明显的永久性脑损害。

现代的“复苏”则泛指挽救垂危生命所采取的紧急医疗措施，其重点是强调维持脑组织的灌流，抢救之始即应积极防治脑细胞的损伤，力争脑功能的完全恢复，因其包括心、肺、脑复苏 3 个主要环节，故称之为“心肺脑复苏（cardiopulmonary cerebral resuscitation，CPCR）”。心肺复苏后脑功能的恢复，成为衡量复苏成败的关键。

心肺脑复苏是急诊医学的重要组成部分。随着医学的发展，复苏的概念发生着变化。心肺脑复苏学也像其他学科一样，经历了漫长的发展过程。我国古代医书《金匮要略》中就曾有胸外心脏按压和人工呼吸的描述。20 世纪 50 年代，国内外陆续出现心搏骤停抢救成功的报道，并研究成功电休克除颤及心脏电复律法等技术，使胸外心脏按压、人工呼吸、电复律成为心脏复苏的三大要素。20 世纪 80 年代，进一步认识到脑复苏的重要性，并形成一门综合学科——心肺脑复苏学。

二、心肺脑复苏的适应证

心肺脑复苏的主要适应证是心搏骤停（又称心脏骤停）。心脏骤停是指任何心脏疾病或非心脏疾病导致心脏突然停搏，有效泵血功能消失，引起全身严重缺血缺氧的临床急症。

心脏骤停时心脏可以完全停止活动，也可能处于心室颤动状态。心脏骤停不同于心脏停搏，因为任何慢性病者死亡时，心脏都要停搏，比如晚期肿瘤病人心脏停搏是必然结果，这类死亡应归于“生物死亡”，而心脏骤停为意外性非预期猝死，病人暂时处于“临床死亡”状态，如果心肺脑复苏措施及时、有效，其存活率可高达 70% ~80%，故对心脏骤停者应积极组织抢救。

1. 导致心脏骤停的心脏疾病　心脏性猝死、心律失常、心功能不全、急性心肌梗死、心血管肿瘤、心脏大血管损伤。

2. 导致呼吸骤停的呼吸系统疾病　肺栓塞、成人呼吸窘迫综合征、呼吸衰竭、呼吸道异物、肺及呼吸道外伤。

3. 导致心脏、呼吸骤停的其他疾病　脑、心、肺以外的其他系统、器官的任何疾病，达到一定严重程度时均可引起脑功能障碍或脑功能衰竭和心脏、呼吸骤停，这些疾病包括严重感染、损伤、肿瘤、内分泌紊乱、水电解质酸碱平衡失调、中毒、药物过敏、淹溺、电击、自缢、麻醉及手术意外等。

若属恶性肿瘤晚期消耗衰竭、其他严重慢性疾病病情恶化、老年人的自然死亡或生物死亡，则无复苏意义。临床所见复苏常为缺血性心脏病，但大多复苏困难；复苏效果较好者，首先推荐各种意外事故的及时救治。

常温下，心脏停搏 3 s 病人即感头晕，10 ~20 s 昏迷，30 ~40 s 瞳孔散大并出现抽搐，60 s 呼吸停止，伴大小便失禁，心搏、呼吸均停止称为临床死亡。人脑耐受完全缺血缺氧性损害的时限只有 4 ~6 min，超出此时限，大脑皮质细胞将发生不可逆性损害，即使心搏、呼吸恢复，亦因丧失大脑功能（脑死亡）而变为有心搏、有呼吸、能进食、能排泄、无意识、无表情的植物状态。脑循环量若能保持在正常的 15% 以上，其缺氧性损害常是可逆的；临床上估计脑供血完全中断的时间往往不够精确，而国外亦曾有成功抢救心搏停止超过 6 min 的个例，故 CPCR 既要分秒必争，又不轻易放弃。一般直到无心搏、无呼吸、无意识、瞳孔散大固定，且对任何抢救都无反应已达 30 min 者，方可终止复苏。

三、心脏骤停的原因

心脏骤停的原因主要包括心脏因素和非心脏因素两大方面。

（一）心脏因素

心脏疾病引起的心脏骤停又称原发性心脏骤停。各种类型心脏疾病均可发生心脏泵衰竭和心律失常,引起心脏骤停。

1. 冠状动脉粥样硬化性心脏病　急性冠状动脉供血不足或急性心肌梗死常引发室颤或心搏停顿,是造成病人死亡的主要病因。在西方国家,心脏性猝死80%以上由冠心病及其并发症引起。

2. 心肌病变　急性病毒性心肌炎及原发性心肌病常并发室性心动过速或严重的房室传导阻滞,易导致心脏骤停。

3. 主动脉病变　主动脉瘤破裂、夹层动脉瘤、主动脉发育异常,如马方综合征、主动脉瓣狭窄。

(二) 非心脏因素

由其他器官系统功能障碍或衰竭可导致继发性心脏骤停。

1. 呼吸停止　如气管异物、烧伤或烟雾吸入致气道组织水肿、溺水和窒息等所致的气道阻塞、脑卒中、巴比妥类等药物过量及头部外伤等均可致呼吸停止。此时气体交换中断,心肌和全身器官组织严重缺氧,可导致心脏骤停。

2. 严重的电解质与酸碱平衡失调　体内严重缺钾和严重高血钾均可使心脏骤停;血钠和血钙过低可加重高血钾的影响;血钠过高可加重缺钾的表现;严重的高血钙可致传导阻滞、室性心律失常甚至发生室颤;严重的高血镁可引起心脏停搏;酸中毒时细胞内钾外移,减弱心肌收缩力,又使血钾增高,可发生心脏骤停。

3. 药物中毒或过敏　锑剂、氯喹、洋地黄类、奎尼丁等药物的毒性反应可致严重心律失常而引起心脏骤停。在体内缺钾时,上述药物毒性反应引起心脏骤停常以室颤为多见。静脉注射苯妥因钠、氨茶碱、氯化钙、利多卡因等过快,可导致心脏骤停。青霉素、链霉素、某些血清制剂发生严重过敏反应时,也可导致心脏骤停。

4. 电击、雷击或淹溺　电击伤可因强电流通过心脏而引起心脏骤停。强电流通过头部,可引起生命中枢功能障碍,导致呼吸和心搏停止。淹溺多因氧气不能进入体内进行正常气体交换而发生窒息。淹溺较常引起室颤。

5. 麻醉和手术意外　如呼吸道护理不当、麻醉剂量过大、硬膜外麻醉药物误入蛛网膜下腔、肌肉松弛药使用不当、低温麻醉温度过低、心脏手术等,均可引起心脏骤停。

6. 其他　某些诊断性操作如血管造影、心导管检查,某些疾病如急性胰腺炎、脑血管病变等可能引起心脏骤停。

四、心脏骤停的类型

根据心脏机械活动情况及心电图表现,可将心脏骤停分为心室颤动、电-机械分离和心室停搏三种类型。

1. 心室颤动　心室颤动(ventricular fibrillation,VF)简称室颤,是心脏骤停最常见的类型,占80%~90%。心室肌发生不协调、快速而紊乱的连续颤动,心电图表现为QRS波群消失,代之以大小不等、形态各异的颤动波,频率为200~400次/min。如颤动波幅高并且频率快,较容易复律;如波幅低并且频率慢,则复律可能性小,多为心脏停搏的先兆。室颤多发生于急性心肌梗死早期或严重心肌缺血时,是冠心病猝死的常见原因,也见于外科心脏手术后,其复苏成功率最高。

2. 电－机械分离　又称无脉搏性心电活动,心电图表现为心室有自发电激动,QRS 波群宽大、畸形而且频率缓慢,多为 20～30 次/min,但此时心脏并无有效泵血功能。多为严重心肌损伤的结果,常为左心室衰竭的终期表现,也可见于人工瓣急性功能不全、张力性气胸和心脏压塞时。

3. 心室停搏　又称心室静止,心电图上 QRS 波完全消失,呈一直线或仅见 P 波。多见于麻醉或外科手术意外及严重缺氧、酸中毒、休克等。

以上三种类型,虽在心电和心脏机械活动方面各有其特点,但共同的结果是心脏丧失有效收缩和泵血功能,使血液循环停止而引起相同的临床表现。

五、心脏骤停的临床表现

心脏骤停后,血流运行立即停止。由于脑组织对缺氧最敏感,临床上以神经系统和循环系统的症状最为明显,具体表现如下。

1. 意识突然丧失或伴有短暂抽搐,多发生于心脏停搏后 10 s 内。
2. 心音消失、大动脉搏动消失,血压测不出。
3. 呼吸突然变慢、断续或停止,常发生于心脏停搏后 20～30 s 内。
4. 瞳孔散大,多于心脏停搏后 30～60 s 出现。
5. 皮肤苍白或发绀。

出现较早的临床征象是意识丧失伴以大动脉(颈动脉或股动脉)搏动消失。因此,心脏骤停主要根据意识突然丧失和大动脉搏动消失来判断。瞳孔散大也是心脏骤停的重要体征,但要注意有无影响瞳孔舒缩的其他因素,如吞服大量有机磷杀虫剂,心搏虽已骤停,但瞳孔并不立即散大。

六、心肺脑复苏的程序

国际标准完整的 CPCR 包括基本生命支持(basic life support,BLS)、进一步生命支持(advanced cardiovasctllar life support,ACLS)和延续生命支持(pro－longed life support,PLS)3 个阶段。

第 1 阶段:BLS 包括的步骤:C. 人工循环(circulation);A. 畅通气道(airway);B. 人工呼吸(breathing);D. 电除颤(defibrillation)。但新生儿常常是因为窒息导致心搏骤停,所以应用 A－B－C 模式复苏。

第 2 阶段:ALS 除继续基础生命支持外,还包括下列 3 个步骤:D. 药物与输液(drugs);E. 心电监护(ECG);F. 室颤治疗(fibrillation treatment)。

第 3 阶段:PLS 则是继续加强监护和生命支持,治疗引起心搏骤停的原发病和并发症,最重要的是脑复苏。包括以下 3 个步骤:G. 病情评估(gauge);H. 脑复苏(human mention);I. 加强监护(intensive care),主要是复苏后期的医疗和护理。

第 1 阶段主要在急救现场进行,第 2 阶段、3 阶段一般在医院内进行。

(一) 基础生命支持

基础生命支持(BLS)又称初期复苏或现场急救。主要任务是迅速有效地恢复生命器官(特别是心和脑)的血液灌流和供氧。在心脏停搏后 4 min 内开始初期复苏,8 min 内开始后期复苏者的恢复出院率最高。

1. 判断环境有无危险　评估现场是否安全、发生事件的原因和受伤人数等；评估急救者、伤病者及旁观者是否身处险境；判断现场可以应用的资源及需要何种支援，采取何种救护措施等。急救者要确保自身的安全，清楚明确自己的救护能力，在不能消除潜在危险因素时安全果断实施救护，如现场安全无危险因素存在时，应就地抢救。急救者应采用防护设备，阻止病原体的侵入。

2. 判断病人意识和呼吸　急救者用一定力量拍打病人双肩膀，如果病人有头颈部创伤或怀疑有颈部损伤时，切勿用力过大，也勿轻易搬动，以防加重损伤。拍打的同时在伤病员耳边大声呼喊或问话，必要时可掐伤病员的“人中”穴位。病人如有反应，会慢慢睁开眼睛或活动头部与肢体，若病人无反应，即可初步确定病人意识丧失。判断病人有无呼吸可以采取“听、看、感觉”等方式进行。急救者打开病人气道后，以耳及面颊贴近其口鼻，头偏向病人胸部，听不到气流通过的声音，观察胸部无起伏动作，感觉病人呼吸道无气体排出（图 5－14），即可确定无呼吸。2010 年国际心肺复苏指南中提出要快速判断呼吸，以免延误抢救。因此，不主张在早期采用“听、看、感觉”的方式判断呼吸，建议改用更快的判断方式。确定病人无呼吸或者无正常呼吸之后，应立即呼救。呼喊周围的人参与急救或帮助拨打“120”急救电话。若为婴幼儿心搏呼吸骤停，判断意识可通过拍打足底、掐捏四肢和足跟，使之产生疼痛刺激来观察；若大声啼哭，说明意识存在，否则，说明意识丧失。判断意识要求迅速准确，在 10 s 以内完成。

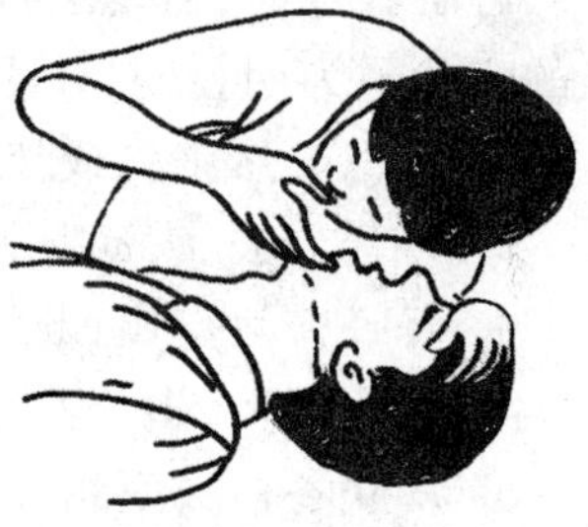

图 5－14　判断有无呼吸

3. 取复苏体位　置病人仰卧于平地或硬板上，头、颈、躯干平直无扭曲，将双上肢放置于身体两侧，两下肢抬高 20°～30°，解开病人上衣，暴露胸部或仅留内衣。如病人为俯卧位或侧卧位，对疑有脊柱骨折者，应将病人躯体整体翻转，即头、肩、躯干同时转动，且头、颈部应与躯干始终保持在同一个轴面上，避免躯干扭曲，损伤脊髓。若现场急救者只有一人时，可以一手托住颈部，另一手扶肩部，使病人平稳整体转动至仰卧位，切忌上、下半身分别翻转。

4. 判断病人有无心搏　急救者用一手的示、中指触及气管正中部位（男性可触及喉结），两指向旁滑移 2～3 cm，至甲状软骨和胸锁乳突肌之间的凹陷，稍加力度触摸颈动脉的搏动。检查颈动脉搏动的时间一般不超过10 s，如果 10 s 内仍不能确定有无脉搏，即应实施胸外按压。检查颈动脉时，注意不可用力压迫，避免刺激颈动脉窦致迷走神经兴奋，反射性地引起心搏骤停。

5. 胸外心脏按压　心脏按压方法主要有胸外心脏按压和开胸心脏按压两种。另有经膈下心脏按压、插入式腹部加压心肺复苏（interposed abdominal counterpulsation，IAC－CPR）、主动按压、减压 CPR（active compression decompression CPR，ACD－CPR）等方法，各有其适应证、优缺点和技术要求。

胸外心脏按压是指间接或直接按压心脏，有效维持心脏的被动充盈和血液搏出，并诱发心脏的自律性搏动的方法。其目的是预防重要生命器官因较长时间的缺血、缺氧而导致的不可逆损害，并最终恢复心脏的自主搏动及机体循环功能。

（1）胸外心脏按压原理　胸外心脏按压的机制是"胸泵"原理。即通过增高胸膜腔内压使肺循环血流进入左心，并射进主动脉。此时，由于肺动脉瓣和上腔静脉瓣关闭，阻止了上腔静脉及肺动脉血液反流；当胸骨反弹胸膜腔内压下降时，出现动静脉压力差，有利于血流从外周动脉系统回到静脉系统，这时瓣膜开放，腔静脉及右心室血液分别流入右心房和肺动脉，形成人工循环。

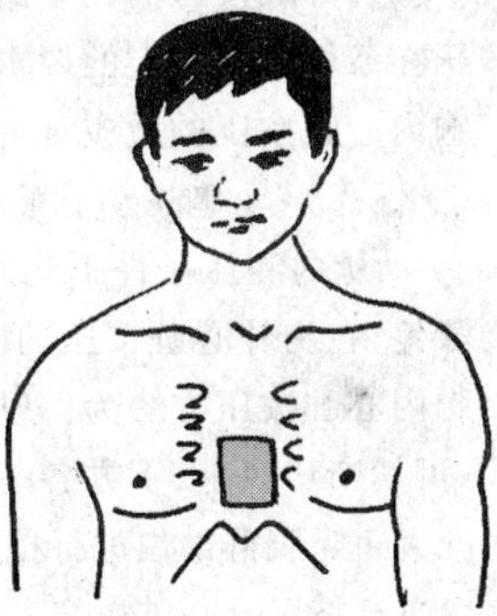

图 5-15　胸外心脏按压部位

（2）胸外心脏按压方法　是将病人平卧于硬板床或地上，抢救者站或跪在一侧，亦可跨跪或半蹲位骑跨于病人髋部，以一手之掌根部压于胸骨中下 1/3 交界处或胸骨下半部（图 5-15），另一手重叠按住前一手背（图 5-16），双肘伸直，对准病人脊柱方向，借双肩及上身力量垂直向下按压（图 5-17），使胸骨下陷 >5 cm，然后放松，任病人胸廓弹性复位，再接下一次按压，如此有节奏反复进行，按压与放松时间大致相等，频率 >100 次/min，儿童及婴幼儿则可据其身体大小采用单手、手指按压，并酌情增加按压次数、减低胸骨下陷深度。

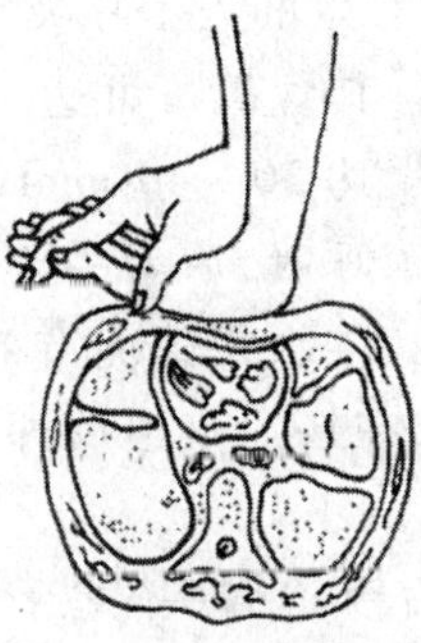

图 5-16　胸外心脏按压的手法

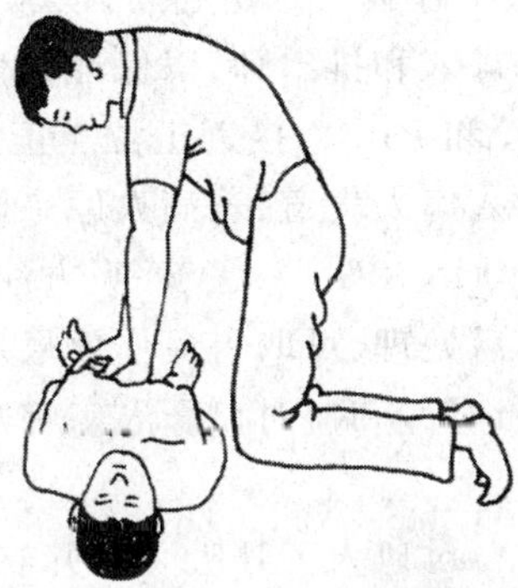

图 5-17　胸外心脏按压的姿势

（3）胸外心脏按压注意事项　① 严重的心胸外伤者禁忌胸外心脏按压。② 按压部位要正确，若按压部位错误易造成肋骨骨折等并发症。③ 根据病人体型、胸壁厚度或强健程度，按压的第 1～2 次先试探按压，适应后快速把握要领，按压时力量宜适度、均匀而柔和，切不可作冲击式及暴力样按压，尤其老年人骨质较脆且胸廓缺乏弹性，更应防止因强力按压而造成的肋骨骨折。④ 按压时姿势要正确，按压时若双肘弯曲则仅上肢用力而无肩部及上身的力量，按压力度往往不够。⑤ 按压时为掌根部用力，手掌不可触及肋骨和剑突，手指要离开胸壁勿用力。⑥ 按压间隙放松期，掌根勿离开胸壁，因为拍击胸壁易使按压力量仅局限于胸壁而难使胸骨下陷，同时会改变正确的按压部位。⑦ 胸外心脏按压必须同时配合人工呼吸，其胸外心脏按压与人工呼吸的比例为 30∶2。

（4）胸外心脏按压的有效指标　① 触及大动脉搏动，肱动脉收缩压≥60 mmHg。② 口唇及皮肤的颜色转红。③ 有尿液流出或尿量增加。④ 自主呼吸恢复。有条件者监测呼气末 CO_2 分压，能更可靠地判断复苏的效果，分压升高表明心排血量增加、肺和组织的灌注改善。

胸内心脏按压与胸外心脏按压相比较其优点在于更容易刺激自主心搏的恢复，且对中心静脉压和颅内压的影响较小，因而增加心肌和脑组织的灌注压和血流量，有利于自主循环的恢复和脑细胞的保护。临床资料表明胸外心脏按压的完全康复率为10%～14%，而开胸心脏按压的长期存活率则高达28%。尽管开胸心脏按压在条件和技术上的要求都较高，一般在后期复苏进行，但若有明确适应证，即应及早进行。

胸内心脏按压的适应证是：① 胸廓严重畸形。② 严重肺气肿。③ 多发性肋骨骨折。④ 张力性气胸。⑤ 心脏压塞。⑥ 胸主动脉瘤破裂。⑦ 心脏停搏发生于已行开胸手术者。⑧ 胸外心脏按压10～15 min无效者。⑨ 动脉内测压条件下胸外心脏按压的舒张压<40 mmHg。⑩ 非开胸手术病人，发生在手术室内的心搏、呼吸骤停，在胸外心脏按压的同时应积极做好开胸按压的准备。

胸内心脏按压方法为：开胸的切口位于左侧第4肋间，起于距胸骨左缘2～2.5cm处，止于左腋前线或腋中线，可切断切口上、下方各一根肋软骨，开胸后立即伸手入胸，将心脏托于掌心，以除拇指以外的4指握住心脏对准大鱼际肌群部位进行按压，指端勿用力，以免呈抓捏状而损伤心肌。遇较大心脏时，可置双手掌于左、右心室壁进行挤压。心脏压塞者则需沿膈神经前1cm处纵向剪开心包后进行按压。按压频率为60～80次/min。心脏复苏后做术野止血，循环功能基本稳定后做术野及皮肤无菌处理，安放胸腔闭式引流管，并缝合胸壁。

6. 畅通气道　心搏、呼吸骤停后病人神志丧失进入昏迷状态，常因为舌后坠和呼吸道内的分泌物、呕吐物及其他异物引起呼吸道梗阻。为保证人工呼吸的有效性，必须先保持呼吸道通畅。因此，它是有效人工呼吸的前提或基础。其具体措施见本章第一节相关内容。

7. 人工呼吸　是指利用人工方法（手法或机械）借外力来推动肺、膈肌或胸廓的活动，使气体被动进入和排出肺，以保证机体氧的供应和二氧化碳排出。有效的人工呼吸，应能保证病人的PaO_2和$PaCO_2$接近正常。正常人深吸气后用力吹出的气体，其含氧量可达16%以上，规律性地吹入病人气道，若病人原来肺功能正常，则可使病人$PaCO_2$达30～40 mmHg，$PaO_2 \geq 75$ mmHg，$SaO_2 \geq 90\%$。人工呼吸方法包括徒手人工呼吸和器械人工呼吸，后者主要用于后期复苏和复苏后处理，可取得最佳效果。现场复苏主要采用徒手人工呼吸，快速而有效，又可分为口对口、口对鼻和口对口鼻人工呼吸方法。心搏、呼吸骤停病人，在畅通气道后即应立即进行人工呼吸。

（1）口对口人工呼吸　解开衣领扣、领带、裤带，先行仰头抬颏，“仰头”之手压于病人额部保持头部后仰位置，拇、示指将病人鼻孔捏闭；“抬颏”之手将病人下颌向上、后方推起以维持呼吸道通畅；深吸一口气，双唇紧贴病人口部，封住病人口唇，用力吹入（图5－18），使病人胸廓升起；吹气完毕将口稍移开并作下一次深吸气，同时松开病人鼻孔，让病人凭其胸肺弹性自动回缩呼出气体。开始时可连续吹气2～4次，让病人肺部充分扩张。然后，成人以每分钟12～15次的频率、儿童以每分钟15～20次的频率进行。

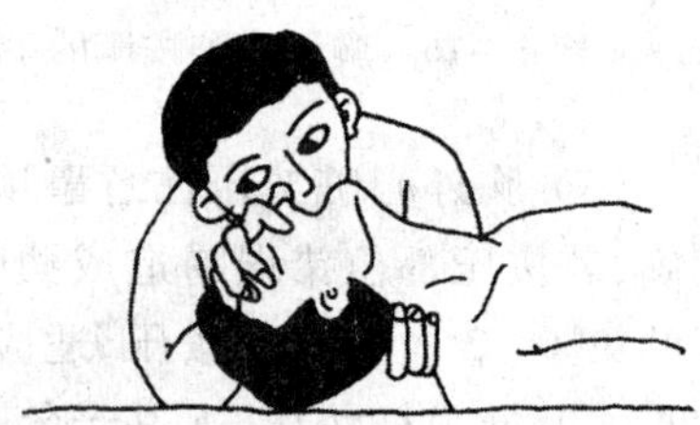

图5－18　口对口人工呼吸

（2）口对鼻人工呼吸　适用于张口困难或口周外伤等病人。在维持气道通畅的前提下，救护者深吸气后以口唇封住病人鼻孔周围，用力向鼻孔内吹气；吹气时用手将病人颏部向上推，使上下唇合拢，呼气时放开。其他要领同口对口人工呼吸。

（3）注意事项　① 吹气量适当，以病人胸廓明显升起为宜；因救护者吹出的气体含氧量低于空气含氧量，吹气量过小不能满足病人血液氧合的需要；吹气过猛过大可因咽部气压高于食管开放压而使气体进入胃内而引起胃扩张；过度通气（呼吸过快或潮气量过大）会增加胸膜腔内压，减少静脉血回流到心脏，减少心排血量。② 吹气时间占一次呼吸周期的1/3。③ 吹气时若遇较大阻力，应立即重新调整气道位置或清除气道异物。④ 婴幼儿对口鼻同时吹气更易施行。⑤ 病人尚有微弱呼吸时，人工呼吸应与病人自主呼吸同步进行。⑥ 口对口人工呼吸操作者易疲劳，操作同时其他救护人员宜尽快准备好器械人工呼吸设备。⑦ 实施人工呼吸时要随时判断人工呼吸的效果。

（4）人工呼吸的有效指征　① 吹气时看到病人胸廓明显升起，病人胸廓复原被动排气时吹气者应能感觉到呼出的气流。② 与有效的胸外心脏按压配合，能看到病人面色、唇色由苍白、发绀转为红润。

2010 年国际心肺复苏指南具体操作流程如下。

评估环境无危险

↓

判断意识

↓

快速判断呼吸

↓

呼救、启动120、记时

↓

取复苏体位

↓

5～10s 判断循环征象

↓

胸外心脏按压30次

↓

畅通气道

↓

人工呼吸2次

↓

按压(30)∶吹气(2)，连续5组，检查1次呼吸和脉搏

↓

此期间若需除颤，给电击1次

↓

不间断行30∶2的按压与吹气，至呼吸、循环恢复

8. 复苏的有效指标　CPR 可以采用“听、看、感觉”呼吸和触摸颈动脉搏动同时进行的方式检查呼吸与循环恢复情况。操作每隔 2 min 应检查一次生命体征，每次检查的时间不得超过 10 s，如未成功，则继续进行 CPR，如此反复进行直至自主循环恢复，否则复苏无效。

心肺复苏有效指标如下。

（1）皮肤、黏膜颜色由发绀转为红润。

（2）可见病人有眼球活动，睫毛反射，甚至肢体开始活动。

（3）恢复自主呼吸。

（4）瞳孔由大变小并有对光反射。某些药物（如麻醉药和阿托品）能减弱瞳孔反应，患青光眼或白内障的老年人瞳孔反应不明显，会影响临床判断。

（5）能触及大动脉搏动。

9. 停止现场心肺复苏的条件

（1）威胁人员安全的现场危险迫在眉睫。

（2）呼吸和循环已有效恢复。

（二）进一步生命支持

进一步生命支持（ALS）又称后期复苏，主要任务是在 BLS 的基础上，借助于器械和设备、先进的复苏技术和知识，以取得最佳的复苏效果。国际上常称为 DEFG 程序，即药物治疗（D）、心电图监测（E）、心室颤动治疗（F）、病情评估（G）。而国内常将此阶段的程序细化为：借助专用设备和专门技术建立和维持有效的呼吸和循环功能；识别和治疗心律失常；建立和维持静脉通路，以治疗水电解质酸碱平衡失调；原发病的治疗。其具体措施有：气管插管及机械通气、心电监护、电除颤、复苏药物应用、输液输血、其他特殊治疗等。ALS 一般在条件较好的医疗单位中进行，病人从发病现场到医院的转送最好在发病后的 5 ~ 10 min 内完成，若病人在医院内出现心搏、呼吸骤停，则 ALS 与 BLS 应紧密衔接，ALS 越早越好。

1. 病情监测

（1）心电图监测　三种类型的心脏骤停临床表现虽然相同，但治疗却不相同。复苏过程中还可能出现其他心律失常，心电图监测可以明确心脏骤停的类型和心律失常的性质，为治疗提供依据。

（2）呼吸、循环监测　ALS 时应密切监测血压，并维持其稳定；有条件者应监测直接动脉压，循环难以维持稳定者，应监测 CVP。监测动脉压时可同时采取动脉血样作血气分析，可对病人的呼吸状态做出全面而又精确的分析与判断，评价呼吸机治疗效果，及时调整呼吸机参数；人工呼吸或机械通气，都应维持 PaO_2 在正常范围，使其不低于 60 mmHg；$PaCO_2$ 在 36 ~ 40 mmHg；血压结合 CVP 进行分析，可了解并及时调整病人的心功能状态、血管舒缩状态、循环体液量。

（3）肾功能监测　留置导尿管监测病人尿量、尿质量密度，并留取尿样送镜检，有助于判断肾的灌注和肾功能改变，并可间接了解其他内脏血流灌注情况，也可为输液提供参考。

2. 呼吸道管理

（1）放置口咽通气管或鼻咽通气管　能较方便而持久地维持呼吸道通畅。

（2）气管插管　有条件时应尽早行气管插管。因其能保持呼吸道通畅，防止肺部吸入异物或呕吐物，便于清除气道分泌物，并可与简易呼吸器、麻醉机或呼吸机相接以行机械人工呼吸，可使病人获得最佳肺泡通气和供氧。

（3）环甲膜穿刺　严重窒息而气管插管困难者，可用粗针头做环甲膜穿刺并接上“T”形管输氧，暂时缓解病人的严重缺氧情况后，仍考虑行气管插管或气管切开。

（4）气管切开　对于不适宜行气管内插管者，以及心肺复苏后仍长时间昏迷的病人，可施行气管切开术，可较长时间保持呼吸道通畅，给以机械人工呼吸。

3. 呼吸器应用

（1）简易呼吸器　简单而有效的人工呼吸器由呼吸气囊—单向活瓣—呼吸面罩构成，因携带方便而广泛应用于临床。呼吸气囊处于松开状态时空气经进气活瓣进入囊内，挤压气囊时囊内气体经排气活瓣—衔接管—呼吸面罩进入病人气道，气体进入肺内时病人胸廓被动升起；气囊挤压间歇期，胸廓弹性复原，因活瓣的单向作用，病人“呼”出的气体不会回到囊内。

使用时一手呈 C－E 手法将面罩紧扣于病人口鼻部，并抬起下颌，另一手以一定频率挤压气囊即可。呼吸气囊上附有供氧入口，可以连接氧气源，以提高病人吸入气体的含氧浓度(图 5－19)。带有各种动力装置的简易呼吸器能进行自动机械通气，其通气和供氧效果更好，适合于有气管插管者及转送途中使用。

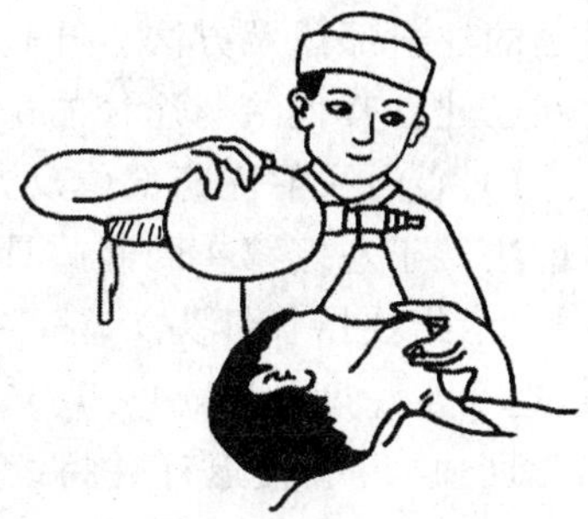

图 5－19 简易呼吸器

(2) 呼吸机 病人若被送入 ICU 或手术室行 ASL 救治，可使用呼吸机进行呼吸监测和治疗。呼吸机带有动力装置，能进行自动机械通气；又因其性能完善，可进行呼吸参数的监测和调整，有利于维持病人的呼吸功能。必要时可机器加压给氧，以保证重要器官氧的供应。

4. 药物治疗

(1) 用药目的 在复苏的过程中药物治疗非常重要，其目的是：① 激发心脏复跳，增强心脏收缩力，防治心律失常；增加心肌血液灌注量，增加脑血流量。② 纠正水、电解质和酸碱平衡失调，使其他血管活性药物更能发挥效应。③ 提高室颤阈或心肌张力，为除颤创造条件。

(2) 给药途径 有静脉给药、骨髓内给药、中心静脉给药、气管内给药、心内注射五种给药途径，其中近心外周大静脉作为首选给药途径。要根据病情需要、技术条件限制、给药操作对 CPR 操作的妨碍等来考虑给药途径的选择。原则上在选择给药途径时要考虑给药的效果、给药方法的并发症。

(3) 给药方法 静脉给药需要迅速建立静脉通道，通过静脉推注，可使药物很快进入血液到达重要器官。常以上腔静脉系统给药为宜。较理想的途径为经肘静脉插管至中心静脉给药，其次为经肘静脉穿刺的输液通道给药。经锁骨下静脉或颈静脉插管对 CPR 操作有一定妨碍；手、腕及小腿部的外周静脉通道给药效果相对较差。

开放静脉有困难时，应由气管内给药。可经环甲膜穿刺给药，但以经气管导管内给药效果较好。肾上腺素、利多卡因、阿托品、纳洛酮等都可经气管内给药。常规剂量药物以注射用水稀释到 10 ml，直接注入气管导管，并快速向肺内吹气几次，以使药液雾化、弥散到两侧支气管系而加快吸收，快速吹气时应停止胸外按压；以一根细长导管经气管内导管深入气管隆嵴附近或支气管内用力推注，呈喷雾状给药效果更好。气管内给药的吸收速度与静脉注药相似，而维持作用时间为静脉给药的 2～5 倍。但药物可被气管内分泌物稀释或因气管黏膜血循环不足而吸收减慢，故有时气管内给药的药物剂量应比静脉给药用量大 2～2.5 倍。所以，2010 年国际心肺复苏指南中对气管内给药的疗效提出了质疑，认为气管内给药不仅会影响复苏效果，而且还会引起不良反应。

尚未建立以上给药途径时，骨髓内给药是一种替代途径，特别适用于小儿。一般情况下，骨髓内给药与静脉给药剂量相同或稍增加，如经骨髓内给予肾上腺素。

胸外心脏按压时可经皮作心室穿刺注药，开胸心脏按压时则可直接作心室穿刺注药。前者有较多缺点，如用药时需中断 CPR，操作不当可造成气胸、血胸、冠状血管损伤、心肌损伤、心包积血等，且注药部位准确性差，若将肾上腺素等药注入心肌内，可造成顽固性室颤。因此，只有当静脉或气管内给药途径仍未建立时才采用自胸外向心内注射肾上腺素，且必须注意选择适当的注射部位及方法。开胸心脏按压虽可直接作心室穿刺注药,但因其亦须暂停心脏按压,故在已建立其他给药途径的条件下也不应作为首选途径。

1)心内注射注药部位及方法　注药部位有三种,不同注药部位其方法不同。① 心前区注射法。于左侧第4肋间胸骨旁2.5 cm处,常规消毒皮肤,右手持注射器,必要时以消毒的左手拇、示指扶持长针头头端1~2 cm处,用力将针垂直刺入皮肤并不断深入,边进针边试抽回血,达一定深度(成人4~5 cm,小儿不超过3 cm)见大量回血时即可迅速注药;如进针较深仍无回血,可缓慢退针并持续抽吸回血,若仍无回血,可改变方向重新穿刺。② 剑突下注射法。于剑突与左肋弓连接处下方1 cm处常规消毒皮肤,穿刺针刺入皮下后改变方向,使针头与腹壁呈15°~30°,向心底部刺入,边进针边回抽,抽得大量回血即可注药。③ 直接心内注射法。对开胸心脏按压病人,在无菌条件下,用7号注射针头避开冠状血管直接向右心室穿刺注药。

2)注意事项　① 胸外心脏按压经皮作心室穿刺注药时,宜选择合适的心内注射针,否则针头长度达不到心室腔可导致穿刺失败。② 为避免损伤冠状血管,宜选择右心室进行穿刺。③ 穿刺部位要准确,穿刺时应暂停人工呼吸以避免刺破肺组织形成气胸。④ 进针后抽得大量回血时方可注药,切忌将药物注入心肌内,以免引起心肌坏死或心律失常。⑤ 动作迅速,尽量缩短CPR中断时间。

(4)常用药物　见表5-2。

表5-2　心肺脑复苏常用药物

药名	用药目的	用药方法
盐酸肾上腺素(首选)	升高动脉血压,提高心率, 增加冠状动脉灌注和脑血流量; 使心室纤颤由细颤转为粗颤,提高电除颤成功率	0.5~1.0 mg静脉推注,必要时每3~5 min重复1次
胺碘酮	除颤作用,预防心律失常复发,提高病人的存活率。是复苏中抗心律失常的首选药物	开始剂量为150或300 mg/h,10 min内滴注每10~15 min追加150 mg,复苏后用1 mg/min速度维持6 h;再改为0.5 mg/min维持滴注
利多卡因	提高室颤阈值,降低心肌的应激性,预防和终止心室颤动; 减慢心率和房室传导,治疗室性心律失常	1 mg/kg静脉推注,5~10 min后重复用0.5 mg/kg,以后用1~4 mg/min速度静脉滴注维持
阿托品	消除迷走神经对心脏的抑制作用,提高心率治疗缓慢性心律失常、心脏停搏(2010年指南不推荐常规使用)	0.5~1 mg静脉推注,每5 min重复用药1次,或2~5 mg加5%~10%葡萄糖注射液200~300 ml静脉滴注
溴苄铵	用于抗心室异位激动	2~3 mg/kg稀释后缓慢推注,5 min后重复用10 mg/kg,以后用1~2 mg/min速度静脉滴注维持,总负荷一般不超过30 mg/kg

续表

药名	用药目的	用药方法
碳酸氢钠（5% $NaHCO_3$）	主要用于纠正代谢性酸中毒	首次剂量为 1 mmol/kg，以后根据血气分析情况调节合适剂量
呼吸兴奋药	兴奋呼吸中枢，促进呼吸恢复	二甲弗林、洛贝林（山梗菜碱）、哌甲酯（利他林）等

5. 电击除颤　动物实验和临床研究已证实，心脏电复律是终止心室颤动的一种最有效的方法。因此，心脏骤停后，有条件时应尽早实施电击除颤。室颤发生后 1 min 内除颤的成功率最高，迟于 4 min 者抢救成活率仅 4%。电击除颤的次数目前并无规定，多主张反复多次电击除颤，直至除颤成功。

6. 人工心脏起搏　复苏时所采用的人工起搏术必须满足的条件：起效快、效果好、损伤小、易操作、易监测。尽管目前起搏器种类和起搏方式较多，但要达到上述要求尚有一定难度，因此需根据心脏骤停病人的具体情况选用。

心脏、呼吸骤停病人可分为心脏无病变和有病变两大类。前者有电击伤、溺水、迷走神经反射引起的心脏骤停、麻醉意外、药物反应等，此类病人心脏的起搏或传导虽发生障碍，但心脏骤停后短时间内心肌仍保持着兴奋、收缩、心肌纤维间的传导功能，心肌有良好的电反应性和机械反应性，人工起搏术可使其建立起有效的血液循环；后者则多指有心血管病史的病人，因其心肌和心脏传导系统存在严重的病变，对电刺激的反应较差或无反应，人工起搏术对此类病人往往效果不佳或无效。

（三）延续生命支持

延续生命支持（PLS）或持续生命支持又称复苏后处理。由于心脏骤停后，机体的许多重要器官，如心、脑、肾等，经历了缺血缺氧损伤、再灌注损伤、应激反应损伤，即使是自主循环恢复（ROSC），也可出现心功能不全、脑功能障碍、肾衰竭等严重问题。因此，ROSC 后仍然存在着高死亡率。由此可见复苏后的救治至关重要。

心脏骤停后，由于应激反应，刺激炎性细胞释放炎性介质，可形成全身广泛性炎症反应，又称全身炎症反应综合征（systemic inflammatory response syndrome，SIRS）。它是指任何致病因素作用于机体所引起的全身性炎症反应，具备以下 2 项或 2 项以上体征：① 体温 $>38℃$ 或 $<36℃$；② 心率 >90 次/min；③ 呼吸频率 >20 次/min 或 $PaCO_2<32$ mmHg；④ 外周血白细胞计数 $>12\times10^9$/L 或 $<4\times10^9$/L，或未成熟粒细胞 $>10\%$。机体过多释放炎性介质是 SIRS 的实质，机体的过度炎症反应进行性加重，最终可导致多器官衰竭。因此，对自主循环恢复（ROSC）者若出现 SIRS 应进行多学科优化干预，才可能提高复苏的存活率。

PLS 可归纳为 G、H、I 三步骤，即估计可治性和判断死因（gatlging，G），保持和恢复人的智能活动（human mentation，H），强化监护（intensive care，I）。此阶段主要是维护及优化 ROSC 后病人的心肺功能和重要器官的血流灌注，使其到最佳状态；确定并治疗心脏骤停的诱因，预防心脏骤停的复发；优化体温控制治疗，将体温控制在可使病人存活及神经功能恢复的最佳状态；维持循环与呼吸功能稳定；纠正水、电解质和酸碱平衡紊乱；维护其他重要器官功能；给予存活病人各种康复性治疗和护理，提高复苏成功后的生存、生活质量。

1. 脑复苏　机体与外界环境之间气体交换的过程总称为呼吸，包括外呼吸（肺通气、肺换气）、气体在血液中的运输、内呼吸3个环节。广义的呼吸停止应包括此3个环节中1～3个环节的严重异常或明显中断。狭义的呼吸骤停则主要指肺通气功能的突然停止。

不同组织、器官对缺血缺氧的耐受时间不同。因此，不同器官的疾病对生命构成威胁的严重程度不一。CPCR之所以成为急救医学的重要组成部分，就是因为脑、心、肺三大器官对缺血缺氧的耐受时间相对短暂。

需要进行CPCR处理的疾病可分为两大基本类型，即脑、心、肺本身的疾病和其他器官的疾病（所谓全身性疾病）。

易导致脑功能障碍或脑功能衰竭的颅脑疾病有：① 颅脑损伤；② 脑血管疾病；③ 颅内占位性病变；④ 颅内感染；⑤ 脱髓鞘性疾病；⑥ 其他疾病。

颅脑疾病，严重者可直接威胁病人生命，较轻者又可因颅脑病变使其他器官的功能发生障碍而进一步加重颅脑本身的疾病。尽管后者在临床上也需作CPCR处理，但此二者多直接由神经内科和神经外科处理，故临床所指的较为狭义的CPCR，一般是指心、肺本身疾病及其他全身性疾病引起的心脏、呼吸骤停并因此进一步影响脑功能、威胁生命时的急救处理。

（1）脑损害的病理生理　心脏骤停后，脑循环停止，脑内ATP和糖原储备很快耗竭；BLS、ALS建立呼吸和循环功能后，脑循环虽有所恢复，但会出现脑的"再灌注损伤"。这种急性缺血－再灌注能引起脑细胞中毒、代谢紊乱、血脑屏障损害，导致体液中大量水分及某些电解质成分进入脑细胞和积聚于脑细胞外间隙，即引起脑水肿，导致脑的体积和重量增加，进一步引起颅内压增高。颅内压增高到某种程度时又明显影响脑血流量致使脑缺血、缺氧，严重时可致脑疝而使脑干受压，导致脑功能障碍。

心搏、呼吸骤停后尽快实施BLS和ALS以恢复脑的血流灌注固然重要，但近年来对再灌注损伤的深入研究给脑功能衰竭的救治带来了新的认识。所谓再灌注损伤，是指机体或某一器官经数分钟乃至数小时缺血缺氧，重新获得氧合血液后所发生的一系列的缺血、缺氧性损害。再灌注时脑循环改变可分三期：① 充血期。恢复灌注后的15～30 min内，脑血流量高于正常水平，可能是代谢性扩血管物质的作用及药源性高血压的结果。② 延迟性低灌流期。继充血期之后，脑血流逐渐减少，持续时间18～24 h，可能与缺血组织释放出缩血管物质、血管内皮细胞肿胀、血液黏度增高易凝、血小板的聚集及释放出缩血管物质等有关。③ 恢复期。低灌期过后，脑循环逐渐恢复正常。脑再灌注损伤的确切机制尚不完全明了，目前主要有钙离子学说、自由基学说、细胞内酸中毒学说、兴奋性神经递质学说等几种学说，但都不能很好地解释其机制。现在一般认为，再灌注损伤是多因素作用的结果，其中钙离子内流是激活其他反应的始动因素，也是造成脑细胞死亡的最后途径。基于再灌注损伤的研究，认为脑复苏时必须采取促进再灌注、应用巴比妥类药物、清除自由基、阻滞钙离子内流、对因治疗等综合治疗措施。

（2）脑复苏的治疗措施

1）低温疗法　低温疗法目的有：① 降低脑代谢、减少ATP耗竭、减少酸性代谢产物在脑组织内堆积。② 减轻脑水肿、降低颅内压。③ 减缓脑充血，减轻脑缺血后再灌注的程度。④ 减少脑细胞内外电解质离子的异常流动。

降温时间及方法：① 头部降温开始时间越早越好，争取在抢救开始后5 min内即用冰帽头部降温，最好在数小时内将头温降到预定的温度(28 ℃)，但是体表降温则应在循环恢复之后才进行。② 温度适宜，第一天使肛温降至 30 ℃左右，头温降至 28 ℃，以后维持体温在 32 ℃，体温过低易诱发心脏再次停搏。③ 低温维持时间一般需 2～3 d，病人出现四肢运动和听觉初步恢复时即可中止降温，任其体温自然升高，1 周后仍无意识恢复，则无继续降温价值。④ 降温方法，以头部冰帽降温为主，大血管经过体表的部位可用冰袋降温。物理降温时若出现寒战或抽搐，可交替应用镇静药和止痉药，也可应用短效肌松药。

值得强调的是 2010 年国际心肺复苏指南一方面对低温治疗的积极作用进行了肯定；另一方面又对低温治疗的负面影响提出了警告，认为低温治疗可以增加感染机会，使心血管系统不稳定，导致凝血功能障碍和高血糖等。建议使用中要积极预防并发症。

2）维持脑灌注压　在心肺复苏后，常有血压不稳或低血压状态存在，必须提高动脉压到正常水平以保证脑的灌注量，除用血管活性药物提高动脉压外，还必须降低血液黏稠度、扩充血容量。人造血氟碳液具有扩容、降低血液黏稠度、携氧三方面的功能，是一种比较理想的血液稀释扩容剂，但有一定毒性。也可根据病人情况，适当选用平衡液、低分子右旋糖酐、自体血浆等进行扩容。

3）控制脑水肿　① 选用高渗脱水药，首选 20% 甘露醇，常用剂量为 0.5～1 g/kg，静脉注射或快速静脉滴注，其脱水作用可持续 4～6 h。应用甘露醇时应注意防止急性肾衰竭和水、电解质紊乱，也可用复方甘油注射液、高渗盐水等。② 选用利尿药，适用于肾功能良好、血压正常者。可用呋塞米 20～40 mg 肌内注射或静脉滴注，或用 250 mg 溶于 250 ml 林格液中 1 h 滴完，其利尿作用可持续 2～4 h，使用时应预防电解质紊乱，也可用利尿酸钠。③ 选用肾上腺皮质激素，常用地塞米松，首剂 10～15 mg 静脉注射或静脉滴注，以后每 4～6 h 给 5 mg，至病情稳定脑水肿消除后逐渐减量至停药。使用时应注意防止消化道出血、低血钾、尿潴留、感染扩散等并发症。也可用氢化可的松。

4）应用巴比妥类药物　在局灶性脑缺血突触活动存在的情况下，可选择性降低突触活动，使氧仅用于维持细胞的基本活动，同时使脑血流重新分布流向缺血区，减少脑梗死面积。常用戊巴比妥钠和硫喷妥钠，首剂 3～5 mg/kg 缓慢静脉滴注，以后每 1～2 h 给 1～2 mg/kg 维持。

5）应用钙拮抗剂　① 尼莫地平可透过血脑屏障，聚集于脑组织中，抑制脑细胞 Ca^{2+} 内流，缓解脑缺血的血管痉挛和抑制肾上腺素能受体介导的血管收缩，增加脑血流量，使梗死的大脑半球血流重新分布，缺血区血流增加，对脑组织起保护作用。常用剂量为 30～40 ml(6～8 g)加入 5% 葡萄糖注射液 500 ml 中静脉滴注，每日 1 次，7～14 d 为 1 个疗程。② 尼卡地平可选择性作用于脑和冠状动脉，增加脑、心血流量。0.6～1.2 mg 加入 5% 葡萄糖注射液 500 ml 中静脉滴注，每日 1 次，15～30 d 为 1 个疗程。

6）清除自由基　脑缺血后产生的自由基有超氧化物自由基(O_2^-)、过氧化氢(H_2O_2)和羟基，自由基易导致脂质过氧化而损害生物膜。自由基清除剂 VitE、甘露醇、中药制剂如丹参等，已广泛用于临床。尼莫地平、糖皮质激素亦有清除自由基的作用。超氧化物歧化酶(SOD)和过氧化氢酶(CAT)的应用正处于研究之中。

7）高压氧疗法　高压氧疗法可增加血氧含量、血氧张力和氧弥散率，有利于改善全身缺氧；脑组织氧供改善又可中断脑缺氧—脑水肿恶性循环；高压氧结合低温疗法可使循环阻断的安全时限明显延长，有利于防止急性脑缺氧；高氧压下椎动脉血流增加，网状激活系统和脑干处氧分压相对增高，有利于改善觉醒状态和生命功能活动，促进意识的恢复。心肺复苏后，呼吸循环不稳定、末梢发绀、全身缺氧明显、脑缺氧—脑水肿—颅内压增高的恶性循环不能阻断、缺氧性抽搐反复发作而止痉效果不好者，均可考虑应用高压氧治疗。

8）改善脑代谢、促苏醒　① 三磷腺苷（ATP），可直接作用于脑细胞，激化脑细胞的代谢。② 辅酶 A（CoA），对维持脑内胆碱能神经元的兴奋性起重要作用。③ 细胞色素 C，脑缺氧时脑细胞的通透性增高，细胞色素 C 可进入脑细胞内，起到纠正细胞呼吸与促进物质代谢的作用，同时对其他组织的缺氧也有较好的改善作用。④ 脑活素，含有人体必需的多肽及氨基酸，含有神经递质、肽类激素等，可活化腺苷酸环化酶及催化其他激素代谢，增加脑内氨基酸代谢及葡萄糖的转运，有改善脑功能的作用。⑤ 其他如氨乙异硫脲、甲氯芬酯、二甲弗林等，可通过促进脑代谢或促进细胞氧化还原过程，直接对大脑起兴奋作用，促使病人意识苏醒。

2. 复苏后监测与护理　与普通病人相比，心肺脑复苏病人的循环、呼吸、中枢神经、营养代谢及肝肾功能等非常脆弱，有时甚至出现功能衰竭，严密的监测可全面地掌握病人重要器官的功能状况，及时发现病情变化，直接为治疗及护理提供依据。复苏病人的监测内容涉及心、肺、脑及全身其他各重要器官，监测仪器要求安全、实用、简便，不得过多过滥，监测指标亦不宜过于复杂，不可片面追求监测仪器的高档化、不得过分依赖仪器设备。最好的监测应来自于医护人员本身，应根据病人的实际情况与临床需要选用恰当的监护手段，并结合临床经验做出综合判断与处置。复苏病人的护理虽要强调系统化及整体化，但更应强调护理措施的快捷性、实用性及有效性。

（1）循环监测与护理

1）一般监护　脉搏监测是最简便的指标，其频率、节律、强弱的综合分析可判断病人心排血量的大小及有无心律失常。皮肤色泽则可反映末梢循环状态。护理时应注意触诊脉搏的部位首选颈总动脉，复苏病人因外周循环差，末梢的常规触诊部位往往触诊不满意；脉搏应每 15 min 测量一次，必要时随时测量，发现有明显异常时应及时处理，直至循环平稳为止。循环不稳或休克时，皮肤血管常最先出现代偿性收缩，故当发现病人皮肤苍白、湿冷、毛细血管充盈时间延长时，应考虑及时应用血管活性药物并适当、快速补充血容量。

2）心电监护　CPCR 病人应常规行心电图监测。有条件时最好选用电脑智能化多功能组合型心电图监测仪，其在监测 ECG 同时还可监测其他多种循环、呼吸指标，甚至或兼有除颤、起搏功能，但应注意用于连续监测的监测仪与临床用于检查和诊断的心电图仪在使用方法和波型观察上的区别。监护时应根据病人具体情况选用恰当的导联，一般采用 2 或 3 根电极导线，且仅监测一个导联的心电图；Ⅱ导联最常用，需监测心肌缺血或传导阻滞时可选择其他相应导联；监测程序上应设置好恰当的报警参数，但又不能仅仅依赖于仪器的报警才对病人做出处理，应随时观察监视屏上的变化，出现异常时应尽快用记录纸记录并及时进行处理。因心电图只能反映心脏的电活动而不能准确反应心脏的机械活动能力，故应结合其他血流动力学指标进行综合分析，还应注意与病人活动、肌电活动、导线脱落、起搏器的干扰等进行鉴别。

3）动脉压监测　临床上常用的方法是手动无创间断测压法，即通过缚于四肢的袖带间断加压—放气—听诊的方法来测定收缩压和舒张压。近年来，计算机智能化多功能组合型监测仪上的自动无创间断测压装置已成为重症监测治疗时必不可少的基本设备，但在血流动力学变化急剧或长时间使用自动测压装置者，应间断用手动法进行校对。CPCR 病人原则上应行有创动脉直接测压，即以动脉内留置套管针在左侧桡动脉直接穿刺进行测压。动脉压监测的数据有收缩压、舒张压、平均压和脉压，这些数据与病人的心排血量、循环血容量、外周血管阻力和血液黏稠度有关，与其他指标及病人的全身状况综合分析，以判断病人的循环功能。心肺复苏后应维持较高的血压(平均动脉压>90 mmHg)，以维持充分的脑灌注压。

4）中心静脉压(CVP)监测　CPCR病人应常规作中心静脉置管以监测CVP。穿刺部位首选右颈内静脉或右锁骨下静脉，置管后应明确判断导管是否在中心静脉内，并注意防止穿刺及置管的并发症。CVP测定方法有水柱法及压力换能器自动测量法，有条件的医院应尽量采用后者，CVP与血压结合分析、CVP的动态改变、输液负荷试验时CVP的变化等综合分析，能准确判断心功能、循环血量和周围血管舒缩状态。

5）其他循环监测方法　有条件的医院可置入漂浮导管(Swan-Ganz导管)监测肺小动脉压、应用心脏超声技术作无创心功能监测。

(2) 呼吸监测与护理　可根据病人情况及医院条件，选用适当的呼吸监测方法，避免繁杂的监测方法，而应重视监测的简便、实用、监测数据的临床意义。监测的目的是保持呼吸道通畅、防止肺部并发症、指导正确使用呼吸机、保证病人氧的供应、维持正常的呼吸功能。

1）一般监测　包括呼吸运动的幅度、节律、呼吸周期比值、胸腹式呼吸活动、呼吸音、呼吸频率等，最常用的监测指标是呼吸频率。

2）肺容量监测　包括肺容量、用力呼出曲线、流量-容积曲线、最大通气量、药物吸入试验等。

3）呼吸力学监测　包括胸廓与肺的顺应性、呼吸道阻力、气道压力、呼吸做功量、压力-容量环等。

4）肺气体交换功能监测　包括血气监测、二氧化碳分压监测、肺气体交换率监测等。

5）呼吸机监测　监测内容包括通气量、气道压力、氧浓度、肺通气模式等。

(3) 脑功能监护　CPCR病人循环和呼吸功能监护是最基本的监护，但脑组织在一定时间缺血缺氧后即可发生明显的不可逆性损害，因此脑功能的监测与处理应视为更重要的措施。

1）一般监测　包括意识水平、瞳孔及眼底的改变、神经反射、全身状态等。

2）颅内压监测　重症脑外伤、颅内出血、脑梗死、脑水肿、颅内感染、代谢性脑病导致心搏、呼吸骤停者应及时行颅内压监测，可用脑室内置管、蛛网膜下腔置管、硬膜外置管等方法进行监测，其中蛛网膜下腔置管法较为常用。

3）其他监测　包括脑血流监测、脑代谢监测、脑电图监测、诱发电位监测等。

3. 复苏后的心理护理　复苏后病人一般都害怕再次心脏骤停，特别是周围无人时，怕发生意外，心情焦虑而紧张。因此，护士不仅要继续严密监测其病情变化，而且还要关注其心理动态并给予相应的心理护理，使病人平稳康复。

(1) 护士应以熟练的护理技术、诚恳的服务态度、热情稳定的情绪去服务病人，给病人以信赖感和安全感。

(2) 主动与病人交谈，耐心细致地倾听病人的心声，了解病人对疾病的认识、对治疗和护理的要求，消除病人对疾病的忧虑和对死亡的恐惧。

(3) 做好解释工作，指导病人如何配合治疗和护理，调动其主观能动性，帮其树立战胜疾病的信心。

(4) 理解病人的心情,尽量满足病人的特殊要求和期望,如家人陪护、人际交往、受尊重等需要,使病人逐渐恢复正常生活能力。

七、特殊人群的复苏问题

(一) 婴幼儿复苏

1. 婴幼儿心肺脑解剖生理特点　婴幼儿心脏体积相对较成人大、重量相对比成人重;婴儿心脏呈球形或椭圆形,2 岁以内心脏呈横位,6 岁后接近成人形态;动脉相对较成人粗;年龄越小,心率越快;迷走神经对心脏抑制能力弱;鼻腔相对短小、狭窄,咽部相对垂直、喉相对较长,喉位置较高,最狭部在环状软骨处而不在声门处;气管支气管腔相对较小,气管位置较高,右支气管更直,细支气管无软骨;肺发育差,呼吸储备能力较少;呼吸肌发育差、易疲劳,主要靠膈作腹式呼吸,腹内气体增加更易影响呼吸功能;年龄越小,呼吸频率越快;囟门未闭的婴儿,对颅高压的缓冲能力较强。婴幼儿脑缺氧的耐受时限较成人大。

2. 婴幼儿心脏骤停的病因和诊断　婴儿心脏骤停多见于窒息、呼吸道感染、呼吸功能不全、婴儿猝死综合征(主要原因为呼吸暂停,多在睡眠中发生,可能与心、肺、脑功能异常有关或与睡姿及体位有关)等,幼儿心脏骤停多由心脏疾病、呼吸系统疾病或中枢神经系统疾病引起。其他原因及诊断类似于成人。

3. 婴幼儿复苏特点

(1) 胸外心脏按压

1) 胸外心脏按压部位　按小儿不同年龄和体格大小分别用示指和中指并拢下压或用单手或双手掌根部按压婴儿两乳头连线中点下方,小儿按压胸骨中下 1/3,原则是对心前区有足够面积按压对心脏产生最高压力。

2) 按压方法　对婴儿进行胸外按压时,单人使用双指按压法,双人使用双手环抱法,拇指置于胸骨下 1/2 处。与双指按压法相比,双手环抱法能产生较高的动脉灌注压及一致的按压深度和力度,是双人复苏时首选的胸外按压方法。

3) 按压深度　按压深度至少为胸部前后径的 1/3,0 ~ 1 岁婴儿为 4 cm,1 岁以上儿童为 5 cm。

4) 按压频率　0 ~ 1 岁婴儿为 120 次/min;1 岁以上儿童至少 100 次/min。

(2) 人工呼吸

1) 通气频率　新生儿,20 ~ 30 次/min; <1 岁,20 次/min(呼吸周期 3 s,吹气与排气时间比值为 1∶2);1 ~ 8 岁,15 次/min(呼吸周期 4s); >8 岁,12 次/min。

2) 通气量　潮气量(VT)10 ~ 15 ml/kg,每分通气量(MV)100 ~ 120 ml/kg。

人工呼吸与胸外心脏按压次数之比,婴儿为 1∶5,幼儿为 1∶5 或 2∶15。人工呼吸时应瞬间暂停心脏按压以确保通气效果,按压时可轻压腹部升高腹压以提高按压效果,手掌按压心脏时手指不应附在胸壁上。需做电除颤时注意选用小儿电极,据小儿体重选择除颤能量。需做气管插管或气管切开时,应根据年龄大小选择相应型号用具,注意插管深度。需做机械辅助呼吸时,亦应据年龄调整参数。复苏药物剂量应据小儿体重进行计算。

(二) 孕妇复苏

孕妇的循环系统、呼吸系统、母儿的气体交换与非孕期相比,发生了解剖和生理上的变化,导致孕妇对心搏、呼吸骤停的反应与非孕期不同。孕妇复苏时,还要同时考虑到胎儿的问题。

因此,孕妇的复苏,除具有一般 CPCR 的共性外,另具有因妊娠而带来的特殊性。其特点如下。

1. 血容量增大(主要是血浆容量增加、血液生理性稀释)、心率的增快、心搏量的增多,使孕期心脏的负荷明显加大,因此当孕妇遇有任何意外情况使心肌供血供氧不足或被骤然阻断,更易发生心搏骤停。

2. 孕妇发生缺血缺氧和低血压,或注射过缩血管药物,必将使胎盘血流减少,故孕妇复苏时,缩血管药物的应用必须慎重。必须用肾上腺素时,首量以 1 mg 为稳妥,若首量失败,3 ~ 5 min 后可重复 1 ~ 3 mg。

3. 血容量的增加使孕妇对血容量丢失的耐受性加大,一定量的血容量丢失孕妇不会出现相应的反应,但孕妇血容量丢失会使胎盘血供明显减少而出现胎心胎动的变化,故胎心胎动的变化可作为孕妇血容量丢失的前兆,以此可提前掌握孕妇循环骤停的时机。

4. 妊娠子宫体积和重量的增加,可对孕妇腹主动脉和下腔静脉造成机械性压迫,因此孕妇复苏时不宜经下肢血管给药、输液输血和循环监测。孕妇复苏时采用左侧半卧位(垫高孕妇右侧臀部,使其胸以下呈半左侧卧式)或将子宫尽量向左推移,有利于减轻血管压迫、有利于孕妇复苏,还可减少胎儿宫内窘迫。

5. 子宫向上的推移使孕妇心脏向左上移位,仰卧胸外心脏按压时到达心脏的力量会减弱。孕妇的腹式呼吸减弱胸式呼吸增强,肺通气量增加;孕激素的过度肺通气作用,使孕妇在低血压或心脏骤停时处于低缓冲肺容量状态,孕晚期对缺氧特别敏感,心脏骤停后呼吸很快停止。横膈的上移以及心胸比的改变,又可降低心、肺对人工呼吸和胸外心脏按压的顺应性,因此在做口对口人工呼吸及胸外心脏按压时一定要注意其有效性。

6. 胎儿的血红蛋白高,并有很高的氧亲和力,孕妇心搏、呼吸骤停后短时间内胎儿能适应缺氧的变化。孕妇心脏骤停后 5 min 内娩出的胎儿,不但能存活,还可不出现神经方面的异常,故孕妇复苏困难时可考虑及时娩出胎儿,既可解除子宫对孕妇腹内血管的压迫,又可使横膈复位,有利于孕妇复苏。因此,可在孕妇左侧半卧位下心肺复苏的同时,做好开胸心脏按压准备和剖宫产准备。

7. 孕妇心脏骤停,孕 24 周以前,复苏的目标是救活孕妇,同时也为宫内胎儿提供存活机会;孕 24 周以后,胎儿已达娩出后可能存活期,复苏目标是母儿兼救,但孕妇复苏仍是首位,两者不可兼得时一般原则是弃儿保母。母儿兼救的主要措施是及时剖宫产,术前术中术后,孕妇的复苏操作均须连续进行。

（三）传染病病人复苏

传染病病人的复苏方法、步骤、措施基本与非传染病病人相同,但应做好消毒、隔离措施,其注意点如下。

1. 事故现场就地抢救病人时,若确定或高度怀疑为传染病病人,应树立消毒、隔离观念,既要保证病人的抢救,又要尽量减少普通人群或无关人员与病人的接触;操作者尽量避免与病人及病人的分泌物、排泄物等直接接触,同时注意避免病人分泌物、排泄物等污染周围环境;病人转运后,事故现场应作终末消毒。

2. 现场抢救病人时,因病情紧急或条件所限,抢救者未能较好地采取隔离措施,在抢救结束后,抢救者应采取预防性治疗,如给予主动或被动免疫注射,或进行隔离观察。

3. 现场抢救时未发现病人为传染病病人,而转送到上级医疗单位后诊断为传染病病人时,抢救现场应及时作终末消毒,抢救人员应作预防性治疗和隔离观察。

4. 传染病病人心搏、呼吸骤停在事故现场初步救治后,转送途中应注意消毒隔离,转送到上级医疗单位后,严格按传染科规则进行处理。

5. 病人在医院传染科诊疗期间发生心搏、呼吸骤停,在传染科实施 CPCR 操作时,应严格按照传染科消毒、隔离原则进行,避免因抢救的紧张忙乱而导致或增加其他病人及医务人员被传染。

6. 传染科住院病人,若因病情需要而转至手术室或其他特殊科室进行 CPCR 抢救时,亦应严格进行消毒和隔离。抢救完毕转回传染科后,手术室内的手术器械等均应进行严格消毒。

八、终止 CPCR 的指征

"心脏死亡""呼吸死亡""临床死亡""脑死亡""生物学死亡"等的诊断和宣布,均是较复杂的医学、伦理、法律问题,目前争议较多。国内众多专家学者曾于1996年4月共同提出了"植物状态"的诊断标准,但目前尚无正式的"脑死亡"的标准。国内对"死亡"的宣布、对 CPCR 终止指征的确定,一方面可按传统的观念进行;另一方面又可参照国外不断更新的"标准"进行改进。

国外多种"脑死亡"的标准可概括为:一定时间内、经一定救治后的"五无",即无心搏、无呼吸、无反应、无反射、无脑电。

国内目前终止 CPCR 的指征:有效指征为心搏、呼吸骤停后 4 min 内施行 BLS,8 min 内施行 ALS,各项生命指征很快恢复平稳,即可终止 CPCR。

无效指征:① CPCR 已历时 1 h,心或脑死亡的征象仍持续存在;② 确知在开始 CPCR 前心搏、呼吸停止已超过 15 min 以上者。

第三节 心脏电复律技术

【情境三】

某医院心内科病房的一名护士正在值夜班,19:15 时突然从 2 号病房里传来呼救声,她迅速来到病房,原来是一位冠心病病人出现了猝死。事不宜迟,立即抢救。这时闻讯赶来的医生提出:"准备除颤器,实施心脏电复律。"可是护士犹豫了……

试想:1. 护士犹豫的原因是什么?如果是你,你会犹豫吗?

2. 该病人可不可以用心脏电复律,理由是什么?

3. 假设可以用,你又将如何操作除颤器?

临床上有许多原因会导致心搏骤停,它是一种常见的临床急症,如果不能及时抢救,其死亡率很高。据资料显示,在美国每年有 45 万人死于心搏骤停,占所有死亡人数的 36%。心脏电复律是借用除颤器向病人胸廓放电或直接作用于心脏,达到有效抢救心搏骤停病人目的的方法之一。除颤器的问世大大提高了心搏骤停病人的生存率,是临床上非常重要的抢救技术。

世界上最早是使用交流电除颤器在胸腔内放电,用于抢救室颤病人。因该技术对操作者的要求比较高,安全性能较差而受到限制。直流电形式的除颤器问世之后,心脏电复律在临床上的应用得到了进一步发展,但仍然有操作较复杂、安全性不高的问题存在。目前,体外自动除颤器已从欧美发达国家传入我国,使心脏电复律技术更简单、安全、应用广泛。

由于除颤器的不断更新，如今的心脏电复律技术不仅可以进行体内、体外两种形式的电复律，还能将心房颤动（简称房颤）、心房扑动（简称房扑）、室上性心动过速、室性心动过速等快速心律失常转复。

一、基本原理

所有心肌细胞在受到适宜的外界刺激时均会产生兴奋，这是心脏的电生理特征所决定的，也是心脏电复律的理论基础。

心脏电复律要向病人心脏发放一定强度的电脉冲。发放的形式有两种，同步电复律是在病人自身心律的有效不应期中传递电脉冲；非同步电除颤是在整个室颤期间的任意时刻传递电脉冲。强大的电流可使心肌细胞在短时间内同时除极，然后进入静息期，从而打断了心律失常的折返环，造成了心脏短暂静止，窦房结便可乘机重新控制和主导心脏的活动，恢复窦性心律。

二、适应证

（一）非同步电复律

1. 心室颤动（简称室颤）、心室扑动（简称室扑）。
2. 心脏停搏。
3. 电 - 机械分离。

（二）同步电复律

1. 房颤发病的时间在 1 年以内，药物治疗无效，无明显心脏扩大，出现生命体征改变者。
2. 心室率较快的房扑，应首选同步电复律。
3. 药物和其他治疗无效，且出现明显血流动力学改变的室上性心动过速和室性心动过速者。
4. 合并有预激综合征的异位快速心律失常，在诊断和选药较困难的情况下，亦可用同步电复律治疗。

三、禁忌证

1. 病史较长，反复发作而药物难以维持疗效的房颤、室上性心动过速等。
2. 伴有高度或完全性房室传导阻滞的异位性快速心律失常。
3. 伴有病态窦房结综合征的快速心律失常。
4. 洋地黄中毒所致的快速心律失常。
5. 低血钾者。

四、电复律的类型

（一）根据电极板作用的部位分类

1. 体内电复律　是将电极板直接放在病人心脏的前、后壁，电极板的体积小，呈“匙”状，便于操作。常用于开胸手术中出现恶性心律失常者。

2. 体外电复律　是临床上最常用的一种方法。是将两个电极板分别放于病人的胸壁上放电。体外电复律要求电极板体积较大,多呈圆盘形或矩形。

（二）按发放电脉冲的形式分类

1. 非同步电除颤　是由医护人员手控放电完成。按下电钮,除颤器将立即放电,电流会落入心动周期的任何时间。如果病人有自主心律,电脉冲落到了自主心律的易损期,就会造成室颤,应注意回避。

2. 同步电复律　适用于有自身心律的病人,如房颤、房扑、室上性心动过速、室性心动过速者。当心肌细胞兴奋进入相对不应期时,心脏处于易损期,在心电图上与T波相一致,在此期间如果发放强大的电脉冲,有诱发室颤的极大危险。因此,为了避开易损期放电,保证病人的安全,除颤器在探测到QRS波时,才形成放电回路,放出的电流与R波同步,抢在易损期前完成放电,从而安全复律。

（三）按自动化程度分类

1. 手动电复律　手动电复律是医护人员在对病人的病情进行判断后,选择适宜病人的复律方式,进行人工放电,是临床上应用比较广泛的电复律方法。

2. 自动电复律　由于自动除颤器可以自动识别,判断心律失常的类型,当出现室颤、室性心动过速等恶性心律失常时,它会按预先设置的程序自动释放预定的电脉冲,进行电复律。

五、复律前准备

这里值得指出的是,面对心搏骤停这种紧急情况,我们一定要争分夺秒,抢在病人的心脏还处于应激性较高的最佳时期除颤,以提高除颤的效果,抢救病人的生命。因此往往来不及准备病人。除此以外对于选择性同步电复律者要做好以下准备。

（一）病人准备

1. 向病人和家属说明电复律的目的、意义,给予病人心理上的支持和安慰,取得病人合作,家属签字同意。

2. 复律前12 h禁食,防止复律中出现呕吐,引起窒息。

3. 电击前面罩给氧15～20 min,以防在除颤中发生短暂心搏骤停,保证脑组织供氧。

4. 建立静脉通道,为电复律过程中用药做好准备。

5. 排空大小便,除去义齿,测血压,记录全导心电图。

6. 复律前给予镇静和麻醉处理。可缓慢静脉推注地西泮15～20 mg,并嘱病人数数,观察其入睡情况。在病人入睡后方可开始复律。

7. 在心脏电复律的过程中,能量的选择非常重要。一方面,作用于心脏的电能量越大,取得成功的可能性就越大;另一方面,电能量太大会导致心肌细胞的损伤。因此,一定要合理选择电能量。

一般情况下,同步电复律可以从小能量开始逐渐递增,首次用量50～100 W·s,如未成功,以后每次递增50～100 W·s,最高能量不超过300 W·s;非同步电除颤则主张一开始就在较高的能量水平上进行,起步能量多为200 W·s。心脏电复律所用首次电能量参考值(表5－3)。

表 5－3 心脏电复律所用首次电能量参考值/W·s

项目	体外除颤	体内除颤
心搏骤停成人（小儿）	200～300（4/kg）	5～10
房颤	100～150	
室性心动过速	150～200	
房扑	50～100	
室上性心动过速	50～150	

（二）用物准备

1. 电复律用物，包括除颤器、电极膏或盐水纱布套。

2. 抢救药物及用品。

六、操作步骤

1. 病人卧于绝缘的木板床上，取仰卧位或右侧卧位。

2. 操作者站在病人右侧，打开除颤器电源开关，并启动心电监测，了解病人心电图情况。

3. 根据病人情况选择心脏电复律的方式。一般情况下心搏骤停选用非同步电除颤，房扑、室上性心动过速等心律失常选用同步电复律。

4. 在电极板表面涂上适量导电膏或加用盐水浸湿的纱布垫，以保证电极板与病人皮肤之间有良好的接触。目前临床上已经开始使用凝胶状垫片，其作用与导电膏相同。另外，还有一种新型的柔软自动黏附式一次性电极板也出现在临床。

5. 充电，即根据不同病情设置复律电能量。

6. 正确放置电极板，电极板放置的位置有两种。

（1）常规位置　左手电极板放置于病人右侧锁骨下方，右手电极板放置于病人左侧腋前线 5～6 肋间（图 5－20）。

（2）后前位置　左手电极板放置于病人左侧肩胛骨下方，右手电极板放置于心前区，即左侧乳头下方。

7. 在核实无任何人与病人和电极有直接或间接接触的情况下实施放电。此时，如果见到病人的身体和四肢发生抽动，说明放电成功。否则，应检查原因。

8. 观察病人的心律转复情况，如果未成功，可重复进行。2010 年心肺复苏指南主张单次电击后先行 CPR，而不是连续 3 次电击。

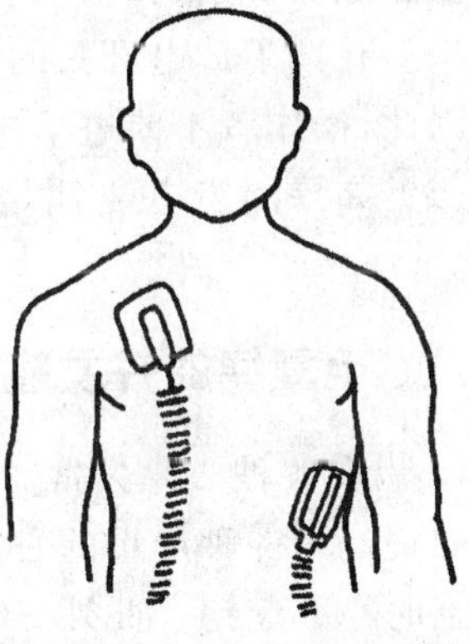

图 5－20　电极板放置的常规位置

七、注意事项

1. 注意安全　除颤器工作时输出的电压可达数千伏，即使一个小的疏忽也将会造成很大的危险。因此，操作者一定要沉着冷静，保证安全。具体做法如下。

（1）充电不应过早，最好在放置电极板的前一步完成。否则，如果误碰放电开关，会随时放电。

(2) 充电后,两个电极板不应该相互接触,用双手分别持握,保持一定距离。避免误放电损坏仪器。

(3) 电极板盐水纱布以浸湿而不滴水为宜,防止将大量的水带到病人皮肤上,引起电能的流失或灼烧病人皮肤。

(4) 在允许的情况下,要停止吸氧,以防引起爆炸。

(5) 有必要的情况下,要暂时断开或取下病人的电子仪器,避免损坏。

2. 提高复律效果,减少复律次数　心脏电复律的成功与否,一方面取决于心脏的自身条件;另一方面与复律的时间、所用电能量大小以及胸壁阻抗等因素有很大的关系。因此,在电复律的过程中要注意这些问题。

(1) 积极改善心脏的自身条件,对于非同步电除颤者在电除颤的同时一定要积极给予有效的气道给氧、胸外心脏按压等基础生命支持,纠正酸中毒和电解质紊乱。对于同步电复律者术前要给予相应的药物治疗,充分吸氧,尽量改善心脏的自身状态。

(2) 两个电极板放置的位置距离不要太近,要让整个心脏刚好位于其中,使流经两个电极板之间的电流准确通过心脏。

(3) 为了减小病人胸壁的阻抗,要使两电极板与病人皮肤紧密接触,除了在电极板上涂导电膏等措施以外,还应将电极板放置平稳,分别加上 2 ~ 5 kg 的压力,然后放电。

(4) 把握好复律的最佳时间和电能量。

3. 同步电复律时应特别注意以下几点

(1) 同步电复律必须选择 QRS 波直立,R 波波幅较大的导联。如果 QRS 波过小或倒立,不易被除颤器识别,将会出现易损期放电,诱发室颤。

(2) 在按下放电开关的瞬间,除颤器不会立即放电,要延迟到 R 波出现并予识别才能放电。因此,操作者不要过早松开按键,要严阵以待,等待放电。

(3) 如果同步电复律之后出现室颤,应立即将除颤器调到非同步电除颤状态,给予电除颤。

八、电复律的并发症及其防护

1. 诱发各种心律失常　心脏电复律后可见到多种心律失常,其中室颤最为严重,可以按室颤处理。另一种严重的心律失常就是窦性停搏、房室传导阻滞及心脏停搏等,可采用药物治疗和临时心脏起搏。此外,还可能出现房性期前收缩、室性期前收缩和新的室性心动过速,这些往往是一过性的,不会造成严重的血流动力学的改变。

2. 心肌损伤　心脏电复律引起心肌损伤的情况较少见,可能与电能量选择过大或反复多次电击有关,临床上可能出现心肌酶增高、急性左心衰竭、肺水肿及低血压等,要积极按照有关原则进行处理。

3. 栓塞　心脏电复律后栓塞的发生率仅为 1% ~2%,多与心房内血栓脱落有关。因此,对于有栓塞史者,要重视电复律前的抗凝或溶栓治疗。

4. 皮肤灼伤　心脏电复律后常有皮肤灼伤,轻者病人皮肤局部出现红斑,不予处理可自行好转,如果灼伤严重,应按烫伤处理。

第四节　人工心脏起搏技术

【情境四】

一天,邻居张奶奶因心脏病加重被送进医院,医生建议她安装心脏起搏器,她忐忑不安地向你咨询,想知道安装起搏器的必要性、安装时的风险及安装后对生活的影响等问题,并希望得到你的帮助。

试想:1. 你能为奶奶解除这些疑惑吗?你应该怎样对奶奶解释?

2. 若奶奶术后回到家中,你将为她提供什么帮助?

人工心脏起搏是用心脏起搏器向病人心脏发放一定能量和形式的电脉冲,刺激心肌细胞产生兴奋,以代替窦房结的功能,达到抢救心脏骤停、治疗心律失常和检查心脏电生理的目的。

人工心脏起搏技术已经经历了200多年的探索和研究,是集抢救、治疗和诊断为一体的临床重要措施,在临床上广泛应用,从事急重症护理工作的医护人员应对其有充分的认识和了解。

一、基本原理

人工心脏起搏的基本原理是在心脏的不同位置建立一个人造的异位兴奋灶,替代窦房结的作用。生理状态下,心脏的激动是由窦房结产生,并沿着心脏传导系统传至整个心脏,引起心肌细胞兴奋来维持心脏的活动。当窦房结的起搏功能或传导系统的传导功能出现障碍时,就会影响激动的产生或传导,发生缓慢性心律失常,甚至心脏停搏。此时,需要立即在心脏的适当部位安放电极,用起搏器的脉冲发生器通过电极向心肌细胞放电,使局部的心肌细胞产生兴奋,并通过心肌细胞间的传导向周围扩散,激动整个心脏。

二、适应证

1. 心脏骤停者。
2. 严重的缓慢心律失常病人。如病态窦房结综合征伴有心力衰竭,阿－斯综合征或有长期心、脑、肾供血不足症状,房室传导阻滞伴晕厥反复发作者。
3. 快速心律失常,不宜用药治疗或电复律者,包括电刺激或超速抑制中止折返。
4. 大手术者,心血管检查前后的病人。
5. 各种原因引起的一过性缓慢心律失常,如窦性心动过缓、窦性停搏、Ⅲ度房室传导阻滞等病人。
6. 需进行窦房结功能检查和房室传导功能检查者。

三、起搏类型

(一)根据电极放置的部位分类

根据起搏器电极放置的部位将起搏分为经皮起搏、经食管起搏、经静脉插管心内膜起搏、经皮穿刺心内膜起搏等。

（二）根据起搏与病人自身心搏之间的关系分类

1. 非同步起搏　是一种按照预先设定的起搏频率进行起搏的方式，不会因为心脏的自发心搏而改变起搏频率。因此，在病人有自发心搏时会产生起搏心律与自身心律相互竞争，特别是在急性心肌缺血等病情时能够引起心肌细胞兴奋性增高、室颤发生的阈值降低的情况，极易发生室颤。该起搏方式只适用于无自发心搏病人的抢救。

2. 同步起搏　是指起搏器感知病人自发心搏后自动调整发放电脉冲的方式，起搏心律不影响自身心搏，适用于有自发心搏的病人。

（三）根据起搏时间的长短分类

1. 临时起搏　是指在短时间内给病人起搏，主要用于抢救病人时的紧急起搏、保护性起搏及心脏电生理学检查时的起搏，使用的起搏器是体外携带式起搏器，在抢救、治疗和诊断结束后即可撤除起搏器。

2. 永久起搏　是将起搏器埋藏于病人体内，以达到终身起搏的目的。目前埋藏式起搏器的种类有很多，其功能不尽相同，可以从起搏器的编码中予以分辨。

经国际心脏病学联合会推荐，起搏器的编码由五个字母组成，每一个字母所处的位置不同，其代表的含义不一样。它们分别反映不同起搏器的起搏方式和功能状态。常见的字母及其代表的含义：A 代表心房、V 代表心室、D 代表双腔和双重、O 代表无、T 代表触发、R 代表频率调控、C 代表遥测、I 代表抑制、M 代表多功能程控、P 代表简单程控或起搏、S 代表电击。通常情况下，第 1 位字母表示起搏功能；第 2 位字母表示感知病人自身电活动的功能，简称感知功能；第 3 位字母表示感知病人自身电活动之后的反应方式；第 4 位字母表示体外程控的程度和有无频率适应机制；第 5 位字母表示治疗快速心律失常的能力。

四、起搏器的安装

（一）体外携带式起搏器

1. 安放电极　体外携带式起搏器安装的关键是妥善安放起搏电极，安装起搏电极有以下几种途径。

（1）经皮肤安放　将电极片黏贴在病人的胸壁皮肤上，阳极放在左肩胛下角与脊柱之间，阴极放于心前区或乳房下。

（2）经食管插入起搏电极　方法与插鼻胃管相同。

（3）经静脉插入起搏电极　该方法是临时起搏常用的方法，多选用锁骨下静脉和颈内静脉穿刺置管。程序如下：常规皮肤消毒→铺巾→局部麻醉→静脉穿刺→见回血退出针芯→插入引导钢丝→退出穿刺针→插入静脉导管鞘→退出引导钢丝→通过导管鞘将起搏电极导线送入心腔→确定合适的位置→妥善固定。

（4）手术中安放电极　通常是开胸手术或直视心脏手术中在病人心肌显露清楚的无脂肪区安放电极，并进行妥善处理和固定。

（5）经胸壁插入法　该方法多用于紧急抢救，操作步骤如下：常规皮肤消毒→铺巾→局部麻醉→用套管针在胸骨左缘第 4 肋间或胸骨剑突左缘与左肋弓夹角处做心内穿刺，针尖向上、向后，略向右方向→见回血退出针芯→用电极上的小套将 J 形电极的尖端拉直，并通过穿刺针的外套管送入心脏→确定电极前端钩在心内膜或乳头肌内→退出穿刺针外套管→妥善固定。

2. 将电极与起搏器连接　无论采用上述哪种安放方法,电极安放妥善后,均要将电极与起搏器连接。若电极有正、负两极,可直接接于起搏器上。否则,先将电极外端接在连接器上,再将连接器上的两个接头分别与起搏器相连,打开起搏器电源开关,调整参数,观察起搏效果,必要时及时调整。

（二）埋藏式起搏器

埋藏式起搏器的安放,除了要安放好起搏电极以外,还要妥善安放起搏器,多在导管室内完成。通常情况下,电极安装是通过锁骨下静脉途径将电极送入心脏,固定牢固。然后在锁骨下方切开皮肤,分离皮下组织和胸大肌筋膜,制作一个大小、松紧适宜的皮下囊袋,将起搏器放入埋藏在胸壁胸大肌前皮下组织之中,缝合好皮肤。

五、术前准备

（一）病人准备

需要进行人工心脏起搏的病人常常病情较重,护理人员要严密观察病人生命体征和心电图变化,积极做好病人的心理和生理准备。在病人意识清醒时主动向病人及家属介绍手术目的、方法及配合的知识,取得他们的同意和合作。要协助病人做好术前各种常规检查,如血常规、血型、出凝血时间、血糖、血脂、超声心电图、心脏 X 射线检查等。在时间允许的情况下,要对病人的手术区皮肤进行充分的清洁准备。

（二）用物准备

1. 起搏器　起搏器是由脉冲发生器、电极及其导线和电源 3 部分组成。

(1) 脉冲发生器　脉冲发生器由输出量控制装置、频率调控装置、跟踪并感知心电变化的装置和体外程控装置等部分组成。它可根据不同病人的需要在不同时机发出不同能量、不同频率的电脉冲,引起心肌细胞的兴奋,是电脉冲发放的控制中心。

(2) 电极和导线　电极质量的优劣直接影响起搏器的功能,它与心脏相接触,是刺激和感知心脏最关键的部分,常制成箭头状、螺旋状、带钩状等。导线是位于电极和脉冲发生器之间的线路,多采用低电阻的铂铱合金为原料,具有传导和连接作用。电极在使用前要消毒,常备无菌电极 1 根(线形或尖头形或柔软 J 形金属丝),导线两根。

(3) 电源　体外携带式起搏器使用的电源是锌－汞电池,可以在起搏器停止工作的状态下随时更换,尽管如此,每一位病人还是应该预备新电池。埋藏式起搏器使用的电源是锂电池,一般可用 5 ~ 10 年。

2. 连接器 1 套,起搏分析仪 1 台。

3. 无菌手术包 1 个(孔巾、纱布、治疗碗、棉球、小药杯)、套管针 1 根、5 ml 注射器 2 支、无菌手套 1 双。

4. 心电图机或者心电监测仪 1 台。

六、术中配合

1. 密切观察病情,发现病情变化及时报告医生,并协助处理。

2. 做好抢救准备,如果术中病人发生室颤、心脏停搏等危急情况,要配合医生实施心肺脑复苏。

3. 协助医生测定相应的起搏参数,并做好记录。

4. 传递术中各种所需用品,清点手术用物。

七、术后护理

(一) 常规护理

1. 严密观察病人,尤其是神志、血压、心律、呼吸、体温的变化,持续心电监护。发现异常及时向医生报告,并积极配合处理。

2. 嘱病人绝对卧床休息 72 h,避免手术侧卧位,限制置管侧肢体的剧烈活动,以防止电极脱位。

3. 每天给病人伤口换药,保持局部或皮肤切口的清洁、干燥和无菌,防止局部感染。

4. 做好心理护理。病人术后常出现担心、忧虑、紧张,甚至于焦虑等心理应激反应。要注意心理疏导,倾听病人详尽的叙述,从中找出原因,解答病人的每一个质疑,帮助病人消除和减少起搏器给病人带来的负面影响。

(二) 起搏器工作状态的监护

1. 由于起搏器设置的参数直接影响起搏效果。因此,术后要认真调节各种参数,使起搏能达到最佳效果。常用参数有以下几个。

(1) 起搏频率　根据病人病情不同,一般设在 60 ~ 100 次/min。目前新一代频率程序方式起搏器,可在病人的活动时自动调整起搏频率,以适应病人的需要。

(2) 起搏强度　起搏强度的调节,原则上要保证有效的起搏。一般情况下,设定为起搏阈值的 2 倍或略高。

(3) 起搏阈值　能引起心肌细胞有效兴奋的最小起搏强度称起搏阈值。其测量方法有两种:一是借助起搏分析仪测定;二是通过调整电流输出强度,观察心电图的方法进行测试。通常的起搏阈值≤1.5 V。

(4) 感知灵敏度　是起搏器能够感觉到来自心脏本身的电生理活动的能力,常以能探测到除极特征电位的最小值为适宜。心房追踪时,主要感知 P 波电位,心室追踪是感知 QRS 波电位。调节时,既不能使灵敏度过低,引起感知不足或失去感知,也不能使灵敏度过高导致误感知。

(5) 房室间期　使用双心腔起搏器时,要保证心房起搏和心室起搏不会同步进行,它们之间需要有延迟时间,一般设在 150 ~ 200 ms。

2. 加强对起搏功能的观察,严防起搏器失灵。观察的方法有两种。

(1) 触摸病人的脉搏　脉搏弱或脉搏数减少是起搏功能差的表现。应检查有无起搏器故障、电极移位、电极导线断裂、电池耗尽、起搏强度是否过小等情况,并及时给予处理。

(2) 观察起搏心电图　如果每次起搏标记后均出现一次 QRS 波,表示起搏功能良好,起搏心电图如图 5 - 21。

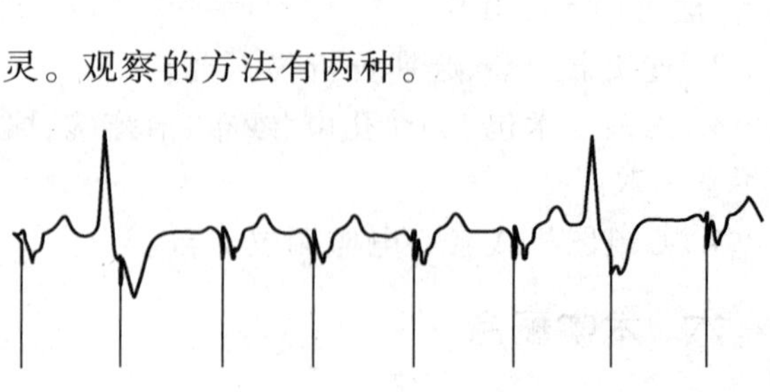

图 5 - 21　起搏心电图

（三）并发症的观察及处理

1. 与手术有关的并发症

（1）电极脱位　电极脱位是较常见的并发症，主要与电极固定不牢，早期没有限制活动有关。预防的方法除了手术中要妥善固定电极外，更主要的是严格术后制动。

（2）感染　感染的出现多因护理不当或安放起搏器的过程中没有无菌操作等原因造成，术后护理人员要精心护理局部伤口，保持其无菌状态。一旦出现感染先兆，要及时给予抗感染治疗，必要时更换新的起搏器电极。

（3）心脏穿孔　多因电极头太硬、操作鲁莽、电极放置时将心肌顶得太紧或术前使用较大量激素等因素造成。要尽量避免以上问题，防止心脏穿孔发生。

（4）其他　如电极的置入会诱发心房血栓的形成，易出现栓子脱落，导致肺栓塞，可酌情服用小剂量肠溶阿司匹林等抗凝药。另外，锁骨下静脉穿刺可引起气胸、空气栓塞等并发症，手术中要细心操作。

2. 与起搏器有关的并发症

（1）起搏综合征　主要发生在单心腔心室起搏，激动传导的顺序因起搏而发生改变，引起心室先收缩，心房后收缩。若心房收缩发生在房室瓣开放之前，则会引起右心房压增高，心排血量减少，轻者出现头晕、头胀、心悸、气短，重者可致血压下降，甚至休克。因此，护理人员要多关心病人，询问病人的症状，一旦确诊为起搏综合征，唯一的处理方法是更换心房起搏或房室顺序起搏方式。

（2）起搏器失灵　包括完全性起搏衰竭、夺获失败、起搏频率减慢、感知不良、起搏器介导的心动过速等。要注意积极做出判断，明确失灵原因，给予及时纠正。

（3）意外微电流产生　意外漏电对心脏会造成严重的影响，甚至会诱发室颤。护理中必须保护好起搏电极末端导线以及接头，保持其绝缘性，切不可用手接触或与其他任何带电装置接触。

（四）术后指导

1. 指导病人或家属办理心脏起搏器担保手续。心脏起搏器是一种置入性的医疗器械，一旦出现质量问题，就会给病人带来更多的痛苦和经济上的损失，需要生产起搏器的厂家提供相应的售后服务。因此，为了保护病人的切身利益，要及时协助病人办理心脏起搏器担保卡，通常情况下起搏器的担保年限为 5～10 年。

2. 整理资料并备份，如起搏器资料、各种检查结果、病情记录、手术和护理情况等。嘱病人妥善保存，不可遗失。

3. 向病人和家属介绍起搏器的使用常识。术后病人上衣穿着松紧要合适，切不可过紧，以免造成起搏器受压。协助病人制作随身携带的心脏起搏器识别卡片，上面记录有病人的姓名、性别、起搏器型号、置入日期、手术医院、家庭住址、联系电话等，并提醒病人随身携带。嘱病人远离电磁场所，如高压电、电器设备、雷达、广播天线、电焊机、发电机、金属探测仪、大功率对讲机、强磁场设备等。指导病人在使用手机时用置入有起搏器的身体对侧耳朵接听电话，不要将移动电话放在上衣口袋内或挂在胸前。手术 3 d 后指导病人术侧肢体锻炼，要逐渐增加术肢活动强度和活动范围，避免重复剧烈的甩手动作、扩胸运动、环臂运动，避免撞击术侧肢体。

4. 指导病人学会自测脉搏、自测血压和正确记录自我监测单。自我监测单的记录内容应该包括日期、时间、脉搏数、血压值、伤口状况、有无全身不适、服用的药物等。

5. 指导病人掌握自我保护方法及简单的应急措施,如在病人出现头晕、心悸、黑蒙、胸闷、乏力等症状时,要马上停止活动,卧床休息,症状缓解之后立即与医院电话联系;当伤口处出现红、肿、痛等异常情况时,可给予局部硫酸镁湿敷或者涂抹碘伏,同时保持伤口的清洁、干燥;当脉搏数超过和小于起搏频率时,要引起高度重视,密切观察其变化。总之无论出现上述哪种情况,必要时都应到医院就诊。通常情况下病人术后3个月内要到医院复查1次,3个月后每隔半年或1年复查1次,及时了解起搏器的功能状况,防止意外发生。

第五节　动、静脉插管术

【情境五】

今天,ICU的护士长安排一名护士去护理一位特殊病人。护士在观察病情时,病人口述右手疼痛,经检查可见:病人右手桡动脉处置有一根导管,置管处敷料清洁、干燥,无渗血,手部颜色苍白,温度下降。护士马上意识到病人出现了紧急情况,需要立即处理。

试想:1. 你知道病人出现了什么问题吗?

2. 如果是你,应该怎样紧急处理?

3. 这种情况可以预防吗?如何预防?

一、深静脉穿刺插管

深静脉穿刺插管术是指经皮肤直接穿刺锁骨下静脉、颈内静脉和股静脉等深静脉,并插入导管的置管方法。它在急危重病人的抢救、治疗和监测中起着非常重要的作用,所有医护人员均应熟悉和掌握。

(一) 适应证

1. 血流动力学监测,包括测定中心静脉压、血流导向气囊导管(Swan-Ganz漂浮导管)监测等。

2. 需快速输液或者四肢静脉输液困难者。

3. 全胃肠外营养或者需要输入浓度较高、有刺激性液体时应用。

4. 心导管检查。

5. 安装心脏起搏器。

(二) 术前准备

1. 病人准备

(1) 心理准备　良好的心理状态和积极、健康的情绪,对于血管插管手术中和手术后病人的配合有不可估量的作用。因此,病人的心理准备非常重要。护理人员要认真分析和了解病人不同的心理状态,采取积极的护理措施,如说明手术的重要性和必要性,介绍手术者的工作业绩和技术水平,教会配合的方法,以减轻病人思想负担,增强安全感和信心。

(2) 皮肤准备　皮肤准备是术前的重要护理内容,其准备是否充分直接影响到导管感染的发生率,是预防导管感染的重要环节。因此,应认真准备。传统的备皮方法是用肥皂和温水清洗手术区域的皮肤，然后剃去毛发。备皮范围参见《外科护理学》相关章节内容。

2. 物品准备

（1）带鞘的穿刺针或者长 6～10 cm 薄壁穿刺针。

（2）血管扩张器，为质地较硬的中空导管，用来扩张皮肤与血管穿刺口。

（3）金属引导丝，为不锈钢合金细丝。

（4）皮肤消毒用物及无菌手套 1 双。

（5）无菌包（缝线 1 卷、缝合针 1 根、无菌纱布 2～3 块、手术刀片 1 把）。

（6）三通、连接管及其他用物。

（三）操作方法

由于锁骨下静脉穿刺插管不会影响人工呼吸、气管插管和病人的活动，因此是临床上较常用的方法之一。下面以其为例介绍深静脉穿刺插管的方法。

1. 锁骨下静脉的解剖位置　锁骨下静脉起自腋静脉，与颈内静脉汇合形成无名静脉进入胸腔。它跨行于第 1 肋骨上方，行走在锁骨中段的下方（图 5－22）。

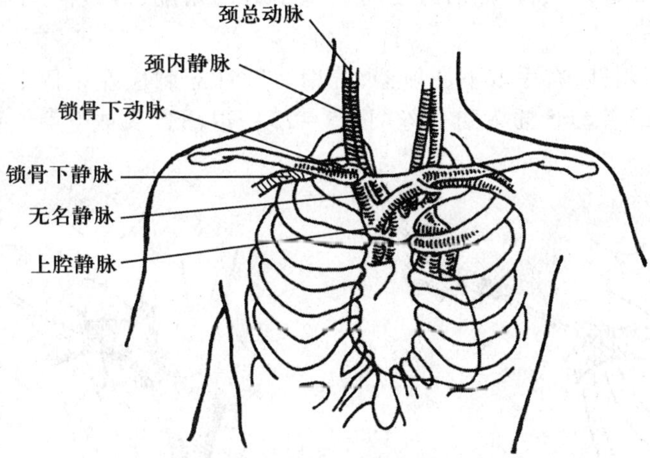

图 5－22　锁骨下静脉解剖位置

2. 穿刺点定位

（1）第 1 进针点　锁骨中点内侧 1～2 cm 或者锁骨中点与中、内 1/3 交点之间，是最常用的穿刺点，一般在锁骨下缘 1 cm 处进针，多选右侧（图 5－23）。

（2）第 2 进针点　在胸锁乳突肌锁骨端外侧缘与锁骨上缘所形成的夹角的平分线顶端外 0.5 cm 处，沿锁骨上缘进针，针头指向胸锁关节（图 5－24）。

3. 操作步骤

（1）行右侧锁骨下静脉插管时，病人仰卧头低位，头偏向左侧，肩背部垫高，床尾抬高呈 15°～25°。

（2）操作者站在病人右侧，定位穿刺点，用医用记号笔做标记。

（3）常规皮肤消毒，铺孔巾，戴无菌手套，必要时穿无菌手术衣。

（4）用 1%～2% 普鲁卡因局部浸润麻醉，取装有肝素盐水的注射器，接 18 号穿刺针，或者取带有导管鞘的套管针。

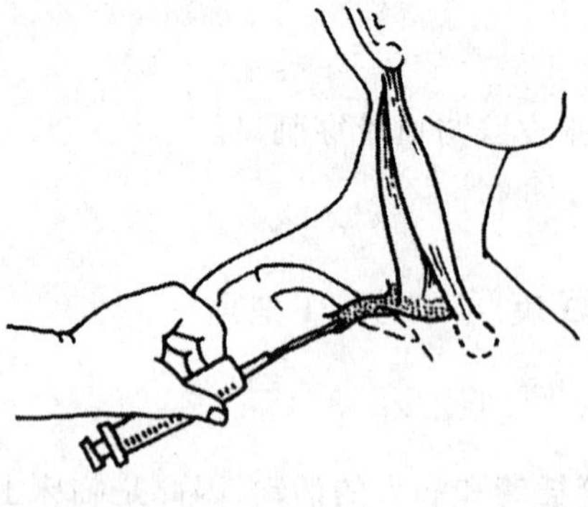

图 5-23 经锁骨下途径插管

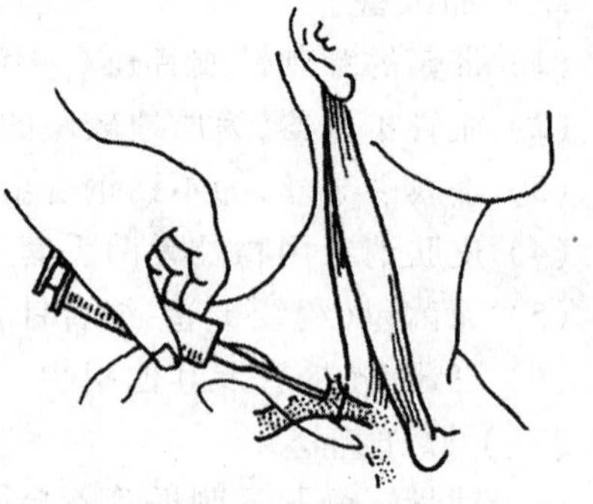

图 5-24 经锁骨上途径插管

(5) 第1进针点穿刺时,针头与额面成30°~35°,针尖指向胸骨上凹处进针,在针头触及锁骨下缘时,转向深部避开锁骨,然后转至与胸壁平行的角度,继续向胸骨上凹推进。见回血再继续前进2~3 mm。

(6) 左手固定穿刺针,右手取下注射器,若用套管针穿刺应左手固定外套管,右手退出针芯。然后,通过针头或者套管插入引导丝(图5-25),退出针头或套管(图5-26),保留引导丝(图5-27)。

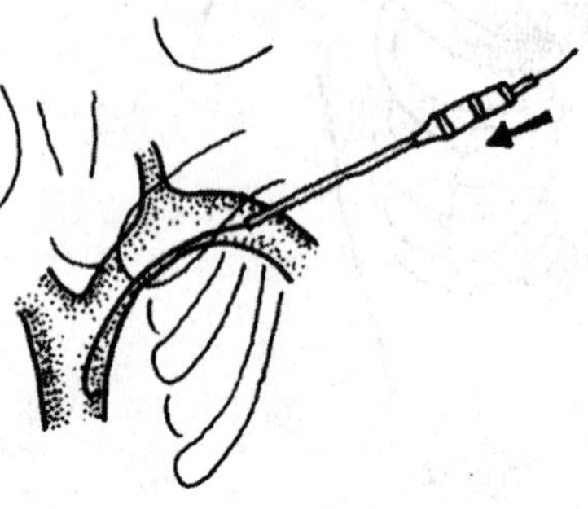

图 5-25 插入引导丝

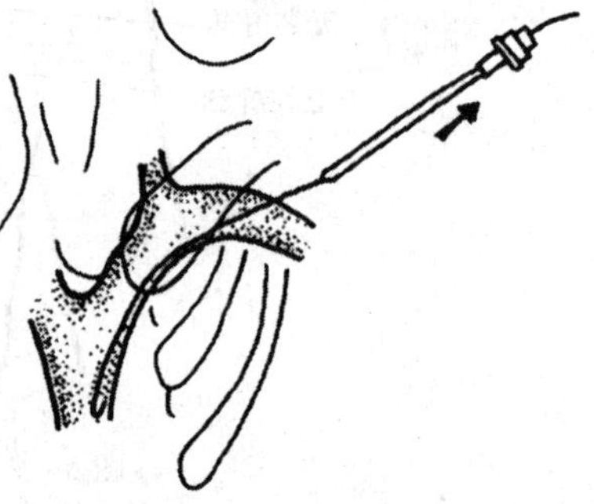

图 5-26 退出针头或套管

(7) 用血管扩张器经引导丝插入皮肤和皮下,进入血管。再将导管通过其中空插入血管内,退出血管扩张器。或者在引导丝处做一皮肤切口,通过引导丝将导管以旋转方式送入血管预期位置(图5-28),退出引导丝(图5-29)。

(8) 导管尾端连接注射器,并回抽血液,确认导管位置正确后,接上输液装置或测压装置固定导管。

二、经外周静脉穿刺插管

经外周静脉穿刺插入导管至上腔静脉的方法又称为PICC(peripherally inserted central catheter)置管术。与深静脉穿刺插管相比较,其操作较为简单,插管成功率高,容易固定,病人活动方便,留置时间相对较长,是医院常用的中心静脉置管技术,应该引起高度重视。

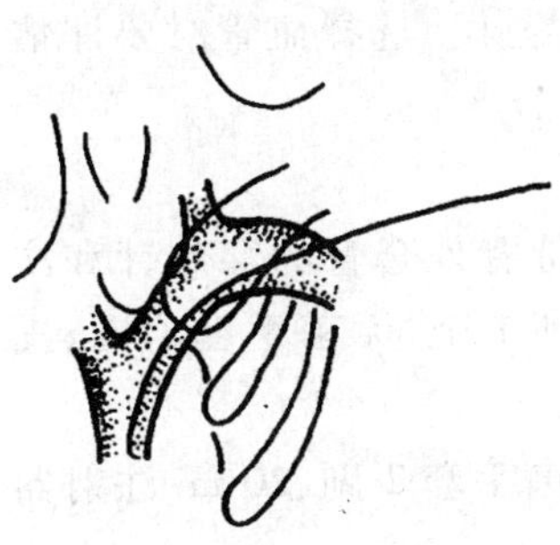

图 5－27 保留引导丝图

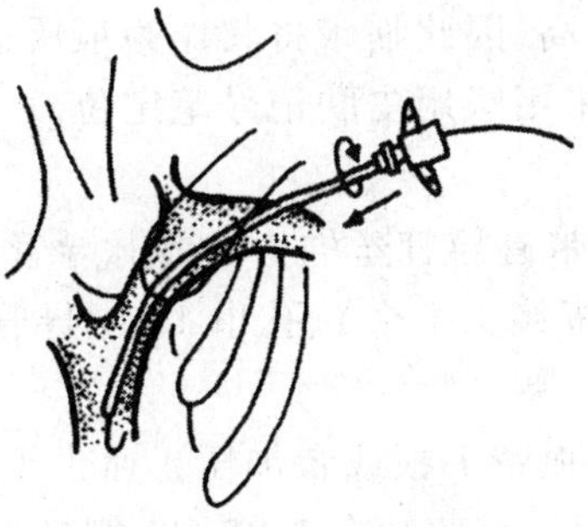

图 5－28 旋转方式插入导管

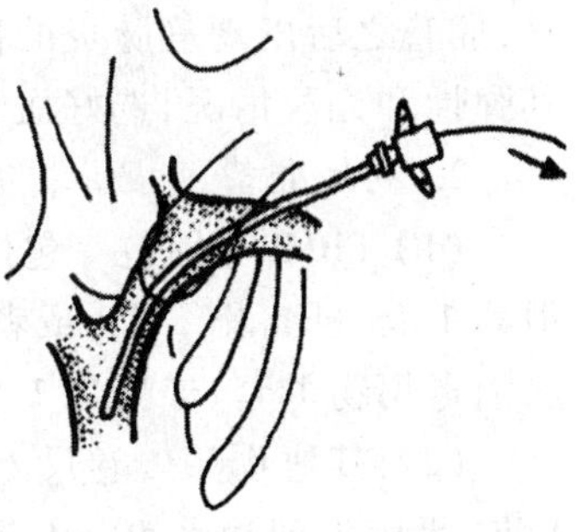

图 5－29 退出引导丝

（一）适应证

1. 外周静脉血管条件差，且需要快速输液或者长期输液者。

2. 需要注入刺激性药物者，如接受脱水疗法者、化疗病人。

3. 需要注入高渗性或黏稠度较高的液体时使用，如胃肠外营养液等。

4. 抢救急重症病人时，尤其是老年病人、早产儿。

（二）禁忌证

1. 凝血功能异常、近期有血栓形成病史、正在行抗凝血治疗者。

2. 血管穿刺区域有感染或者外伤者。

3. 有出血倾向或者有严重的出血性疾病者。

4. 不能很好配合者。

（三）术前准备

1. 病人准备

（1）心理准备　向病人说明插管的目的和意义，告知插管中和插管后可能出现的问题以及配合的方法，取得病人同意。

（2）血管准备　临床常用来插管的外周静脉包括贵要静脉、肘正中静脉和头静脉（图 5－30）。其中贵要静脉因其管径粗、解剖结构直、位置较深，有利于插管和留置导管，而被作为首选静脉。其次可选择肘正中静脉。头静脉的管径较细，有分支，且静脉瓣相对较多，可带来插管困

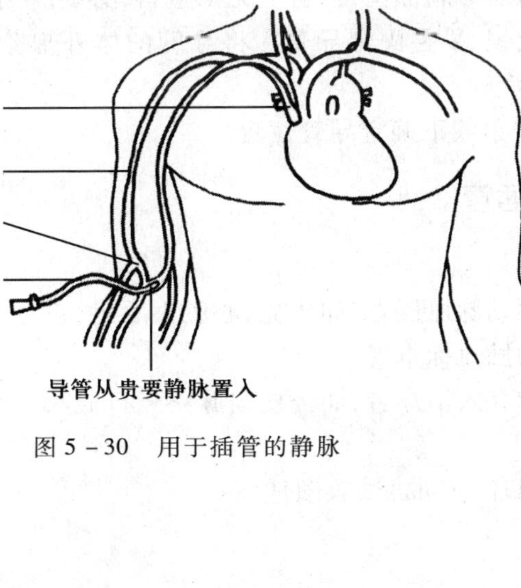

图 5－30 用于插管的静脉

难，插管之后出现静脉炎的概率增高，因此临床将其作为最后选择的静脉。选择血管时要评估其弹性和充盈情况，选好血管后，采用医用皮肤记号笔定位。

2. 物品准备

（1）PICC 专用包　包内存放带有导管丝的中心静脉导管 1 根、带有外套管的穿刺针和注射器 1 套、肝素帽 1 个（或者可来福接头 1 个）、孔巾 1 个、导管固定锁 1 个、无菌手套 1 副、皮肤消毒用物 1 套、连接器 1 个。

（2）其他物品　卷尺 1 个、止血带 1 根或者加压止血带 1 套、无菌手套 2 副、20 ml 注射器 1 支、无菌生理盐水 50 ml、透明贴膜、无菌纱布 2～3 块、绷带 1 卷。

（四）操作方法

1. 协助病人取仰卧位，选择置管部位，测量导管置入长度。测量前协助病人侧举手臂呈 90°，测量从穿刺点开始，到同侧锁骨头，再垂直向下到同侧胸骨缘第 3 肋间隙结束，其全长为置入导管的长度。插管前准确测量导管置入长度，可避免导管插入过深，刺激上腔静脉丛引起心律失常。

2. 在手臂下方铺放无菌治疗巾，隔离床单，并放置普通止血带或者气压止血带。

3. 戴口罩和无菌手套，必要时穿好无菌手术衣。消毒穿刺部位，更换无菌手套，铺孔巾，打开 PICC 专用包，用无菌生理盐水冲洗导管、穿刺针、连接器、肝素帽等专用物品，并将其浸泡在生理盐水中清洗物品外部，以减少对血管的刺激。

4. 扎紧止血带，或者向止血带充气加压至合适压力强度，临床研究显示在病人的上肢收缩压的基础上加 30 mmHg，既可以使血管理想充盈，又可以减少对微循环的影响。

5. 用穿刺针穿刺静脉，进针角度为 15°～30°。边推进穿刺针边抽回血，见回血后减小进针角度，继续推进 1～2 mm，固定针芯，向前推送外套管，轻压外套管上端，松开止血带，同时退出穿刺针芯。

6. 从套管内置入静脉导管，当导管推进至病人肩部时，协助病人向穿刺侧转头同时低头，以免导管误入颈内静脉。当导管置入至预定长度时，在导管尾部接注射器并回抽血液，以观察导管的通畅情况，确认导管通畅后退出套管并去除，取出导丝，将导管尾部与连接器或者输液器相连。

7. 用透明黏膜封盖穿刺部位，再盖上无菌敷料，必要时用弹力绷带包扎，防止伤口出血。

8. 安置导管固定锁，妥善固定导管。将导管的体外部分呈“S”形放置，可以降低导管张力，减小导管移动概率。

9. 必要时可在 X 射线下确定导管位置。

三、动脉穿刺插管

（一）适应证

1. 需要准确监测动脉血压者，如休克、心脏大手术、正在使用血管活性药物者。

2. 需反复采取动脉血标本者。

3. 需要行桡动脉介入治疗者，如经桡动脉路径行冠状动脉造影检查、溶栓治疗等。

（二）禁忌证

1. 桡动脉侧支循环（Allen）试验阳性。

2. 处于高凝状态者。

3. 有出血倾向者。

4. 正在进行抗凝治疗的病人。

（三）术前准备

1. 病人准备

（1）选择插管动脉　最常用的插管部位有桡动脉、尺动脉、足背动脉和股动脉，新生儿则常用脐动脉。其中桡动脉解剖部位表浅，便于穿刺和固定，并有良好的侧支循环，是首选插管动脉。股动脉是全身最大的表浅动脉，在周围动脉搏动消失时，是唯一能触及、可行的插管动脉。

（2）判断侧支循环　桡动脉插管前应先做 Allen 试验，在证实其侧支循环良好时才能插管。具体方法为：先将病人手臂抬高，检查者用手指分别摸到桡、尺动脉搏动后，用手指同时压迫，以阻断其血液循环。让病人做 3 次握拳动作，待静脉血充分回流后伸展手指，打开手掌，但要避免手掌过度伸展，此时手掌皮肤发白。检查者手指放松对尺动脉压迫，使血流再通，观察病人手部颜色恢复情况。正常 <5 s，平均 3 s；5 ~ 15 s 属可疑，置管应慎重；>15 s 系血供不足，应禁忌选用桡动脉穿刺置管，可改为其他途径置管。若病人出现休克，常使这项试验变得难以观察，此时可用多普勒探查。

（3）向病人说明插管的目的、必要性，尊重病人的意见，取得病人的合作。

（4）介绍插管的简单步骤、持续的时间、术中可能出现的感觉、术中术后如何配合等知识，使病人了解插管的全部经过，以减轻病人的担心和恐惧。

2. 物品准备

（1）16 ~ 18 号带套管的动脉穿刺针 2 根。

（2）皮肤消毒用物、无菌手套 1 双。

（3）无菌包（无菌针头 1 个、缝线 1 卷、缝合针 1 根、无菌纱布 2 ~ 3 块）、三通、连接管及其他用物。

（四）操作方法

1. 选择桡动脉穿刺时，病人仰卧，手臂外展，腕背曲。

2. 适当固定穿刺部位，触摸动脉搏动，以动脉搏动最明显处为穿刺点。

3. 常规用碘酒、酒精消毒皮肤，戴无菌手套，铺孔巾。

4. 用 0.5% ~1% 普鲁卡因做皮肤局麻。再用适宜型号的套管穿刺针穿刺动脉。进针时，针头与皮肤成 15° ~ 30°，见回血，继续将导管送入血管深部，同时退出针芯。

5. 立即将导管与其他装置相连。

6. 妥善固定导管，可用透明贴膜覆盖穿刺部位固定，用弹力绷带包扎。

四、动、静脉插管术后的护理

（一）常规护理

1. 固定妥善，防止脱出。严密观察插管局部有无渗血、渗液。

2. 保持导管的通畅，防止受压、扭曲和堵塞。

3. 加强心理护理，在整个检查、治疗、监护的过程中要有专人护理，随时询问病人的感觉，帮助病人分析其原因，教给病人解决问题的办法，给予精神鼓励、心理支持和生活的全面照顾。

（二）并发症的预防及护理

1. 血栓形成 血栓栓塞是动静脉插管术后最常见的并发症。造成的原因较多，主要与病人的防御反应加强、血液循环的速度减慢、血容量不足和血液黏稠度增高等因素有关。护理中要重视预防血栓的形成，减少栓塞的发生。其预防措施如下。

（1）为减小血栓形成的概率，应选择管径适宜、管腔粗细一致、质地较柔软的导管进行插管。

（2）导管要固定牢固，减少移动，从而减轻血管壁的损伤，防止血栓形成。

（3）用肝素溶液冲洗导管，以维护导管通畅和预防血栓形成。一般情况下在0.9%氯化钠注射液500 ml中加入肝素50～100 mg，用持续冲洗器、微量泵或输液器持续缓慢滴注，进行冲洗；也可用1%肝素盐水0.5～1 ml定时或根据需要从输液器莫菲滴管中加入导管，或直接经导管口注入导管。在推注时，一旦遇到阻力，切不可强行注入，以免引起血栓脱落，造成人为血栓栓塞。PICC导管每次使用完成后，用20 ml生理盐水脉冲式冲管，剩0.5 ml时边推活塞边分离注射器，进行正压封管，并戴上肝素帽。

（4）尽量缩短导管留置的时间，一般不超过72 h。最安全的留置时间应该是48～72 h，时间再长血栓发生的概率将明显增加。

（5）加强置管侧肢体的观察与护理。一方面，要严密观察肢体的温度、皮肤颜色、肢体的感觉及有无肿胀和疼痛等情况，以了解肢体供血情况，有助于及早发现栓塞的迹象，迅速加以纠正；另一方面，要帮助病人按摩肢体肌肉，活动关节，以促进肢体血液循环，减少血栓形成。

2. 感染 导管感染在动静脉插管术后的发生率也较高。感染与许多因素有关，如机体抵抗力下降、用物的污染、无菌操作不严格及置管时间过长等，要加强护理。

（1）慎重选择置管部位，一般情况下要尽量避开会阴部、焦痂及创面等处，以减少感染机会。

（2）术前要认真准备皮肤，术中要严格无菌操作，术后要减少污染。

（3）加强导管入口处及周围皮肤的护理，保持其干燥、无菌。每24～72 h更换敷料1次，若有污染，应随时更换。在更换敷料时，要观察伤口有无红、肿、热、痛等炎症反应，有无出血倾向，一切正常，可用碘伏消毒，用无菌敷料重新敷盖伤口。

（4）所有用物均应保持无菌状态，每24～72 h更换1次。

（5）若发现导管少量脱出，不可随手送入血管，要经消毒后方可重新送回血管。

（6）增强病人的抵抗力，必要时可用抗生素治疗，并争取尽早拔管。

3. 出血 引起出血的原因有：插管时反复血管穿刺加重了血管壁损伤、插管后常规抗凝用药、护理不当致导管连接处松脱、拔管后按压血管时间过短等。针对这些原因可采取以下护理措施。

（1）插管时要求技术娴熟，动作轻柔、稳准，避免反复穿刺加重血管壁的损伤。

（2）所有的接头都要衔接紧密，“三通”开关的位置要正确，否则会导致快速出血。

（3）动脉插管后穿刺部位要加压包扎，力度适宜。

（4）插管后要严密观察出血倾向，如伤口有无渗血、牙龈有无出血，必要时进行凝血时间的监测。

(5) 拔管后立即局部按压10 min,以减少血肿的形成。必要时用1 kg沙袋压迫6~12 h。

4. 气胸 主要因为锁骨下静脉插管时伤及胸膜腔和肺尖所致。预防的关键是熟悉局部解剖,正确操作。术后要注意观察病人呼吸,一旦出现呼吸急促或呼吸困难,应及时与医生取得联系。

第六节 呼吸机的应用技术

【情境六】

2010年秋分时节,某日医院急诊科送来一位农药中毒的男性农民,因中毒严重出现呼吸衰竭,此时当班护士迅速准备好呼吸机,配合医生及时给予病人呼吸机治疗,挽救了病人的生命。之后病人带着呼吸机被送入ICU继续救治。

试想:1. 如果你是当班护士,你知道怎样准备呼吸机吗?

2. 病人带上呼吸机之后,你该如何护理?

呼吸机是利用机械的力量将气体送入肺内,以改善肺通气和肺换气,防止缺氧和二氧化碳潴留,有效治疗呼吸衰竭和抢救呼吸停止病人的强有力工具。

呼吸机的治疗和抢救作用能否有效发挥,不仅与呼吸机本身的性能、质量密切相关,而且与医护人员的正确使用、精心护理有很大关系,如果使用和护理不当会造成不利后果。因此,熟悉和掌握呼吸机的应用知识非常必要。

一、呼吸机的作用

1. 保持呼吸道通畅,改善通气功能 呼吸机在使用时必须建立人工气道,它能有效开放气道,维持气道通畅。同时,呼吸机送入气体的量较大,足以达到生理潮气量,保证机体的供氧。

2. 提高肺通气量,改善肺换气功能 呼吸机有特殊的通气方式,如呼吸末正压通气(positive end expiratory pressure, PEEP)、持续气道正压通气(continuous positive airway pressure, CPAP)等,它们可以改变通气与血流比,有利于换气。

3. 减小呼吸肌做功 有利于呼吸肌消除疲劳,减轻体力消耗。

二、呼吸机工作原理

(一) 呼吸机基本工作原理

呼吸机的动力来源于气道与肺泡内压力的压差。送气时,呼吸机通过提高气道的压力,使气道压超过肺泡内压,气流进入肺泡内。继而呼吸机除去或减小对气道的压力,当肺泡内压力大于气道压时,开始排气,完成呼吸全过程。

(二) 呼吸机的切换原理

呼吸机是如何自送气转为排气,这涉及呼吸机的切换原理,我们有必要作一个全面了解。呼吸机切换方式有3种。

1. 压力切换　采用压力切换原理的呼吸机被称为定压型呼吸机。其切换原理是以气道内预定的压力值为送气和排气的转换条件。在呼吸机开始工作之前，给呼吸机人为设定一个送气压力值，呼吸机送气时气道压力不断上升，达到规定预值后，送气终止或转为负压。此时，气道内压开始下降，出现排气，当排气时间达到预设值，送气再次发生开始下一次送气。

定压型呼吸机气道压力稳定，但潮气量不稳定，易受到气道痉挛、咳嗽、分泌物潴留等因素影响，使吸气阻抗增加，造成吸气过早终止，潮气量不足。该类呼吸机一般不用于肺实质性病变的病人。

2. 容量切换　以容量切换为主的呼吸机属定容型呼吸机。它是以预定潮气量为条件，只有在送气量达到预定潮气量时送气才可能停止，转为排气。

定容型呼吸机通气量比较稳定，不受肺部病变和气道阻力的影响。但是，当气道阻力较大时，为了保证有效潮气量，气道压力必须提高，易造成气压伤。

3. 时间切换　定时型呼吸机采用时间切换原理，呼吸机送气和排气时间均预先设定，潮气量也可预先调定，但与吸气流速有关，当气道阻力增加时气流速度减慢，输入气量受到影响。

目前有许多先进的呼吸机具有多种功能，可将几种切换方式组合在同一台呼吸机中，医护人员可根据病人的需要预先选择或调整，或者由呼吸机自动转换。

三、呼吸机通气模式

（一）控制通气

控制通气（controlled ventilation，CV 或 controlled mode ventilation，CMV）是指完全由呼吸机来控制病人的呼吸频率、通气容量或气道压力的方法，适用于自主呼吸完全停止或较微弱的病人。该通气方式在病人自主呼吸恢复或加强时易发生“人机对抗”，即呼吸机的送气和排气与病人的自主呼吸不同步。控制通气的具体模式如下。

1. 容量控制通气（volume controlled ventilation，VCV）　是以容量切换为基础的控制通气方法，呼吸机在容量切换的前提下控制病人的通气频率和通气量，以维持病人的呼吸，保证有效的通气量。

2. 压力控制通气（pressure controlled ventilation，PCV）　是在压力切换的条件下，呼吸机控制病人的呼吸，具有气道压力恒定的优点。

3. 间歇指令通气（intermittent mandatory ventilation，IMV）　是一种在每分钟时间内既有自主呼吸，又加以强制性通气，两者交替进行，共同构成通气量的机械通气方法。

4. 间歇正压通气（intermittent positive pressure ventilation，IPPV）　指呼吸机在吸气时相用正压将气体送入病人肺内，呼气时相将压力降为零，使病人排气的一种通气方法。

（二）辅助通气

辅助通气（assist ventilation，AV 或 assist mode ventilation，AMV）是由病人控制呼吸频率，呼吸机控制吸气深度，当病人呼吸深度不够时呼吸机开始工作，呼吸机与病人的呼吸具有同步性的通气方式。其作用是为自主呼吸保驾护航，帮助病人恢复呼吸功能。适用于有自主呼吸但达不到足够通气量的病人。

1. 容量辅助通气（volume supported ventilation，VSV）　其特点是通气容量恒定，但需要病人的自主呼吸触发呼吸机工作，目的是为了补充自主呼吸的不足。

2. 压力辅助通气(pressure supported ventilation,PSV) 是在病人自主呼吸容量不足时,呼吸机给予病人一定的压力辅助,使更多的气体进入病人肺内的通气方法。

3. 同步间歇指令呼吸(synchronized intermittent mandatory ventilation,SIMV) 是一种在间隔的时间里由病人自主呼吸触发呼吸机自动产生气流,补充病人呼吸的通气方法。其优点是:① 在呼吸机工作以外的时间里,完全由病人自主呼吸,有利于呼吸肌的锻炼。因此,撤离呼吸机之前常常使用该通气方式。② SIMV 是在有自主呼吸的前提下进行的,只负担部分通气,从而减轻心血管负担,减少气道压力损伤。

4. 持续正压呼吸(CPAP) 是建立在病人自主呼吸基础之上的一种通气方式。这种通气方式的特点是无论在病人的吸气相,还是在病人的呼气相,均给予一定的压力,为病人的自主呼吸提供一个较高压力的呼吸平台,让肺泡充分扩张。

5. 指令性每分通气(min mandatory ventilation,MMV) 需要规定预定的每分通气量,呼吸机在工作中可根据病人实际情况自动调整以达到规定的每分通气量。如果病人自主呼吸微弱而低于规定的预定气量,呼吸机则提供不足部分。若自主呼吸大于或等于预定量时,呼吸机自动停止供气。这种通气方式的优点是:① 医护人员不必顾虑病人自主呼吸恢复以后可能出现的人机对抗。② 能应对病人突然出现的病情恶化。③ 不需担心因使用镇静药、镇痛药而发生的呼吸抑制和呼吸停止。

(三) 辅助 - 控制通气

辅助 - 控制通气是在辅助通气和控制通气两种通气方式的基础上建立起来的特殊通气模式。最常用的通气模式是呼吸末正压通气(PEEP)。其工作原理是:在呼气末或整个呼气期对病人气道施加一个高于大气压的压力,阻止肺泡内气体的排出,从而增加了功能残气量,使肺泡不易塌陷,同时也提高了动脉血氧分压。

四、呼吸机治疗的适应证

1. 自主呼吸障碍,如胸廓外伤、多发性肋骨骨折、反常运动等。

2. 通气不足导致的低氧血症或二氧化碳潴留 包括急性呼吸衰竭、慢性呼吸衰竭、慢性阻塞性肺疾病等。

3. 严重的呼吸困难或呼吸停止者。

4. 重大的手术病人,如心脏直视手术、体外循环、开胸手术。

5. 为降低颅内压需过度通气的颅内高压者。

6. 严重的代谢性酸中毒需过度通气代偿时。

五、呼吸机治疗的禁忌证

1. 急性大咯血发生窒息或呼吸衰竭气道未疏通前。

2. 重症肺结核播散期。

3. 急性心功能衰竭和急性心肌梗死。

4. 低血容量性休克未纠正。

5. 肺大泡、气胸、纵隔气肿未进行有效引流之前。

6. 支气管异物取出之前。

六、呼吸机的准备

(一)呼吸机的安装

1. 安装加温湿化装置　通常情况下,加温湿化装置作为呼吸机的附件,在机器使用一次之后要卸下来清洗和消毒处理,才能给下一位病人使用,预防交叉感染。安装加温湿化装置时,一定要保证加温湿化装置安放稳妥,防止跌落和污染,注意装置应密封良好,不能有漏气情况。

2. 连接管道　呼吸机的管道通常包括送气管道和排气管道,使用之后同样要卸下消毒处理。安装时要正确连接,不可错位。送气管道的安装方法是:① 将呼吸机的第 1 节送气管连接在呼吸机的吸气口和加温湿化装置的进气口之间,使呼吸机送出的气体先进入装置内加温湿化。② 将呼吸机第 2 节送气管的一端连接在加温湿化装置的出气口上,另一端接在"Y"形接头分叉的一侧接口上,在呼吸机使用时通过"Y"形接头的未分叉端接口与病人的人工气道连接。③ 排气管道的安装则相对简单,将排气管道的一端与呼吸机的呼气口连接,另一端接在"Y"形接头分叉的另一侧接口上即可(图 5-31)。

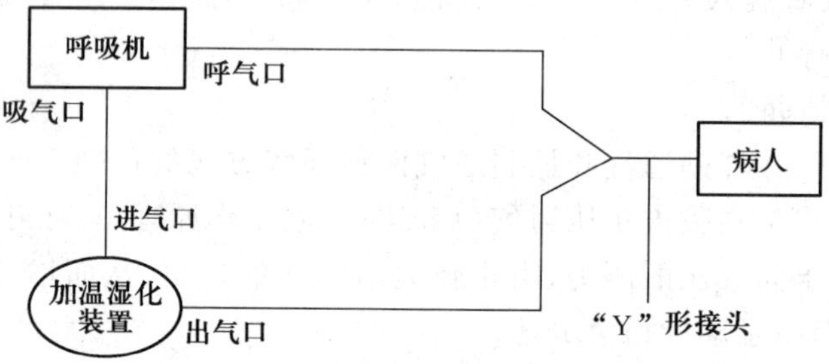

图 5-31　呼吸机管道连接示意图

3. 开机　接电源和气源,打开呼吸机,检查管道的衔接是否紧密、有无漏气,呼吸机上的排气孔有无堵塞,然后为呼吸机设定参数。

(二)呼吸机参数设定

1. 潮气量(tidal volume,VT)　指一次吸入或呼出的气体量。正常人生理潮气量为 6 ~ 8 ml/kg,使用呼吸机时预设潮气量要大于生理潮气量的 1.5 ~ 2 倍,通常成年人设为 10 ~ 15 ml/kg,小儿设为 5 ~ 7 ml/kg。其原因是:① 呼吸机的导管本身可容纳一定的气量,再加上导管有一定的顺应性,大大增加了无效腔量。② 气管插管与病人的气道之间存在着空隙。

2. 呼吸频率(frequency,F)　呼吸机送气频率的设定应依病人的病情而定,如在肺顺应性降低时或需要过度通气时可设定成较快的呼吸频率(16 ~ 20 次/min);在气道阻力增加时或同步间歇强制通气时则应将呼吸频率设定为低值(10 ~ 15 次/min)。

3. 每分通气量(minute ventilation,MV)　一般情况下,每分通气量成人设为 90 ~ 100 ml/(kg · min),儿童设为 120 ml/(kg · min)。常用的公式为每分通气量 = 潮气量 × 呼吸频率。

4. 吸/呼比值(inspiratory: expiratory ratio,I: E)　通常情况下吸气时间要短于呼气时间,在阻塞性通气障碍时吸/呼比值应设为 1:2 或 1:2.5,如支气管哮喘、慢性支气管炎、呼吸道分泌物多、肺水肿等；限制性通气障碍吸/呼比值应设为 1∶1.5，临床上胸廓严重外伤、ARDS、呼吸肌麻痹、重症肌无力等常出现限制性通气障碍。

5. 氧浓度（FiO_2） 使用呼吸机时氧浓度应根据病人的病情而定，原则上长时间给氧时，FiO_2 不超过 40%；60% 以上的浓度氧吸入不超过 24 h；100% 纯氧吸入不超过 6 h，以免发生氧中毒。在进行吸痰操作前后，可给予 1～2 min 的 100% 氧，以防止低氧血症。

6. 通气压力（ventilation pressure，VP） 对于定压型呼吸机在使用时要预设通气压力，一般情况下无呼吸道疾病的病人，通气压力设为 10～20 cmH_2O（1.0～2.0 kPa，1 cmH_2O = 0.098 kPa），肺内轻度病变设为 20～25 cmH_2O；中度病变设为 25～30 cmH_2O；重度病变设为 30～35 cmH_2O，最高压力不超过 40 cmH_2O，压力过大会造成气压伤。

7. PEEP 通常情况 PEEP 设为 3～5 cmH_2O，不超过 10 cmH_2O。

8. 叹息（sigh） 是呼吸机的一种特殊功能，它能定时、自动地将预设潮气量增加 1 倍，达到扩张肺泡，改善低氧血症的目的。一般情况下每 100 次呼吸周期中预设 1～2 次叹息。

七、呼吸机与病人的连接

1. 面罩 面罩连接主要用于神志清醒的病人，缺点是容易漏气，不便于吸痰，气体易进入胃内引起腹胀。

2. 气管插管 是最常用的连接方法，具有牢固、效果好、维持时间长等特点。据报道：梭型乳胶高压气囊插管维持时间为 72 h，低压预成形气囊插管维持时间可达 1 周。

3. 气管切开 长期需要进行呼吸机支持的病人应作气管切开。由于气管切开带来的并发症较多，要精心护理。

八、应用呼吸机的护理

（一）病人的监护

1. 常规护理

（1）密切观察病人的生命体征 包括病人的神志、体温、脉搏、呼吸、血压、皮肤颜色和尿量等，其中血压的观察在呼吸机开始使用 30 min 内显得非常重要。因为，机械通气可增加气道内压力，使回心血量和心排血量减少，导致血压下降，尤其在初次使用呼吸机时血压下降迅速，要严密监测，防止不良后果的发生。神志的改变可以反映缺氧和二氧化碳潴留对大脑皮质的影响，一旦改善提示缺氧和二氧化碳潴留得到缓解，病情得到控制。一般情况下病人体温的升高提示有合并感染的可能，体温不升意味着循环较差，此时若出现皮肤苍白湿冷、尿量减少，应考虑有休克的发生，要注意保暖，配合医生积极改善循环功能。呼吸的观察主要注意听诊双肺呼吸音，以判断有无气管插管移位、气胸、肺不张、肺炎等情况发生，观察呼吸动度以了解肺通气和肺扩张的程度，如果呼吸动度降低或消失，常提示有呼吸道堵塞和呼吸机故障。

（2）保持病人呼吸道的通畅 保持病人呼吸道的通畅是使用呼吸机的首要环节，一旦气道被堵塞，呼吸机的功能将无法发挥。充分吸痰是防止痰液淤积阻塞气道，提高通气效果的强有力措施。吸痰时要尽量深入病人气管的深部，采用旋转上提的方法进行，动作要轻、稳、快。方法详见第五章第一节相关内容，吸痰的过程中要注意观察血压和心电图，尤其是老年病人、冠心病和心律失常等危重病人,应给予格外关注。

(3) 加强口腔护理　具体措施见第五章第一节相关内容。

(4) 进食　通常情况下应用呼吸机的病人不能经口进食,需鼻饲增加其营养。鼻饲时病人头部抬高30°~45°或者取半卧位,给流质饮食前要先抽胃液,观察消化情况。证实确无消化不良后再注入流质饮食,注入的速度要慢,首次剂量不可太多,一般情况下为250~300 ml。鼻饲之后要注意观察病人的反应,30 min以内不要吸痰,防止因刺激引起胃内容物反流。

(5) 心理护理　用呼吸机治疗的病人在神志清醒后常因极度不适或不明真相而出现恐惧、焦虑、孤独感和情绪不稳定,出现躁动、"人机对抗"、不合作等反应,医护人员要格外关心病人,时刻守护在病人床前,体谅他们的痛苦,给予高度同情,向他们说明呼吸机治疗的原因,用言行表达和暗示有生存的希望,帮助他们树立战胜疾病的信心,指导他们配合治疗和护理。由于人工气道的存在,病人不能用语言表达心里的感受和需求,护理人员要仔细观察病人细微的眼神和表情,细心体会其含义,临床上常采取让病人用文字书写、选择图画纸板或词组卡片以及打手势的方法来表达和交流。

2. 并发症的预防和护理

(1) 通气不足　造成通气不足的原因很多,如"人机对抗"、机械故障、气道阻力增加、管道漏气、气囊滑脱堵塞气道、呼吸机调节不当等。护理中要随时吸尽呼吸道分泌物;观察管道有无漏气、气道有无堵塞,发现问题及时纠正;及时调节各种参数和通气模式,以适应病人的需要。特别要重视有效通气量,防止气道压力过大,而导致动态无效腔量增大,引起的通气不足。

(2) 呼吸性碱中毒　引起呼吸性碱中毒的主要原因是过度通气,过度通气可以使CO_2排除过多,导致$PaCO_2$迅速降低而发生呼吸性碱中毒。预防和纠正的方法是合理调节潮气量和呼吸频率,一旦有通气过度的情况发生,应减小通气量。必要时可以在呼吸机与气管导管之间新增一条管道,达到加大无效腔、减少CO_2排除的目的。

(3) 消化系统并发症　常见的消化系统并发症有胃肠胀气、消化道出血、黄疸、门静脉高压症、肝功能损伤。其主要原因是静脉回流受阻,消化道淤血。应加强观察,并给予相应的处理。

(4) 循环系统并发症　使用呼吸机可引起低血压,诱发和导致心脏功能不全。因此,要积极补充血容量;在确保有效通气的前提下适当降低吸气峰压、缩短吸气时相;对心功能不全给予相应处理。

(5) 呼吸系统并发症　以肺部感染最常见,它是导致呼吸机治疗失败的重要因素。应用呼吸机时,一定要严格无菌操作,注意呼吸机的消毒,积极抗感染治疗,加强营养支持,以控制和减少肺部感染。此外,自发性气胸、纵隔气肿、"呼吸机肺"也是机械通气的并发症,应积极预防。

(二) 血气分析监测

血气分析不仅能诊断呼吸衰竭,判断其类型和程度,更是观察病情变化和机械通气效果的客观指标。它对于判断疾病的预后有着极其重要的意义,是机械通气中最常监测的指标。血气分析常用指标有酸碱度、动脉血氧分压、动脉血二氧化碳分压等,在以后的章节(常用监测技术)中会详细阐述。

(三) 呼吸机的监护

1. 工作运转的监护

(1) 通过监听呼吸机运转声、报警声,随时判断机器有无机械故障,及时查明原因,及时排除故障,保证病人安全。临床上检查故障的规律是:首先根据报警内容进行寻找。若无报警故障,应先检查电源、气源,再查看管道及各衔接接头,最后观察呼吸机上各种参数是否符合要求,有无变化。

(2) 定容型呼吸机在工作中要重点观察气道压力,如果气道压力增高,提示呼吸道分泌物较多、支气管痉挛、呼吸机管道堵塞、肺部病变加重;若气道压力降低,则可能有漏气、呼吸机送气不足、肺内病变好转。

(3) 定压型呼吸机的送气压力一旦预定,就恒定不变,如果呼吸道阻力增加,则会引起通气量减少。在监测中要严密观察潮气量或每分通气量,若有减少,要积极清理气道分泌物,疏通呼吸机管道,治疗肺部病变,以保证病人的有效通气量。

(4) 仔细观察呼吸机工作与病人自主呼吸是否同步,尤其对于无自主呼吸的病人,要密切观察病人自主呼吸恢复时间,一旦自主呼吸恢复,较易出现"人机对抗"。通常病人表现为自主呼吸加强、烦躁不安、口唇发绀,甚至有窒息样表现,应立即给予处理。首先要清理呼吸道分泌物,提高通气效果,改善病人缺氧和二氧化碳潴留;如果病人神志清醒,护理上可以通过指导病人与呼吸机同步呼吸来减轻或避免"人机对抗";在病情允许的情况下可调整通气模式;必要时使用吗啡等镇静药,暂时抑制自主呼吸。

2. 工作参数的监测　呼吸机开机 30 min 后,作血气分析和 pH 测定,根据其结果调节通气量、通气压力、呼吸频率和氧浓度等工作参数,以后每天监测并调整一次,直至病情好转逐渐减少。

3. 呼吸机湿化功能的监护　正常生理状态下,机体的上呼吸道黏膜具有强大的加温、湿化、过滤和清洁等防御保护功能,被吸入的气体经过上呼吸道黏膜的加温和湿化最终成为温暖而湿润的空气进入肺泡,它对肺组织有重要的保护作用。使用呼吸机时,需要建立人工气道,人工气道使呼吸道失去湿润和加温作用,造成气道分泌物干结,不易排除,从而堵塞气道,影响通气功能;同时,过冷、干燥的气体对肺组织会产生强烈的刺激,导致肺部并发症。所以,进行呼吸道湿化非常有必要,一定要注意监护。

呼吸机的主要加温湿化装置是加热湿化器,其温度可在 25 ~ 45 ℃调控,使病人入口处气体的温度保持在 30 ~ 35 ℃范围,湿化程度为 100%,它可使气体形成温度适中的饱和水蒸气。护理中要做到以下几点。

(1) 加热湿化器中应加入无菌蒸馏水,不宜使用自来水和生理盐水。加入的剂量应在上、下水位线之间,并经常补充消耗量,使其保持在相对固定的水平面上。一般情况下成年人每小时耗水量在 10 ml 以上,若呼吸机湿化性能不好,应采取其他的湿化措施,给予弥补。如静脉输液以保持充足的液体入量(成年人每天 2 500 ~ 3 000 ml)、气道内持续滴注湿化液、气道冲洗、雾化吸入等。同时,病室内湿度也应保持在 50% ~ 70%。

(2) 严密监控加热温度,避免水温过高,引起呼吸道烫伤。

(3) 及时清理呼吸机管道和积水器中的积水,始终保持湿化瓶和呼吸机管道低于气管导管水平,防止管道中冷凝水灌入气道。

热湿交换器又称人工鼻,是仿骆驼鼻子结构制作而成,其内部有化学吸附剂,呼气时能把水分和热量截留,循环收集和利用病人呼出气中的热量和水分,湿化和温化吸入气体,以维持呼吸道内恒定的温度和湿度,具有通气环路无水凝集、温度适宜和能够过滤微生物的特点,近年来在欧美国家被广泛地应用于临床，值得关注。

九、呼吸机的撤离

（一）撤离呼吸机的指征

1. 病人的病情明显好转，原发病也得到了有效控制。

2. 神志清醒，循环功能稳定，咳嗽反射良好。

3. 自主呼吸恢复，并且呼吸频率 <25 次/min，肺活量 ≥10 ml/kg、潮气量 >5 ml/kg、每分通气量 >10 L/min、最大吸气负压 >20 ~ 25 cmH_2O。

4. 吸入 40% 的氧时，PaO_2 >60 mmHg，$PaCO_2$ <50 mmHg。

5. 酸碱失衡基本纠正，pH 接近正常。

6. 无严重肺部及全身并发症。

（二）撤离呼吸机前的准备

1. 心理准备　撤机会给病人带来心理负担，尤其是慢性疾病的病人，他们用机时间较长，常会对呼吸机产生依赖心理，造成脱机困难。护理人员要耐心做好心理护理，使病人了解撤机的重要性和必要性，让其明白万一撤机失败还可以再次上机，从而消除他们对撤机的顾虑，鼓励其主动配合撤机。

2. 生理准备　撤机前积极进行生理准备非常重要，可为成功撤机打下良好的基础：① 控制呼吸道感染，减少气道分泌物，解除呼吸道平滑肌痉挛和喉头水肿，保持呼吸道通畅，防止撤机后因气道堵塞而失败。② 通过使用 AMV、CPAP、SIMV 等通气模式，锻炼病人的自主呼吸，保证安全有效地撤机。③ 积极纠正低钾血症，适当补充氨基酸、白蛋白等营养物质，提高呼吸肌做功的能力，以助撤机的成功。

（三）撤离呼吸机的方法

撤离呼吸机首先要脱机，然后才能除去人工气道，最终撤机。具体方法如下。

1. 间断脱机　是指将呼吸机与气管插管接头分开一定时间，让病人自由呼吸的方法。每次脱机的时间应逐渐延长，直至脱机数小时后病情无特殊变化，方可考虑拔管。脱机应该在白天进行，以便观察病情。

2. 除去人工气道　对气管插管的病人，在除去人工气道之前应进行咳嗽训练，然后充分清理口、口咽和鼻咽部分泌物，松开气囊，再彻底清理气管和支气管分泌物。嘱病人深呼吸，在病人呼气相拔除气管插管。对气管切开者，首先逐步改换小号内套管，若无不适，可试行堵管。如果堵管 24 h，病人无呼吸困难、能有效咳嗽、病情稳定，则可拔管。拔管时，要充分吸痰，清洁伤口周围皮肤，拔除导管并处理创面。

（四）撤离呼吸机后的护理

1. 除去人工气道后，立即进行鼻导管给氧，防止病人不适，甚至出现呼吸困难。

2. 积极给予口腔护理，预防口腔感染和继发性肺部感染。

3. 撤离呼吸机后要定时为病人翻身、叩背和雾化吸入，以协助病人排痰，防止肺部并发症发生。

十、呼吸机的消毒与保养

1. 呼吸机是用于抢救和治疗危重病人的重要仪器，一定要专人管理、定期维护，保持其性能的完好,常备不懈。

2. 使用中的呼吸机其管道和衔接管应定期更换,清洗、消毒后待用。同时,要定期更换或消毒呼吸机上的过滤器、过滤管道和传感器。

3. 由于病人的咳嗽常常会严重污染呼吸机,呼吸机停止使用后一定要彻底清理、消毒方可用于其他病人。

4. 做到“五防”,即防尘、防水、防热、防震、防潮。保持各部件清洁无灰尘,外部可用湿纱布轻轻擦净后用紫外线消毒。主机上不能放置任何物品,备用期间罩好机罩,定期通风、通电,不随意搬动。

第七节 洗 胃 术

【情境七】

患者,女,26 岁,因失恋吞服安定(地西泮)100 ~ 200 片(每片 2.5 mg),4 h 后被邻居发现,送入医院急救中心。接诊医生检查病人:嗜睡、言语不清、血压 106/58 mmHg、呼吸 18 次/min。“立即洗胃……”很快值班护士接到了洗胃医嘱。

试想:1. 为什么要给患者洗胃?

2. 洗胃时应注意什么问题?

洗胃术是将洗胃液经口饮入或通过胃管注入胃内反复冲洗,以排除胃内容物,减轻或避免吸收中毒的方法。对于急性中毒,如吞服巴比妥类药物、有机磷杀虫剂中毒等,洗胃是一项极重要的抢救措施,一般服毒后 6 h 内均应洗胃。

一、目的

1. 清除胃内毒物或刺激物,避免或减少毒物吸收。
2. 抽取胃内容物进行毒物鉴定。

二、适应证和禁忌证

(一) 适应证

口服毒物,无禁忌证者。

(二) 禁忌证

1. 强腐蚀性毒物(强酸、强碱)中毒者。
2. 中毒所致的惊厥未控制者。
3. 食管胃底静脉曲张、上消化道出血、胃癌患者。
4. 严重心脏疾病患者。

三、方法

急救时根据患者情况、急救场所与设备条件采用不同的洗胃方法。常用的方法有口服催吐洗胃法、胃管洗胃法。

(一) 口服催吐洗胃法

口服催吐洗胃法常用于服毒量少,清醒而能合作者,现场救护无胃管情况下。

1. 用物准备　10 000～20 000 ml 洗胃液(温度为 25～38 ℃)、量杯、压舌板、毛巾、橡胶围裙、水温计、盛水桶、标本瓶 2 个。

2. 操作程序

(1) 向病人解释,取得合作。

(2) 病人取坐位,戴好橡胶围裙,置盛水桶于病人座位前。

(3) 嘱病人自饮洗胃液 300～500 ml 后引吐,不易吐出者,用压舌板压其舌根引起反射性呕吐。如此反复,直至呕吐液与洗胃液的颜色、气味、澄清度一致为止。

(4) 协助病人漱口、擦脸,必要时更换衣服,卧床休息。

(5) 记录洗胃液名称,液量以及呕吐物的颜色、气味和病人的一般情况等。必要时留标本送检。

(二) 胃管洗胃法

胃管洗胃法是将胃管由鼻腔或口腔插入胃内将大量洗胃液灌入或注入胃内以冲洗胃的方法。

1. 自动洗胃机洗胃法　是利用电磁泵作为动力源,通过电路的控制,使电磁阀自动转换动作,分别完成向胃内冲洗药液和吸出胃内容物的洗胃过程。此法洗胃速度快,效率高,抢救及时。

(1) 用物准备　自动洗胃机(图 5－32)、洗胃管(用无菌巾包裹)、治疗碗 1 个(内置纱布、镊子、压舌板、开口器、牙垫)、治疗碗 2 个(内盛清水)、20 ml 注射器、听诊器、液状石蜡、胶布、标本瓶 2 个、弯盘、棉签、橡胶围裙、塑料桶 2 个(一个盛洗胃液,一个盛污水)。

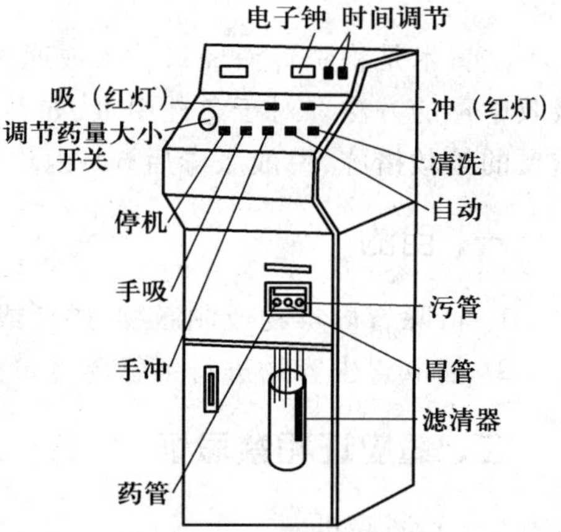

图 5－32　自动洗胃机

(2) 操作方法

1) 通电检查自动洗胃机的性能。

2) 向病人解释,以取得合作。病人取坐位或半坐位,中毒较重者取左侧卧位,昏迷病人去枕平卧,头偏向一侧,将橡胶围裙围于胸前。如有活动义齿应取下。

3) 用棉签蘸液状石蜡润滑胃管前端 15～20 cm,嘱病人张口,一手用纱布托住胃管,另一手持镊子夹住胃管前端,自口腔轻轻插入,当胃管插入咽喉部时(10～15 cm),嘱病人作吞咽动作,将胃管推进胃内,胃管插入的深度为 45～55 cm,相当于前额发际至剑突的距离。

4) 在插管过程中,如发现病人呛咳、呼吸困难、发绀等情况,表示误入气管,应立即拔出,休息片刻后重插。昏迷病人,需要时用张口器助其张口,因吞咽和咳嗽反射消失,不能合作,为提高插管的成功率,在插管前使病人头向后仰,当胃管插入会厌部时(约 15 cm),左手将病人头部托起,使下颌靠近胸骨柄,以增大咽部通道的弧度,便于管端沿后壁滑行,缓缓插入 45～

55 cm。

5）确定胃管在胃内：① 用注射器抽出胃液。② 用注射器快速通过胃管向胃内注入 20 ml 空气，同时用听诊器在胃部听诊有气过水声。③ 将胃管末端放入盛有清水的治疗碗内，无气泡冒出，则证明胃管在胃内。

6）用胶布固定胃管，必要时用注射器抽胃液送检。

7）将三根橡胶管分别和洗胃机的药管、胃管和污水管口连接，将药管的另一端放入盛洗胃液桶内（管口必须在液面以下），污水管另一端放入污水桶内，胃管的一端和病人的洗胃管连接，调节药量流速。

8）接通电源后按"手吸"键，吸出胃内容物，再按"自动"键，洗胃机开始对胃进行自动冲洗。冲洗时，"冲"灯亮，吸引时，"吸"灯亮。等冲洗干净至流出液与洗胃液相近为止，按"停机"键，机器停止工作。

9）洗胃完毕，根据医嘱通过胃管注入对抗剂或导泻药。拔出胃管时，要反折胃管拔出。协助病人漱口、擦脸。

10）观察并记录灌洗液名称、量，洗出液性质、颜色、气味、量及病人一般情况等。

2. 电动吸引器洗胃法　是利用负压吸引原理，用电动吸引器连接胃管进行冲洗胃的方法。

（1）用物准备　电动吸引装置一套（电动吸引器、输液瓶、"Y"形三通管、储液瓶）、洗胃液按需要准备、洗胃管、纱布、镊子、夹子、液状石蜡、棉签、胶布、弯盘、橡胶围裙、压舌板、开口器、输液架、标本瓶 2 个。

（2）操作方法

1）安装洗胃装置（图 5－33）：输液瓶连接橡胶管，下接三通管的主干；洗胃管和三通管的一端相接，三通管的另一端和储液瓶的橡胶管相接；吸引器连接 5 000 ml 的储液瓶。

通电检查吸引器装置是否完好。

2）向病人解释，取得合作。病人取坐位或半坐卧位，中毒较重者取左侧卧位，昏迷病人去枕平卧，头偏向一侧，将橡胶围裙围于胸前，如有活动义齿应取下。

3）将洗胃液倒入输液瓶内，然后挂于输液架上，用夹子夹住输液瓶上的橡胶管。接通电源，按"自动洗胃机洗胃法"插入胃管。

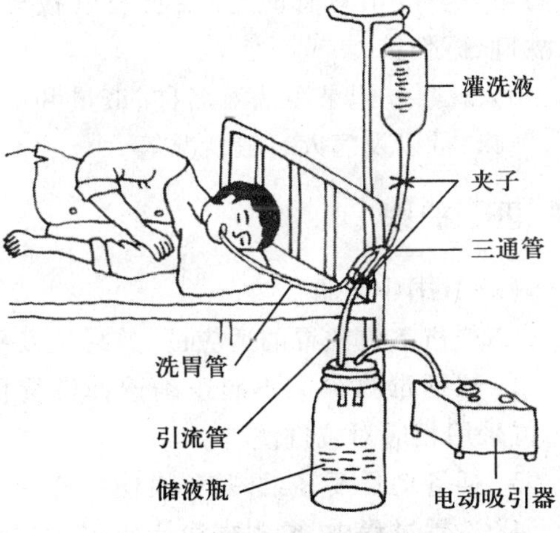

图 5－33　电动吸引器洗胃法

4）证实胃管在胃内后，用胶布固定，开动吸引器，使吸引器压力在 13.3 kPa 左右，将胃内容物吸出，必要时留标本送检。

5）吸尽胃内容物后，将吸引器关闭。夹住引流管，开放输液管，让洗胃液流入胃内 300～500 ml，夹住输液管，开放引流管，开动吸引器，吸出胃内的洗胃液。如此反复，直至吸出的液体与洗胃液颜色、气味一致为止。

6）洗胃完毕，应根据医嘱通过胃管注入对抗剂或导泻药等。拔胃管时应反折胃管拔出。

协助病人漱口，擦脸。

7）观察并记录洗胃液的名称，液量和吸出液的颜色、气味、量及病人一般情况。

3. 漏斗胃管洗胃法（图 5－34） 是利用虹吸原理，将洗胃液灌入胃内后再吸出来的方法。

（1）用物准备 按需要备洗胃液、漏斗胃管、量杯、纱布、镊子、液状石蜡、压舌板、开口器、棉签、弯盘、橡胶围裙、盛水桶。

（2）操作方法

1）向病人解释，以取得合作。病人取坐位或半坐位，中毒较重者取左侧卧位，昏迷病人去枕仰卧位，头偏向一侧。将橡胶围裙围于胸前，如有活动义齿应取下，盛水桶放在床边。

2）按“自动洗胃机洗胃法”插入胃管。

3）证实胃管在胃内后，即可洗胃，先将漏斗放置低于胃部的位置，挤压橡皮球，抽尽胃内容物，必要时留标本送检。

4）举漏斗高过病人头部 30～50 cm，将洗胃液缓慢灌入漏斗 300～500 ml，当漏斗尚余少量溶液时迅速将漏斗降低至胃的位置，倒置于盛水桶内。利用虹吸作用吸出胃内洗胃液。若引流不畅，可挤压橡皮球，再高举漏斗灌入洗胃液。如此反复灌洗，直至流出液与洗胃液颜色、气味一致为止。

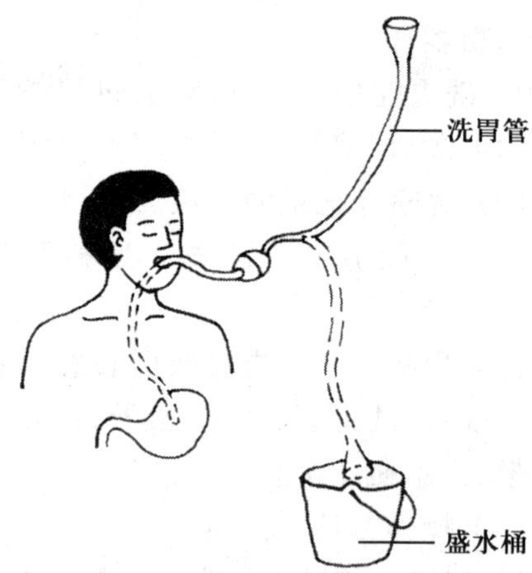

图 5－34 漏斗胃管洗胃法

5）洗胃完毕，根据医嘱通过胃管灌入对抗剂或导泻药等。拔出胃管时，要反折胃管拔出。协助病人漱口、擦脸。

6）观察并记录灌洗液名称、液量和吸出液的颜色、气味、量以及病人一般情况等。

四、护理

（一）术中护理

1. 严格掌握洗胃的适应证、禁忌证及操作方法。

2. 根据毒物种类不同正确选择洗胃液，当中毒物质不明时，可选用温开水，待物质明确后，再采用相应对抗剂洗胃。

3. 插管动作要轻柔，避免损伤食管黏膜。

4. 洗胃过程中，要观察病情变化，注意吸出液的颜色、气味，如出现血性吸出液，应立即停止洗胃，通知医生及时处理。

（二）心理护理

对于误服中毒的病人，因突然发病而精神紧张、恐惧或怨恨心理，对于自服中毒的病人，心情变化则更复杂，个别病人消极情绪极严重，有再自杀的可能。加上洗胃本身使病人很痛苦，有时难以忍受。因此，护士应评估病人的精神心理状态，了解中毒的原因、家庭、社会文化背景，病人对中毒的了解程度及心理需要，做好心理护理。

1. 向病人讲解洗胃的目的及重要性,以取得病人的主动配合。

2. 鼓励安慰病人,为其提供感情的支持。

3. 做好家属及其亲人的工作,消除他们的后顾之忧。

4. 对消极情绪极严重的病人,选择对病人有感情的陪护,鼓励病人认识自身价值;保管好病房内危险物品,以免被他人利用,防范病人再度发生危险;严密观察病人的心理变化,发现异常及时给予引导,消除其再轻生的念头。

5. 在护理过程中,应注意保护病人的隐私权,不追问病人不愿谈及的问题。

第八节 胸腔闭式引流术

【情境八】

患儿亮亮,5 岁,因呼吸道感染合并中毒性肺炎,出现胸腔积液,表现为心率加快,呼吸困难,被送入某医院 ICU 治疗。主治医师与其父母谈话,告知亮亮需要做胸腔闭式引流术。听后亮亮母亲大哭,父亲满脸担忧地询问:“可以不做吗?”“手术会给孩子带来什么问题?”。

试想:1. 如果你是亮亮的主治医师该如何解答?

2. 怎样护理才能减少术后并发症的发生,解除亮亮父母的担心?

胸部损伤、感染及其他疾病,可使气体、液体进入或积聚于胸膜腔,导致气胸、血胸、脓胸等。根据伤侧胸膜腔积气量或积液量的不同,伤侧肺及健侧肺受压的严重度可以不同,胸膜腔的负压改变也不同;大量气体、液体积聚于一侧胸膜腔时,患侧肺明显受压,呼吸功能明显受限,同时纵隔被压向健侧,使健侧肺的功能亦部分受限。张力性气胸则使伤侧肺完全受压、健侧肺明显受压,呼吸受限更严重;胸内负压明显减小、消失或呈正压时,静脉回心血量和心排血量亦下降;严重的呼吸、循环功能障碍或衰竭,有可能导致病人短时间内死亡。

因此,胸膜腔大量积气、积液时应行紧急闭式胸膜腔引流。引流时,借助水封瓶内的液体,使胸膜腔与外界大气隔绝,当胸膜腔积气、积液压力升高时,气体、液体即被排入瓶内,胸廓运动及肺膨胀可加速气体、液体向外引流;一旦胸膜腔恢复负压,瓶内液体将阻止外界空气经引流装置进入胸膜腔;由于引流管有足够的垂直长度,以及地心引力作用,使瓶内液体无法反流到胸膜腔,仅在引流管下端形成一定高度的水柱。

一、目的

1. 排除胸腔内的气体和液体,使压缩的肺复张。

2. 维持纵隔在固定的位置。

3. 防止胸腔感染,减少胸膜粘连。

二、适应证

用于气胸、血胸或脓胸需要持续排气、排血或排脓者。

三、术前准备

（一）用物准备

1. 无菌用物　胸腔引流管、无菌水封瓶引流装置、5 ml 注射器及针头、孔巾、血管钳、持针器、缝合针线、手术刀、镊子、纱布、手套、棉球。

2. 麻醉剂　1%普鲁卡因。

3. 皮肤消毒剂　碘伏。

（二）病人准备

1. 向病人解释，取得合作。

2. 根据体征和胸部 X 射线检查，明确脓胸、气胸的位置，选择插管的肋间隙。液体处于低位，一般选在腋中线和腋后线之间的第 6～8 肋间插管引流；气体多向上积聚，以在前上部胸腔引流为宜，常选锁骨中线第 2 肋间。

四、操作步骤

1. 病人取半卧位，局部消毒，戴无菌手套，铺巾。

2. 局部麻醉，在选定的肋间以 1%普鲁卡因 3～5 ml 浸润全层胸壁。

3. 做一长约 2 cm 小切口，插入血管钳分开肌层，再沿肋骨上缘分入胸膜腔，将胸腔引流管沿切口插入胸膜腔内 4～5 cm。

4. 缝合切口并固定胸腔引流管。

5. 连接无菌水封瓶引流装置，连接时，水封瓶应放在低于胸腔的位置，胸腔引流管与水封瓶浸水长玻璃管相连，长玻璃管浸水深度为 1～2 cm。接通后，即见管内水柱上升，并随呼吸上下移动。无菌水封瓶引流装置有单瓶式和双瓶式两种。单瓶式（图 5－35）设备简单，使用方便，其缺点是胸液与水混合，不易观察胸液性质。胸腔积液多时，引流入水封瓶内也多，使瓶中液平面不断升高，玻璃管浸水深度也随之升高，增加了排气阻力，要经常调节长玻璃管在水封瓶

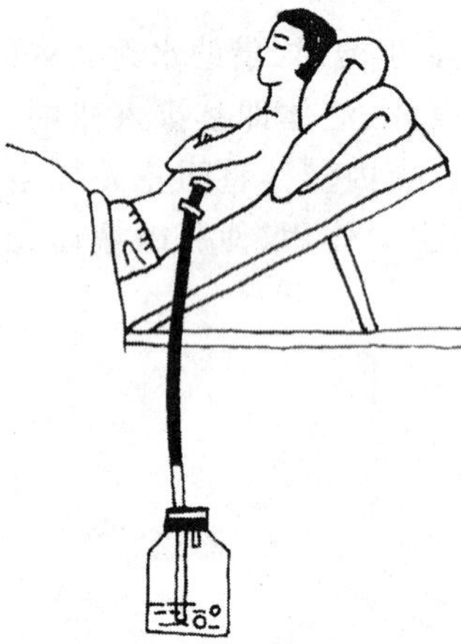

图 5－35　单瓶式水封瓶引流法

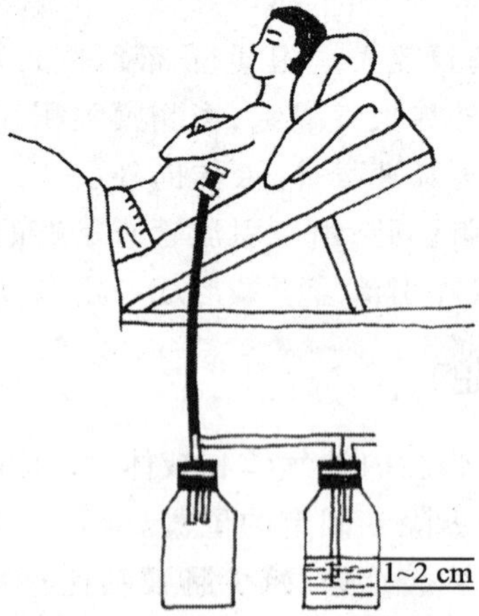

图 5－36　双瓶式水封瓶引流法

下的深度,否则会影响气体排出。双瓶式(图 5 - 36)设备较复杂,但可纠正单瓶式引流的缺点,其效果与单瓶式相同。目前已有各种一次性塑料胸腔引流装置供临床应用,使用十分方便。

为了持续保持一定负压,排除胸腔内气体与液体,促使肺膨胀,可加用负压吸引水封瓶装置,即将水封瓶连接于一负压调节瓶。调节瓶的两根短玻璃管分别连接水封瓶上短玻璃管和负压吸引器,长玻璃管上端与大气压相通,下端插入水面下 10 ~ 15 cm,按水柱深度来调节抽吸的负压(图 5 - 37)。

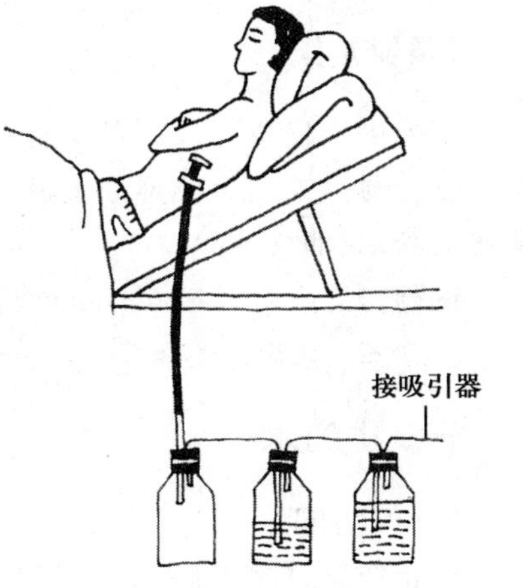

图 5 - 37 负压吸引水封瓶引流法

五、护理

(一)术中护理

1. 严格无菌操作规程。

2. 长玻璃管插入水封瓶液面不宜过深,否则不利减压排气;胸腔插管进入 4 ~ 5 cm 即可,插管太深顶住肺组织,可引起气急、疼痛,不利肺复张。

3. 导管连接必须牢固,必要时可用胶布固定或丝线结扎。

4. 连接插管与水封瓶的导管应保持一定的长度,不影响病人的活动,如病人坐起,起床大、小便等。

(二)术后护理

1. 严密观察水封瓶长玻璃管水柱的波动情况,保持引流通畅,长玻璃管内的液面随呼吸上下移动是引流通畅的标志。如每次呼气时均有气泡排出,说明胸腔压力高,胸膜破口未闭;如玻璃管内液面升高,可随呼吸上下移动而无气泡排出,提示胸膜破口已闭,胸腔压力高;如呼吸时水柱无波动,呈负压,用力咳嗽也不动,提示肺扩张或引流管阻塞;如水柱无波动,其液面与瓶内液面等高,提示引流管漏气或引流管脱出胸膜腔。

2. 及时处理引流不畅,不通畅的原因多系胸腔插管内端被纤维性渗出物或血液、脓液阻塞,可注入少量空气冲开;如胸腔插管脱出,应更换消毒管重插;如导管连接处堵塞,应立即更换;导管扭曲受压亦使引流不畅。

3. 观察病人病情变化,注意呼吸、神志的变化。

4. 导管水封瓶 1 ~ 2 d 更换一次,详细记录引流量、颜色。

(三)心理护理

病人因气胸引起疼痛、呼吸困难而烦躁不安,产生焦虑与恐惧的紧张心理,闭式胸腔引流术因创伤对病人无疑是一种心理刺激。因此,护士在操作前向病人耐心解释闭式引流术的目的、操作要点,说明采取此治疗措施,可很快缓解病情,使病人心中有数;鼓励安慰病人,使其增强战胜疾病的信心,从而消除焦虑、恐惧的紧张心理。在操作时,护士要保持镇静,态度诚恳、动作轻柔、技术熟练,给病人以安全感和信赖感,指导病人配合操作,争取最佳的治疗效果。操作完毕,给予解释,安抚病人。

第九节　创伤急救技术

【情境九】

彭女士来城市打工5年。这天，她去超市买日常用品，行至一岔道口时被大货车撞倒，全身严重受伤。左侧大腿部分皮肤片状撕脱，严重出血，肌肉暴露；右前臂下段部分软组织损伤，骨折端外露，非常疼痛。

试想：1. 如果你身处车祸现场，应该采取哪些措施帮助彭女士？

2. 在搬运彭女士时，应该注意什么问题？

一、止血术

（一）目的

防止伤口继续出血；防止急性大出血引起休克。

（二）适应证

各种类型的出血。

1. 出血按其部位分类　分为外出血和内出血。外出血见于身体各部位开放性损伤，不论伤口大小及深浅，均可从体表伤口处看见出血情况。但若伤口深、创腔大而创口小，则出血可能主要积于创腔内，体表创口处出血情况并不能完全反映创腔内出血情况；另外，如头皮开放伤，伤口小而浅时外出血却可能较为凶猛。内出血见于闭合性损伤，包括表浅的闭合伤、深部组织或内脏闭合性损伤，所出血液积于组织间隙或体腔内。据受伤史、循环状态不稳定、穿刺及其他检查可诊断内出血，体表不能直接看到所出血液，但较浅的闭合伤内出血时，体表可发现血肿隆起、波动感等；有些内脏损伤的内出血可表现为咯血、呕血、便血、血尿等。

2. 根据出血血管的性质分类　出血又可分为动脉、静脉、毛细血管出血。动脉出血时血色鲜红，呈喷射状，压力高、速度快；较大动脉出血可在短时间内造成大量失血，易危及生命。静脉出血时血色暗红，呈持续涌出状，速度相对较慢、危险性相对较小。毛细血管出血时血色较为鲜红，血液自创口渐渐流出，出血点多而小，出血有可能自行停止。

本节主要阐述外出血的止血。

（三）术前准备

1. 用物准备　绷带、充气止血带、橡皮止血带、止血钳。紧急情况下可用干净的毛巾、布料、衣物代替。

2. 病人准备　向病人解释止血的目的、操作要点，取得病人的合作。鼓励安慰病人，消除病人的紧张心理。

（四）止血方法

1. 加压包扎止血　较小的伤口出血，先用消毒液涂擦创口周围皮肤，无菌敷料覆盖在伤口上，再用绷带或三角巾包扎，包扎的松紧度以能达到止血目的为宜。适用于小动脉、中小静脉、毛细血管出血。此法是伤口出血的首选止血方法，既能止血，又包扎了伤口，可防止伤口进一步污染和损伤。伤口内有碎骨片时不宜用此法，绷带或三角巾打结勿打在伤口处。

2. 指压止血　以手指、手掌或拳头压住经过骨骼表面的动脉破口或断裂处的近心端，适用于中等或较大的动脉出血。部位准确、用力适当即可起到有效临时止血作用，因不能持久，仅可作为应急措施。

（1）头顶部出血　以拇指或示指在伤侧耳前正对颞下颌关节的颞浅动脉搏动处进行压迫（图5－38），可用于颞部及头顶部的止血。头顶部因血液循环丰富，必要时可在伤处加敷料直接压迫。

（2）颜面部出血　拇指或示指在伤侧下颏角前方1.2 cm凹陷处压迫面动脉止血（图5－39）。

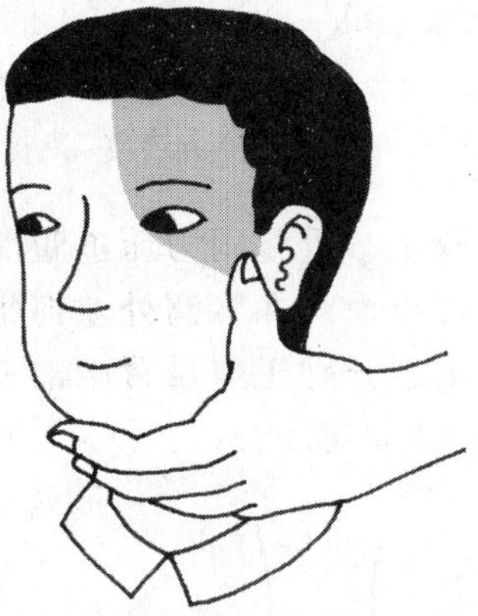

图5－38　颞浅动脉指压法

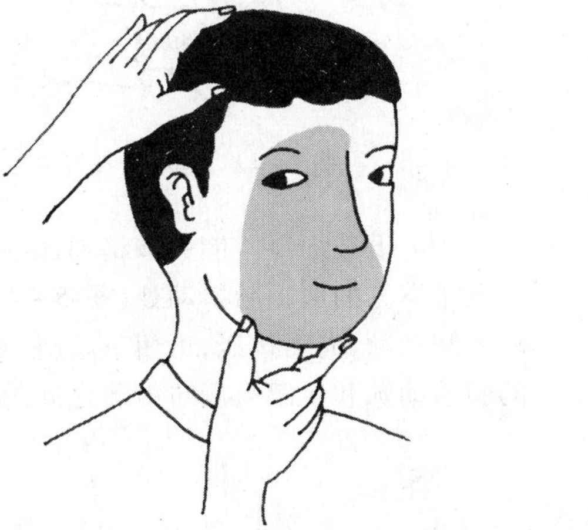

图5－39　面动脉指压法

（3）头面部出血　用拇指或其余4指在气管与胸锁乳突肌之间相当于甲状软骨的平面，将颈总动脉压向颈椎横突（图5－40），一般用于头面颈部大出血，但不可同时压迫两侧颈总动脉，以免影响脑的供血。

（4）头后部出血　可用拇指压迫同侧耳后乳突下稍往后的枕动脉搏动处止血。

（5）肩部、腋部、上臂上部出血　拇指在锁骨上凹处向下向后摸到锁骨下动脉搏动点，其余4指放在病人颈后，将锁骨下动脉压向第1肋（图5－41）。

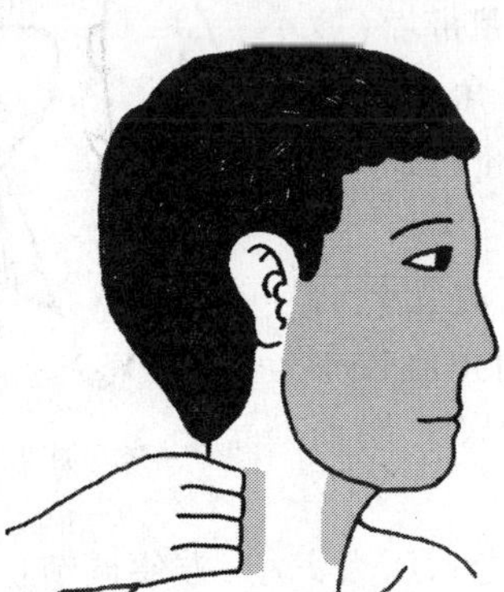

图5－40　颈总动脉指压法

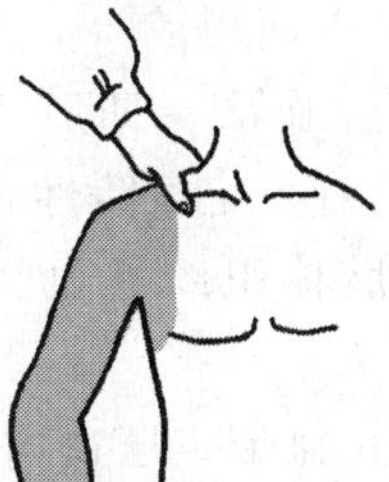

图5－41　锁骨下动脉指压法

（6）上肢出血　拇指或其余 4 指在上臂肱二头肌内侧沟处，将肱动脉压向肱骨（图 5－42），用于上臂下部、前臂、手部出血。两手拇指分别压迫腕横纹稍上方的内、外侧搏动点（尺、桡动脉）（图 5－43），用于手部止血。

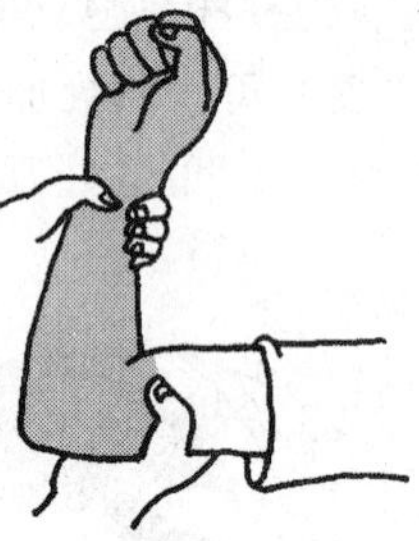
图 5－42　肱动脉指压法

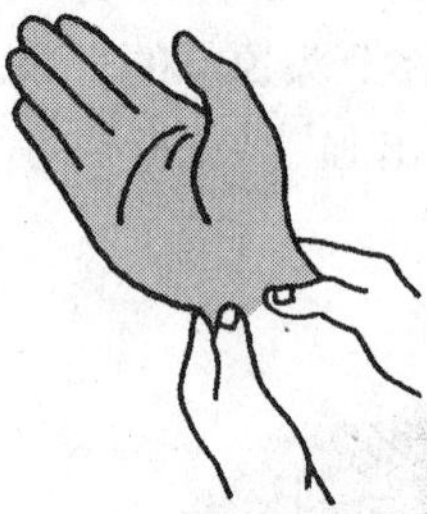
图 5－43　尺、桡动脉指压法

（7）下肢出血　髋关节稍屈曲、外展、外旋，双手拇指或双手掌重叠用力压迫腹股沟韧带中点稍下方的股动脉搏动处（图 5－44），用于大腿、小腿、足部出血。在腘窝处双拇指摸住搏动的腘动脉，向下按压，可用于小腿、足部出血。双拇指或双示指分别压迫足背中部近足踝处的胫前动脉和足跟内侧与内踝之间的胫后动脉（图 5－45），用于足部出血。

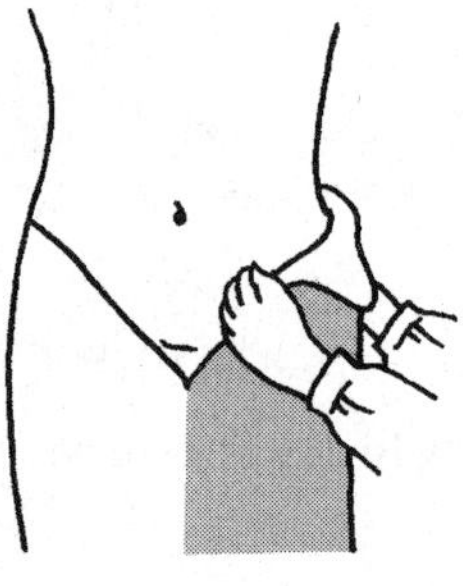
图 5－44　股动脉指压法

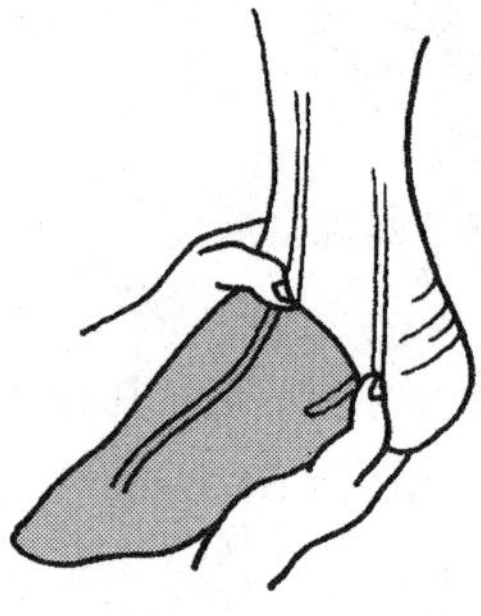
图 5－45　胫前、后动脉指压法

3. 屈肢加垫止血法　肘、膝关节以下较大出血，上臂前臂、大腿小腿无骨关节损伤时使用。在肘窝或腘窝放纱布垫、绷带卷（或毛巾、衣物）等，然后屈曲关节，借衬垫物压迫动脉，用三角巾或绷带将肢体固定于屈曲位（图 5－46）。此法可能压迫神经，且不便于搬运，故须谨慎使用。

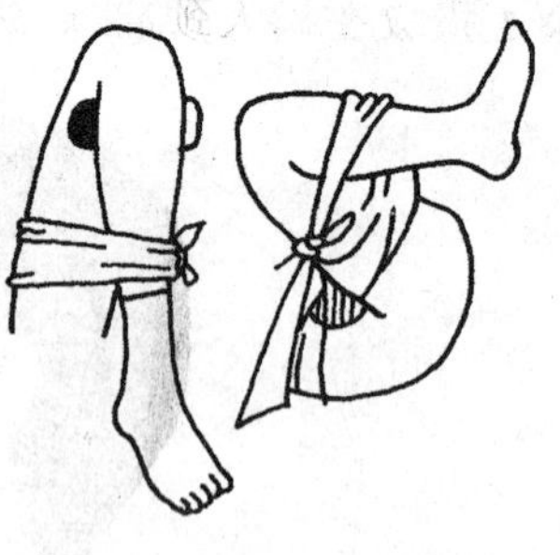
图 5－46　屈肢加垫止血法

4. 止血带止血法　四肢大动脉出血而上述止血方法无效时可临时使用，因有一定危险性，只能作为应急措施。使用止血带不当可造成远端肢体组织缺血、坏死，严重者可导致急性肾衰竭而死亡。

（1）充气止血带　压迫均匀、有效、安全，有压力表指示压力大小，方便调节。

（2）橡皮止血带　松紧度不易准确掌握，有一定危险性，仅在十分必要时使用（图 5－47）。

（3）无弹性止血带　可使用绷带、三角巾等布类带，在肢体上缠绕后勒紧或绞紧，虽方法简便、止血较可靠,但因无弹性,危险性更大。注意不可随意使用绳索、金属丝等进行勒、绞。

1）勒紧止血法　在伤口上部用绷带或三角巾叠成带状或用布料等勒紧止血,第①道绕扎为衬垫,第②道压在第①道上面,并适当勒紧。

2）绞紧止血法　将三角巾叠成带状,在伤口上方绕肢体一圈,两端拉紧打一活结,并在一头留一小套,取细杆状物作绞棒插进带圈内,提起绞棒绞紧,再将绞棒一头插入小套内,拉紧小套固定绞棒(图 5－48)。

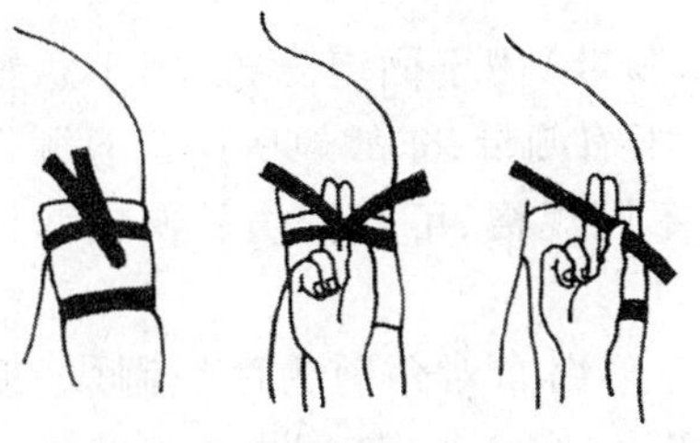
图 5－47　橡皮带止血法

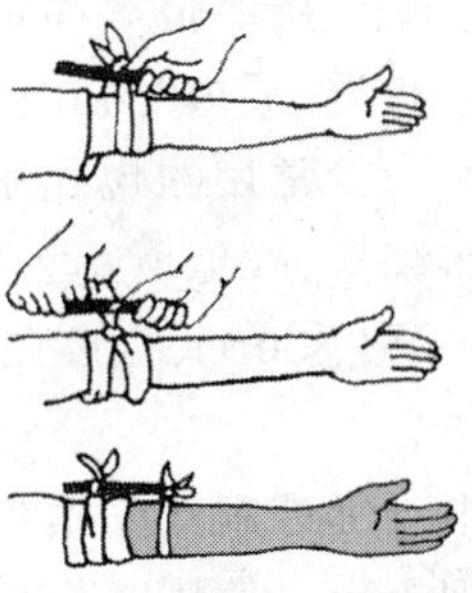
图 5－48　止血带绞紧止血法

(4）注意事项

1）衬垫　橡皮止血带不能直接扎在皮肤上,需用敷料或衣物等作衬垫。有条件者可使用带塑料槽板的橡皮止血带,效果更佳。

2）部位　止血带扎在伤口的上方,尽量靠近伤口,但上臂不可扎在中 1/3 处,以免损伤桡神经。

3）压力　充气止血带止血时的一般压力为:上肢 250～300 mmHg,下肢 400～500 mmHg;其他无压力表的止血带以刚好阻止动脉出血为宜。

4）标记　扎止血带的伤员胸前挂红色布条标记,以便优先处理和护送。扎止血带的伤口处亦应做好明确标记,记录好使用止血带的时间和部位,每小时松解 1～2 min,松解时伤口处用敷料加压以防大出血,若松解时发现伤口处出血已明显减轻或停止,可改用加压包扎或其他止血方法。松解后需再次绑扎时宜在另一稍高平面绑扎。若肢体严重毁损考虑已不能保留,在伤口上方扎止血带后中途可不必松解,直至手术截肢。

5. 钳夹结扎止血　若能清楚看到伤口内出血的血管断端,可用简易现场急救箱(包)中的止血钳、结扎线进行钳夹结扎止血,其方法类似于护送到医院后清创时的操作。结扎止血后再包扎伤口。损伤组织辨认不清者不宜使用此法,随意钳夹有可能损伤重要血管和神经。

6. 填塞止血　口腔、腋窝、大腿根等处的出血,用以上其他方法不易止血时,可用无菌敷料等填塞入伤口内,外盖敷料后再以绷带、三角巾等加压包扎。

二、包扎术

(一) 目的

防止伤口进一步损伤、污染,固定敷料,压迫止血,减轻疼痛。

（二）适应证

重伤者在转送医院途中、轻伤者在继续工作劳动时，伤口有可能进一步遭到损伤、污染，或伤口有明显出血需加压包扎止血。部分伤口因部位特别或伤情、诊治需要，可采取暴露疗法而不需包扎。

（三）术前准备

1. 用物准备

（1）无菌纱布　用绷带等固定带进行包扎时伤口上均须覆盖无菌敷料，若无无菌用品，应急时可用干净的布类、毛巾等临时替代。

（2）绷带　为较常用的包扎用物。石膏绷带（硬绷带）用于固定骨折；用于急救包扎的绷带常为软质纱布绷带，战地所用为橡皮布包好的消毒压缩绷带，非战地所用普通绷带并非严格无菌用品，长度一般为 6 m，宽度则有 3 ~ 10 cm 数种不同规格，可根据伤员伤口部位及大小进行选用。

（3）三角巾　标准制式三角巾由边长 1 m 的正方形白布对角剪为两块制成，顶角处有用于打结固定的细布带。使用时根据需要可折叠成宽条带、窄条带、燕尾巾等形状。

（4）丁字带、多头带等　一般用于特殊部位的包扎。

2. 病人准备　向病人解释包扎的目的、操作要点及注意事项，取得病人的合作。

（四）包扎方法

1. 绷带包扎法（图 5 - 49）

（1）环形法　下一圈完全压住前一圈绷带。为使固定更为牢固，可将始端稍呈斜状，斜角翻折压于 2、3 圈之间。尾端用胶布贴好固定或开叉打结固定。此法一般用于伤口处肢体周径相同的部位，亦用于其他包扎法的起始和终结部位。

（2）螺旋法　每圈绷带压盖前一圈的 1/3 ~ 1/2。用于上下周径相近的躯干、四肢伤口的包扎。

（3）蛇形法　下一圈绷带与前一圈不重叠或有明显间隔，用于邻近两处伤口包扎的过渡，或用于固定敷料、夹板等。

（4）螺旋反折法　基本同螺旋法，但每绕一圈绷带时以一定角度反折一次，每次反折的部位宜在同一方向（既美观又能可靠固定），反折处不要在伤口上或骨隆突处。此法主要用于上下周径明显不等的肢体部位如前臂或小腿等处。

（5）回返法　用于包扎头部和残肢。

（6）8 字法　在关节的上下部作“8”字形来回缠绕，用于包扎屈曲的关节部位。

2. 三角巾包扎法

（1）头顶部包扎　三角巾底边中点放在额部，顶角经头顶拉到枕后，底边经耳上向后扎紧压住顶角，在颈后交叉再经耳上绕至额部打结，最后将枕后的顶角向上反折嵌入底边内（图 5 - 50）。

（2）头部风帽式包扎　三角巾顶角和底边中点各打结，顶角结放于额前，底边结放在枕后，两底角向下拉紧包住下颌部，交叉绕至枕部打结（图 5 - 51）。

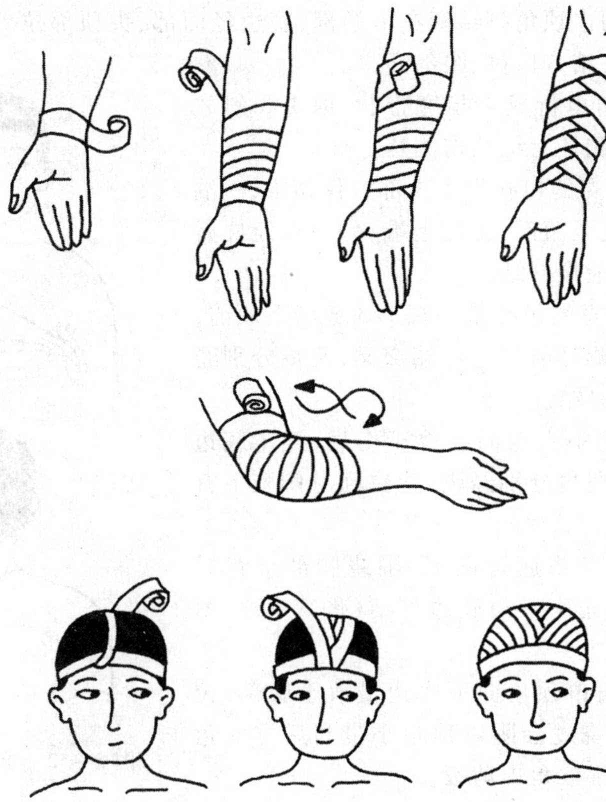

图 5－49　绷带基本包扎方法

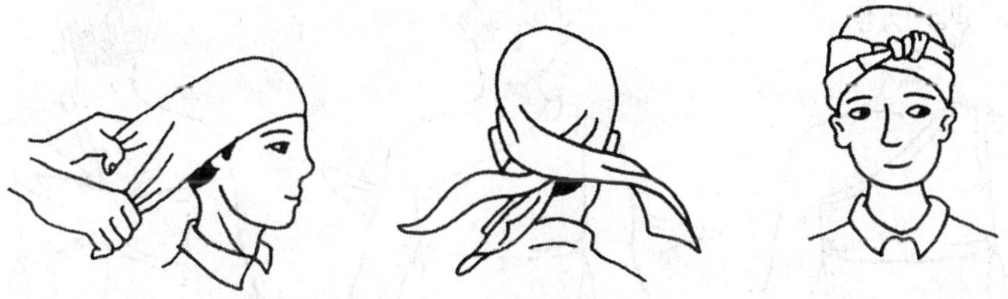

图 5－50　头部三角巾包扎法

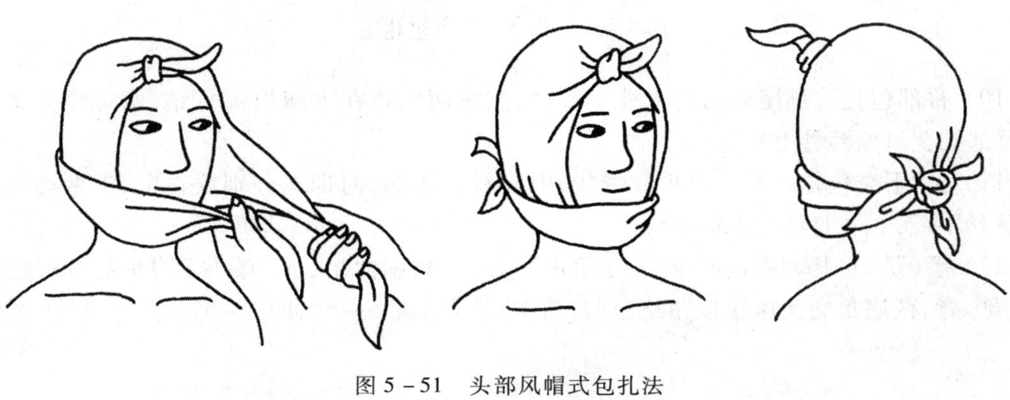

图 5－51　头部风帽式包扎法

（3）面部包扎　三角巾顶角打结套在下颌部，底边经面部、头顶部拉到枕后，底边两端在枕部拉紧交叉绕至额部打结，口、鼻、眼部开窗。

（4）单眼包扎　三角巾折成4指宽带状，取1/3斜放在伤眼部，下侧长端经健侧耳上绕至伤侧耳上打结。

（5）双眼包扎　4指宽的包扎带中央部盖住伤眼，一端经耳下、枕后、对侧耳上绕至额部，压住上端，另一端经枕后绕至对侧耳下，与反折的上端打结。

（6）下颌包扎　4指宽的包扎带一端1/3放于下颌前，长端经耳前、头顶绕至对侧耳前与另一端交叉，两端分别经额部、枕部在另一侧耳上打结。

（7）单肩包扎　燕尾中夹角向上放于伤肩，燕尾底边包绕上臂上部打结，两燕尾角分别经胸、背拉到对侧腋下打结（图5－52）。

（8）胸、背包扎　三角巾底边向下，围绕胸部于背后打结，顶角绕过肩部以顶角小带与底边打结（图5－53，图5－54）。

（9）腹部包扎　三角巾顶角向下底边横放于腹部，拉紧底角至腰部打结，顶角绕过会阴以顶角小带与后方底角结再次打结，然后将会阴部三角巾剪裂。

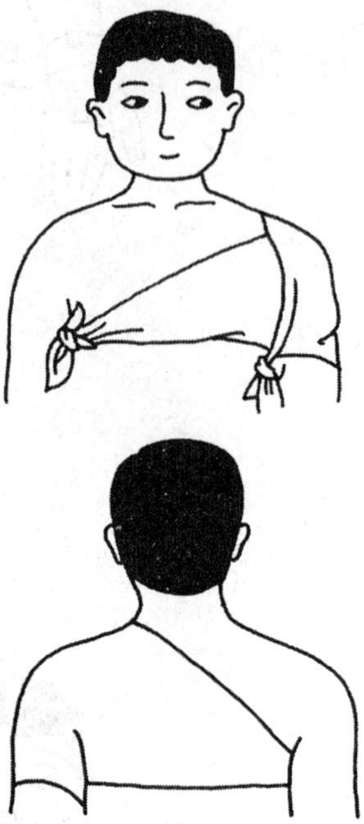

图5－52　单肩燕尾巾包扎法

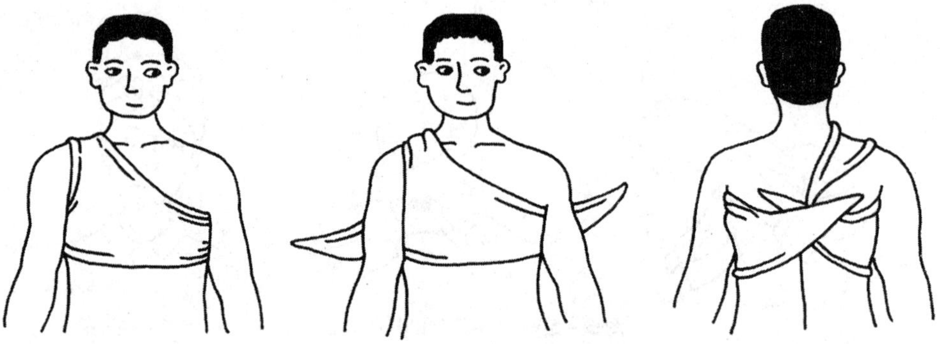

图5－53　胸部三角巾包扎法

（10）臀部包扎　燕尾夹角向上放于臀部，燕尾两底边在大腿根部打结，两燕尾分别经腹部和臀部拉至对侧髂骨上打结。

（11）上、下肢包扎　三角巾折成带状，中段斜放伤部，两带端分别压在上、下两边绕肢体一周呈“8”字形包扎打结（图5－55）。

（12）手（足）包扎　手（足）放于三角巾中央，顶角朝向指（趾）端并经指（趾）端绕过，盖住手（足）背，两底角交叉压住顶角绕至腕（踝）部打结（图5－56，图5－57）。

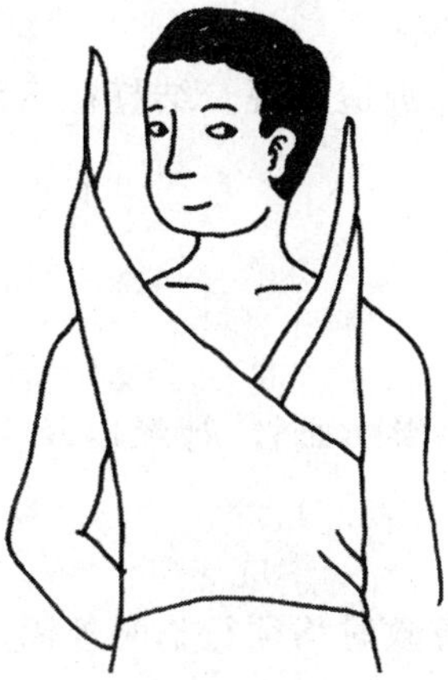

图 5-54　胸部燕尾巾包扎法

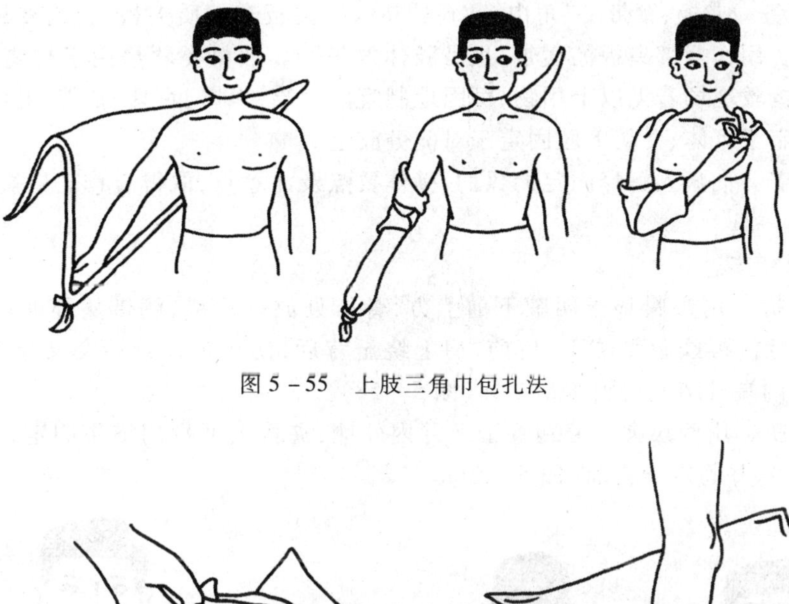

图 5-55　上肢三角巾包扎法

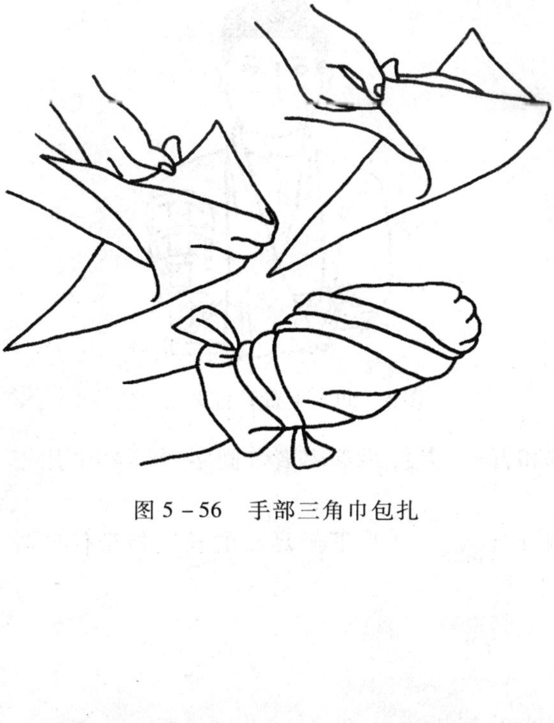

图 5-56　手部三角巾包扎

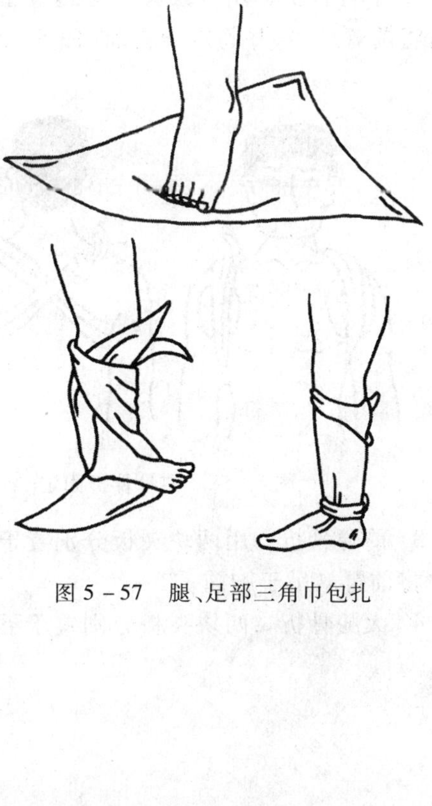

图 5-57　腿、足部三角巾包扎

（五）注意事项

包扎时应做到轻巧快捷、松紧适宜、牢固可靠、舒适美观。结打在不易受压部位，有出血的伤口应加压包扎，骨隆起或凹陷处宜加软垫。

三、固定术

（一）目的

伤肢伤处制动，减轻疼痛，防止骨折端进一步损伤血管、神经以及重要脏器，利于防止休克，便于伤员搬运。

（二）适应证

现场明确诊断有骨折或高度怀疑有骨折者，急救时均须行临时外固定，四肢骨折应行可靠固定，脊柱损伤和骨盆骨折则可行相对固定。

（三）术前准备

1. 用物准备　夹板、绷带、三角巾、敷料软垫等。夹板有木质夹板、金属夹板、可塑性或充气性塑料夹板。用作捆绑夹板的横带、悬吊肢体的吊带。敷料类软垫用于衬垫在夹板与伤肢骨隆突之间。抢救现场若无以上用物，可因地制宜用竹竿、木棒、农具、布带、毛巾等替代，亦可将受伤上肢固定于躯体、受伤下肢固定于对侧健肢上。

2. 病人准备　向病人解释固定的目的、操作要点及注意点，取得合作。先抗休克、止血、包扎，后固定。

（四）固定方法

1. 锁骨骨折　用敷料垫于两腋下前上方，骨折处放一薄垫，绷带从健侧背部经腋下、肩前、肩上绕至背后，再经患侧腋下、肩前、肩上绕至背后，使绷带在背后交叉呈“8”字形，缠绕2～3周后绷带两端打结或用胶布粘贴好（图5－58）。

2. 上臂骨折　用两块夹板分别置于上臂内外侧，夹板上下端用横带固定，屈肘90°，用三角巾将前臂悬吊，并固定于胸前（图5－59）。

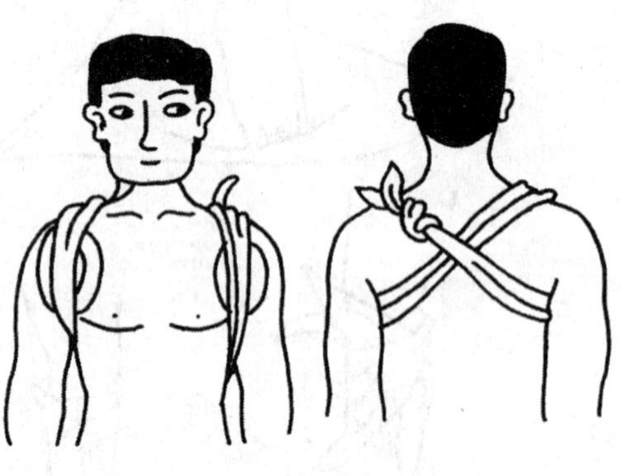

图5－58　锁骨骨折固定

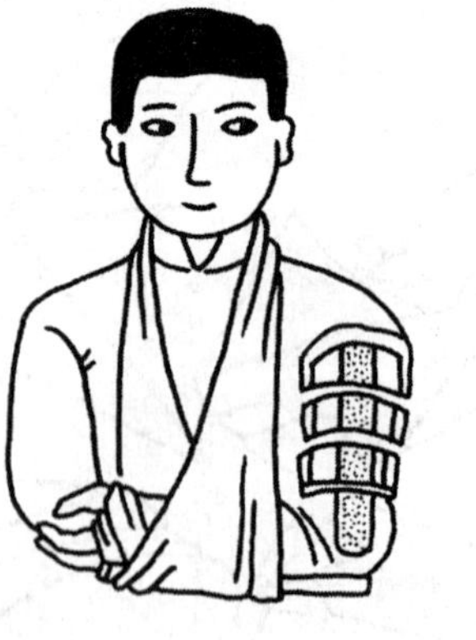

图5－59　上臂骨折夹板固定

3. 前臂骨折　用两块夹板分别置于前臂掌侧和背侧，夹板两端用横带固定，屈肘90°用三角巾将前臂悬吊于胸前。

4. 大腿骨折　两块夹板分别置于下肢内外侧，或仅置一从腋下至足跟的长夹板于伤肢外侧，用多根横带固定。病人平卧，踝关节90°背屈，足尖向上（图5－60）。

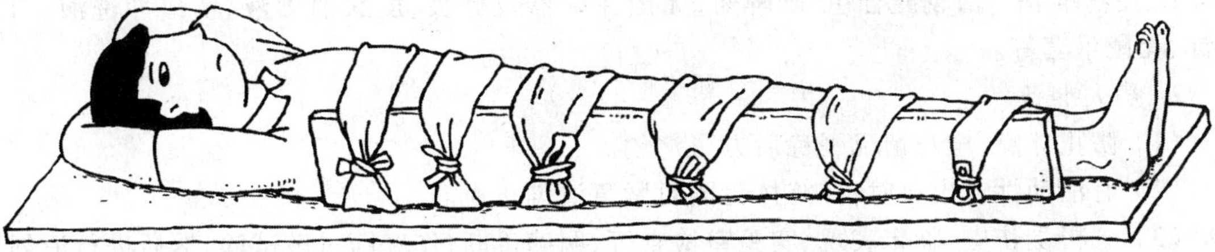

图5－60 大腿骨折夹板固定法

5. 小腿骨折 方法基本同大腿骨折固定法相同，但应选用稍短的夹板。

6. 脊柱骨折 以3人平托法或整体滚动法将病人平卧于木板上，躯体下方置软垫维持脊柱生理弯曲弧度（图5－61），躯体两侧置软枕防止脊柱扭曲。

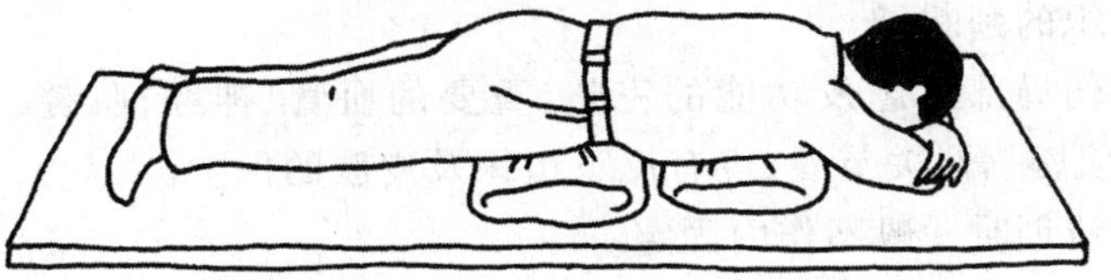

图5－61 脊柱骨折的卧位

（五）护理

1. 有明显骨折畸形时，可沿肢体正常轴线方向牵直后再固定。

2. 夹板长度、宽度应与肢体相适应。现场临时固定所用夹板，其长度应超过骨折部的上下两个关节。

3. 夹板与肢体皮肤之间应衬以软垫，骨突部位应加固定垫。

4. 横带绑扎松紧应适度，过松起不到固定作用，过紧则阻碍肢体血液循环。肢体骨折固定时应将肢端外露，以便观察末梢循环。

四、清创术

开放伤口一般分为3类。清洁伤口一般系指手术切口，手术完毕时直接缝合即可。污染伤口指受伤后8 h内，伤口有细菌污染而尚未发展成感染，但伤口内存在细菌、失活组织、异物等，不利于伤口愈合。感染伤口指伤口已感染甚至化脓，包括延迟处理的开放伤口和继发感染的手术伤口，须经换药处理方能愈合。

污染的开放伤口通过处理使其变为清洁、闭合伤口，即为清创术。一般伤口的清创宜在伤后8 h内进行。血运丰富、污染轻、失活组织少的伤口，只要伤口的污染未发展为感染，均可考虑做清创处理。

（一）目的

经伤口清洗、清除伤口内异物、切除失活组织、止血、缝合伤口等处理，以促进伤口的愈合。

（二）适应证

各种污染伤口。

（三）术前准备

1. 用物准备　清创缝合包、麻醉药、无菌注射器及针头、皮肤消毒液、伤口冲洗液、刀片、缝针、无菌手套等。

2. 病人准备

（1）防止休克，全身情况平稳后方可清创。

（2）有活动性大出血时，在抗休克同时紧急清创止血。

（3）分析受伤史、临床表现、实验室检查等，明确诊断，作麻药过敏试验，然后进行清创，伤口情况难以确诊时边探查边清创。

（四）清创的基本原则

1. 尽早清创，越早越好。

2. 严格无菌操作。

3. 清创必须彻底。

4. 注意失活组织的判断。

5. 尽量保持创伤局部形态及功能的完整，重要的血管、神经、肌腱、器官应尽可能保存。浅部的血管、神经、肌腱、骨、关节囊，应有皮下组织及皮肤的保护。

6. 开放性骨折清创时一般不作内固定。

7. 缝合时注意组织层次对合，力争一期缝合伤口。

（五）操作步骤

1. 体位与麻醉　根据伤口部位、大小等，选择适当的体位和麻醉。

2. 清洗消毒　创口局部毛发较多时先剃去毛发，以无菌敷料盖住伤口，根据伤口周围皮肤情况，采用擦洗、刷洗、冲洗等方法清洁伤口周围皮肤。揭去伤口上的敷料，以适量无菌生理盐水和刺激性小的无色消毒液反复冲洗伤口，冲走伤口内游离的异物、血块、失活组织（图 5－62A、B）。创口周围皮肤常规消毒铺巾。术者戴无菌手套，较大的清创术，术者须常规刷手泡手，穿无菌手术衣、戴无菌手套后进行伤口清理。

3. 清理伤口　由浅入深仔细检查伤口，创腔大创口小时需适当扩大创口后再检查，彻底去除伤口内异物及血块，切除失活组织，尚未失活但血液循环差、污染重的不重要组织亦应适当切除，创缘皮肤不规则不整齐且考虑缝合时张力不大时可适当修剪使之整齐，创腔内进行可靠止血（图 5－62C）。清理伤口时随时注意用刺激性小的无色消毒液冲洗创口。经以上处理，使伤口尽量类似于无菌手术伤口，简单伤口即可逐层缝合（图 5－62D），复杂伤口则需作组织修复，作组织修复前应重新消毒铺巾、更换手套和器械。

4. 组织修复

（1）骨　直视下解剖复位，一般不作内固定，但若污染轻、清创早，可考虑作内固定。

（2）血管　创口内明显出血的非重要血管在清创时均应可靠结扎或缝扎止血。重要的血管损伤时则应力争修补、吻合或移植以重建血液循环，修补、吻合时应在无张力情况下作外翻缝合。

（3）神经　重要神经断裂时，需用锐刀片切齐断端，对准轴线（营养血管为标志）后以 5－0 丝线间断缝合神经鞘。若污染重、清创迟，则断裂的神经应留待二期修复。

（4）肌腱　损伤严重的非重要肌腱应予切除。重要肌腱断裂时应行双垂直或双 8 字缝

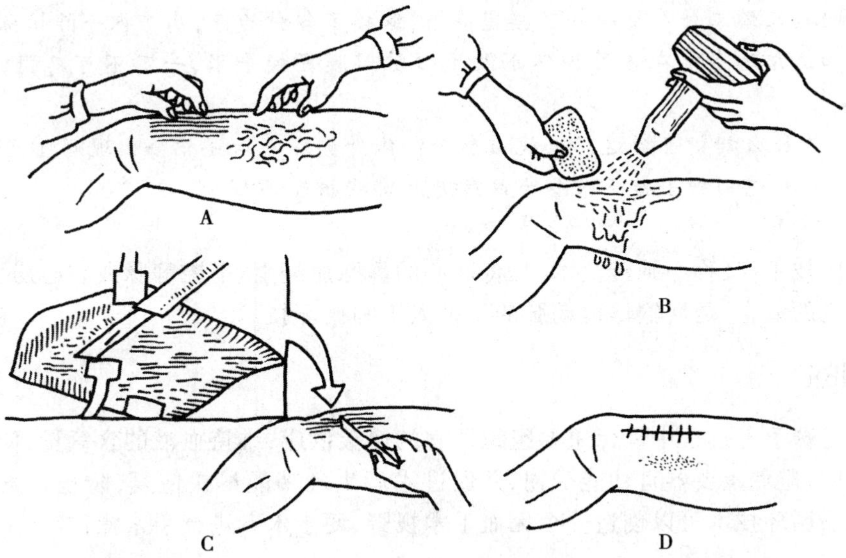

图 5－62 清创缝合术

A. 揭去敷料；B. 清洗；C. 清理；D. 缝合

合，缺损过多时应行肌腱移植。污染重、清创迟，断裂的肌腱应留待二期修复。

（5）关节囊 彻底清创后关节囊宜作一期缝合，囊外放乳胶片引流。

5. 伤口缝合 彻底清创、修复重要结构后，创口按组织层次一期缝合。缝合时皮肤有较大张力者应作减张缝合，估计减张缝合仍难缝闭皮肤者，则应作皮肤移植。考虑缝合后伤口内仍有渗液可能时，可留置乳胶片或乳胶管作预防性引流；估计清创后伤口仍有感染可能者，可只缝合深层组织，2～4 天后无感染发生再缝合皮下组织和皮肤。

（六）护理

1. 清创前注意收集病史，作好护理检查，充分了解全身和局部的伤情。

2. 伤情严重时主动配合医生做好病人抢救工作。

3. 全身伤情严重、局部因创伤而导致形态和功能明显受损，病人因此而焦虑、恐惧时，应做好解释、安慰工作，争取病人术中的配合。

4. 清创时做到认真、仔细、正确、快捷，严格无菌操作，尽可能保证创伤局部形态和功能的完整。

5. 清创后注意适当固定和抬高患肢，并注意其血液运行情况。

6. 术后遵医嘱给予抗生素预防感染，并作破伤风预防的常规处理。

7. 密切观察伤口愈合情况，清创后的伤口仍发生感染者及时按感染伤口进行处理。

第十节 体外循环技术

【情境十】

某日 18:00，心脏外科病房送来一位刚刚结束心脏手术的患者。正在值班的刘护士与负责护送患者回病房的工作人员一一交接完病情，续接了各种治疗，病房内一阵忙碌之后安静下来。刘护士知道该患者是在体外循环下做了心脏瓣膜置换手术，一定不可忽视，今晚又要忙碌了。

试想：1. 为什么刘护士会这样重视该患者？体外循环术后究竟会出现哪些问题？

2. 你知道刘护士接下来要为该患者做哪些护理吗？

体外循环技术，又称心肺转流术，是将回心的静脉血经上、下腔静脉或右心房引出体外，通过人工心肺机的氧合，再回输体内动脉的一种人工肺循环技术。

一、目的

在一些特殊手术过程中确保重要组织器官的血液供应，维持血液的含氧量，使机体处于正常的生理环境，避免重要器官功能受损，并促进术后生理功能尽快恢复，防止并发症。心脏手术时通过体外循环技术可以创造一个无血手术视野，便于术者进行手术操作。

二、适应证

主要是心脏外科手术，也用于某些大血管手术及一些特殊的非心脏外科手术，如肺肝联合移植术等。

三、禁忌证

机体严重感染致脓毒血症者为绝对禁忌证，除此之外，不能耐受低温或严重凝血功能障碍者也不宜进行。

四、装置

1. 氧合器　在体外循环中发挥“肺”的功能作用。按照氧合原理可将氧合器分为鼓泡式氧合器与膜式氧合器两种类型。鼓泡式氧合器的氧合原理是气血的直接接触扩散，膜式氧合器氧合时气血不直接接触，而是通过透气性能较好的高分子膜进行氧合，目前在临床上膜式氧合器的应用更加广泛。

2. 血泵　在体外循环中发挥“心脏”的功能作用，又称人工心脏，是体外循环的动力部分。

3. 其他装置　除氧合器与血泵外，还需要过滤泵、热交换系统和各种管道等与机体的心血管系统共同建立起特殊的循环系统。

五、术前准备

1. 加强心理护理，保持病人情绪稳定，缓解焦虑与恐惧。

2. 指导病人进行有效咳嗽、深呼吸等术前训练，同时应改善病人的一般状况，加强营养，保证充足睡眠，预防呼吸道感染等。

3. 测量病人的身高、体重，检查血常规、血浆蛋白浓度及凝血酶原激活时间(ACT)，为灌注师制订体外循环手术方案提供依据。

4. 桡动脉与中心静脉穿刺、置管测压及建立静脉输液通道。

5. 安装人工心肺机，并进行管道预充，排净空气，调整泵压。

六、术中配合

为减少由于心肌缺血造成的损害，目前广泛应用全身中度低温、心脏局部深低温的方法使心肌得到妥善保护，维持机体温度在 28 ℃左右，心肌温度在 15 ~ 20 ℃。机体温度的维持常依赖于低温灌注来实现，心肌温度可由主动脉根部灌注配好的 4 ℃冷停搏液，使心肌迅速停止搏动，每 20 min 灌注一次，同时用冰袋或冰泥于心脏外冷敷，或 4 ℃生理盐水循环灌注，以减少能量消耗。在体外循环开始时应注意先向体内注入一定量的液体，然后再进行静脉引流，以避免血压迅速下降，心脏在未达到预定温度时停搏。体外循环过程中应监测动、静脉压，尿量与体温的变化，观察静脉引流是否通畅，保持有效的灌注压，每 30 min 监测 1 次 ACT，维持 ACT 于 480 ~ 600 s，根据 ACT 的测试结果及时补充肝素量。停止体外循环前首先进行复温，复温时变温水箱内的水温与血温的温差不可过大，应 <10 ℃，当复温达到一定程度时心脏可自然复苏或电击复苏。然后重新恢复体内肺循环，有效排出心腔内气体，待循环维持稳定后，拔除心内插管，使用鱼精蛋白中和肝素，使 ACT 恢复至 100 ~ 130 s，以减少术后伤口出血。

七、术后护理

1. 病情监测 密切监测生命体征、心电图、动脉压、中心静脉压，定时听诊心音，并注意神志状态，肾功能，呼吸功能，出、凝血功能及血气分析与酸碱平衡状况，及时发现血容量不足、低心排血量、心律失常等异常情况。准确记录 24 h 出入量，术后 3 d 内应测量并记录每小时尿量，注意观察尿色与性状。使用人工呼吸机过程中应注意观察病人双侧胸廓是否起伏一致及是否与呼吸机同步，有无“人机对抗”现象。

2. 心包引流的护理 每 15 ~ 30 min 挤压 1 次引流管，保持引流通畅，详细记录引流液量的变化。成年人术后若每小时引流量 >100 ml，小儿 >50 ml，引流液颜色鲜红，有较多血凝块，或伴有血压下降、脉搏增快等表现时，应考虑有活动性出血，立即通知医生采取紧急处理措施。

3. 血流动力学监测护理 定时观察穿刺局部有无出血、肿胀、导管有无脱出，保持局部清洁干燥，防止污染，拔管后应加强局部压迫，防止出血。

4. 呼吸道护理 保持呼吸道通畅，使用人工气道时应注意妥善固定，防止导管脱出或移位，定时吸痰，拔管后应加强雾化吸入，定时拍背，促进咳嗽排痰，加强呼吸功能训练，防止发生呼吸道感染或肺不张。

八、并发症的防护

1. 出血 体外循环后引起出血的原因常与止血不善、凝血功能紊乱有关。可采用手术止血和止血药止血，或者根据 ACT 检查结果给予鱼精蛋白治疗。

2. 栓塞 气体栓塞多发生在脑部，常见的原因有心内排气不彻底、人工心肺机排气不彻底、人工肺内血平面低于动脉输出口。处理的方法：将病人置于头低脚高位，给予头部低温保护，必要时采取脱水、镇静、解痉等对症治疗。

3. 灌注肺 是体外循环术后较为常见的肺部并发症。包括肺不张、肺炎、肺水肿、肺栓塞等。术后应立即行胸部 X 射线检查，了解肺膨胀的情况，一般需使用人工呼吸机辅助通气

2～24 h。护理人员应注意观察双侧胸廓随呼吸运动的起伏状况，拔除气管插管前应及时吸痰，保持病人呼吸道通畅，拔管后要鼓励病人咳嗽，协助病人有效排痰。

4. 低心排血量综合征　引起术后低心排血量的原因主要包括心肌损害、血容量不足、心脏压塞、心律失常、严重电解质紊乱等。术后应加强防护，以免影响手术效果，威胁病人生命安全。

(1) 心脏功能监测　体外循环术后血流动力学监测应重点注意心率、心律、动脉压、中心静脉压、心排血量等变化，以便及早发现病情变化，及时根据原因进行抢救处理。

(2) 合理补充血容量　应根据液体出入量情况和血流动力学监测结果，结合病人的病情补充血容量，既要保证血容量充足，又要防止血容量过多造成的心脏损害，尤其对于心功能不全者，要严格控制液体入量，以减轻心脏负担，必要时应遵医嘱酌情使用利尿药。

(3) 尽量缩短人工呼吸机正压通气时间　由于机械通气时胸膜腔内压力增高，使回心血量减少，导致心排血量减少。因此，体外循环术后如病人自主呼吸恢复，应及时停止正压通气，及早撤除呼吸机。

5. 心律失常　体外循环术后由于心脏组织受缺氧、酸中毒、电解质紊乱、机械刺激等影响，易发生心律失常。常见的心律失常有房室传导阻滞、室上性心动过速、心房纤颤、室性期前收缩，严重时可发生室性心动过速，甚至发生室颤。护理人员应注意监测心律变化，发现异常时应及时报告医生，采取有效的急救措施。

6. 心脏压塞　术中止血不好或病人出现凝血功能障碍及心包引流不畅是导致心脏压塞的主要原因。心脏压塞时可表现为心搏微弱，听诊心音遥远，静脉压增高，动脉压降低，脉压减小。护理人员应密切监测病人的病情变化，保持心包引流通畅，促进心包内积血排出。如心包内积血形成较大的血块而无法引流时，应报告医生，立即采取手术方法进行抢救。

第十一节　血液净化技术

【情境十一】

患者，男，32 岁，不慎从 4 楼坠落，致全身多处骨折、肝挫裂伤及低血容量性休克。急诊行肝修补术及骨折固定术，术后 3 日出现高热，T 41.5℃，24 h 尿量 70 ml，血钾 6.1 mmol/L，血尿素氮 20 mmol/L，肌酐 350 μmol/L。

试想：1. 该病人目前的主要问题是什么？

2. 应采取何种救护措施？

血液净化技术是指将血液引流至体外，并通过净化装置来排除体内的代谢产物、毒物及过多的水分，调节机体内环境，从而达到抢救和治疗的目的。

一、血液透析

(一) 目的

通过血泵将血液从体内引出进入透析器，使血液与透析液在半透膜两侧以相反的方向运动，利用弥散及超滤原理，使血液中的小分子物质与水分子能够通过半透膜进入对侧透析液，利于去除血液中多余的水分与溶质，以达到清除体内代谢产物及毒性物质，纠正人体水、电解质平衡紊乱的目的。

（二）适应证

主要适用于急性肾衰竭、慢性肾衰竭、急性药物中毒及肾移植准备阶段的病人。

（三）禁忌证

严重低血压、休克、心肌梗死、心力衰竭、心律失常、出血或感染时不宜进行血液透析。

（四）装置

1. 血液透析机　能按一定比例稀释透析液，使其达到治疗要求，并能控制透析液与血液的温度、流量、超滤量及肝素用量，同时还具有监测功能。

2. 透析器　主要由半透膜、支架与外壳组成，常用空心纤维型透析器。

（五）术前准备

1. 透析器准备　仔细检查透析器的外包装有无破损，彻底冲洗透析器，连接透析装置与管道系统，以生理盐水进行预冲洗，排除其内空气。透析血液在体外进行循环，为避免发生凝血，透析前应用肝素盐水冲洗整个系统。

2. 透析溶液准备　透析液的主要成分包括水、碳酸氢盐或醋酸盐、钠、钾、钙、镁、葡萄糖等。

3. 病人准备　透析前应为病人补充适量蛋白质，控制水分的摄入，消除紧张心理，同时应称重并记录透析前体重。对于无出血倾向者常采用在透析前静脉内注入 15～20 mg 肝素的方法进行血液抗凝。

4. 建立血液通路　即建立将血液从体内动脉引出至透析器，再经静脉系统回输体内的循环通路。常用临时性血液通路、动－静脉外瘘或内瘘及移植血管等方法建立血液通路。

（六）术中配合

1. 病情观察　透析过程中应严密观察并记录病人的生命体征，对于急性透析者应每 15 min 测一次血压，以便调节脱水速度。观察穿刺局部有无渗血、血肿，倾听病人主诉，并监测透析液的温度、压力等，注意有无漏血及凝血现象。

2. 透析血流速度调节　透析开始时应控制血流速度 50 ml/min，逐步根据病人情况将速度调至所需流量 200 ml/min。

3. 透析时间控制　首次透析时间不宜过长，一般透析 2 h，第 2 次透析可增至 3 h，以后透析时间可延长至 4 h，但每次透析时间不应超过 4 h。

4. 血液抗凝　对于无出血倾向者，可通过肝素泵每小时注入肝素 10 mg，于透析结束前 1 h 停用。

5. 血液回输　透析结束时应将体外循环的血液回输体内，一种方法可以通过生理盐水回输，此法需输入生理盐水 100～200 ml；另一种方法是用空气回输血液，先断开动脉血管通道，通过血泵低速运行，利用空气将血液回输体内。

6. 透析记录　透析结束后要记录透析时间、超滤量、肝素用量、体重等。

（七）术后护理

1. 局部压迫止血　拔除动脉和静脉穿刺针时，应立即对血管穿刺点进行压迫止血，静脉穿刺点应压迫 10 ~ 15 min，动脉穿刺点压迫时间应至少 30 min，并辅以沙袋进行压迫 2 ~ 4 h。

2. 病情观察与记录　密切观察病人的生命体征及血管穿刺处情况，留取血标本进行生化检查，了解血液净化效果。

（八）并发症的防护

1. 低血压　与透析过程中血容量迅速减少有关。病人表现为恶心、呕吐、胸闷、面色苍白等。应严格掌握超滤量，避免超滤过多、过快，透析液可选用碳酸氢盐溶液，一旦出现明显的低血压症状时，应减慢血流速度，将容量超滤率调至零。

2. 平衡失调综合征　与透析前后血液与脑脊液 pH 变化及血液与组织液中尿素、钠等含量变化有关。主要表现为恶心、呕吐、躁动不安、头痛、抽搐，甚至昏迷等神经系统症状。主要预防措施是避免低钠透析，一旦发生，可输注高渗盐水或高渗糖，保持呼吸道通畅，给予吸氧等。

3. 出血　与肝素使用不当、凝血功能障碍或高血压等有关。表现为鼻腔、牙龈、消化道、皮肤出血，甚至颅内出血。应合理使用肝素，避免过量，透析时一旦发生出血，应减少肝素用量，静脉注射鱼精蛋白中和肝素，如仍不能有效止血，应使用凝血酶及纤维蛋白原止血。

4. 透析器反应　又称首次应用综合征。多发生于使用新透析器的过程中，分为过敏型与非特异型两类。过敏型反应主要表现为全身瘙痒、荨麻疹、咳嗽、腹部痉挛等，严重时可有呼吸困难、濒死感，甚至心搏停止，发生过敏型反应时应立即停止透析，关闭血流通道，弃去体外循环中的血液，给予心肺支持，并根据医嘱应用抗组胺药物。非特异型反应主要表现为胸痛，有时伴有背痛，发生非特异型反应时可继续透析，一般于透析结束后 1 h 内症状自然消失。为防止透析器反应，在透析前应彻底冲洗透析器。

二、血液滤过

（一）目的

依据超滤和对流原理，血液在跨膜压作用下，水和溶质滤出，同时补充所需液体，达到血液净化的目的。

（二）适应证

合并心功能不全的肾衰竭、难治性高血压、透析中低血压反应、体腔积液及多脏器衰竭等。

（三）禁忌证

无绝对禁忌证，但休克或低血压、严重感染、严重出血倾向者慎用。

（四）装置

1. 滤过器　主要部分为滤过膜，具有良好的生物相容性，能透过中小分子溶质，物理性质稳定。

2. 血液滤过机　由体液平衡装置与加温装置两部分组成。

（五）术前准备

1. 滤过机准备 连接滤过装置与管道系统，以生理盐水进行预冲洗，排除其内空气，然后用肝素盐水冲洗整个系统。

2. 置换液准备 血液滤过过程中有大量超滤液滤出，每次所需的置换液可多达 30 L 以上，根据补充置换液的输入途径分为前稀释法与后稀释法。

3. 病人准备 调整病人一般状态，加强营养，保证充足的休息与睡眠，减轻心理压力。

4. 动静脉穿刺置管建立血液滤过通路并行肝素化。

（六）术中配合

将病人的动静脉分别与血液滤过器管道相连，依靠血泵和滤过器静脉管道夹使滤过器血液产生 100～200 mmHg 正压，调节滤过机负压装置，使负压达到 200 mmHg，滤过液排出量达到 60～100 ml/min，与此同时补充置换液。如每次要求去除体内 1 500 ml 液体，则滤出液总量减去 1 500 ml，即为置换液的补充量。血液滤过过程中应注意观察病人一般状态、生命体征等变化，合理使用肝素，并监测滤过压力，评价与记录滤过效果。一般一次滤过时间 4～5 h，根据病人具体情况，每周进行 2～3 次。

（七）术后护理

参见血液透析术后护理。

（八）并发症的防护

1. 低血压 参见血液透析并发症的防护措施。

2. 血液凝固 常见于后稀释法，此法虽然清除率较高，但由于大量超滤液滤出后再补充置换液，常因血液超浓缩而致凝固。因此，建议采用前稀释法。

三、血液灌流

（一）目的

将病人动脉血引入储有吸附材料的血液灌流装置，通过血液与灌流器内物质直接接触，使毒物、代谢产物被吸附，然后再通过静脉回输体内，能更有效地清除与蛋白结合的物质及脂溶性物质，从而达到血液净化的目的。

（二）适应证

主要适用于药物或毒物中毒、尿毒症及暴发性肝衰竭等。

（三）禁忌证

血小板减少、有出血倾向、休克、低血压病人禁忌使用。

（四）装置

1. 灌流器 常用的血液灌流器为药用炭与高分子树脂两种类型。

2. 血泵 用以控制血流量。流速越快，吸附率越低，灌流时间越长，但流速过慢，发生凝血的机会增多。

（五）术前准备

1. 血液灌流装置准备 仔细检查灌流器的外包装有无破损。将灌流器垂直固定，与病人心脏处于同一水平。彻底冲洗灌流器，连接灌流装置与管道系统，以生理盐水进行预冲洗，排除其内空气，然后用肝素盐水冲洗整个系统。

2. 病人准备　灌流前应检查血常规，了解血小板含量，以确保血液灌流安全进行。对清醒病人应加强心理护理，消除病人紧张情绪。

3. 建立血液通路　动、静脉穿刺置管，建立将血液从体内引出至灌流器，再回输入体内的临时性血液循环通路。

（六）术中配合

将病人的动、静脉分别与血液灌流装置的管道相连接，利用血泵维持血液流速 200 ml/min 左右。一般每次灌流 2 ~ 3 h，根据病人病情每日或隔日一次血液灌流，直至临床症状好转。灌流结束前以生理盐水回输血液，静脉缓慢推注 25 ~ 50 mg 鱼精蛋白以中和灌流过程中所用肝素。

（七）术后护理

参见血液透析术后护理。

（八）并发症的防护

1. 血小板减少　由于灌流器对血小板的吸附作用所致。在灌流过程中常规 0.5 ~ 1h 测定一次血常规及出、凝血时间，随时调整肝素用量，并根据血小板的减少情况及时终止血液灌流。术后应注意观察出血倾向，必要时根据医嘱补充血小板。

2. 低血压　参见血液透析并发症的防护措施。

四、血浆置换

（一）目的

将病人血液引入血浆交换装置，将分离出的血浆弃去，并补回一定量的血浆，以清除病人血浆中抗体，激活免疫反应的介质和免疫复合物。

（二）适应证

主要包括自身免疫性疾病，如肾小球肾炎、风湿性疾病、系统性红斑狼疮、溶血性贫血等，还有重症肌无力、吉兰 - 巴雷综合征、血栓性血小板减少性紫癜、肝性脑病、毒蕈中毒、肾移植后急性排斥反应、高脂血症等。

（三）禁忌证

无绝对禁忌证，但休克或低血压、严重感染、严重出血倾向者慎用。

（四）装置

1. 血浆分离装置　多采用醋酸纤维素膜、聚甲基丙烯酸甲酯膜或聚砜膜所制成的空心纤维型分离器。

2. 血泵　用以控制血液流速。

（五）术前准备

1. 血浆置换装置准备　连接血浆置换装置与管道系统，以生理盐水进行预冲洗，排除其内空气，然后用抗凝剂冲洗整个系统。

2. 病人准备　加强心理护理，消除病人紧张情绪。

3. 建立血液通路　即通过动、静脉穿刺建立将血液从体内引出至血浆置换器，再回输体内的临时性血液循环通路。

（六）术中配合

将病人的动、静脉分别与血浆分离器管道连接，调整血泵速度与负压，维持血液流速200 ml/min，控制超滤血浆量30～60 ml/min，每次总量为4 L左右。从血浆滤过器静脉端回输液体3.8 L（其中20%白蛋白400～800 ml，其余为复方氯化钠溶液）。一般每次进行血浆置换的时间为90～120 min，可根据病人病情每周进行1～2次。

（七）术后护理

参见血液透析术后护理。

（八）并发症的防护

1. 低钙血症　血浆置换中使用的抗凝剂中含有枸橼酸钠，可结合血液中的钙离子，若置换血浆量大，速度过快，常使血钙降低，出现低血钙症状。血浆置换过程中应监测血钙浓度，及时补充钙离子。一旦出现低血钙症状，应立即降低血流速度，并静脉注射葡萄糖酸钙溶液。

2. 低血压　当血浆置换速度过快，血量减少过多时，可出现一系列低血容量症状，如头晕、胸闷、心慌、冷汗、面色苍白、血压下降、晕厥或休克等，应合理控制置换速度，并监测血压变化，及时补充血容量。

3. 过敏　多见于新鲜冰冻血浆作置换液及长期反复输血浆引起的过敏反应，病人常出现荨麻疹、发热、血管神经性水肿，重者可出现呼吸困难、血压下降，甚至休克。使用新鲜冰冻血浆者，应使用糖皮质激素及抗组胺药物，以防止发生过敏反应或控制过敏反应症状。一旦出现严重过敏反应，应及时抢救治疗。

五、腹膜透析

（一）目的

经腹腔内置管注入透析液，以腹膜作为半透膜，通过不断更换透析液，以达到清除体内代谢产物、毒性物质及纠正水、电解质平衡紊乱的目的。

（二）适应证

同血液透析相比，尤其更适合有出血倾向、心功能不稳定的高危病人及小儿需血液净化治疗者。

（三）禁忌证

广泛腹膜粘连、严重腹外伤或留置腹腔引流、腹壁广泛感染、膈疝、严重肺部病变伴呼吸困难及妊娠者不宜进行腹膜透析。

（四）装置

1. 腹膜透析管　常用的有单毛套、双毛套及无毛套等三种硅橡胶腹膜透析管。

2. 腹膜透析机　如需持续循环式腹膜透析、自动腹膜透析时常需使用腹膜透析机。

（五）术前准备

1. 病人准备　术前应嘱病人排空大小便，必要时给予留置导尿或灌肠。做好心理护理，消除焦虑与恐惧情绪。

2. 透析液准备　根据病人病情按医嘱合理配制透析液，透析前应将透析液加温至37℃。

3. 手术置管术前准备　同一般腹部外科手术前准备。

（六）术中配合

1. 熟练掌握腹膜透析的操作方法，严格无菌技术，尤其分离或连接管道及更换透析液时，应避免发生医源性感染。

2. 加强病情观察，尤其应注意观察流出液的色、质、量的变化及有无伤口渗漏，并做常规检查，如引流液细菌培养等，同时还应进行血糖、蛋白测定及水、电解质与酸碱平衡监测。

3. 记录透析液输入及流出量，如流出液量小于输入液量，应暂停透析，及时查找原因，采取有效措施加以纠正。

（七）术后护理

1. 注意观察病人生命体征、腹部体征及伤口渗漏情况。当病人体温增高、腹痛，同时伴有腹肌紧张时应高度警惕急性腹膜炎。

2. 加强导管护理，保持伤口局部清洁、干燥，每天进行换药处理。鼓励病人更换体位，置管术后 1 周应根据病情及早下床活动。

3. 加强营养支持。腹膜透析使蛋白质、维生素等营养成分丢失过多，故应及时补充。

（八）并发症的防护

1. 腹膜炎　以细菌性腹膜炎多见。感染可来自伤口、手术操作或透析液污染。主要表现为腹痛、高热、透析液混浊、血白细胞计数增高。腹膜炎时可引起蛋白质丢失，腹膜粘连、增厚，导管堵塞，使腹膜透析被迫停止。发生腹膜炎时应根据医嘱合理使用抗生素，同时应减少透析次数。如感染控制无效，病情日趋严重或合并腹腔真菌感染时，应拔除透析管，改用其他血液净化方法治疗。

2. 腹痛　透析液渗透压过高、pH 不当、温度过低或过高、腹腔感染、导管移位刺激及腹腔注入液体量过多或进入空气过多等均可引起腹痛。应根据引起腹痛的原因采取有效措施，必要时酌情减少透析次数。

3. 透析管引流不畅　常见于导管移位、扭曲、阻塞及肠粘连等，也可发生于腹腔内气体过多、透析管前端小孔部分暴露在腹腔内液面之上，使虹吸作用消失，无法正常引流。可通过按摩腹部、变换体位，如取半卧位，或用生理盐水、肝素、尿激酶等溶液注入透析管内，留置 30 ~ 60 min 后引出等方法恢复虹吸作用。如上述方法无效，可在严格无菌技术条件下，送入硬质透析管内芯疏通或重新植入透析管。

4. 水潴留与肺水肿　连续使用高浓度葡萄糖透析液进行脱水，可使病人血浆渗透压高于透析液渗透压，一旦改为常规透析液，易致水潴留，甚至发生肺水肿。因此，应根据病人的病情合理调配透析液浓度与渗透压，高渗透析时应加强监护。

第十二节　抗休克裤的应用技术

【情境十二】

“快闪开，有人休克了！”随着声音的方向，只见从急救中心门前的救护车上送下来一位老者，并急速送进了抢救室，此时医护人员开始了紧张的抢救。只听医生果断地说：“使用抗休克裤。"说时迟,那时快,护士长非常熟练的为老者穿好了抗休克裤。经过一阵救治,老者终于脱离了危险。

试想:1. 你知道怎样为病人穿抗休克裤吗?

2. 穿抗休克裤应该注意的问题是什么?

抗休克裤也称复苏治疗裤,是专为紧急抢救各种原因所致的低血容量性休克病人而设计的,它通过为休克病人的腹部和下肢施加可测量和控制的压力,使体内有限的血液实现最优分配,进而迅速改善心脑重要脏器供血,对心肺复苏有重要意义。现场穿抗休克裤,只需 1 ~2 min,可使自身输血达 750 ~1 500 ml,迅速纠正休克。复苏治疗裤特别适用于院前和住院期间使用。

一、结构

抗休克裤一般是用两层聚乙烯织物制成,囊内能耐受 100 mmHg 以上的压力,外包护套可供换洗。气囊有两种类型:① 腹部及双下肢相通气囊。② 腹部、双下肢共有 3 个气囊。可根据需要充放气。

二、作用机制

抗休克裤充气后,腹部及双下肢静脉血池受压,血液移至人体上半部,保障了心、脑、肺等重要脏器的血液灌注。其血液转移量在 600 ~1 000 ml,有效指征是病人面色转红、颈静脉充盈、上肢血压迅速上升。其次,对减缓抗休克裤包裹范围内的创伤后活动性出血有一定作用,对其部位的骨折也起了固定作用。

三、适应证和禁忌证

(一) 适应证

1. 收缩压 <80 mmHg 的各种休克患者。
2. 腹部及股部以下出血需直接加压止血者。
3. 骨盆及双下肢骨折的急救固定。
4. 脑外科手术中预防低血压。

(二) 禁忌证

1. 心源性休克。
2. 脑水肿或脑疝。
3. 肺水肿。
4. 横膈以上出血。

四、方法

1. 使用前检查抗休克裤及附件是否完好和齐全,根据病人情况选择适当的型号。
2. 将病人外裤、鞋袜脱掉,留着贴身内衣。
3. 使用时将抗休克裤打开,从病人的侧身垫入身后,将腹部片及双下肢片分别包裹腹部和双下肢。上缘必须达到剑突水平,以便充气发挥其作用,下缘可连踝部。

4. 用脚踏气泵或高压气源充气,一般压力到 20 ~ 40 mmHg 即可获得良好的效果。囊内压超过 100 mmHg 时则自动减压阀开放。

5. 撤除抗休克裤时,应先保障一条有效静脉通路。抢救工作就绪,在血压监护下缓慢放气,先从腹囊放气,如血压下降 5 mmHg,则应停止放气。及时补充血容量,注意避免放气过快致血压骤降。

五、并发症

1. 通气功能受限,使潮气量增加,呼吸频率加快。
2. 使肾血管收缩,出现尿少。
3. 使横膈以上部位出血增加。
4. 因回心血量增加和提高外周阻抗,使心脏负荷加大,故心功能不全者慎用。

六、注意事项

1. 使用前应详细记录病人的生命体征。
2. 熟悉创伤的病因,严格掌握使用的适应证和禁忌证。
3. 使用时应迅速建立静脉通路,一面穿裤打气,一面输血、输液。
4. 操作正确、熟练,穿着正确,充气压力部位不超过肋弓,以免呼吸受限。
5. 严密观察病人的生命体征,每 30 min 监测一次,并及时记录,病情不稳定时,应随时监测记录。
6. 严密监测抗休克裤囊内压的变化。长时间使用时,每隔 4 h 适当降低充气压,以防受压部位因低灌注致代谢性酸中毒,并适量输入 5% 碳酸氢钠以防止和纠正酸中毒。
7. 注意观察病人下肢末梢循环,如发现异常情况,并且皮肤有颜色或温度异常等情况,应及时进行处理。

第十三节　输液泵与注射泵的应用技术

【情境十三】

患者,男,46 岁,体重 60 kg,在家中突然发病被紧急送往市中心医院抢救。病人神志不清,伴有左心衰竭。医生医嘱:立即给予 20% 甘露醇 250 ml 静脉滴注,30 min 内完成;多巴酚丁胺 250 mg 加入 0.9% 氯化钠 50 ml 稀释,以 5 μg/(kg · min) 剂量持续静脉给药。

试想:1. 采用什么方法才能在有限的时间内将药液匀速地输注完成,让作用剧烈的药液得到精确的输注?

2. 根据你选择的方法,具体应该怎样做?

输液泵和注射泵均是用来准确控制输液流速,保证药物能够快速、均匀的混合,药量准确地进入病人体内的一种仪器，在美国开发上市至少已有近半个世纪，在西方国家属于通用型医疗器械产品。输液泵和注射泵在临床上的应用给无数病人带来福音。与此同时，输液泵和注射泵在应用中也存在着安全隐患，需要护理人员正确操作，能够及时排除故障，才能保证病人安全用药。

一、目的

输液泵和注射泵静脉给药的原理有别于普通静脉给药，它是利用计算机程序控制给药的速度和量，从而可以提高输液的流速，赢得抢救时机；可以准确控制用药容量，精确给药；还可以利用输液泵和注射泵的报警系统及时反馈用药信息，提高用药的安全性。

二、适应证

1. 严格控制输液量的定量补液。
2. 特殊药物的精确给药。如抗癌化疗药、血管活性药物、缩宫素等。
3. 用于需要连续输液治疗病人的持续给药。
4. 小剂量静脉用药。如婴幼儿静脉补液、静脉麻醉用药。
5. 全胃肠道外营养。
6. 持续冲洗导管，保持其通畅。

三、禁忌证

1. 禁忌输血。
2. 细胞类生物制剂慎重使用。

四、基本原理

输液泵是通过可以蠕动、旋转的凸轮（或者挤压轮）连续挤压充满液体的输液管，推动管内液体向下流动。通常的输液速度在 1 ~ 999 ml/h。注射泵由微型计算机控制，通过减速器带动泵内丝杆缓慢匀速地转动，注射器后支架在丝杆匀速转动时，呈匀速直线运动，推动注射器内活塞向前运动，匀速微量注射。通常的输液速度在 0.1 ~ 99 ml/h。

五、术前准备

（一）病人准备

1. 查对床头号、病人手腕带。确认病人信息无错误。
2. 解释并告知病人使用输液泵（或注射泵）的目的意义，消除其紧张心理。
3. 评估病人注射部位的皮肤及血管情况。
4. 协助病人取合适体位。

（二）用物准备

输液泵（图 5 - 63）或注射泵（图 5 - 64）、专用输液器（或注射器）、输液架、液体与药物、治疗盘（内盛输液用物）、护理模拟人（或静脉臂）、液滴监测器（图 5 - 65）。

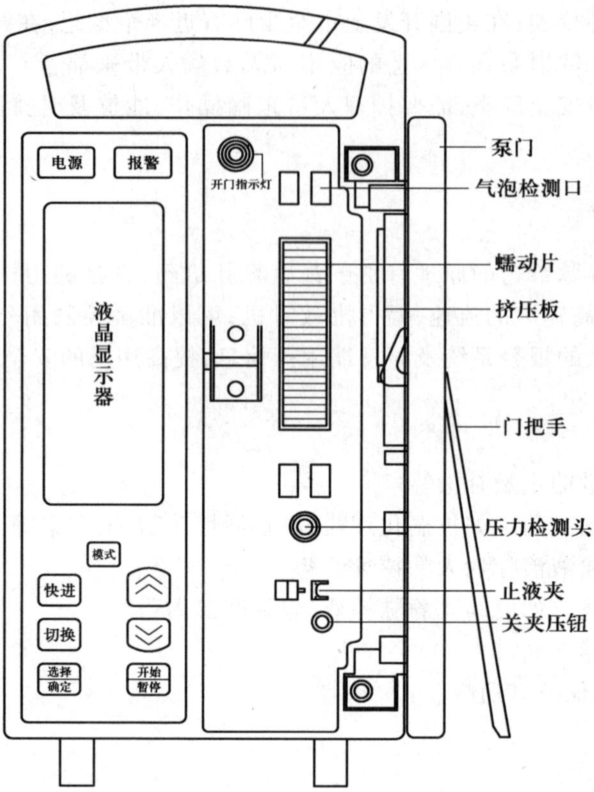

图 5－63　输液泵外部结构

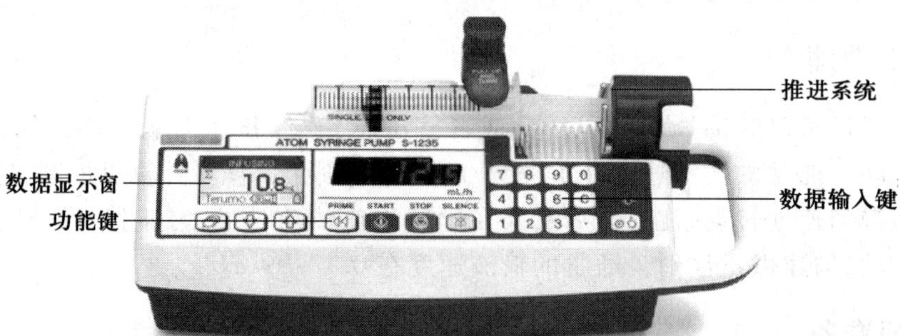

图 5－64　注射泵外部结构

六、操作方法

（一）操作步骤

1. 在治疗室内，按医嘱准备好输液用药液，并将拟输入溶液开启消毒后，插入专用输液器待用。再检查输液泵（或注射泵）的功能是否完好。

2. 备齐用物至床边，再次核对病人信息。

3. 将输液泵（或注射泵）安全稳妥地固定于输液架上。

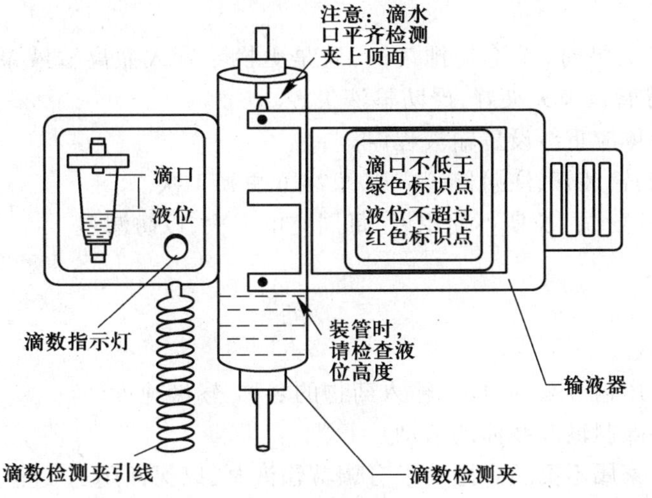

图 5－65　液滴监测器

4. 接通电源，打开电源开关。

5. 输液泵操作

（1）悬挂输液瓶或输液袋，排气，检查有无气泡，关闭专用输液器上调节器。

（2）打开泵门，将专用输液器的泵管部分装入管道槽内。

（3）关闭泵门，再检查输液管内有无气体。

（4）将液滴监测传感器夹在莫菲滴管上，固定好。

（5）按照医嘱设定输液速度和预定输液量。

（6）静脉穿刺，穿刺成功后将静脉针连接到专用输液器上。

（7）启动输液开关，开始输液。

6. 注射泵操作

（1）选定注射泵专用注射器（20 ml 或 50 ml），抽取药液后排气，检查若无气泡后安放在注射泵的注射器固定槽中。

（2）注射泵自检，自动识别注射器的型号及规格。

（3）按选择键和数字键输入所需给药速度用量。

（4）静脉穿刺，穿刺成功后将静脉针连接到注射器上。

（5）按“START”键，开始药液输注。

7. 停用输液泵（或注射泵）时，先按“STOP”键后关电源，取出输液器（或注射器），拔电源插头。消毒擦干输液泵（或注射泵）并检查其性能，妥善存放备用。

（二）注意事项

1. 正确设定输液速度及其他必需参数，防止设定错误延误治疗。

2. 随时查看输液泵（或注射泵）的工作状态，及时排除报警、故障，防止液体输入失控。

3. 注意观察穿刺部位皮肤情况，防止发生液体外渗。若出现外渗，则应及时给予相应处理。

4. 防止出现回血后药物反应。在输液过程中一旦出现回血，不要轻易启用输液泵上的“冲洗”键或“快进”键，避免出现具有特殊作用的药物在短时间里快速进入机体，引起不良反应。

5. 正在使用输液泵时，无论是排气泡，还是更换导管或撤离输液泵等，一旦需要打开泵门，务必先将输液导管调节夹夹好，严防输液失控。

6. 每次更换液体应重新设置输液程序。

7. 通常情况下，输液管、注射器等应当每 24 h 更换 1 次。

8. 输液泵（或注射泵）长期不使用者，每周充电 1 次，以防潮湿。

七、护理

（一）指导病人

1. 告知病人使用输液泵的目的，输入药物的名称、输液速度。

2. 告知病人要限制输液肢体的活动。

3. 告知病人及家属不要随意搬动或者调节输液泵，以保证用药安全。

4. 告知病人有不适感觉或者机器报警时及时通知医护人员。

（二）观察和记录

1. 密切观察　检查时间与输入量是否相符合，观察药物的使用效果与病情是否相符合，局部血管情况，机器的运转是否正常。

2. 记录　每班准确记录药物使用开始或结束时间、输入量、速度、效果、泵的性能。

3. 解除报警方法

（1）气泡报警　先关闭静脉通道，打开泵门排尽气泡，然后重新放回导管，关闭泵门，开放静脉通道，重新启动输液。

（2）滴数报警　更换或重新安放传感器，固定输液器上的莫菲滴管，保持其稳定。若因为莫菲滴管内液平面超过了 1/2 的高度而引起，则可摇动莫菲滴管，去除水雾，将输液瓶正置，再将部分液体挤回瓶内，使液面降低。

（3）输液完成报警　遵医嘱更换输液或停止输液，若继续输液，应重新设置液量后按“开始”键。

（4）阻塞报警　阻塞报警常因血管回血、管道扭曲、过滤器堵塞、调节器未打开等原因造成。解除阻塞需要根据阻塞的原因采取针对性的措施，故方法较多。如松开流速调节器（螺旋夹）、解除输液管打折或受压、清除血块、松解止血带、穿宽袖口衣服、避免在输液肢体上测血压。

（5）电池低电压报警　提示储存电源快耗完，应尽快连接交流电源，更换同类型电池。

（6）泵门未关好报警　应重新关好泵门后按“开始”键。

第十四节　床边心电图检查技术

【情境十四】

姗姗是某医学院的一名大一学生，寒假回老家看望爷爷。这天天气很冷，姗姗与爷爷坐在沙发上看电视，突然爷爷感到胸闷不适、出冷汗，姗姗送爷爷到医院急诊科。护士为爷爷做心电图检查，一遍不行，再做一遍，用了很长时间。姗姗暗下决心“一定要学好做心电图的技术”。

试想:1. 因为心电图检查需要有导联线,那么做一份心电图需要哪些导联?

2. 如何更快、更准确的连接心电图导联,以争取抢救时间?

3. 怎样做才能让图形更为清晰,便于判断病情?

心电图(electrocardiogram,ECG)是利用心电图机从体表记录心脏每一心动周期所产生电活动变化的曲线图形。心电图检查的临床应用已有一百多年的历史,它的临床价值越来越重要。12 导联同步心电图已经成为各级医院及门诊的常规检查手段之一。

一、目的和意义

危重病人,特别是急诊与心内科的危重病人首选要做心电图,然后再做其他检查与处理。个别病人还需要连续的心电监护,目的是及时发现病人有无心肌损害、心脏肥大、心肌缺血、心肌梗死与恶性心律失常等心脏病变,以防误诊误治,保证病人手术、特殊检查、治疗与用药安全。因此,临床医护人员必须掌握好心电图的制作技术。

二、适应证

1. 各种类型的心律失常,如期前收缩、传导阻滞、异位心律、预激综合征等。
2. 不同性质的心肌梗死,如急性心肌梗死、亚急性心肌梗死、陈旧性心肌梗死等。
3. 冠状动脉供血不足。
4. 洋地黄用药期间的定期检查。
5. 电解质紊乱的辅助检查,如高血钾、低血钾、高血钙、低血钙等。
6. 用于心房肥大和心室肥大的诊断检查。
7. 心脏骤停者。

三、心电图导联

常用的心电图导联共 12 个,其中标准肢体导联 3 个:Ⅰ、Ⅱ、Ⅲ;加压肢体导联 3 个:aVR、aVF、aVL;胸导联 6 个(表 5-4)。肢体导联的连接方法是:右手接红色标识的导联;左手接黄色标识的导联;左下肢接绿色标识的导联;右下肢接黑色标识的导联。

表 5-4 胸导联及其部位

导联	部位
V_1	胸骨右缘第 4 肋间
V_2	胸骨左缘第 4 肋间
V_3	V_2 与 V_4 连线的中点
V_4	左侧锁骨中线的第 5 肋间
V_5	左侧腋前线的第 5 肋间
V_6	左侧腋中线的第 5 肋间

四、检查方法

（一）术前准备

1. 用物准备　心电图机、电源导线、导联线、心电图纸、75%乙醇溶液、棉签1包、污物桶。

2. 环境准备

（1）保持室内温暖（不低于18℃），以避免因寒冷而引起的肌电干扰。

（2）检查床不宜过窄（不应窄于80 cm），以免肢体紧张而引起肌电干扰。

（3）床旁不要摆放电器。

（4）心电图机电源线远离检查床和导联电线。

（5）使用交流电源的心电图机必须接可靠的专用地线。

3. 病人准备

（1）和病人说明心电图检查意义和目的，取得病人合作。

（2）嘱病人休息片刻，取平卧位，最好避免饱餐或吸烟后检查。

（二）操作步骤

1. 核对姓名、性别、床号。

2. 打开电源，调试心电图机。选择走纸速度25 mm/s、定标电压1 mV，记录笔调至记录纸的中心线。

3. 协助病人取舒适体位，嘱病人在检查中四肢平放、肌肉放松；保持平静呼吸；身体不要移动。

4. 暴露病人双前臂近腕部处和两小腿下段，解松上衣衣扣。

5. 在病人两手腕关节内侧上方约3 cm处，及两内踝上部约7 cm处，涂抹75%乙醇溶液或者导电液，连接肢体导联。

6. 在病人心前区导联的相应部位涂抹75%乙醇溶液或者导电液，若放置电极部位的皮肤污垢或毛发过多，有必要预先清洁皮肤或剃除毛发之后安放胸导联。

7. 启动心电图机，开始走纸。心电图机可自动切换导联，依次描记各导联心电图，直至结束。

8. 撤除心电图导联，整理床单位，读写心电图报告。

（三）注意事项

1. 若存在心律失常，可适当延长V_1或Ⅱ导联的心电图描记时间，也可重新加做。

2. 在心电图的前部注明受检者的姓名、性别、年龄、检查时间等。

3. 减少或消除伪差，避免干扰诊断。减少或消除伪差的方法如下。

（1）操作前检查心电图机的性能，心电图机性能必须符合要求。

（2）做好环境准备和病人的解释工作。

（3）及时识别并尽可能排除导致伪差的原因：① 病人呼吸，由于呼吸可以导致伪差的出现，必要时嘱病人屏气。② 肌肉颤动，嘱病人放松肢体，并按下去肌颤滤波键。③ 交流电干扰，检查心电图机电极和地线是否连接妥当，导电液或生理盐水是否涂抹充分；也可按下抗交流电干扰键。

五、设备维护

1. 每天做完心电图后清洁电极。
2. 导联电缆的芯线或屏蔽层容易断路损坏,使用时切忌用力牵拉或扭转。
3. 交－直流两用的心电图机,应按说明书的要求定期充电,可延长电池使用寿命。
4. 心电图主机应避免高温、日晒、受潮、尘土或撞击。
5. 由医疗仪器维修部门定期检测心电图机的性能。

思 考 题

1. 呼吸机通气的方式有哪些类型,分别有哪些具体的通气方式?
2. 何谓人机对抗,如何预防和处理?
3. 同步电复律与非同步电复律有何不同?
4. 如何护理人工气道?
5. 何谓起搏综合征,如何处理?
6. 心脏骤停有哪几种类型,如何诊断心脏骤停?
7. 心肺脑复苏的程序是怎样的?
8. 基础生命支持的具体步骤及注意事项有哪些?
9. 常用复苏药物有哪些? 如何给药?
10. 脑复苏时如何应用低温疗法?
11. 如何对复苏后的病人进行心理护理?
12. 如何证明洗胃管在胃内?
13. 洗胃时为何每次灌入量以 300～500 ml 为宜?
14. 自动洗胃机洗胃的原理是什么?
15. 为昏迷病人洗胃时,如何提高插管的成功率?
16. 对自服中毒者,如何做好心理护理?
17. 如何观察胸腔闭式引流水封瓶水柱的波动?
18. 如何保持胸腔闭式引流的通畅?
19. 桡动脉出血现场如何急救止血?
20. 清创的基本原则有哪些?
21. 体外循环术后病情监测的内容有哪些?
22. 体外循环术常见的并发症有哪些? 如何预防其发生?
23. 常见的血液净化技术有哪些? 均适合何种病人?
24. 血液灌流与血浆置换的目的各是什么?
25. 血液透析与腹膜透析的主要并发症有哪些? 如何进行有效防护?
26. 如何处理输液泵和注射泵报警?
27. 心电图检查的胸导联有几个? 分别安放于什么部位?

(敖　薪　汪国珍　李文涛　薛　梅　胡艳红)

第六章 常用监测技术

学习目标：

1. 掌握常用监测技术的目的、测量方法及常规护理；掌握监测系统的组成、心电监测电极放置的方法。

2. 熟悉常用监测技术的术前准备、适应证、禁忌证、并发症的观察和护理；熟悉监测系统的功能。

3. 了解常用监测技术的临床意义、结果分析；了解监测系统的基本原理和分类。

第一节 中心静脉压监测技术

【情境一】

小徐是某医院的一名实习护士。一天上午她接到一份医嘱，要为一名病人测量中心静脉压，但她不知道怎么做。此时带教老师微笑着说："别紧张，我做给你看。"老师一边示范，一边告诉小徐要注意什么问题。测量结束后，老师让小徐回顾了操作步骤，并让小徐思考"这个病人为什么要测量中心静脉压，如何护理她？"

试想：1. 测量中心静脉压的操作步骤究竟应该是怎样的呢？

2. 你能帮小徐回答老师提出的思考问题吗？

中心静脉压（central venous pressure，CVP）是指血液流经右心房及上、下腔静脉近胸腔段时产生的压力。正常值为4～12 cmH_2O。

一、目的和意义

1. 判断体内循环血容量、静脉回心血量、外周血管阻力和右心功能。
2. 指导补血、补液的用量和速度，指导利尿药的应用。

二、适应证

1. 各类重症休克及危重病人。
2. 心血管及各种大手术的术中、术后监测。
3. 脱水、失血和血容量不足者。
4. 需大量输血、输液和换血疗法的病人。
5. 协助诊断或鉴别诊断有无心脏压塞。

三、禁忌证

1. 凝血功能障碍或全身肝素化的病人。

2. 胸部畸形、解剖学标志不清或严重肺气肿病人。

3. 局部皮肤感染或有创伤的病人。

四、安放导管

中心静脉压的测量,需要将一根心导管的前端置入到病人的上腔静脉胸腔段或者右心房的部位,导管尾端连接测量装置,建立完整的测量通道,才可测得数据。中心静脉导管置入前的准备如下。

(一)术前准备

1. 用物准备　无菌消毒盘、无菌手套、无菌治疗巾、型号合适的无菌长套管针、中心静脉导管、延长管、导丝、三通管、生理盐水、输液管、1% ~2% 普鲁卡因、5 ml 及 10 ml 注射器。

2. 病人准备

(1) 心理准备　向病人和家属解释操作目的、意义、方法、潜在问题及有关注意事项,以消除病人恐惧心理,解除思想顾虑,取得良好配合。

(2) 皮肤准备　静脉穿刺部位常规备皮 20 cm × 10 cm。

(3) 普鲁卡因过敏试验。

3. 置管途径选择　常用的中心静脉压监测置管途径有颈外静脉、颈内静脉、锁骨下静脉、股静脉、大隐静脉,其中以锁骨下静脉为首选途径。

(二)置管步骤

置管步骤详见中篇第五章第五节有关内容。

五、测量方法

(一)测压方式

1. 开放式测压法　是将中心静脉导管经三通管与测压管连接后,置于带有刻度的标尺上,并高于右心房水平。在测量过程中测压管的一端是开放的,与大气相通(图 6-1)。

2. 闭式测压法　是将中心静脉导管通过三通管和压力传感器连接于监护仪上,显示压力波形和数据。在测量过程中整个测压管道是密闭的,不与空气相通(图 6-2)。

(二)测压装置

中心静脉测压装置主要有中心静脉导管、带有刻度的标尺或监护仪与压力传感器、测压管、输液装置、三通管、延长管组成。整个测压管道充满液体,排净管道内空气,关闭三通管开关。

(三)测压步骤

1. 调试零点　用零点测量器定位,测压管零点与病人右心房保持在同一水平线上。当病人仰卧位时,腋中线与第 4 肋间交叉处为右心房体表位置。如果用监护仪监测需要按使用说明进行调零点。

2. 预充测压管　调节三通开关,使测压管内充满液体,管内液面高度一般比估计的压力

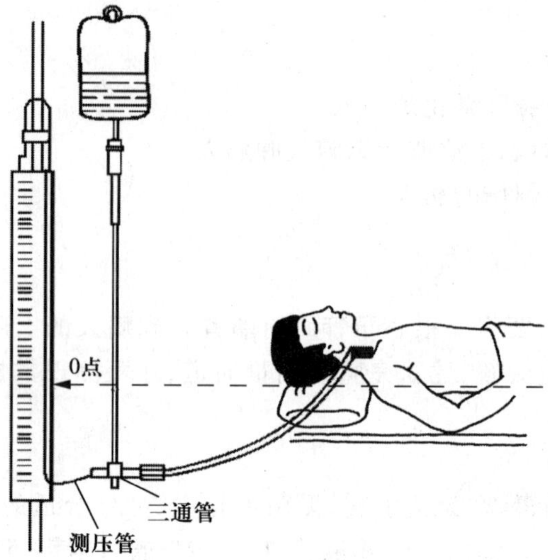

图 6－1　开放式测压

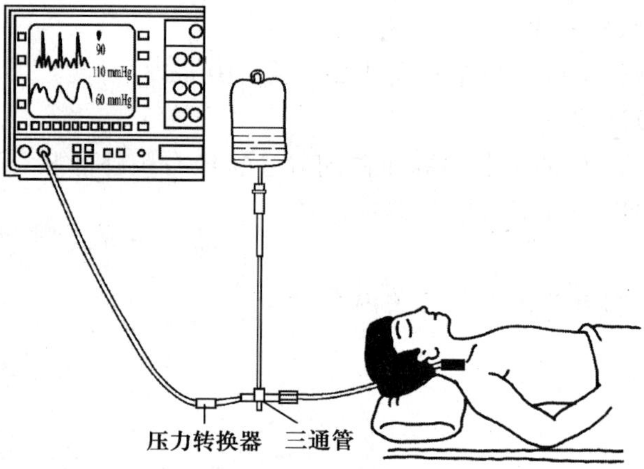

图 6－2　闭式测压

高 2～4 cmH_2O，注意液体不能从上端管口溢出。

3. 测定压力　关闭输液管，调节三通开关，使测压管与静脉导管相通，即可测压。

4. 读取数值　当测压管内的液面下降至有轻微波动不再下降时，测压管内液体凹面所对的刻度数字，即中心静脉压。

5. 还原装置　测压完毕，调节三通开关，关闭测压管，重新使静脉导管与输液管相通继续输液，保持静脉导管通畅。

六、结果分析与处理

（一）CVP 升高的常见原因

1. 心力衰竭、心源性休克。

2. 心脏压塞、缩窄性心包炎。

3. 肺循环阻力升高,如右室流出道狭窄、肺动脉高压、肺水肿等。

4. 药物的影响,使用较强的收缩血管药物时,小静脉收缩,回心血量相对增加,导致CVP升高。

5. 输液、输血速度过快,量过多。

6. 胸膜腔内压升高,如使用呼吸机正压呼吸、张力性气胸、血胸等。

7. 病人不安静状态测量静脉压,如气管内吸痰、躁动、寒战、咳嗽等均可使CVP升高。

8. 腹内压增高的各种疾病及先天性和后天性心脏病。

(二) CVP下降的原因

1. 血容量不足,大量出血、渗血、脱水、利尿而未及时补充。

2. 周围血管扩张,如神经性和过敏性休克等。

3. 应用血管扩张药物或心功能不全病人用洋地黄等强心药后,血管张力降低,血容量相对不足,使CVP下降。

4. 应用镇静药物。

5. 麻醉过深或椎管内麻醉时血管扩张,使CVP下降。

(三) 处理

观察CVP的动态变化,结合病人血压、心率、尿量、颈静脉怒张,肝大小等情况进行综合分析病情,对于了解循环和心功能变化有着重要的意义,并可根据不同情况作出相应处理(表6-1)。

表6-1 中心静脉压与血压、尿量的关系及处理原则

CVP	血压	尿量	提示	处理原则
↓	↓	↓	有效血容量不足或血管扩张	补充血容量
↑	-	↑	容量负荷过重	利尿、控制补液
↑↑	↓	↓	心脏压塞或严重心功能不全	强心、利尿、心包引流、纠正酸中毒
-	↓	↓	血容量不足或心排血量减低	强心、升压、少量补血、补液试验
↑	↑	↓	周围血管压力增大、循环血量增多	扩血管、利尿、控制补液补血速度
↑	↑	↑	血容量过多,组织间液流量大	扩血管、利尿、补胶体溶液

注:↑表示升高,↓表示下降,↑↑表示进行性升高,-表示正常

七、护理

(一) 常规护理

1. 严格遵守无菌技术操作,必要时使用抗生素。

2. CVP测量的时间间隔应根据病情而定,一般情况下每30~60 min监测一次,并及时记录,病情不稳定时,应随时监测记录。

3. 每次测压前均应调试零点,尤其体位变动时更应注意调整。

4. 保持CVP管道的通畅,每次测压完毕后将管道内血液冲洗干净,谨防血块堵塞管腔。采用持续冲洗装置冲洗管道,以保持管道的通畅。

5. 一般应在病人静息 5 ~ 10 min 后进行测压，使用 PEEP 的病人，病情许可应暂停 PEEP。如病人在躁动、寒战、抽搐、吸痰后等特殊情况下测压，其结果要注释加以说明。

6. 测压通路尽量避免输入血管活性药物及其他急救药物，以免测压时药物输入中断或过快，引起病情变化。

7. 严密观察导管置入侧肢体的动脉搏动、皮肤颜色、肢体温度，注意有无并发症的发生。

8. 随时观察测压管内的液平面波动情况，以判断测压是否通畅。若管内液面无波动或液面过低，可能为静脉内导管堵塞、受压或导管尖端顶于血管壁或管道漏液等原因所致，应及时处理。

9. 置管留置时间，一般不超过 5 ~ 7 d，以防感染或血栓形成。

（二）并发症的观察和护理

1. 血气胸　为穿破胸膜或误伤肺所致，常见于锁骨下静脉穿刺置管。一般胸腔内积血量少或进气量少的病人多无明显不适，但积血量多或进气量超过胸腔容积 30% 时，病人可有胸闷、呼吸困难、休克症状，应及时通知医生处理。

2. 出血和血肿　为误穿颈横动脉、椎动脉或锁骨下动脉所致。常见于颈内静脉穿刺置管，凝血功能不好或肝素化后的病人容易发生。一般表现为局部出血、血肿，应立即停止操作，作局部压迫止血。严重者出现血压下降、呼吸困难等失血征象，应快速止血、控制血压、改善呼吸困难。

3. 气栓　一般极少量空气进入静脉，病人可无症状，但大量空气进入静脉，可导致病人心搏停止。护理措施：① 穿刺或更换输液管时应取头低位，避免深呼吸和咳嗽。② 置管时应尽可能不使中心静脉与空气相通，测压时应先排尽测压管内的空气。③ 妥善固定测压管道和输液管道，以防漏气或脱开。④ 及时更换维持导管通畅所用液体，防止空气进入。⑤ 在拔除中心静脉导管后，用软膏阻塞皮肤穿刺孔，并按压局部组织以闭塞皮下通道。⑥ 如果出现空气栓塞应立即通知医生及时处理。

4. 血栓形成　常见于长期置管和高营养疗法的病人，发生率高达 30% ~ 80%。一般表现置管肢体疼痛、皮肤颜色苍白、温度下降、远端动脉搏动消失或减弱。护理措施：① 应尽量缩短导管的置管时间。② 给予病人置管侧肢体的被动活动。③ 发现导管附壁，需及时调整其位置。④ 保持液体输入通畅，定时用肝素生理盐水冲洗。⑤ 无症状的病人可用肝素进行抗凝治疗，或进行溶栓治疗，少数病人需要通过手术取出血栓。

5. 感染　中心静脉置管感染率为 2% ~ 10%。一般表现为穿刺部位红、肿、疼痛，严重者可出现寒战、高热症状。护理措施：① 严格遵守无菌技术操作，测压管道和输液管道应每天更换一次，三通管和压力传感器用无菌巾包裹，每 8 h 更换一次。② 每天评估是否需要继续保留中心静脉导管，病情稳定后应尽早拔除。③ 每天检查穿刺部位，用高效碘消毒，并更换无菌透明膜。

6. 血管和心脏穿孔　为少见的致命性并发症，可发生血胸，纵隔血肿和心脏压塞，病死率高达 70%。心脏穿孔的原因有：① 导管太硬而插入过深。② 穿刺导管被针尖切割而损坏，边缘锐利。③ 心脏原有病变，腔壁变薄。一旦出现心脏穿孔，病人表现为胸部和上腹部疼痛、呼吸困难、心动过速、低血压等症状，应立即通知医生处理。

第二节 动脉血压直接监测技术

【情境二】

一位高血压危象病人正在接受动脉血压直接监测，潘护士在观察病情时发现：监测仪上血压波形有些异常，血压值为90/50 mmHg。难道是降压过快？潘护士迅速检查，发现病人卧位有变，压力传感器低于床面，动脉导管回血不畅，于是给予了及时处理，很快病人的血压回到120/80 mmHg。

试想：1. 你能分析出当时可能出现的问题吗？

2. 你知道解决问题的办法吗？

3. 如何疏通动脉导管呢？

动脉血压直接监测法是指在动脉内置管直接进行动脉血压连续监测的一种方法，又称为有创血压测量。此法测得的血压较袖带式测量法准确、客观、连续，尤其是在病人血压较低，用听诊器听不清楚血压数值时，仍可反映出血压的水平，是临床上监测急危重病人的重要手段，需要护理人员全面掌握。

一、目的和意义

1. 反映每一个心动周期的动脉收缩压、舒张压和平均压，便于及时发现血压变化。
2. 提供准确、客观、连续的动态血压变化数据。
3. 了解病情和指导治疗。
4. 动脉压监测导管是抽取动脉血标本的理想途径。因此，留取血标本成为该操作技术的又一临床意义。

二、适应证

1. 严重创伤和多器官功能衰竭者。
2. 体外循环心内直视手术、重症病人大手术。
3. 低温麻醉的病人和需要实行控制性降压术的病人。
4. 各类重症休克、大量出血病人。
5. 严重高血压和心肌梗死病人。

三、禁忌证

1. 桡动脉侧支循环试验(Allen)阳性者禁行桡动脉穿刺。
2. 局部皮肤感染或者有瘢痕组织的病人。
3. 有动脉瘤或者动脉近端梗阻的病人。
4. 雷诺氏综合征、脉管炎。
5. 凝血功能障碍的病人。

四、动脉置管

（一）术前准备

1. 用物准备　型号合适的动脉套管针、延长管、三通管、冲洗装置、输液管、无菌手套、无菌孔巾、袋装肝素生理盐水（500 ml 生理盐水加肝素 10 ~ 20 mg）、1% ~ 2% 的普鲁卡因、5 ml 注射器、无菌消毒盘。

2. 病人准备

（1）心理准备　向病人和家属解释操作的目的和意义、方法、潜在并发症及有关注意事项，以消除病人恐惧心理，解除思想顾虑，取得良好配合。

（2）血管准备　在动脉血压直接监测技术中常用的置管动脉是桡动脉、肱动脉、股动脉、足背动脉。其中，因为桡动脉穿刺和管理较为方便，所以是临床首选的动脉。桡动脉在置管前要先检查侧支循环情况，以免发生手部缺血性损伤和坏死。检查方法有：Allen 试验、血氧饱和度检查和多普勒超声探查。Allen 试验的具体方法详见第五章第五节动静脉插管技术的相关内容。

血氧饱和度检查的具体方法：将测量血氧饱和度的指套连接在病人待测手的拇指上，记录基础血氧饱和度数值和波形，然后压迫同侧桡动脉以阻断血流并观察此时血氧饱和度数值和波形。若血供良好，血氧饱和度数值下降应该 <2%，波形保持不变或轻微下降后快速恢复正常；若血供欠佳，血氧饱和度数值和波形明显下降，严重时波形可呈直线。

（3）皮肤准备　动脉穿刺部位常规备皮 20 cm × 10 cm。

（4）过敏试验　清醒病人插管前需要进行局部麻醉消除疼痛，以保证插管顺利进行。常用的局麻药有普鲁卡因、利多卡因等，为了预防过敏，需要做药物过敏试验。

（二）置管步骤

置管步骤详见第五章第五节动脉插管技术。

五、测量方法

（一）测压方式

1. 简易测压法　是将弹簧血压表通过三通管和延长管直接接在动脉导管上，但压力表上的数据只能反映平均动脉压（图 6 - 3）。

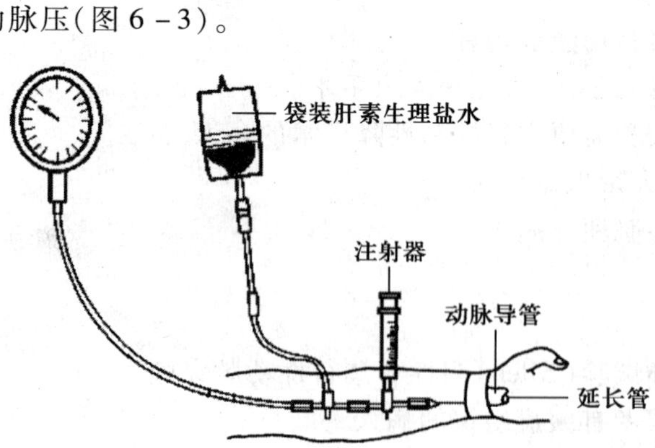

图 6 - 3　简易测压

2. 电子测压法　是将动脉管通过三通管和压力传感器连接于监测仪，监测仪上显示压力波形，并用数字显示收缩压、舒张压、平均动脉压（图 6－4）。

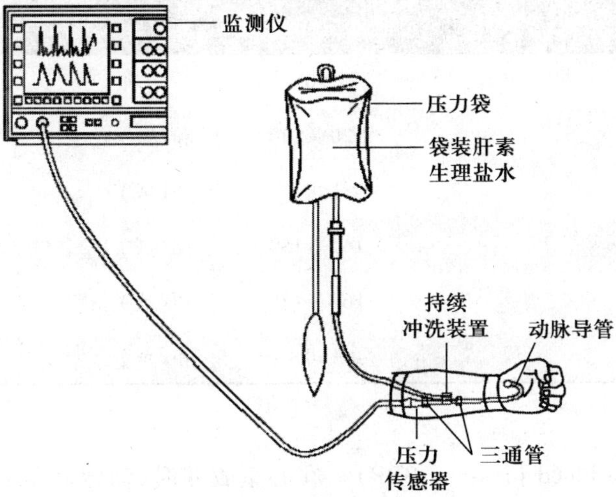

图 6－4　电子测压

（二）测压装置

动脉直接测压装置主要由监测仪、压力传感器或简易压力表、冲洗装置、压力袋、袋装肝素生理盐水、延长管、三通管组成。整个测压管道用肝素生理盐水充盈，排净测压管内空气，关闭三通开关，备用。

（三）测压步骤

1. 调试零点

（1）将压力传感器置于右心房水平，即病人腋中线与第 4 肋间交叉处。

（2）将测压管和压力传感器内充满肝素生理盐水，排净空气。

（3）启动零点校正键，然后转动三通开关，关闭动脉导管，打开压力传感器排气孔，使压力传感器与大气相通，当监测仪数字显示零时，提示调试零点成功。

2. 调试完毕，立即转动三通管，关闭压力传感器的排气孔，使传感器与大气隔绝而与动脉导管相通，此时监测仪即可显示出所测压力的波形与数值。

3. 严密观察压力波形并及时记录压力数值。

4. 一般 4～6 h 调试零点一次，当病人体位变换时，应及时调整传感器的位置，并及时调试零点。

5. 测压前，应注意与袖带所测压进行核对，避免误差过大，一般情况下两者相差 10 mmHg。

6. 动脉测压管应用肝素生理盐水持续点滴，压力袋压力为 150～300 mmHg，流速为 3 ml/h，以防止血液凝固，保持管道通畅。

六、结果分析

（一）血压水平分类

目前我国采用正常血压，正常高值和高血压进行血压水平分类。根据血压升高水平，进一步将高血压分为1级、2级和3级,具体见表6-2。

表6-2 血压水平分类

类别	收缩压/mmHg		舒张压/mmHg
正常血压	<120	和	<80
正常高值	120~139	和(或)	80~89
高血压	≥140	和(或)	≥90
1级高血压	140~159	和(或)	90~99
2级高血压	160~179	和(或)	100~109
3级高血压	≥180	和(或)	≥110

(二) 血压组成

1. 收缩压(systolic blood pressure,SBP) 在心室收缩时,动脉血压上升达到的最高值称为收缩压,主要代表心肌收缩力和心排血量。正常范围为90~139 mmHg。

2. 舒张压(diastolic blood pressure,DBP) 在心室舒张时,动脉血压下降达到的最低值称为舒张压,主要影响冠状动脉血流。正常范围为60~89 mmHg。

3. 脉压(pulse pressure) 收缩压与舒张压之差称脉压,代表心脏每搏输出量和血容量。正常范围为30~40 mmHg。

4. 平均动脉压(mean arterial pressure,MAP) 在心动周期中,动脉血压的平均值称为平均动脉压。平均动脉压=舒张压+1/3(收缩压-舒张压)。

(三) 动脉压力波形分析

1. 正常波形 正常波形平滑、匀称、大小一致,降支上有一明显的切迹(图6-5)。

2. 矮小、低平波形 波幅低平,上升和下降支缓慢,峰波拉长。常见于低心排综合征、低血压、休克、主动脉瓣狭窄或心律失常(图6-6)。

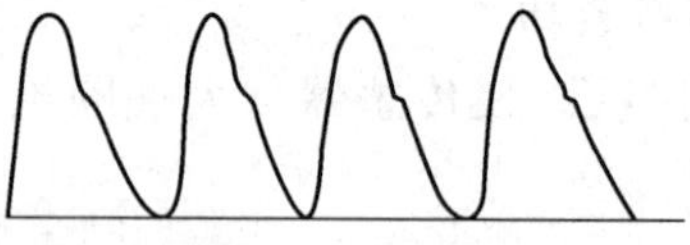

图6-5 正常波形

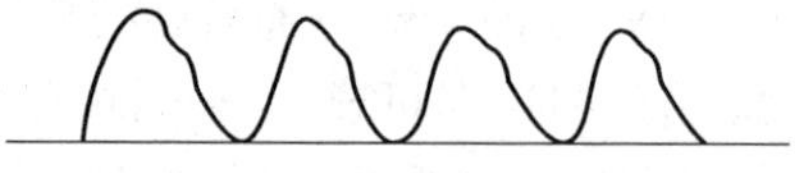

图6-6 矮小、低平波形

3. 高大、跳跃波形 波幅高耸,上升支迅速上升,峰波短暂,下降支快速下降。常见于高血压、主动脉硬化、主动脉瓣关闭不全或残留动脉导管未闭(图6-7)。

4. 双重搏动波形 波形中有两个峰压。常见于术后主动脉瓣关闭不全、主动脉瓣狭窄并关闭不全(图6-8)。

5. 交替变化波形 一次次波幅为交替变化。提示有左心衰竭的迹象(图6-9)。

6. 二联波形、不规则波形 波幅大小不等,注意与交替变化波形鉴别,是心律失常的波形。常见于心房颤动、二联律(图6-10)。

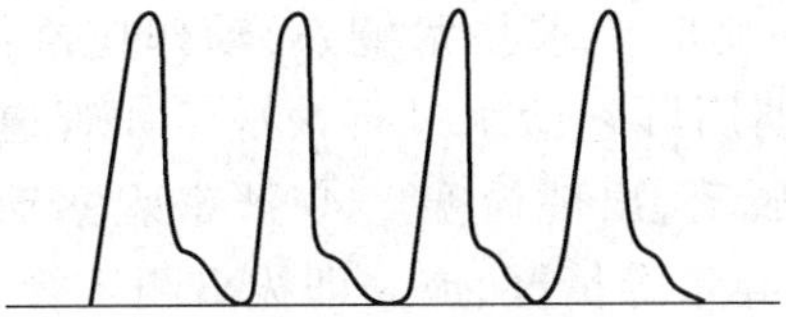

图 6-7 高大、跳跃波形

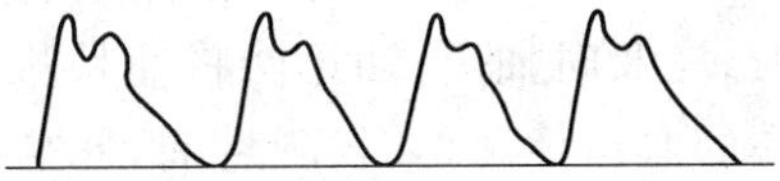

图 6-8 双重搏动波形

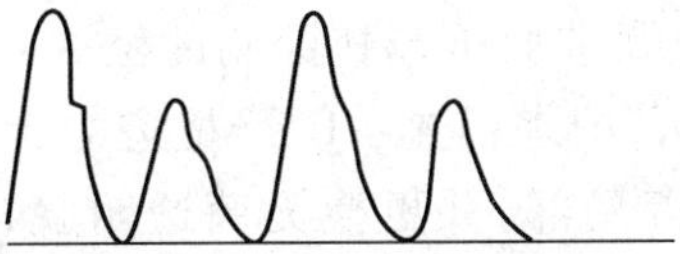

图 6-9 交替变化波形

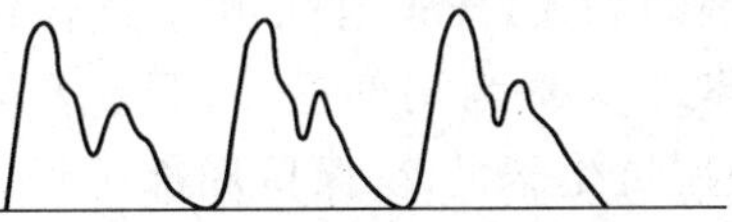

图 6-10 二联波形、不规则波形

7. 矛盾波形 波形的振幅在吸气时明显降低。常见于心脏压塞和术后严重的梗阻性肺病变(图 6-11)。

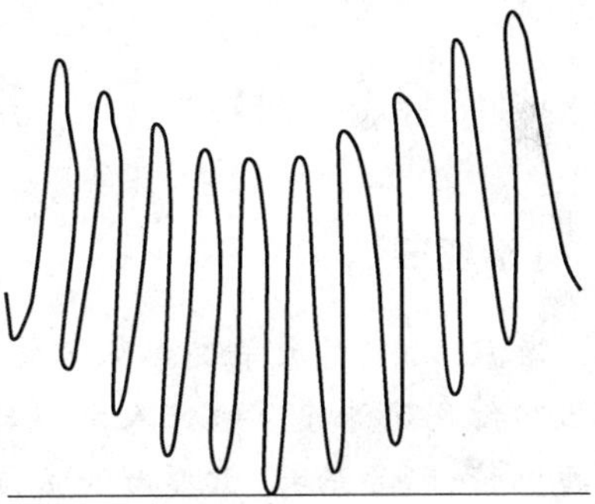

图 6-11 矛盾波形

七、护理

(一) 常规护理

1. 严格遵守无菌技术操作,三通管和压力传感器用无菌治疗巾包裹,每 8 h 更换 1 次。

2. 动脉压直接监测,一般 1 h 监测 1 次并及时记录,病人病情不稳定时,应随时监测记录。

3. 保持测压管道通畅,动脉测压管的各个接头,包括测压管、压力传感器、监测仪及注射器等要紧密连接,妥善固定测压管,防止测压管脱落、受压或扭曲。

4. 抽取血标本时,导管接头处用碘伏消毒,然后用原注射器将动脉延长管内液体全部抽出,更换注射器,再取标本,以避免血标本稀释而影响结果。

5. 在操作过程中严防气体进入测压管内。一旦发生气泡,应立即用注射器将其抽出,同时制动被测肢体,以防空气进入动脉,造成空气栓塞。

6. 当动脉波形出现异常、低钝或消失时,应检查动脉穿刺针是否打折或血栓堵塞。应揭开无菌透明膜进行检查与调整。

7. 动脉穿刺管仅作测压及抽取动脉血标本使用,严禁注射、加药等。

8. 置管时间一般为 5~7d,最佳置管时间是 72 h,置管时间越长,越易感染或形成血栓。

9. 拔出动脉穿刺管时,根据不同的进针方法决定局部压迫时间。如系穿刺进针,局部压迫 5 min,动脉切开进针局部压迫 10 min。观察无渗血后,用纱布和宽胶布加压覆盖。也可用动脉止血器止血。

(二) 并发症的观察和护理

1. 血栓 表现为远端肢体缺血、坏死,其形成与置管时间、血管壁损伤、导管粗细和材料等因素有关,护理中应加强预防措施:① 桡动脉置管前常规做 Allen 试验,试验阳性及动脉有病变者应避免桡动脉穿刺。② 尽量减少动脉损伤,穿刺时要求技术娴熟,动作应准确轻稳。③ 保持管道通畅,每次经测压管抽取动脉血后,应立即用肝素盐水进行冲洗。如管道内有血块堵塞时,应及时抽出,切记勿将血块推入,避免血栓脱落,出现栓塞。④ 严密观察动脉穿刺部位肢端的血运情况,如发现疼痛,并且有颜色或温度异常等情况,应立即拔出测压管,并进行处理。

2. 血肿　表现为局部血肿,主要是穿刺失败及拔出穿刺针时,未有效地压迫止血,尤其是应用抗凝剂的病人,压迫时间不应少于 10 min,必要时用绷带加压包扎穿刺部位。

3. 感染　一般为局部感染,严重者可引起血液感染。护理措施:① 严格遵守无菌技术操作,常规使用抗生素。② 保持局部干燥,每天用碘伏消毒局部,并更换无菌透明膜,有渗血时更应及时更换。③ 一旦发生感染迹象,应立即拔出插管,行抗感染治疗。

4. 动脉瘤　多为出血血肿引起的周围动脉假性动脉瘤,股动脉穿刺时多见。

第三节　血流导向气囊导管监测技术

【情境三】

凌晨2点,叶大爷突然从睡梦中惊醒,自感喘气困难、胸闷,遂立即坐起,同时伴有咳嗽,并咳出粉红色泡沫痰。被家人发现后,紧急送往市中心医院。入院诊断为:急性左心衰。为及时了解病情,指导治疗,需要做血流动力学监测。

试想:1. 你认为医生会为叶大爷做什么项目的监测呢?

2. 用什么方法进行?

3. 监测过程中如何护理叶大爷?

血流导向气囊导管(Swan-Ganz 漂浮导管)监测法是指利用前端带有气囊的漂浮导管经外周静脉穿刺置管,导管经上腔或下腔静脉插入右心系统和肺动脉,通过监测仪测定心排血量,监测右房压、右室压、肺动脉收缩压、舒张压、平均压、肺小动脉嵌顿压等参数测定的方法。

一、目的和意义

1. 提供精细、可靠、连续的血流动力学指标,评估左右心室功能,为早期诊断提供依据。
2. 了解循环血容量的动态变化和周围血管所处的状态。
3. 掌握病情、指导治疗、观察疗效。

二、适应证

1. 各种类型心力衰竭、心肌梗死。
2. 心源性休克和低心排综合征。
3. 鉴别心源性肺水肿和非心源性肺水肿。
4. 严重休克、创伤和呼吸衰竭。
5. 心脏大血管手术病人。

6. 指导心血管治疗，包括扩容和扩血管药、增加心肌收缩力药物、血管活性药物等药物的监测和处理。

三、禁忌证

1. 三尖瓣或肺动脉瓣狭窄。
2. 右心房或右心室肿瘤。
3. 法洛四联症。
4. 急性或亚急性感染性心内膜炎。
5. 严重心律失常。
6. 凝血功能障碍的病人。
7. 严重排异性病人。

四、安放导管

（一）术前准备

1. Swan-Ganz 漂浮导管的选择

1970 年应用于危重病人血流动力学监测的漂浮导管只有两个腔，以后发展成为 Swan-Ganz 三腔导管、四腔导管和五腔导管。目前，临床上常用的漂浮导管是四腔导管。

（1）两腔漂浮导管　导管的管腔有 2 个，即远端腔和气囊腔。远端腔是指导管顶端的一个开口到导管末段的远端管腔接头有一通道，用于测定肺动脉压和肺毛细血管楔压。气囊腔是指从导管顶端的气囊到末端的气囊充气接头有一通道，用于气囊充气或排气，充气后便于导管随血流漂浮前进。

（2）三腔漂浮导管　导管的管腔有 3 个，即除上述两腔外，在距离导管顶端 30 cm 处有另一近端腔开口，当导管顶端位于肺动脉时，此开口正好位于右心房，它与导管末端的近端腔接头之间是一个通道，用于测定 CVP、右心室压和静脉输液。

（3）四腔漂浮导管　除上述三腔外，在导管顶端近气囊 4 cm 处有一热敏电阻，其连接导线被埋于一个通道内，护送出心脏，外端与仪器相连，用来测定心排血量（图 6－12）。

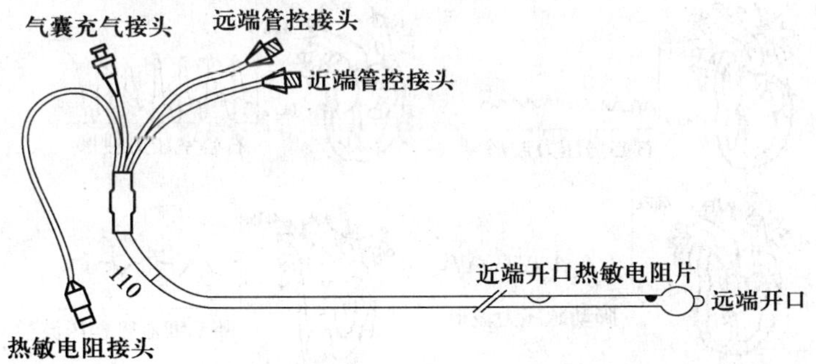

图 6－12　Swan-Ganz 漂浮导管

（4）五腔漂浮导管　除上述四腔外，另有一腔开口于距导管顶端 25 cm 处，该处有起搏电极，其连接导线就是通过此腔，被引出体外，用于心脏起搏。

2. 用物准备

无菌手术包、手术衣包、无菌治疗盘、无菌手套、无菌治疗巾、无菌漂浮导管、导丝、静脉扩张套管针、急救药品、肝素、0～5 ℃生理盐水、5%葡萄糖、生理盐水、0.1%肝素生理盐水溶液、1%～2%普鲁卡因、三通管、5 ml及20 ml注射器。除外还要准备压力传感器、床边监测仪等物品。

3. 病人准备

(1) 心理准备　向病人解释操作的目的和意义、方法、潜在问题及有关注意事项，以消除病人恐惧心理，解除思想顾虑，取得良好配合。

(2) 常规备皮　静脉穿刺部位常规备皮20 cm×10 cm。

(3) 计算体表面积　体表面积(m^2) = 0.006 × 身高(cm) + 0.012 8 × 体重(kg) - 0.152 9。

(4) 安置心电监测导联电极。

(二) 置管方法与配合

1. 选择置管途径，常用的置管静脉有锁骨下静脉、颈内静脉、股静脉等，其中以颈内静脉为首选，其次为锁骨下静脉。

2. 常规消毒皮肤后铺无菌巾，戴无菌手套。

3. 局部浸润麻醉后做深静脉穿刺。

4. 穿刺成功后放入导丝拔出穿刺针，沿导丝送入静脉扩张套管针，退出导丝及套管针内芯，保留外套管。

5. 沿外套管置入漂浮导管，若从颈内静脉置管，导管送入15～20 cm时，其顶端到达右心房上部，此时，将远端腔与压力传感器相连以备压力监测。

6. 向气囊注入1.0 ml气体，最好是二氧化碳。在压力监测的情况下，继续送入导管，此时气囊的漂浮作用使导管随血流漂浮前进，监测仪上依次可见右心房、右心室、肺动脉压及肺毛细血管楔压波形，并可通过波形来判断导管所在位置(图6－13)。同时，记录各心腔和肺动脉的压力曲线和数据。

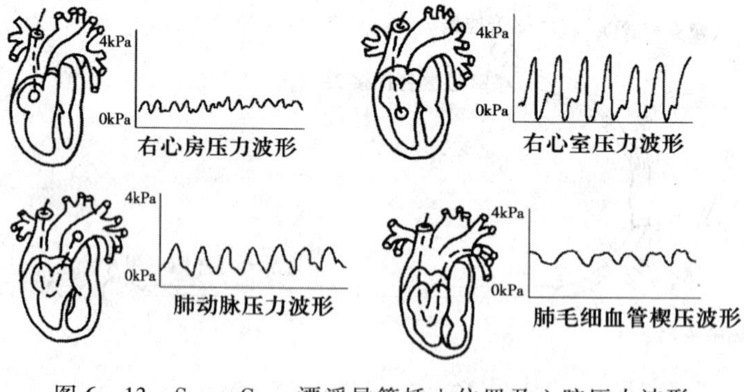

图6－13　Swan-Ganz漂浮导管插入位置及心腔压力波形

7. 测压完毕，要及时给气囊放气，观察压力波形，如为肺动脉压图形，证明位置良好，用缝线固定导管，并用无菌透明膜覆盖。

五、测量装置

Swan-Ganz 漂浮导管测量装置主要由漂浮导管、监测仪（配有心排血量测定模块）、压力传感器、三通管、压力袋、袋装肝素生理盐水、输液装置、充气用注射器组成。漂浮导管的近端腔接头通过三通管与输液装置和压力传感器连接，用于测定右心房压、CVP、输液以及供测量心排血量时，注射生理盐水。远端腔接头通过三通管与压力传感器和压力袋连接，用于测定肺动脉压和肺毛细血管楔压。热敏电阻接头与监护仪心排血量测定模块接头连接，用于测量心排血量，气囊充气接头接注射器用于气囊充气。整个测量装置各个接头要衔接紧密，测量管道用肝素生理盐水充满，排尽测量管内空气，关闭三通开关，保持测量系统封闭状态，备用（图 6-14）。

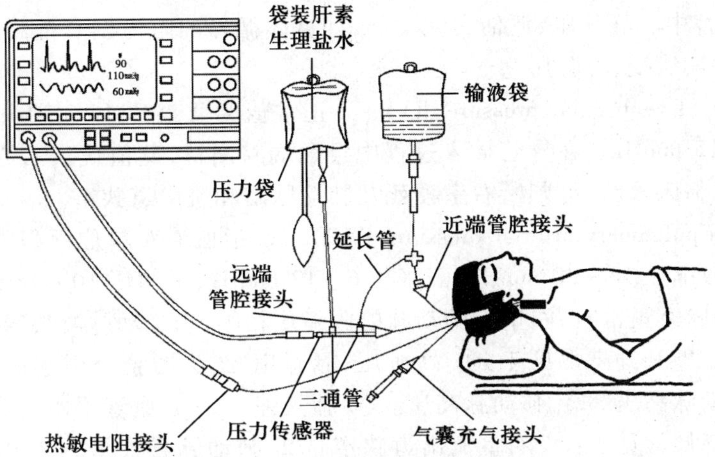

图 6-14 Swan-Ganz 漂浮导管测量装置

六、测量方法

（一）肺毛细血管楔压测定方法

1. 调试零点，方法详见本章第二节有关内容。

2. 调节三通开关，使远端腔与压力传感器相通。

3. 向气囊内注入 1.0 ml 气体，一般不超过 1.5 ml。由右向左分流的病人应用二氧化碳充气，因为二氧化碳在血液内溶解较空气大 20 倍，不易出现气栓。

4. 气囊充气后导管进入肺毛细血管嵌塞，即可测出肺毛细血管楔压。

5. 测压后立即将气囊气体放掉，一般气囊充气嵌顿时间应 <15 s，以免造成肺栓塞。

（二）心排血量测定方法

1. 基本原理　采用 Swan-Ganz 导管以热释法测定心排血量，是通过近端腔注射 0 ℃～5 ℃生理盐水或 5% 葡萄糖注射液作为指示剂，与血流一起经过肺动脉，发生暂时性的温度变化，借助导管热敏电阻记录到反映血温差的温度—时间变化曲线，由心排血量测定仪计算器根据数据计算出心排血量。

2. 测定步骤

（1）调试零点，方法详见本章第二节有关内容。

（2）将心排血量测定仪连接漂浮导管热敏电阻接头及指示剂温度探头，显示血温和冷盐水温度。

（3）启动心排血量测定仪，将病人的姓名、身高、体重、血温、体外对照冰水温度等数据输入计算机，调至预备工作状态。

（4）用无菌注射器抽取 0 ~ 5 ℃生理盐水 5 ml，立即自导管近端开口于 3 s 内将液体全部注入，注入后 15 s，测定仪显示心排血量（CO）数值，并记录出温差曲线，重复测 3 次，每次间隔 45 s，取平均值。

七、结果分析

1. 右房压（right atrial pressure，RAP） 经导管近端腔测得，正常值为 3 ~ 9 mmHg，平均值为 6 mmHg，可代替中心静脉压，评估右室功能，计算体循环的阻力图。升高常见于右心衰竭、血容量增加、三尖瓣病变、心脏压塞。

2. 右室压（right ventricular pressure，RVP） 正常值为收缩压 18 ~ 30 mmHg，舒张压 0 ~ 6 mmHg，平均压 15 mmHg。在导管插入过程中经远端腔测得，此值代表右心室前负荷或右心室充盈压，多用于临床诊断，可判断右室梗死及肺动脉瓣和流出道狭窄。

3. 肺动脉压（pulmonary arterial pressure，PAP） 是指血液对单位面积肺动脉血管壁的侧压力。正常值为收缩压 18 ~ 30 mmHg，舒张压 6 ~ 12 mmHg，平均压 10 ~ 18 mmHg。经导管远端腔测得，当肺动脉瓣正常时，右室与肺动脉的收缩压相等，当肺动脉瓣狭窄时，右室与肺动脉之间有一压力差。PAP 升高常见于：① 高血压、冠心病、二尖瓣狭窄引起的左心衰竭。② 先天性心脏病并肺动脉高压。③ 肺动脉高压。④ 肺气肿。⑤ 心血管手术后病情危重或畸形纠正不满意。PAP 降低常见于：① 右室流出道狭窄。② 肺动脉瓣狭窄。③ 低血容量休克。④ 心力衰竭。

4. 肺毛细血管楔压（pulmonary capillary wedge pressure，PCWP） 是指充气的漂浮导管进入肺毛细血管并嵌塞阻断肺动脉血流时，所测得的肺毛细血管压力，正常值为 5 ~ 12 mmHg。是通过气囊充气后由导管远端腔测得的压力，可作为反映左心室舒张末压的指标，对判定左心室功能、反映血容量是否充足、指导治疗具有重要意义。PCWP 升高常见于左心衰竭，心源性休克，二尖瓣狭窄和关闭不全。PCWP 降低常见于血容量不足。PCWP 下降或升高反映肺病理生理改变（表 6 – 3）。

表 6 – 3 PCWP 与肺病理生理改变的关系

PCWP/mmHg	肺病理生理改变
<18	大致正常
18 ~ 21	开始出现肺淤血
21 ~ 25	轻中度肺淤血
25 ~ 30	中重度肺淤血
>30	肺水肿

5. 心排血量（cardia output，CO） 是指每分钟由心脏排出到外周循环的血量，是判断左心功能的重要指标。CO 由心率、前后负荷、心肌收缩力等因素决定。测定 CO 及计算血液动力等各项参数，可以了解心功能，并绘制心功能曲线，判断心脏功能与前后负荷的关系，以便正确

地进行治疗(表6-4)。

表6-4 血流动力学监测参数、计算公式、正常值

血流动力学参数	公式	正常范围
心排血量(CO)	$CO = SV \times HR$	4~8 L/min
心排血指数(CI)	$CI = \frac{CO}{BSA}$	2.5~4 L/(min·m^{-2})
心每搏量(SV)	$SV = \frac{CO \times 1\,000}{HR}$	60~90 ml
每搏指数(SI)	$SI = \frac{SV}{BSA}$	40~60 ml/m^2
左心室每搏功指数(LVSWI)	$LVSWI = \frac{1.36(MAP - PCWP)}{100} \times SI$	45~60 g·m/m^2
右心室每搏功指数(RVSWI)	$RVSWI = \frac{1.36(PAP - PCWP)}{100} \times SI$	5~10 g·m/m^2
每搏功(SW)	$SW = (MAP - PCWP) \times SV \times 0.136$	119 g·m
体循环血管阻力(SVR)(TPR)	$SVR = \frac{MAP - CVP}{CO} \times 80$	900~1 500 dyn·s·cm^5
肺血管阻力(PVR)	$PVR = \frac{PAP - PAWP}{CO} \times 80$	150~500 dyn·s·cm^5

注:HR-心率;BSA-体表面积,MAP=平均动脉压;CVP-中心静脉压;PAP=肺动脉压。

八、护理

(一)常规护理

1. 心理护理

(1) 根据病人的心理状态、个性特征、文化程度的不同,实施不同的护理措施。

(2) 指导术前训练。由于监测给病人的生活和活动带来不便。因此,要训练病人在床上排便、翻身、咳嗽,教给病人床上做运动的方法,使病人了解预防并发症的意义。

(3) 护理人员要注意自身形象,态度主动、热情,操作耐心、细致,动作敏捷、准确,以增强病人安全感和信任感。

(4) 监测过程中要有专人护理。护理人员要多关心、疏导病人,在生活上给予照顾和护理。

(5) 适当安排病人家属守护,并指导家属给病人以鼓励和支持,增加病人安全感。

2. 严格遵守无菌技术操作,测压和测心排血量时应特别注意预防污染。

3. 严密观察病情,每30~60 min或必要时监测血流动力学参数,同时记录血压、心率、呼吸、体温、酸碱度、电解质及单位时间出入量的动态变化。

4. 每次测压前应调试零点,保证数字准确,体位变化时及时调整零点。

5. 保持各监测管腔的通畅,用肝素生理盐水持续冲洗,3~5 ml/h,并准确记录输入的液体量。

6. 妥善固定各连接处，限制置管肢体的活动，防止导管脱开引起出血或导管移位、打结。

7. 及时纠正影响压力测定的因素，测压时应嘱病人平静呼吸。咳嗽、呕吐、躁动、抽搐和用力时禁止测量，应在病人安静 10 ~ 15 min 后再行测压，以免影响 CVP 及 PAP 数值。

8. 定时观察肢体远端动脉搏动情况，以及肢体的温度、颜色、运动和感觉情况，有异常应及时通知医生并处理。

9. 置管时间一般为 3 ~ 5d，最佳时间为 48 ~ 72 h。

10. 拔除导管时，应在监测心律、心率的条件下进行，拔管后局部用宽胶带加压固定，必要时用小沙袋加压，拔管后 24 h 内应注意观察局部有无渗血及肢体有无肿胀等。

（二）并发症的观察和护理

1. 心律失常　是发生在穿刺术中的并发症，由于导管尖端接触心肌壁或心瓣膜所致。病人可出现室性期前收缩、室上性心动过速、右束支传导阻滞，严重者出现室性心动过速、室性颤动，应立即给予药物及急救处理。

护理措施：① 在导管插入右心房后，宜将气囊内气体充足，以减少刺激。② 持续监测心电图，备用利多卡因及镇静剂。操作中插入的导管如遇有阻力时，不可强行进入。③ 原有心肌供血不足或其他心脏疾病的患者，可手术前日含硝酸甘油 5 mg，并给予氧吸入治疗。④ 原有心律失常先给予利多卡因 50 mg 注射，预防其加重或再发生。

2. 导管气囊破裂　常见于导管留置时间过长、测压时充气量过大以及导管反复使用气囊老化所致。

护理措施：① 术前应仔细检查和保护气囊。② 导管储藏的温度不应超过 25 ℃。③ 术中尽量使用 CO_2 充盈气囊。④ 气囊充气最大量不超过 1.5 ml，充气速度不能过快。⑤ 气囊破裂后暂不需拔除导管者应在导管尾端做好标记，并重点交班。

3. 导管扭曲、打结、折断　常因导管质软、易弯曲、插入心脏长度过长及操作过猛所致。

护理措施：① 术前应仔细检查导管性能。② 动作娴熟、轻柔、准确，应一边置管一边观察插入部位及距离刻度，一般从右心房进入肺动脉不超过 15 cm，发现扭曲应放尽气囊内气体，缓缓拔出导管。③ 如已打结，可用导丝插入导管内，解除打结后拔出。若不能解除，由于导管的韧性较好可将打结拉紧，然后轻轻退出。

4. 血栓形成　常见于有栓塞病史及血液高凝状态的病人。病人表现为上肢水肿、颈部疼痛和静脉扩张。

护理措施：① 预防性进行抗凝治疗。② 导管各腔应用稀释后肝素盐水间断冲洗，监护中严密观察压力图形改变。③ 加强置管肢体护理，按摩肢体，促进血液循环，减少血栓形成。

5. 肺栓塞　常因导管插入过深，充胀的气囊嵌顿肺动脉时间过长所致。病人表现为咯血或痰中带血。

护理措施：① 间断缓慢地进行气囊充气，充气量不宜太大，并尽量缩短嵌顿时间。② 每次测完 PCWP 后，应将气囊气体放掉。③ 严密观察肺动脉图形，如出现图形改变，应调整导管位置。

6. 感染　常由于留管时间过长、消毒和无菌操作不严格所致。病人一般表现为局部炎性反应症状，严重者可出现高热，寒战甚至败血症。

护理措施：① 置管术中及术后应严格无菌操作。② 用过的导管应严格消毒处理。③ 保持局部干燥清洁，穿刺部位每天用碘伏消毒，并更换覆盖的无菌透明膜一次，与压力传感器连接部分用无菌治疗巾包裹,每 8 h 更换一次。④ 与导管连接的测压管道和输液管道,每 24 h 更换一次。⑤ 术后常使用抗生素预防感染。

7. 肺出血　常见于肺动脉高压,血管壁变性的病人,由导管在肺动脉内反复移动,气囊过度充气所致。严重者可造成大咯血及肺动脉假性动脉瘤。

护理措施:① 应注意保持适当的气囊充气。② 严密监测肺动脉压力改变。

第四节　动脉血气监测术

【情境四】

患者,男,82 岁,既往有慢性阻塞性肺疾病,因近来呼吸困难,夜不能寐,于昨日入住呼吸内科,今天病情加重,由呼吸内科转入 ICU。来时呼吸急促,面色发绀,精神紧张,面罩给氧,氧流量 15 L/min。医生医嘱:动脉血气分析。

试想:1. 如果你接到了医嘱,将如何采集动脉血气标本?

2. 检查结果出来后,你怎样对结果进行分析?

3. 你用什么方法缓解病人的紧张情绪?

对采集的动脉血样进行酸碱度(pH)、动脉血二氧化碳分压($PaCO_2$)、动脉血氧分压(PaO_2)、碳酸氢盐及血氧饱和度分析的过程,在临床上称之为动脉血气分析。

一、目的和意义

动脉血气分析自 20 世纪 50 年代应用于临床以来,特别是动态的动脉血气监测对于判断危重病人的呼吸功能和酸碱失衡类型、指导治疗、判断预后,尤其在危重病人的救治中均显示了重要的作用。

二、适应证

1. 各种原因引起的呼吸功能衰竭。
2. 使用人工呼吸机者。
3. 疑有酸碱平衡失衡、电解质紊乱者。
4. 氧治疗病人。
5. 休克、心搏呼吸停止、体外循环、严重呕吐等。

三、标本采集的方法

(一) 采集前的准备

1. 用物准备　专用动脉采血针 1 套、消毒物品、治疗巾等其他物品,必要时备局麻药物。
2. 病人准备　向病人说明动脉采血的意义、目的和必要性,以取得病人的理解和配合。

(二) 采集步骤

1. 检查并准备好动脉采血针。

2. 局部皮肤常规消毒。

3. 术者左手示、中指消毒后触摸到动脉搏动最明显处，右手持针，针头斜面向上，逆血流方向与血管成适当角度刺入。穿刺后不必抽吸，如确入动脉，血液可自行进入针管内。待血量采够 1.0 ml 时拔针。将拔出的针头刺入密封针套内，并搓动标本混匀，动脉穿刺部位按压 5 ~ 10 min。

（三）注意事项

1. 注射器内勿有空气，以免影响结果。

2. 血标本采集后轻轻搓动密封针套 5 ~ 15 s，使血标本与抗凝剂充分混合。

3. 尽快送检。若不能马上送检，可放在冰箱（4 ~ 10 ℃）保存，2 h 内检测。

4. 血标本采取后，记录采血时间、病人体温、吸氧条件、潮气量及呼吸频率、形式等，可作为参照指标，以便于正确的临床分析。不考虑吸入氧条件而做的血气分析诊断是没有意义的。

四、结果分析

（一）常用指标

1. 酸碱度（pH） 动脉血正常 pH 为 7.35 ~ 7.45，平均为 7.40。静脉血较动脉血低 0.03 ~ 0.05。pH $<$ 7.35 时为酸血症；pH $>$ 7.45 时为碱血症。pH 的变动，仅是酸碱失衡的总的结果，并不能区分酸碱失衡为代谢性或呼吸性，是单纯性或混合性。pH 正常有三种可能：① 无酸碱失衡。② 酸碱失衡已代偿。③ 混合型酸碱失衡。动脉血 pH 的病理改变最大范围 6.80 ~ 7.80。因为 pH 与 $[H^+]$ 呈反比和非直线关系，现已有主张血液酸碱度仍直接用 $[H^+]$，单位用 nmol/L 来表示，$[H^+]$ 正常值（40 ± 5）nmol/L。

2. 动脉血二氧化碳分压（$PaCO_2$） 它是衡量酸碱平衡呼吸因素的唯一指标。如 $PaCO_2 >$ 45 mmHg，表示通气不足，有 CO_2 潴留，可以是原发性呼吸性酸中毒，也可以是继发性的，为了代偿代谢性碱中毒引起的改变。$PaCO_2 <$ 35 mmHg，表示通气过度，可以是原发性呼吸性碱中毒，也可以是为了代偿代谢性酸中毒而引起的继发性改变。$PaCO_2$ 的病理改变最大范围 10 ~ 130 mmHg。

3. 碳酸氢根（HCO_3^-） HCO_3^- 是反映代谢情况的指标。HCO_3^- 的测定方法有两种：测定标准碳酸氢根（SB）和实际碳酸氢根（AB）。前者为判断代谢性因素的指标。后者是血浆中实测的 HCO_3^- 含量，同时受呼吸与代谢两种因素的影响。正常情况下，AB = SB。AB 与 SB 的差值反映了呼吸因素对酸碱平衡的影响程度。

4. 剩余碱（BE） BE 值不受呼吸因素的影响，是观察代谢性酸碱失衡的指标。其临床意义与 SB 大致相同，但系反映总的缓冲碱的变化，故较 SB 更全面。

5. 缓冲碱（BB） 指血中一切具有缓冲作用的碱性物质的总和，即血液中全部缓冲负离子的总和，如碳酸氢盐、磷酸氢盐、血红蛋白等，反映代谢性因素。BB 可分为血浆缓冲碱（BBp）和全血缓冲碱（BBb），BBb 也即是 BB。正常人 BBp 为 42 ~ 44 mmol/L，BBb 为 45 ~ 55 mmol/L。BB 增高见于代谢性碱中毒，降低为代谢性酸中毒。

6. 总 CO_2 量（TCO_2） 指在 37 ~ 38 ℃ 和大气隔绝的条件下，所测得的 CO_2 含量。它是反映血液化学结合 CO_2 量和物理溶解的 CO_2 量。正常值为 24 ~ 32 mmol/L（平均 28 mmol/L），其中绝大部分是碳酸氢盐，而溶解的 CO_2 量仅有 1.2 mmol/L，所以它主要反映血浆碳酸氢盐水平。当 TCO_2 降低时，表明有慢性呼吸性碱中毒时肾代偿或代谢性酸中毒；当 TCO_2 升高时，表明有慢性呼吸性酸中毒时肾代偿或代谢性碱中毒。

7. 动脉血氧分压（PaO_2） PaO_2 表示动脉血浆中物理溶解的氧分子所产生的压力。健康人在海平面大气压下呼吸时正常值为 80～100 mmHg。随年龄增长，PaO_2 逐渐下降，在成年人，不同年龄的 PaO_2 可按下列公式计算：

$$PaO_2 = 102 - (0.33 \times \text{年龄})\ \text{mmHg}$$

PaO_2 是决定血氧饱和度的重要因素，反映血氧合状态较敏感，故常以 PaO_2 作为低氧血症的分级依据。联合应用动脉血氧分压和动脉血二氧化碳分压可判断呼吸衰竭类型，即Ⅰ型呼吸衰竭时 $PaO_2 < 60$ mmHg，而 $PaCO_2$ 正常或下降；Ⅱ型呼吸衰竭时 $PaO_2 < 60$ mmHg，$PaCO_2 >$ 50 mmHg。

8. 动脉血氧饱和度（SaO_2） SaO_2 为动脉血中血红蛋白实际结合的氧量与所能结合的最大氧量之比。正常值为 96% ±3%。动脉血氧饱和度与动脉血氧分压之间的关系即是离解曲线。动脉血氧饱和度可以直接测定所得，但目前血气分析仪上所提供的动脉血氧饱和度是依动脉血氧分压和 pH 推算所得。依动脉血氧分压、血红蛋白和动脉血氧饱和度可以推算出全血氧含量。所谓全血氧含量是指氧的化学结合量和物理溶解量的总和。理论上讲每克血红蛋白可结合 1.39 ml 氧，但实际上每克血红蛋白结合氧量为 1.34 ml。故临床常用的动脉血氧含量（CaO_2）由下列公式计算：

$$CaO_2 = 1.34\ \text{ml/g} \times \text{Hb}(\text{g/100 ml}) \times SaO_2(\%) + 0.003\ \text{ml/(mmHg} \cdot \text{100 ml)} \times PaO_2(\text{mmHg})$$。

按上述公式计算，在一般正常条件下每 100 ml 的血约含 20 ml 氧。血气分析最常用的指标的正常值（表 6－5）。

表 6－5 血气分析的符号、名称和正常值

符号	名称	通用单位	国际单位
pH 或[H^+]	血浆酸碱度	7.35～7.45	35～45 nmol/L
$PaCO_2$	动脉血 CO_2 分压	35～45 mmHg	4.7～6.0 kPa
AB(HCO_3^-)	实际 HCO_3^-	21～27 mEq/L	21～27 mmol/L
SB	标准 HCO_3^-	22～27 mEq/L	22～27 mmol/L
BE	剩余碱	－3～＋3 mEq/L	－3～＋3 mmol/L
BB	缓冲碱	40～44 mEq/L	40～44 mmol/L
TCO_2	血浆 CO_2 总量	15～25 mEq/L	15～25 mmol/L
PaO_2	动脉血氧分压	80～100 mmHg	10.7～13.3 kPa
SaO_2	动脉血氧饱和度	93%～99%	0.93～0.99
CaO_2	动脉血氧含量	19～20 ml%	190～200 ml/L
AG	血浆阴离子隙	8～16 mEq/L	8～16 mmol/L

（二）动脉血气分析与酸碱测定指标的相互关系

1. 血氧分压、二氧化碳分压、血液 pH 与血氧饱和度的关系（图 6－15） 血红蛋白氧的结合量主要取决于 PaO_2，当 PaO_2升高时，SaO_2亦升高，当 PaO_2降低时，SaO_2亦降低，但二者并不是直线关系而是呈“S”形曲线。氧解离曲线的形成具有重要的生理意义：① 由曲线可以看出在 $PaO_2$80 mmHg 以上的平坦部分，当 PaO_2变化时，SaO_2变化不大。因此，进一步增加吸氧浓度或吸入纯氧，对于提高血氧饱和度和血氧含量所起作用甚微。② 当 PaO_2自 100 mmHg 下降至 70 mmHg 时，SaO_2只下降 5% 左右，这一特点使生活在高原地区的人并无明显携氧能力降低。③ 在曲线的陡坡部分，当 PaO_2在 10～40 mmHg，相当于正常人组织水平的 PaO_2时，PaO_2只需稍降低即可使血红蛋白释放出大量的 O_2。这一点有利于组织摄氧，对代谢活跃的组织具有保护作用。④ 从曲线的陡直部分可以看出，当 PaO_2略有上升，SaO_2则相对增加较多。这意味着 PaO_2在这一水平时，只要少量吸入氧，便可明显提高 SaO_2和血氧含量，从而明显改善组织供氧。这一特点为慢性阻塞性肺疾病（COPD）病人在低氧血症时进行持续低流量吸氧提供了理论依据。

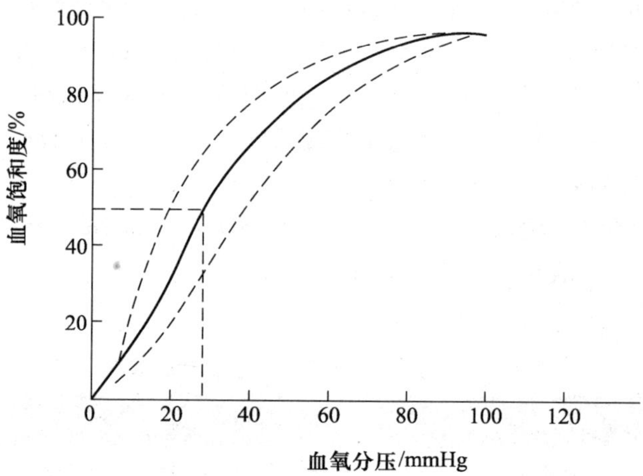

图 6－15 PaO_2、$PaCO_2$、pH 与 SaO_2 关系

2. HCO_3^-、$PaCO_2$、pH 的关系 因为血液的 pH 取决于 HCO_3^- 与 H_2CO_3之比。这个比例维持 20∶1，pH 可保持正常。任何一方发生变化时，均可影响 pH。若一方改变，另一方随之改变，保持［HCO_3^-］与 $PaCO_2$比例不变，则 pH 仍保持正常，这是机体代偿的结果，属于代偿性酸碱平衡紊乱。

（三）分析方法

1. 酸碱失衡的分析 根据 pH 来判断有无酸碱失衡，或是酸中毒，或是碱中毒。如果结合 $PaCO_2$、HCO_3^- 等指标，还可确定酸碱失衡的基本类型，分清呼吸性或代谢性；酸中毒或碱中毒；原发变化或继发变化等。HCO_3^- 的异常代表代谢性酸中毒或碱中毒，$PaCO_2$的改变代表呼吸性酸碱失衡。分清原发与继发（代偿）变化，单纯性与混合性失衡，这是一个比较复杂的问题，其分析方法如下。

（1）酸碱失衡代偿必须遵循下述规律 ① HCO_3^-、$PaCO_2$任何一个变量的原发变化均可引起另一个变量的同向代偿变化，即原发 HCO_3^- 升高，必有代偿性 $PaCO_2$ 升高；原发 HCO_3^- 降低，必有代偿性 $PaCO_2$ 降低；反之亦相同。② 原发变化一般比继发变化出现早且明显。

（2）以原发性变化和继发性变化是否一致判别单纯性或混合性酸碱失衡 ① $PaCO_2$ 升高同时伴 HCO_3^- 下降，为呼吸性酸中毒合并代谢性酸中毒。② $PaCO_2$ 下降同时伴有 HCO_3^- 升高，为呼吸性碱中毒合并代谢性碱中毒。③ $PaCO_2$ 和 HCO_3^- 明显异常伴 pH 正常，应考虑混合性酸碱失衡的可能，进一步确诊可用单纯性酸碱失衡预计代偿公式（表 6－6）。

混合性酸碱失衡判断时必须联合使用预计代偿公式：AG[$AG = Na^+ - (HCO_3^- + Cl^-)$]和潜在 HCO_3^-[潜在 HCO_3^- = 实测潜在 HCO_3^- + △AG（变化 AG）]。正确使用公式必须遵循以下步骤：① 必须通过动脉血 pH、$PaCO_2$ 和 HCO_3^- 3 个参数，并结合临床确定原发失衡。② 根据原发失衡选用合适公式。③ 将公式计算所得结果与实测 $PaCO_2$ 和 HCO_3^- 相比作出判断。凡落在公式计算代偿范围内，判断为单纯性酸碱失衡；落在范围以外，判断为混合性酸碱失衡。④ 若为并发高 AG 代酸的混合酸碱失衡，则应计算潜在 HCO_3^-，将潜在 HCO_3^- 替代实测 HCO_3^- 与公式计算所得的预计 HCO_3^- 相比。同时结合临床综合分析。

表 6－6 常用酸碱失衡预计代偿公式

原发失衡	原发化学变化	代偿反应	预计代偿公式	代偿极限
代谢性酸中毒	HCO_3^- ↓	PCO_2 ↓	$PaCO_2 = 1.5 \times HCO_3^- + 8 \pm 2$	10 mmHg
代谢性碱中毒	HCO_3^- ↑	PCO_2 ↑	$\triangle PaCO_2 = 0.9 \times \triangle HCO_3^- \pm 5$	55 mmHg
呼吸性酸中毒	$PaCO_2$ ↑	HCO_3^- ↑	急性：代偿引起 HCO_3^- 升高 3～4 mmHg（0.4～0.53 kPa）	30 mmol/L
			慢性：$\triangle HCO_3^- = 0.35 \times \triangle PCO_2 \pm 5.58$	42～45 mmol/L
呼吸性碱中毒	$PaCO_2$ ↓	HCO_3^- ↓	急性：$\triangle HCO_3^- = 0.2 \times \triangle PCO_2 \pm 2.5$	18 mmol/L
			慢性：$\triangle HCO_3^- = 0.49 \times \triangle PCO_2 \pm 1.72$	12～15 mmol/L

注：① 代偿极限：指单纯性酸碱失衡所能达到的最大值或最小值 ② 有“△”者为变化值；无“△”者为绝对值

2. 低氧血症的诊断

血液气体分析对于低氧血症的诊断、病情估计及治疗具有重要作用。

（1）呼吸性低氧血症的血气分析特点 CaO_2 及 PaO_2 降低，SaO_2 降低，但血氧容量正常，$PaCO_2$ 可能增高。如呼吸道阻塞、肺水肿、呼吸窘迫综合征、呼吸衰竭等，临床上根据 PaO_2 判断缺氧程度。$PaO_2 > 87$ mmHg 为正常，< 87 mmHg 为低氧血症，< 60 mmHg 为呼吸衰竭。

（2）贫血性低氧血症 当 Hb 减少或 Hb 与 O_2 的结合能力降低（如 CO 中毒）时，尽管肺内气体交换过程正常，也会引起缺氧症，称为贫血性缺氧症。血气分析特点是：PaO_2 与 SaO_2 正常，血氧容量与 CaO_2 减少，静脉血氧含量及血氧分压降低。

（3）循环性低氧血症 由于血液循环障碍，血液气体运输过程或血液与组织的气体交换发生障碍所引起，多见于血流量减少、血液流速减慢或停滞、组织水肿、休克以及心力衰竭等。血气分析特点：PaO_2 与 SaO_2 正常，静脉血氧分压与静脉血氧饱和度降低，动静脉的血氧含量差增大。

(4) 中毒性缺氧血症　由于细胞呼吸障碍所致。血气分析的特点：PaO_2、SaO_2、CaO_2均正常，动静脉血氧含量差值减少。

(5) 动脉血气分析氧疗中的意义　根据氧解离曲线的特点，PaO_2在 70 mmHg 以上时，SaO_2已达到 90% 以上，足以满足代谢的需要，如果吸氧使其具有更高的 PaO_2，只能使 SaO_2有限地上升。因此，一般不必用氧疗，但防止低氧血症的恶化，氧疗也有一定的意义。当缺氧严重而使 PaO_2已降至曲线的陡直部分，小量吸氧就可使 PaO_2、SaO_2明显上升。如在 SaO_2已降至 40% 的危险程度，只需将 PaO_2从 25 mmHg 提高到 40 mmHg 就可使 SaO_2从 40% 升至 70%，在肺健康情况下，吸入气中氧浓度增加 2% 就可以达到这一目的。如呼吸功能受损、气体交换障碍、呼吸循环功能不全的病人，吸氧浓度要高。局部器官严重缺氧，要设法使 PaO_2上升至 100 ~ 150 mmHg。

第五节　颅内压监测技术

【情境五】

患者，28 岁，男，2012 年 4 月 17 日，天降小雨，路面湿滑，患者骑着电动摩托车行驶在上班途中，在转弯处遇到一辆逆行的大客车，由于速度过快来不及减速，两车相撞，导致颅脑损伤，送往医院。入院后接受了颅内血肿清除术，同时实施了颅内压监测。

试想：1. 患者为什么要做颅内压监测呢？

2. 如何护理正在接受颅内压监测的患者？

颅内压(intra cranial pressure，ICP)是脑组织对蛛网膜下腔产生的压力，正常成年人为 5 ~ 15 mmHg，儿童为 3 ~ 7.5 mmHg。传统的腰椎穿刺测压方法，由于只能测定一次结果不能持续地观察颅内压力的变化，且对颅内压高的病人有导致或加重脑疝的危险，故应慎用。尤其在已有脑疝的情况下颅腔与椎管已不相通，腰椎穿刺的测压不能代表颅内的压力。颅内压监护是采用压力传感器和监护仪通过其他途径连续测量颅内压的方法，可对病人某一段时间内的颅内压变化做系统了解，对于判断重型颅脑伤病人病情变化、指导治疗、判断预后有重要意义。也正是这种动态观察，使人们对颅内压增高有了新的认识。

一、目的和意义

颅内压监测有着重要的临床意义，因为颅内压监测反映的颅压增高的改变往往优先于 ICP 增高的临床症状的表现。根据客观的 ICP 数据，可以指导治疗、预测预后，这是提高重型颅脑损伤及其他相关病人的治愈和降低死亡率的重要措施。

二、监测原理

ICP 监测是指将导管或微型压力传感器探头安置于颅腔内，导管与传感器的一端与 ICP 监护仪连接，将 ICP 压力动态变化转为电信号显示在示波屏或数字仪上，并可用记录器连续描记出 ICP 压力曲线，整个装置称颅内压监测装置(图 6 - 16)。

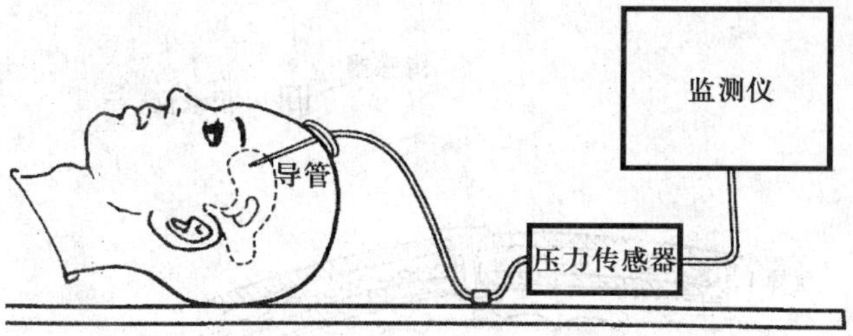

图 6－16　有创颅内压监测装置

三、监测方法

ICP 监测应用于临床以来，已形成两大系统分类，即液压传导测量颅内压系统和颅内直接放置传感器探头测量颅内压系统。颅内压监测根据传感器放置的部位不同，分为脑室内插管监测法、蛛网膜下腔插管监测法、硬膜下监测、硬膜外监测及脑组织内监测等五种方法。目前，临床上最常用的是硬膜外监测和脑室内监测，前者可保持硬脑膜完整，防止颅内继发性感染。而脑室内和蛛网膜下腔插管监测法感染的机会较多，但颅内压的数值较准确。具体简述如下。

（一）脑室内插管监测法

脑室内插管监测法是最早使用的方法，操作简单，测压准确。此法是使用快速颅钻，将塑料导管插入脑室（一般选用右侧脑室前角）引出脑脊液接触传感器，或先接于储液囊再接在传感器上（图 6－17）。这一测定方法，即可持续监测颅内压，又能做脑室引流，当颅内压升高时可随时酌情放出脑脊液，降低颅内压。与此同时，还可行脑室造影及脑室内给药治疗，具有诊断和治疗双重作用。此方法也存在不足之处，处理不当可发生颅内感染，其感染率为 1% ～10%，故监测一般不超过 4 ～5 d，如超过 7 d 应重新穿刺对侧脑室，并更换全部导管及器具。此外，当颅内占位性病变巨大或脑肿胀严重致脑室压迫消失或移位变形时，脑室穿刺难以成功。

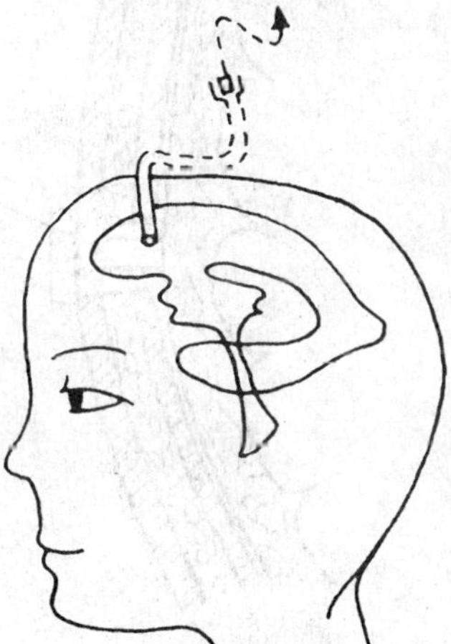

图 6－17　脑室内插管法

（二）蛛网膜下腔插管监测法

蛛网膜下腔插管监测方法是将一头端带插销状装置的导管置于蛛网膜下腔，将颅内脑脊液与颅外压力传感器连接起来进行颅内压持续监测（图 6－18），此方法需进行头皮切开和颅骨钻孔，并切开硬膜。因此同脑室内插管一样，存在着颅内感染的可能。

（三）硬脑膜下监测法

硬脑膜下监测以蛛网膜或软膜为感受面，又称脑表面液压监测，最常用有以下两种。

1. 心螺旋装置（richmond screw 或 becker bolt）　方法是在头皮上做 1 cm 长的切口，钻一直径 0.6 cm 的骨孔，切开硬脑膜，将螺栓置于蛛网膜表面或其下，螺栓应垂直于脑表面，螺栓

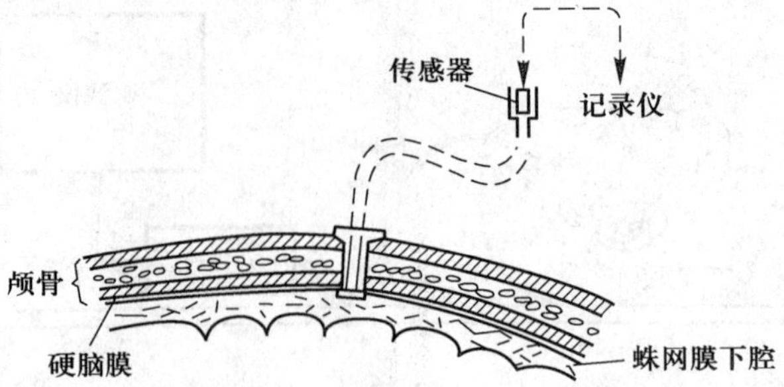

图 6-18 蛛网膜下腔插管法

内注入液体,外接传感器。

2. 吸管杯样装置(cup catheter) 感受面位于一侧且面积较大,能较敏感反应压力波形,适合于开颅手术的病人。当手术结束时,可将其放在脑表面,然后穿过头皮引至颅外。

(四) 硬脑膜外监测法

传感器直接与硬脑膜接触。硬脑膜外传感器主要分为光学和电子传感器两大类。有两种安装方法:① 将传感器装置从骨孔处直接接触硬脑膜表面(图 6-19A)。② 将一"纽扣"式传感器置颅骨内板下与硬脑膜之间(图 6-19B)。此方法硬脑膜保留完整,故颅内感染发生率较低,监测时间平均在两周以上。

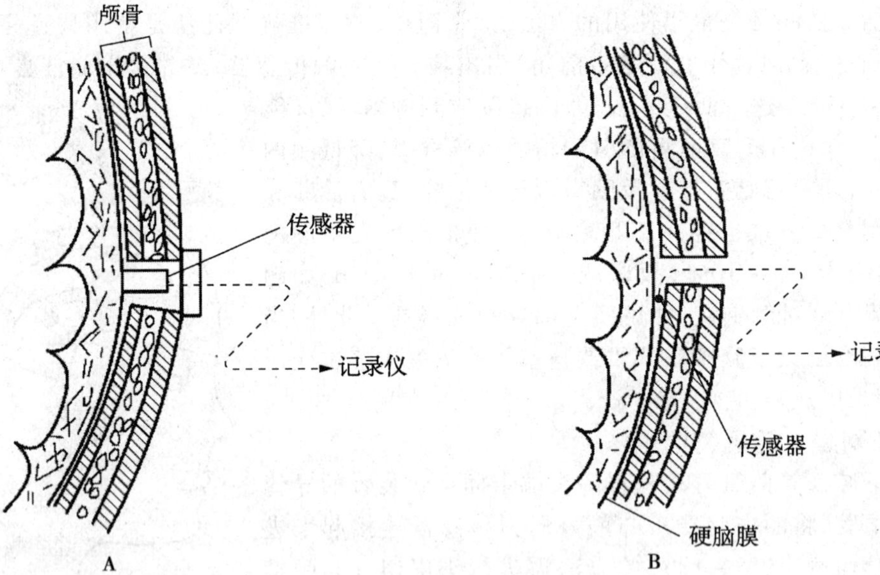

图 6-19 硬脑膜外监测法

(五) 脑组织内监测法

近年来,已有采用完全置入脑组织内的传感器,或应用光导纤维直接插入脑实质内进行压力监测。一般将管置入脑实质的非功能区域如右额叶等。仪器连接时要求密封、无菌操作、调零等。

四、颅内压分级及压力波形曲线分析

（一）颅内压分级

颅内压以 mmHg 表示，以便于与动脉或静脉压相比较。

一般将颅内压的高低分为：正常，成年人平卧位时颅内压力为 5 ~ 15 mmHg；轻度增高，压力为 16 ~ 20 mmHg；中度增高，压力为 21 ~ 40 mmHg；重度增高，压力 > 41 mmHg。临床上多将颅内压 > 20 mmHg 作为需要进行降压治疗的界值。

（二）颅内压波形曲线分析

1. 正常波形　颅内压力曲线表现为平直，低波幅图像（图 6 – 20）。这是因为在正常情况下，颅内调节机制完全正常，一般的脉搏与呼吸运动的变化，都不至于明显地影响颅内压力的波动。但在颅内压增高的情况下，则波动范围较大，出现躁动、咳嗽、呼吸异常、头部的活动等情况，可引起颅内压短暂增高。

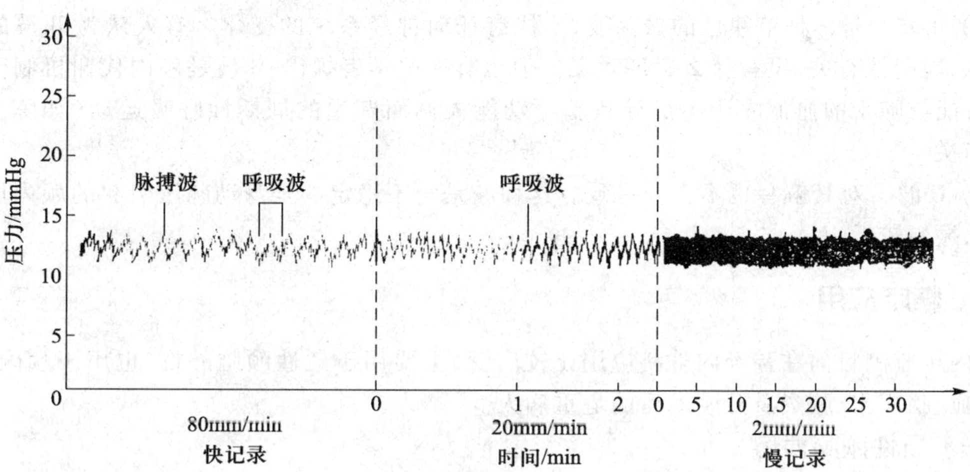

图 6 – 20　正常颅内压波形

2. 异常颅内压波形　分 A、B、C 三种波形。对 A 型的解释意见比较一致，但 B、C 两种波形不完全一致。

（1）A 波　即高原波。高原波的发生是颅内压增高的一个过程，表明颅内压增高已发展到了严重阶段，它表示此时颅内的空间代偿已完全丧失。其特点是压力曲线迅速上升，可高达 50 ~ 100 mmHg，波锋呈平顶样，持续 5 ~ 10 min，随后突然下降至原来水平或更低（图 6 – 21）。

高原波开始发生时，颅内压只是轻度增高，临床症状严重，如不及时处理，颅内压则进一步增高，持续时间也更长，症状也明显，甚至出现持续高原波状态。高原波发生的原因是由于颅内压增高时，脑缺血、缺氧及高碳酸血症导致微动脉及前毛细血管括约肌麻痹开放，而小静脉及后毛细血管括约肌耐缺氧能力强，仍处于收缩状态，因此局部脑血流量锐减，而颅内血容量却明显增加，使颅内压骤然上升发生高原波。

一些引起颅内压增高的因素，如咳嗽、呼吸障碍、呕吐、用力等，均可诱发高原波，高原波出现时病人常有

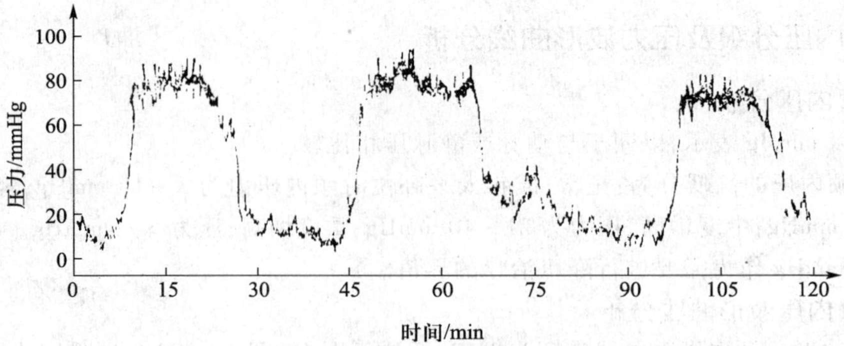

图 6－21 典型高原波

剧烈头痛、恶心、呕吐等颅内压增高症状，还可表现为面色潮红、呼吸急促、脉搏增加、不自主排尿、烦躁、神志不清，甚至抽搐或呈强直性发作。颅内压增高反复发作，加重了对脑干的压迫，部分脑血管可出现“不再灌流”的现象，导致脑功能不可逆的损害。因此，应尽快采取降低颅内压的有效措施。

（2）B 波　是一种节律性的振荡波，不伴有任何神经系统的变化。有人认为 B 波的出现与睡眠的周期性有关，没有什么病理意义。但也有一些学者提出，B 波是颅内代谢机制受损的表现，可能与脑干的血流灌注不足导致脑干功能失调而产生的周期性呼吸运动（如陈—施氏呼吸）有关。

（3）C 波　对其解释也不完全一致。这种波是与不稳定的全身动脉压引起的颅内压的波动有关，振幅较低。

五、临床应用

颅内压监测目前在神经内外科应用比较广泛，主要用于急性颅脑外伤，也用于颅内肿瘤、颅内出血、脑积水、脑炎及开颅术后的危重病人。

（一）急性颅脑损伤

1. 适应证

（1）格拉斯哥昏迷分级计分（GCS）<8 分以下者。

（2）CT 扫描有较严重脑挫裂伤，或少量颅内血肿决定先行非手术疗法。

（3）颅脑损伤开颅术后。

2. 意义

（1）诊断方面　伤后早期内很快出现 ICP 上升，应怀疑颅内血肿形成；ICP >40 mmHg，高度怀疑颅内血肿形成；伤后早期 ICP 正常，之后又出现 ICP 上升，或血肿清除术后 ICP 仍高者，应警惕迟发性血肿的可能；当 ICP 接近平均动脉压时，而且波形失去搏动，如果持续 5 min 以上，则诊断为脑死亡。

（2）指导临床用药　一般 ICP 15 mmHg 时，不用脱水药物；对应用颅内压监测发现有 ICP 增高，检查 CT 发现有颅内血肿者，应采取合理及时的治疗措施，如及时手术清除血肿。

（3）判断预后　脑外伤病人经治疗后，ICP 仍 >40 mmHg，预后不佳；在治疗过程中，ICP 不能降至 20 mmHg 以下，或频繁出现异常波形时，死亡率和病残率明显增高。

(二)颅内肿瘤

颅内肿瘤病人,有梗阻性脑积水者,术前可行颅内压监测。采用脑室置管法,既可监测压力变化,又可引流脑脊液,缓解颅内压升高,减轻颅内淤血,有利于手术。术中监测,可以发现麻醉、体位不当等因素或因手术引起的颅内压增高,并及时给予纠正。术后监测,从颅内压高低了解病情是否恶化,如并发颅内血肿等,并可指导术后的治疗,如补液量的掌握及脱水治疗的应用等。

六、护理

(一)常规护理

1. 拟实行ICP监测时,遵医嘱给予20%甘露醇脱水一次,以防钻孔时硬膜张力过高,影响传感器的置入。

2. 监测前要调整好记录仪和传感器的零点,并间断校正以保证监测的准确性。

3. 监测操作时要保持监测及引流装置的全封闭,避免漏液,严格无菌操作,以免发生颅内感染。

4. 注意病人的卧位,取平卧或头抬高10°~15°,保持呼吸道通畅。勿压迫脑室引流管及三通管。

5. 躁动病人应给予镇静剂,以免影响颅内压。

6. 接头漏液或脑组织堵塞导管可造成颅内压不高的假象,应注意检查。同时,观察病人有无头痛、恶心、呕吐等临床表现。

7. 保持引流管通畅,伤口及引流管接头处每日消毒1~2次。

8. 每日放出的脑脊液应留标本,送常规检查,定时做脑脊液微生物培养,一旦发生感染立即停止监测。

(二)并发症观察与护理

1. 颅内感染　较多为脑室内压力监测和蛛网膜下腔插管监测法,表现为发热、脑脊液内白细胞增多、细菌培养阳性等症状。此时,应终止监测,并且行脑室或鞘内注射抗生素等措施。选用易透过血脑屏障的抗生素类药物。

2. 硬脑膜外或脑内血肿　极少见,多由于脑室外引流术中的穿刺伤和止血不严密或病人曾用抗凝治疗以及正处于低凝状态的结果。病人的颅内压曲线不断上升,或因血块多引起导管堵塞而使压力波动消失,此时应拆除ICP监测装置,清除血肿,再重新监测。

3. 脑脊液漏　由于颅内压过高及监测时间过长引起,此时应封堵穿刺漏口,并查明原因对症处理。

第六节　监测系统的应用技术

【情境六】

患者,女,34岁。急诊入院,神志模糊,烦躁不安,突发寒战,气促,口唇发绀明显,四肢厥冷,出汗。为了解病人的病情变化和进一步诊断,需要对病人实施密切的监测。

试想:1. 根据病人目前的状况,你认为应该对哪些指标进行监测?

2. 用什么样的现代化技术手段才能达到及时、准确监测的目的？

3. 具体的监测操作方法又是怎样的？

监测系统是用来对人体生理或生化参数进行连续、自动、长时间和时时的监测，并经计算机分析、处理后实现多类别失常信息的自动记录和自动报警的电子系统。监测参数是有效诊断、治疗和抢救病人的重要参考指标。因此，掌握监测系统的应用技术是医护人员义不容辞的责任。

随着监测系统的不断更新和发展，监测范围逐步从特殊病房过渡到普通病房，从单参数床边监测过渡到多参数多床位的中央集中监护，广泛运用于医院的多种病房，如手术室、精神病房、冠心病房、儿科与婴儿护理病房、外伤护理病房等。从所监测的人体功能信息的内容看，它主要可分为循环系统（血压、心电图、心律、心音及对心率变异的分析等），呼吸系统（动态血氧饱和度、呼吸曲线、睡眠监测等），神经系统（脑电图、肌电图等）以及其他人体信息（如体温、血糖、排汗量等）。

一、目的

1. 通过连续监测人体参数，如体温、呼吸、心率、血压、心电图、脑电图、颅内压、血流动力学等，可以及时观察病人的生命体征变化，间接了解人体各器官系统的功能，为疾病诊疗和制定护理措施提供依据。

2. 监测系统具有建立档案库的特殊功能，可以随时记录和储存病人的各种监测资料。在诊断和救治病人中，为查看病人资料提供强大的数据库支撑。

二、基本原理

在计算机技术迅速发展的今天，监测系统主要以计算机技术为依托，以生物检测技术为前提，借助电极和医用传感器将病人的各种生理参数转换成为监测仪易识别的电信号，然后进行信号放大、加工，以波形和数据的形式显示、记录和储存起来。因此，在监测系统的工作中电极和医用传感器起着至关重要的作用。

1. 生物电测量电极　可用来检测心电图、脑电图、胎儿心电图、肌电图和神经电图等生物电位的变化。分为体表电极和体内电极两种类型，均采用金属材料制成，可以直接传导电信号。

2. 医用传感器　又称换能器，其作用是将人体的非生物电信号转换成为电信号。临床常用的传感器主要包括压力传感器、温度传感器和呼吸传感器。其作用原理如下。

（1）压力传感器　无论是动脉血、静脉血、脑脊液，还是肺循环血液，当它们被引入传感器送到传感器膜片腔时，在腔内产生一个压力，从而推动应变膜片移位。产生一个与压力大小成正比的应变量，经检出后再送至电路进行转换。

（2）温度传感器　是由一种陶瓷材料做成的半导体，电阻为 0.1 ~ 100 Ω，且对温度较敏感。因此体温变化时电阻的大小会相应改变，引起电流传导的信息减弱或加强，从而实现温度信息与电信息转换。

（3）呼吸传感器　呼吸传感器可分为两种，一种为应变电阻呼吸传感器，另一种为热敏电阻传感器。目前大多采用应变电阻呼吸传感器，它被设计在心电监测的电极里。当病人呼吸时，两电极之间的人体阻抗会发生变化，因此呼吸也随之发生变化，以达到信号转变的目的。热敏电阻传感器是将热敏电阻放在病人嘴或鼻的附近，通过感受吸气和呼气之间的温度变化检测呼吸。

三、监测系统

（一）监测系统的组成

监测系统由中心监测台和床边监测仪或发射机共同组成。中心监测台可以处理、显示和记录每台床边监测仪上获取的各种信号；床边监测仪可以获取、处理和显示病人的各种信号。

（二）监测系统的类型

1. 按用途分类

（1）床边监测系统　便于医护人员病房巡视或抢救过程中的观察。与中心监测系统连接后，可以实现与中心监测系统的同步监测。

（2）中心监测系统　多数情况下设置于护士站内，可同时显示 4 台以上床边监测仪的参数变化。

2. 按连接方式分类

（1）有线多功能监测系统　通过电缆或光纤等导线连接中心监测系统与各床边监测系统。该方式具有抗干扰性强、监测参数可靠的特点。

（2）无线遥控多功能监测系统　有利于监测病人活动状态下的生命体征变化。监测仪还可在有效范围内（通常为 30～200 m）移动放置，但容易受到其他电磁信号的干扰。

目前，利用计算机处理系统建立了监测仪之间的数字化信息网络联系，不仅仅中心监测仪与床边监测仪之间可以同步监测；而且各床边监测仪之间也可以相互联系，使医务人员通过 1 台床边监测仪便可以随时了解其他床边监测仪的参数变化情况。

3. 按监测内容分类

（1）心电监测系统　常见的心电监测仪有以下几种。

1）床边心电监测仪　在床边对病人心电图进行监测，是危重病人监测的基础。

2）携带式心电监测仪　用于动态心电图监测（又称 Holter 监测），可用于院外监测。

3）电话传输心电监测仪　由心脏 BB 机（相当于微型心电发送器）和医院内中央处理系统组成，是今后实行长时间院外监测的仪器。

（2）多功能监系统　可同时监测心电图、脉搏、呼吸、电压等多种参数的监测仪。

（三）监测系统的功能

1. 能够在床旁或远程连续监测生命体征变化。

2. 分析出异常数据并及时预警。

3. 屏蔽干扰信号使数据更精准。

四、术前准备

（一）病人准备

评估病情和局部皮肤、指（趾）甲等情况，并向病人说明监测的目的、意义、方法，取得其同意和合作。

（二）用物准备

床边监测仪、导联线、随弃式电极片、血压袖带、SpO_2 传感器、体温探头、呼吸频率传感器、治疗盘（内盛75%乙醇棉球、胶布、弯盘），必要时准备接线板、松节油。

五、操作方法

（一）心电监测

1. 协助病人取舒适卧位，将监测仪放置于合适的位置，接上导联线，打开电源开关。

2. 在病人胸前选择导联电极放置的部位。监测仪的导联电极可分为：三根线、四根线和五根线等3种类型，分别有颜色标识。目前临床上多采用五线导联和三线导联。只需将5种或3种不同颜色的电极固定在指定位置上，便可根据病情在监测仪上选择所需导联。五线导联可以获得Ⅰ、Ⅱ、Ⅲ、aVR、aVL、aVF以及 $V_1 \sim V_6$ 胸导联的心电图；三线导联可以显示Ⅰ、Ⅱ、Ⅲ导联的心电图。电极放置的部位见表6－7和表6－8。

表6－7　五线导联放置的部位

监测导联	正极（黑色）	负极（白色）	地线（绿色）	正极（红色）	探查电极（棕色）
五线导联	左侧锁骨下方外侧	右侧锁骨下方外侧	右侧锁骨中线第6～7肋间	左侧锁骨中线第6～7肋间	胸骨右缘第4肋间

表6－8　三线导联放置的部位

监测导联	地线（黑色）	正极（红色）	负极（白色）
三线导联	左侧锁骨下方外侧	左侧锁骨中线第6～7肋间	右侧锁骨下方外侧

3. 清洁皮肤　粘贴电极片的皮肤应该无破损、无感染、无污垢。在病人胸前选择好电极放置的部位后，可用酒精棉球擦拭局部皮肤，也可用电极片上的备皮纸去掉皮肤上的角化层。必要时剃除毛发，擦洗干净，以减少皮肤的阻抗，使图像清晰。

4. 正确粘贴随弃式电极片　首先要把监测仪的导线与随弃式电极片连接，褪去电极片上的保护纸，再粘贴在病人的皮肤上。

5. 调试监测仪

（1）选择合适的监测导联　若存在有规则的心房电活动，临床上常选用P波清晰的Ⅱ导联，心律失常者多选用 V_1 导联，心肌梗死、冠心病人多选用 V_5 导联。

（2）正确调试波形　包括调试波形的振幅和清晰度。与其相关的调试按钮包括：① 过滤（FILTER），可降低由于其他设备产生伪差的干扰。② 诊断（DIAGNOSIS），指未经过滤的ECG，它显示的是真实的ECG波形。③ 监测（MONITOR），用于正常监测状态中，滤除能导致误报警的伪差。

（3）正确选择波形走速　通常设定为25 mm/s。

（4）设置心率和报警功能　监测仪通过机内的心率计可自动计数心率，并以数字形式显示在屏幕的固定位置。可预先设定心率的报警上限与下限，当心率高于预设的上限频率或低于下限频率时，即可通过发声、报警指示灯闪烁和屏幕指示等方式进行报警，便于医护人员及时判断病人心率、心律变化并给予处理。

6. 注意事项

（1）粘贴电极片时应避开骨骼、关节、皮肤折叠和骨骼连接处，尽量减少移动干扰。为方便常规心电图的胸前导联检查、电击除颤、安放起搏器、锁骨下静脉穿刺置管等其他检查或治疗，必须预留出足够且易于暴露的心前区相关部位。

（2）导联线应从颈部衣领口引出，不要从腋下沿袖口引出，也不要从上衣下缘引出，防止电极脱落、导线折断等情况发生。

（3）调试波形时，应注意 QRS 波群的大小，尤其是 QRS 波群的振幅要到达一定的高度，才可以触发心率计工作和启动报警。

（4）要正确判断各种干扰形成的伪差。当病人活动或电极固定不牢时，可出现畸形干扰波，基线变粗或图形不清晰等现象；当电极片脱落则显示一条直线，需正确辨别并及时予以排除。

（5）监测时间超过 24 h，应更换电极片和粘贴部位，避免粘贴时间过久损伤皮肤。

（6）监测导联所显示的 ECG 波形，可反映心律和心率变化，但不能反映心功能变化，不可作为分析 ST-T 改变，诊断心肌缺血或器质性心脏病的依据。

（二）血压监测

1. 无创性血压监测

（1）将袖带包绕于病人上臂肱动脉处，使传感器接触到动脉搏动。

（2）设定测量间隔时间及报警阈值。

（3）按下测压控制键，开始测压。在适量充气的情况下，可连续或定时间断地以波形或数字形式将血压自动显示在屏幕固定位置，显示的顺序通常为收缩压、舒张压和平均动脉压。

2. 创伤性动脉血压监测　又称动脉血压直接监测，具体操作方法见第六章第二节相关内容。

3. 注意事项　由于无创血压监测是采用振荡技术的原理来测量血压。即当充气袖带逐渐排气时，肱动脉的搏动逐渐恢复，使袖带中的压力发生变化，形成振荡电信号，振荡最大时为平均压，而收缩压和舒张压的值是由计算机的程序通过检测压力振荡变化率方程而得到。因此在监测中，要避免任何引起袖带抖动的因素。如体位改变、肌肉痉挛等均可影响测压结果，易致测量数值不够准确。创伤性血压监测时，要注意保持导管通畅，在完整稳定的波形下读取数据，同时要防止出现动脉插管带来的各种并发症。

（三）呼吸监测

1. 阻抗法

（1）将心电监测的电极连接到病人胸部，通过监测电极内的呼吸传感器感知胸廓的阻抗变化，测得病人呼吸。心电监测电极连接方法同上。

（2）调试报警阈值。

2. 热敏电阻法

（1）将热敏电阻安放在病人口或鼻的附近。

（2）调试报警阈值。

3. 注意事项

（1）呼吸监测不仅要观察病人的呼吸频率，对有自主呼吸者，还应监测其通气量；对控制呼吸的病人还应监测其气道压力。

（2）保证监测电极与皮肤接触良好，防止电极脱落，影响呼吸监测。

（四）温度监测

测量病人的体温时，根据温度传感器放置的部位不同，所测的温度分为中心温度和体表温度。可供测温的部位有食管、直肠、鼻咽、膀胱、腋下、周围皮肤、口腔等部位。

1. 食管温　能迅速反映中心温度或主动脉血液的温度，并能迅速显示大血管内血液温度的变化。常用于人工降温和复温过程、体外循环心脏手术时的温度监测。具体操作如下。

（1）测量测温探头进入的深度。从口鼻处测到耳垂，再从耳垂测到第 4 肋间水平。相当于食管下 1/3 处。

（2）润滑测温探头，自口或鼻将测温探头送至预测部位，妥善固定。

（3）调节报警阈值。

2. 直肠温　主要反映腹腔脏器温度，可代表人体的中心温度。

（1）在测温探头外套入保护薄膜，再用液状石蜡润滑薄膜表面。

（2）成年人将测温探头经肛门送入直肠达 6 ~ 10 cm 处，小儿送入的深度通常为 3 cm，妥善固定。

（3）调节报警阈值。

3. 腋温　所测温度为体表温度。

（1）触摸腋动脉波动，定好部位。

（2）将测温探头紧贴于腋动脉波动最明显处，固定妥当。

（3）调节报警阈值。

4. 周围皮肤温度　尤其是拇指（或足趾）皮温，是常用于评定周围循环状态的指标。

（1）将测温头放于拇指（或足趾）处，固定妥当。

（2）调节报警阈值。

5. 注意事项

（1）正常情况下，中心体温与体表温度差为 3 ~ 4℃。当低血容量、心力衰竭、疼痛、休克、低氧血症、酸中毒等导致微循环血液灌注不足时，指（趾）温度降低，温度差明显增加，可超过 4℃。一旦出现，应该引起高度重视。

（2）保持测温探头与人体的紧密接触，保证测量的准确性。

（五）血氧饱和度监测

脉搏血氧饱和度（SpO_2）监测是一种将感受器与病人的毛细血管搏动部位接触直接测得血氧饱和度的方法。其方法简单、方便、对病人无损伤、测定结果可靠，是目前临床常规监测氧合功能的重要方法。

1. 操作步骤

（1）选择传感器放置的部位，如指（趾）端甲床、耳垂、鼻翼等。临床上最常用的放置部位是指（趾）端甲床。

(2) 用酒精棉球清洁局部皮肤。

(3) 将传感器固定在待测者毛细血管搏动部位。

(4) 调整报警阈值。

2. 注意事项

(1) SpO_2 监测时红外线光源应对准指甲,选用指套应松紧合适,避免造成局部压疮。

(2) 指(趾)套四周要密闭严密,血氧探头的电缆线应该置于手(脚)背面,确保指(趾)甲正对血氧探头光源射出的光线。

(3) 如果脉搏波幅很小,说明读数可信度很低,常见的 SpO_2 测不出及测量误差的原因有:① 指甲床条件不良,如灰指甲、涂指甲油。② 动脉内血流下降,如休克、低温、应用血管活性药物等。③ 贫血和血红蛋白过高等。④ 周围环境中存在强光刺激。

六、护理

1. 注意观察心电电极片放置部位的皮肤情况,及时更换电极片,防止电极片脱落和损伤皮肤。

2. 叮嘱病人不要把物品放在仪器上面及其周围,不能自行随意取下心电、血压、血氧监测电缆线,以免发生意外。告知病人不可随意摘取传感器。

3. 告知病人和家属避免在监测仪附近使用手机,以免干扰监测波形。

4. 当仪器长期不用时,应每月给仪器充电一次,延长电池寿命。

5. 禁止在输液或插管侧肢体上测量血压,局部皮肤破损者禁止绑袖带。

6. 清洁仪器时,不要使用稀释剂或苯等化学溶剂,以免损坏仪器表层。

7. 定期检查仪器性能,保证仪器正常工作。

思 考 题

1. 名词解释:中心静脉压、肺动脉压、肺毛细血管楔压、心排血量。
2. 怎样进行开放式中心静脉压的测量? 常规护理有哪些?
3. 中心静脉压与血压、尿量的关系怎样? 常见的问题和处理原则是什么?
4. 动脉压力波形发生变化有何意义?
5. 怎样测定肺毛细血管楔压与心排血量?
6. 如何对 Swan-Ganz 漂浮导管监测的病人进行心理护理?
7. Swan-Ganz 漂浮导管由哪几个腔组成? 其作用是什么?
8. 颅内压监测的方法有几种? 分别怎样进行监测?
9. 动脉血气分析采血的方法是怎样的? 采血中应注意什么问题?
10. 如何护理颅内压监测的病人?
11. 如何放置心电监测的导联? 放置时应注意什么问题?

(敖 薪 黄素芳)

第七章　常用急救药物

学习目标：

1. 掌握常用心肺脑复苏药物的用药方法、途径、剂量、注意事项；掌握抢救心力衰竭、急性心肌梗死和严重感染病人常用药的用药方法、途径、剂量、注意事项；掌握急危重病人的用药原则。

2. 熟悉常用心肺脑复苏药物的主要用药目的；熟悉药物监测采血的时间和注意事项；熟悉急危重病人的用药监护要点。

3. 了解各种急救药物的作用原理；了解药物监测的目的和范畴；了解急危重病人的用药特点。

第一节　心肺脑复苏用药

【情境一】

患者是一名出租车司机，今年48岁，2天前因消化道出血急诊入院。这天午夜，护士在巡视病房时发现病人突然心脏骤停，于是开始了紧急抢救。此时闻讯而来的医生口头吩咐："立即给予抢救药物"。

试想：1. 接到医生口头医嘱后，护士应该准备哪些药物？

2. 假设你是那位护士，你打算经什么途径给予这些药物？

3. 这些药物在使用中应该注意什么问题？

一、用药目的

1. 提高心脏起搏细胞的传导性、兴奋性及心外按压效率，解除迷走神经对心脏的抑制作用，使心率加快。

2. 提高心肌细胞的应激性，增加心肌张力，使心排血量增加，改善冠状动脉血流量。

3. 纠正心律失常，维持心率和血压。

4. 纠正酸中毒，使其他血管活性药物更能发挥作用。

5. 提高室颤阈值或心肌张力，为除颤创造条件。

二、常用药物

1. 肾上腺素　目前认为肾上腺素是恢复心搏的首选药物。肾上腺素具有强效α受体与β受体兴奋作用。其α受体兴奋作用使外周小动脉及毛细血管前括约肌收缩，可增加全身外周血管阻力，升高主动脉收缩压和舒张压，有利于机体重要器官与系统的供血。但肾上腺素并不收缩冠状动脉血管、脑血管和肺血管,相反会使其舒张,从而增加冠状动脉灌注和脑血流量,改善心肌与脑血流,进而促使心脏自主收缩的恢复。与此同时,肾上腺素可以加强心肌收缩力,使心室纤颤由细颤转为粗颤,提高电除颤成功率,为心脏复跳创造条件。因此,一旦证实心搏骤停,应立即静脉注射肾上腺素 0.5 ~ 1 mg 或 0.01 ~ 0.02 mg/kg,每 3 ~ 5 min 重复一次,必要时可考虑大剂量(5 mg)静脉注射。每次给药后用 20 ml 生理盐水冲管,给药完毕后抬高手臂 10 ~ 20 s。近年来对复苏时应用肾上腺素的最佳剂量有较多探讨,认为不同类型的心搏骤停应该使用不同剂量的肾上腺素,心搏停止持续时间的不同对剂量的要求也不同,复苏时大剂量应用肾上腺素有可能导致石样心(stone heart)等问题,仍有待于进一步研究。

肾上腺素气管内给药可有良好的生物利用度,为静脉通路尚未建立时的首选给药途径。肾上腺素静脉注射起效快速,1 ~ 2 min 即达最大效应,药理作用持续时间 3 ~ 5 min。心搏骤停时,肾上腺素皮下或肌内注射吸收缓慢,药理效应不肯定,临床无实用价值。下肢静脉注射,由于药液至中央循环时间较长,难以达到预期药理作用,故多不为临床采用。

2. 异丙肾上腺素　为 β 受体兴奋剂,有正性肌力作用和兴奋窦房结与较高位起搏点的"药物起搏"作用,适用于病态窦房结综合征和房室传导阻滞引起的阿 - 斯综合征或心搏骤停,以及阿托品治疗无效又不能立即起搏治疗的病人,但对心电 - 机械分离者有害无益。常用剂量 0.5 ~ 1 mg 加入 5% 葡萄糖注射液 500 ml 中静脉滴注,2 ~ 10 μg/min。注意事项如下。

(1) 本药静脉注射时,应注意用药后的心电图及生命体征的改变。

(2) 异丙肾上腺素能增加心肌耗氧量,引起或加重心肌缺血,特别是剂量过大或病人有低氧血症、酸中毒时易诱发室性心动过速,甚至心室纤颤。

(3) 异丙肾上腺素的血管扩张作用可降低冠状动脉灌注压,故本品不作为心搏骤停的首选药物,也不作为心肺复苏时的常规推荐药物。

(4) 本药不可与碱性药物混合使用。

3. 去甲肾上腺素　为 α 和部分 β 受体兴奋剂,可使外周血管强烈收缩,用于严重低血压或休克病人,常用剂量为 2 ~ 4 μg/min,静脉滴注。该药可使心肌坏死、室性心律失常和增加心脏后负荷,应尽量少用。

4. 多巴胺　具有兴奋 α 和 β 肾上腺受体作用,能扩张肠系膜和肾血管,增加肾血流量,其作用与剂量有关。用量为 2 ~ 10 μg/(kg · min)静脉滴注,可兴奋 β 受体,增加心排血量;用量达 10 μg/(kg · min)以上时,主要兴奋 α 受体,使周围血管收缩,主要用于提高病人血压。

(1) 剂量和用法　① 小剂量,称为"肾反应性剂量",即以多巴胺 1 ~ 5 μg/(kg · min)静脉滴注,可增加重要脏器的灌注,增加肾血流和改善微循环。② 中等剂量,称为"心脏反应性剂量",即以多巴胺 5 ~ 10 μg/(kg · min)静脉滴注,以升高血压增加心排血量,改善组织灌注,纠正休克。③ 大剂量,称为"血管加压剂量",多巴胺静滴剂量常达 10 ~ 20 μg/(kg · min),用以升高血压,纠正休克或改善复苏后脑灌注。

(2) 注意事项　① 多巴胺有明显的剂量依赖关系,剂量不同,反应迥异。从小剂量开始,依临床反应调整滴注剂量。在停药时,应有逐渐减量过程,如突然停药,则可能会发生严重低血压。② 多巴胺如外渗至组织间隙,可引起皮肤组织坏死。一旦发生,应立即用酚妥拉明 5 ~ 10 mg 以生理盐水 10 ml 稀释后局部浸润注射解救。③ 本品禁用于嗜铬细胞瘤病人,易诱发甲亢危象。④ 多巴胺在碱性液中缓慢失活。⑤ 多巴胺小剂量虽可增加心排血量,但可引起和加剧肺充血、诱发室性心律失常；较大剂量的多巴胺可改善血流动力学，但可引起或加剧心肌缺血。

5. 间羟胺　为较强的 α 和 β 肾上腺受体兴奋剂，升压作用持久，有中等加强心肌收缩力作用，可增加脑、肾及冠状动脉血流。常用剂量为 2.0 ~ 5.0 mg 静脉注射，10 ~ 15 min 可重复应用，或每分钟 0.4 mg 静脉滴注。

6. 血管加压素（VP）　血管加压素在心肺复苏时的作用，主要是通过兴奋 V_1 受体和（或）加强内源性儿茶酚胺的血管收缩作用而增加外周血管张力，使周围皮肤、骨骼肌、小肠血管强烈收缩，而对冠脉血管和肾血管床的收缩作用相对较弱，对脑血管亦有扩张作用。首剂 40U 或 0.8 U/kg 静脉注射，如未恢复自主循环，5 min 后可重复一次。如为气管内给药则是静脉给药剂量的 2 倍。

7. 利多卡因　利多卡因能终止室性心动过速，提高室颤阈，为治疗室性快速心律失常的首选药。利多卡因的首次剂量为 1 mg/kg，静脉注射后 15 ~ 30 s 起效，并迅速自血液分布至全身，药理作用较短暂，仅持续 10 ~ 20 min，有效血药浓度为 1.5 ~ 5 μg/ml。10 min 后复苏未成功，可追加一剂（0.5 mg/kg），但如心搏停顿、心排血量低、肝功能损害和老年人等，一般不予追加剂量。随后用 1 ~ 4 mg/min 静脉滴注维持。一般单次剂量不超过 1.5 mg/kg，总剂量不超过 3 mg/kg。在滴注 24 ~ 48 h 后易出现积蓄中毒，应适当减量。利多卡因用量过大时可导致语言障碍、听力减退、肌肉震颤、昏迷、惊厥、呼吸抑制、血压下降、传导阻滞、心动过缓、心功能不全。因此，用药时应控制滴注速度、密切观察用药反应。利多卡因禁用于房室完全传导阻滞、严重肝功能不良、有癫痫大发作病史者。

8. 普鲁卡因胺　用于利多卡因无效或对利多卡因有禁忌证者。常用剂量 50 ~ 100 mg 缓慢静脉注射，按需要可 5 ~ 10 min 重复一次，直到心律失常被抑制或出现低血压、QRS 波群增宽 >50% 时停用。静脉滴注维持 1 ~ 4 mg/min。

9. 溴苄铵　能终止室性心律失常，提高室颤阈，增加心肌收缩力，主要用于上述药物无效或电复律失败的室速或室颤。首剂 5 ~ 10 mg/kg，必要时可间隔 15 ~ 30 min 静脉注射一次，直至心律失常控制或最大剂量达 30 mg/kg 为止，维持量为 1 ~ 2 mg/kg，静脉滴注。

10. 碳酸氢钠　心搏骤停以后，体内的无氧代谢致酸性代谢产物堆积发生代谢性酸中毒；又因肺泡停止通气，二氧化碳不能呼出而致呼吸性酸中毒；严重的混合性酸中毒，使血钾升高，心室纤颤阈值降低，易诱发顽固性室颤，成为药物和电除颤难以奏效的主要原因。因此，要合理使用碳酸氢钠，改善酸中毒。在使用的过程中要坚持“宁晚勿早，稍酸勿碱”的原则。因为，过碱可使氧合血红蛋白解离曲线左移，抑制氧释放；还可造成血液高渗和高钠血症及细胞外碱中毒；早期在不能保证良好通气的前提下，使用碳酸氢钠会产生大量 CO_2 和 H_2O，造成或加重呼吸性酸中毒，不利于心肺脑复苏。通常下列情况下可考虑使用：① 长时间心搏停止导致的严重酸中毒（pH <7.1）。② 心搏骤停前就有代谢性酸中毒存在。③ 发生在下列特殊情况下的心搏停止，如高血钾症、三环类抗抑郁药过量等。一般首次剂量按 1 mmol/kg 计算（5% 碳酸氢钠液 100 ml 相当于 60 mmol），以后依据血气分析指导应用碳酸氢钠的剂量。

注意事项：① 医用碳酸氢钠时一定要在保证足够通气和胸外按压的前提下用药，宜将 $PaCO_2$ 维持在 25 ~ 35 mmHg。② 心搏骤停和心肺复苏初期不提倡常规使用碳酸氢钠。良好的心肺复苏术是最好的“缓冲治疗”。③ 过早、过量应用碳酸氢钠对心脏自主循环恢复和脑复苏有危害作用。④ 应用碳酸氢钠要监测血钾浓度。

11. 氯化钙　钙离子能增强心肌收缩力，提高心肌自律性与加快传导速度，是传统的用来抢救心搏骤停病人的药物之一。但是，近年来相关研究显示钙离子在缺血与再灌注损伤中起重要作用，故目前已逐渐不作为心肺复苏的常规用药。一般用 500 mg 缓慢注射，必要时可在 10 min 后重复一剂。有洋地黄中毒者禁忌使用。

12. 纳洛酮　是纯吗啡受体拮抗剂，安全性高，副作用小，可有效地拮抗内源性吗啡样物质（OLS）介导的各种效应，最强有力 OLS 是 β－内啡肽（β－EP）。有资料报道，心搏骤停时，血液中的 β－EP 含量较正常人明显增高。纳洛酮使复苏成功率明显增高的机制是：① 纳洛酮能逆转 β－EP 所介导的心肺脑功能抑制，促进自主功能的恢复，提高心肺复苏成功率。② 使用纳洛酮能增加脑缺血区血流量，减轻脑水肿。常用剂量为 0.4～0.8 mg，静脉注射，必要时 15～30 min 重复一次，或以 0.4～0.8 mg/h 速度持续静脉滴注。

13. 呼吸兴奋剂　呼吸兴奋剂应在循环功能已恢复、呼吸中枢具备了恢复功能的物质基础时使用，才有可能促进自主呼吸的恢复。因此，在循环复苏未成功前一般不急于用呼吸兴奋剂。

14. 胺碘酮　属Ⅲ类抗心律失常药。具有膜稳定和抗交感神经作用，延长心房肌、心室肌及传导系统的动作电位时程和有效不应期，抑制窦房结、房室结和旁路的传导，提高室颤阈值，并扩张冠状动脉和外周阻力血管，降低心肌的氧耗。用于快速室上性和室性心律失常的治疗。转复室上性心动过速、房动和房颤的有效率达 80%，对预激综合征并发的房颤有效率可达 90%。静脉给药 10 min 起效，作用维持 1～2 h。剂量和用法：胺碘酮存在个体差异，静脉使用胺碘酮的剂量根据病人的反应来确定。推荐开始的剂量为 500 mg/24 h，分为 3 个阶段给药：① 10 min 内快速滴注 150 mg。② 用 1 mg/min 速度维持滴注 6 h。③ 用0.5 mg/min 维持滴注。口服 200 mg，3～4 次/d，有效减至维持量 100～400 mg /d。

禁忌证：房室传导阻滞、Q－T 间期延长综合征，慎用于窦房结功能低下和有心功能不全的患者。不良反应：① 窦性心动过缓、窦房阻滞、房室传导阻滞。其中以窦性心动过缓最常见。② 尖端扭转型室性心动过速，与用药后 Q－T 间期延长有关，是此类药物最危急、最严重的毒性反应，可自行终止，也可转化为室颤。③ 静脉注射过快可引起低血压。④ 消化道症状，如恶心、便秘、口干、腹胀、肝损害、肝大等。⑤ 长期大量服用可出现角膜微粒沉淀，一般不影响视力，停药数月后可消失。

《2010 美国心脏协会心肺复苏及心血管急救指南》不再建议在治疗无脉性心电活动（PEA）和（或）心搏停止时常规使用阿托品。建议输注增强节律药物作为有症状的不稳定型心动过缓进行起搏的替代方法之一。建议使用腺苷，因为它不但安全，而且在未分化、规则的、单纯性宽 QRS 波群心动过速的早期处理中对于治疗和诊断都有帮助。

第二节　心力衰竭用药

【情境二】

2012 年 10 月的一天，某医院 CCU 病房收治了一位急性心力衰竭的病人，入院时病人呼吸困难，频繁咳嗽，强迫体位，心尖部第1心音减弱。主治医生开出医嘱：硝普钠8 μg/min 静脉滴注；毛花苷C 0.4 mg 静脉推注。

试想：1. 值班护士应该怎样准备药液？

2. 用药后护士应该从哪些方面观察病人？

一、用药目的

1. 加强心肌收缩力，增加心排血量。

2. 排出过多的体液，减轻周围水肿和内脏水肿，减低左室容量和室壁张力，减轻心脏前负荷，增加心排血量，减低氧耗量，改善心功能。

3. 扩张周围小动脉和小静脉，以减轻心脏排血时的阻力，减少回心血量，从而减轻心脏前负荷和后负荷。

二、常用药物

1. 洋地黄类正性肌力药物　洋地黄类药物通过对心肌细胞膜上钠-钾三磷腺苷酶的抑制作用，使内流钙离子增多，而引起正性心肌收缩力作用，它并不增加衰竭心肌的耗氧量。同时，洋地黄可直接通过兴奋迷走神经直接降低窦房结自律性，减慢房室传导，从而减慢心率。由于洋地黄类制剂血浆有效治疗浓度与中毒浓度较为接近，故易发生洋地黄中毒。

（1）毛花苷C（西地兰）　适用于心力衰竭较急、较重的病人。常用量：如病人近一周内未服地高辛，可首次给予0.4 mg 静脉注射，4 h 内可再给予0.2 mg，但一日总量不得超过0.8 mg。

（2）毒毛旋花子甙K　适应证同毛花苷C。常用量为0.25 mg 稀释后缓慢静脉注射。

（3）地高辛　适用于急性或慢性心力衰竭经毛花苷C控制后的维持治疗。

2. 非洋地黄类正性肌力药物

（1）多巴酚丁胺　为人工合成的拟交感胺，具有增强心肌收缩力，降低肺动脉楔嵌压和外周血管阻力，增加心排血量的作用。对心率和心肌耗氧量影响较小。多巴酚丁胺在小剂量0.5 μg/(kg·min)时即可有效，临床常用本品20～40 mg 加入5%葡萄糖注射液或生理盐水250 ml 中，以2～10 μg/kg·min 的速度静脉滴注。

（2）氨吡酮（amrinone，氨力农）　为双吡啶类衍生物。氨吡酮既有正性肌力作用，又可扩张小动脉，对急性左心衰竭者短期应用有良好的血流动力学效果。首次缓慢静脉注射0.5～0.75 mg/kg，然后，以1～10 μg/(kg·min)静脉滴注维持，日总量<10 mg/kg。其副作用有低血压、心律失常、胃肠道反应等。

（3）甲腈吡酮（milrinone，米力农）　为另一种双吡啶类衍生物。其效力是氨吡酮的15倍。副作用少，但有水钠潴留倾向。药物浓度过高有加重室性心律失常的可能。

3. 利尿剂　呋塞米（furosemide，呋喃苯胺酸或速尿）具有对水和电解质排泄以及扩张血管，影响血流动力学的作用。成年人常用的剂量为20～40 mg 静脉注射，必要时可重复使用。

4. 血管扩张剂　使用血管扩张剂时，需密切观察病情和用药前后的心率和血压的变化，慎防血管扩张过度、心脏充盈不足、血压下降、心率加快等不良反应。

（1）硝酸酯类　硝酸酯主要是静脉扩张剂，其主要的血流动力学效应是降低左、右心房压力，心搏量及心排血量一般无改变。常用制剂：硝酸异山梨酯（消心痛）20～40 mg，每4～6 h一次。静脉注射硝酸甘油可有小动脉扩张作用，常用量为持续静脉滴注10～100 μg/min。

(2) 盐酸哌唑嗪　哌唑嗪为新型血管扩张剂,主要是触突后α-肾上腺素能阻滞剂,它均衡地作用于静脉容量血管和动脉阻力血管,使血管扩张。初次给药,因偶有首剂综合征,即显著直立性低血压引起昏厥。所以,应先小剂量试服,并取卧位。常用剂量为1 mg开始,3~4次/d,以后根据病人的血压及对药物的耐受情况,逐渐加量达12~30 mg/d。

(3) 肼苯达嗪　肼苯达嗪主要有扩张小动脉,降低外周阻力的作用,如果与硝酸酯类合用,可有效地降低前负荷与后负荷。常用量:开始剂量25~50 mg,2~3次/d,以后逐渐加量至100~150 mg,2~3次/d。

(4) 酚妥拉明　酚妥拉明为α-肾上腺素能阻滞剂,可调节小动脉及外周静脉张力,间接释放儿茶酚胺,增加心率。常用量:从小剂量0.1 mg/min静脉滴注开始,逐渐增量至最大限度为2 mg/min。该药起效快,作用时间长,停药后尚可维持1 h左右。

(5) 硝普钠　硝普钠是一种快速、强效的动、静脉扩张剂,可降低心脏的前后负荷,改善心脏泵血功能。同时,还可以扩张冠状动脉,降低室壁张力,以增加心肌血液供应,降低心肌氧耗量,改善心肌代谢。常用剂量及用法:一般从8~16 μg/min开始,小剂量静脉滴注,根据血压情况每分钟增加5~10 μg,直至取得满意的疗效,然后维持数小时或数日。一般动脉压要维持60 mmHg以上,使冠状动脉灌注不受影响。平均动脉压下降至20 mmHg时应减慢用药或停药。

第三节　急性心肌梗死用药

【情境三】

患者,男,31岁。有一个幸福温馨的家庭,一对可爱的儿女,一位温柔贤惠、聪明能干的妻子,不幸的是他患上了急性心肌梗死。住院后,主管医生给他介绍了几种治疗方法,比较了不同方法的优缺点。经过一番考虑之后他选择了溶栓治疗。

试想:1. 溶栓治疗使用的药物有哪些?

2. 在溶栓治疗的过程中应该从哪些方面观察病人?

一、用药目的

1. 缓解疼痛。

2. 使用血管扩张剂,降低心脏前后负荷,减轻双侧心室压力和容量,减低心室壁张力及心肌供氧量。

3. 扩张冠状动脉,增加心内膜下氧运送和扩张侧支循环及增加血流量,改善心肌供氧量,减轻心肌缺血和梗死范围。

4. 使用溶栓疗法使冠状动脉再通,防止梗死面积扩大。

二、常用药物

1. 缓解疼痛的药物

(1) 哌替啶　常用量为50 mg,皮下注射。4~6 h可重复。对于烦躁不安、疼痛剧烈者,还可将哌替啶50 mg加盐酸异丙嗪25 mg肌内注射，或者用哌替啶50 mg加氯丙嗪25 mg肌内注射，以增强止痛效果。

(2) 吗啡　2～5 mg肌内注射，5～30 min后重复使用。

(3) 硝酸甘油　0.3～0.6 mg立即舌下含服，几分钟以后如疼痛不缓解，可再含服一次。

2. 硝酸酯类药物　早期应用硝酸甘油静脉滴注，可以减低急性心肌梗死的病死率。静脉滴注硝酸甘油从10 μg/min的速度开始，每5～10 min增加5～10 μg，最大剂量可增至200 μg/min，直到血压正常者平均压降低10%，高血压者平均压降低30%的较理想水平。如病人出现心动过速或血压下降时，须慎用或停用硝酸甘油。硝普钠减低心排血阻力和血压的作用较强，主要用于高血压，特别是伴有左心衰竭者，用输液泵控制硝普钠的剂量，从6.25～12.5 μg/min开始，可逐渐加至70 μg/min，密切观察病情变化，以免血压降得过低。

3. β-受体阻滞剂　发病早期无并发症者，用阿替洛尔（氨酰心安）6.25 mg，1～3次/d，或美托洛尔（美多心安）50 mg，2～3次/d口服，可以减少死亡率和再梗死。此类药物有负性肌力和负性传导作用，应禁用于房室传导阻滞、低血压、重度心力衰竭、明显心动过缓及有支气管哮喘者。

4. 钙拮抗剂　钙拮抗剂的作用是扩张冠状动脉，增加冠状动脉的血流量，同时具有负性心率的作用。常用的制剂为硝苯地平、维拉帕米等。

5. 抗血小板药　由于血小板的黏度和聚集性增高，内源性凝血机制的激活，在冠状动脉粥样硬化斑块处、血管内膜损伤处以及暴露的胶原等部位都可以形成血栓，是急性心肌梗死的重要原因。因此，对于急性心肌梗死的病人必须进行抗血小板治疗，常用的药物为小剂量的肠溶阿司匹林100 mg，1次/d；双嘧达莫100 mg，4次/d；噻氯匹定250 mg，2次/d。

6. 抗凝及溶栓剂　常用的抗凝剂有肝素、华法林等。

溶栓治疗分为冠脉内溶栓和静脉溶栓两种，常用的溶栓剂有链激酶、尿激酶、组织型纤溶酶原激活剂、单链尿激酶型纤溶酶原激活剂（SCUPA）、乙酰化纤维蛋白溶酶原—链激酶激活剂复合物（APSAC）等。

(1) 链激酶（SK）　SK是C组β-溶血性链球菌培养液中分离出来的蛋白质，通过与血中纤溶酶原形成复合物，再促使游离的纤溶酶原转化为纤溶酶，达到溶栓目的。是国外应用最早、最广的溶栓剂。

用法：静脉溶栓时，将SK 150万U溶于100 ml 0.9%氯化钠注射液或5%葡萄糖注射液中，静滴1 h。冠状动脉溶栓时，先给2万U冲击量，继之以2 000～4 000 U/min的速度输入冠状动脉，血管再通后用半量继续输入1 h，总量25～50万U。由于SK具有抗原性，可引起过敏反应。因此，在半年以内不宜重复使用。

(2) 尿激酶（UK）　UK是一种丝氨酸蛋白酶，可以直接将纤溶酶原转化为纤溶酶。无抗原性、无热原性、毒副作用小。

用法：静脉溶栓时用UK 50万U加入生理盐水或5%葡萄糖注射液20 ml中静脉注射10 min，另50万U加入100 ml生理盐水或5%葡萄糖注射液中静脉滴注1 h，总量100万U左右。冠状动脉溶栓时先用4万U冲击量，继之以6 000～12 000 U的速度输注，血管再通后剂量减半，继续输注1 h。

(3) 组织型纤溶酶原激活剂（t-PA）　是血管内皮细胞合成的一种丝氨酸蛋白酶，由于它不激活循环中纤溶酶原,故很少产生全身纤溶状态。

用法:静脉溶栓时,对体重 >65 kg 的病人首先给予10 mg冲击量,2 min内注入,继之以 50 mg/h 的速度静脉滴注1 h,再以20 mg/h的速度静脉滴注2 h,3 h 内总量100 mg;对体重<65 kg的病人,3 h内总量按 1.25 mg/kg 给予。

(4)单链尿激酶型纤溶酶原激活剂(SCUPA) 静脉溶栓时,SCUPA 80 mg 加入液体中 60 ~ 90 min 滴完。

(5)乙酰化纤维蛋白溶酶原—链激酶激活剂复合物(APSAC) 静脉溶栓时,APSAC 30 mg溶于生理盐水或5% 葡萄糖注射液5 ~ 10 ml中,3 ~ 5 min 静脉注射完毕。冠状动脉溶栓时,以0.5 mg/min速度注入,总量 5 ~ 20 mg。

7. 极化液(GIK) 极化液由钾离子、葡萄糖和胰岛素组成。具有促进膜电位恢复,抑制脂肪分解的作用,从而减少心肌耗氧,为心肌做功提供能量。可预防心肌梗死时心律失常的发生,改善梗死后心脏功能。用药方法:胰岛素 8 U,氯化钾 1.5 g,加入10% 葡萄糖注射液500 ml 中,静脉滴注,1/d,1 ~ 2 周为 1 个疗程。

第四节 抗休克用药

【情境四】

2011 年 5 月,快递员小康染上了重感冒,因业务繁忙没去看病,致使病情加重,最终发展成为肺炎。到医院就诊后医生为他开了药,让他回家服用,但情况并没有好转,再次就医被确诊为:中毒性肺炎,收治入院。入院当晚小康病情恶化,出现中毒性休克。

试想:1. 假如你是当晚值班的护士,你知道应该用什么药物来抢救小康吗?

2. 在用药物之前还应该做怎样的救治?

一、用药目的

1. 输入晶体或胶体溶液,补充血容量。使儿茶酚胺释放减少,血液稀释,黏稠度降低,血管阻力减低,血液循环改善,心排血量增加。

2. 使用血管收缩剂,使皮肤及肌肉小血管收缩,升高血压,增加心肌收缩力,提高心排血量。

3. 通过补充血容量和应用血管扩张剂,改善微循环。

4. 纠正酸中毒。

二、常用药物

(一)扩容液

补充血容量是抗休克最基本的措施。常用的扩容液有胶体和晶体两种溶液,胶体溶液有低分子右旋糖酐、全血、血浆和白蛋白等;晶体液有 5% 葡萄糖氯化钠注射液、0.9% 氯化钠注射液和复方氯化钠注射液等。补液原则:失什么,补什么;先晶体后胶体。补充晶体溶液不仅补充了血容量,亦补充了组织间液的缺失。补液方法:在前 30 ~ 60 min 内快速输注 500 ~

1 000 ml,12 h 内输 2 000 ml 左右,24 h 内 2 500 ~ 3 500 ml,休克明显好转后补高糖溶液,根据血电解质的监测,注意补钾。

（二）血管活性药物

休克经扩容后,血压仍不能回升至要求的指标,组织的血液灌注仍未改善,即需使用血管活性药物。

1. 血管收缩剂

（1）多巴胺　10 ~ 30 mg 加入 5% 葡萄糖注射液 100 ml 中静脉滴注。

（2）间羟胺　10 ~ 30 mg 加入 5% 葡萄糖注射液 100 ml 中静脉滴注。本药除升压作用外,可增加心肌收缩力,提高心排血量,对血管收缩力强,常作为首选药物。

（3）去甲肾上腺素　作用快而时间短,渗出血管易引起组织坏死。如加入酚妥拉明0.5 ~ 1.0 mg,可减轻本药外渗引起的组织损伤。

（4）去氧肾上腺素　有明显的血管收缩作用,较去甲肾上腺素作用弱但较持久。可用10 ~ 20 mg加入5% 葡萄糖注射液中静脉滴注。

（5）甲氧明　具有收缩血管的作用,较去甲肾上腺素作用弱但较持久。可用10 ~ 20 mg 加入 5% 葡萄糖注射液20 ml中静脉推注,或 60 mg 加入 5% 葡萄糖注射静脉滴注。

2. 血管扩张剂　休克时小动脉处于收缩状态,组织器官的血液灌流减少以及组织缺氧并不是单纯血压下降的问题。因此,在现代抗休克疗法中,血管扩张剂经常用于治疗一些有周围循环不良的病人,或者输液量已足够,中心静脉压高于正常,但血压、脉搏仍无改善,又无心力衰竭的休克病人。临床常用的扩血管药物有:莨菪类药物、阿托品、硝普钠、硝酸甘油、酚妥拉明、卡托普利等。在使用血管扩张剂的过程中,血管容积相对增加,可引起不同程度的血压下降。故应用前须补足血容量,以免血压骤降发生危险。

3. 糖皮质激素和其他药物　糖皮质激素常用于感染性休克和严重休克的病人,可增加心排血量,减低周围血管阻力,减轻毒性症状,并有非特异性抗炎作用。目前,主张大剂量冲击疗法,如地塞米松1 ~ 1.5 mg/kg,加入 5% 葡萄糖注射液内静脉滴注,一次滴完。为防止应用皮质激素后的副作用,一般只用 1 ~ 2 次。

4. 纠正酸中毒的药物　纠正酸中毒可增强心肌收缩力,恢复血管对血管活性物质的反应和预防 DIC 发生。常用药物有 5% 碳酸氢钠、11.2% 乳酸钠和三羟甲基氨基甲烷（THAM）等。

5. 纳洛酮　纳洛酮用于成人的制剂为 0.4 mg/ml,静脉注射后 2 ~ 3 min 开始作用,半衰期为 30 ~ 40 min,故重复使用药才能持续发挥作用。用法:一般可在首次剂量 0.4 ~ 0.8 mg 静脉注射后,用 0.8 ~ 1.2 mg 加入静脉输液 250 ml 中稀释,持续静脉滴注。本品使用安全,副作用少。

第五节　严重感染用药

【情境五】

杨大婶是一位农民,家境贫寒。一周前在田间劳作时脚底部受伤,但没有做任何处理。近两天脚底部开始疼痛,逐渐出现四肢乏力、寒战、全身发热,被送往医院就诊。门诊部医生以外伤伴重度感染将杨大婶收治入院。住院后立即开始抗感染治疗。

试想:1. 假如你是杨大婶的责任护士,应该本着怎样的原则为她做抗感染治疗?
2. 杨大婶在抗感染治疗中应该注意的问题是什么?

一、用药目的

1. 控制感染。
2. 支持疗法和对症处理,治疗严重感染并发症。

二、常用药物

(一) 抗生素类药物

1. 用药原则

(1) 尽早使用　在治疗并发症的同时,尽早应用抗生素。

(2) 合理选用　在找不到原发病灶、分泌物,或者血培养不能立即出结果时,应选用强有力的广谱抗生素,联合用药。多选用头孢菌素和氨基糖苷类合用。有化脓病灶存在时,首先要考虑耐金黄色葡萄球菌感染的可能,应选用苯唑西林(新青Ⅱ)、头孢噻啶、万古霉素、头孢噻甲羧肟(复达新)、头孢曲松等。怀疑厌氧菌感染者,则可用甲硝唑、氯霉素等。

(3) 大剂量使用　使抗生素血药浓度达到抗菌水平,首次可用冲击量,一般为每次用药量的加倍。在急性感染期时应坚持用药 3 ~ 5 d,频繁更换抗生素可影响疗效。

(4) 及时调整　在血液培养及药敏试验有结果后,可按病原菌对各药物的敏感度,重新调整抗生素。

(5) 注意毒效　特别是对肾、肝及中枢神经系统有毒副反应的抗生素,应密切监护。

2. 注意事项

(1) 按照固定的间隔时间给药,保持血液中足够的药物浓度,达到药物的治疗效果。

(2) 静脉滴注时,需用足够的溶液稀释后在30 ~ 60 min内输注。同时使用两种或两种以上的抗生素时,应尽量保持各药物使用单独的通道,在明确无配伍禁忌时,方可混合输入。

(3) 用药以后密切观察不良反应和不同药物引起的特殊反应。

(4) 注意观察病人的体温和血象的变化。

(5) 如需血液培养者,应在给药之前抽取血标本。

(6) 详细记录给药内容、时间、剂量。

3. 青霉素类　根据药物抗菌谱和抗菌作用的特点,可分为以下几类。

(1) 主要作用于革兰阳性菌、阴性球菌及个别革兰阴性杆菌的青霉类,如氨苄西林、青霉素 G 及苄星青霉素等。它们对分枝杆菌、衣原体属、支原体属和真菌无效。

(2) 耐青霉素酶青霉素类,如苯唑西林、氨苄西林、阿莫西林及巴氨西林等。

(3) 对铜绿假单胞菌有活性的广谱青霉素类,包括哌拉西林、替卡西林和美洛西林等。

(4) 主要作用于革兰阴性杆菌的青霉素类,如美西林、匹美西林等。

4. 头孢菌素类　具有抗菌谱广、抗菌作用强、耐青霉素酶、临床疗效高、毒性低、过敏反应较青霉素少见等优点。通常按照药物研制时间的先后、抗菌谱和抗菌作用的特点将头孢菌素分为 4 代。

(1) 第 1 代头孢菌素有头孢唑啉、头孢噻吩、头孢噻啶等。主要用于产酶葡萄球菌感染及敏感细菌所致呼吸道感染、皮肤、软组织感染和尿路感染等。

(2) 第2代头孢菌素有头孢呋辛、头孢替安等。主要用于治疗大肠杆菌、克雷伯菌属、变形杆菌属及肠杆菌科细菌中敏感菌株所致的感染。

(3) 第3代头孢菌素类有头孢噻肟、头孢曲松、头孢唑肟、头孢哌酮、头孢他啶(头孢噻甲羧肟)等。主要用于:① 肠杆菌科细菌引起的严重全身感染,尤其多重耐药菌感染和院内感染。② 病原菌尚未查明的严重感染作为经验用药。③ 头孢哌酮、头孢他啶对铜绿假单胞菌有效。

(4) 第4代头孢霉素有头孢匹罗、头孢吡肟等。主要用于革兰阳性球菌以及某些对第2代或第3代头孢菌素耐药的革兰阴性杆菌所致的感染。

5. 氨基糖苷类　本类药物的共同特点为:① 水溶性好,性质稳定。② 抗菌谱广,对革兰阴性杆菌有强大的抗菌作用。③ 具有不同程度的肾毒性和耳毒性。④ 肠道吸收差。

临床上,氨基糖苷类主要用于敏感革兰阴性杆菌所致的严重全身感染,亦用于葡萄球菌属或病原未查明的严重感染。在大多数情况下本类药常与其他抗生素联合应用,比如与哌拉西林联合应用,治疗铜绿假单胞菌感染,与青霉素联合应用治疗肠球菌心内膜炎或败血症,与头孢菌素联合治疗肺炎杆菌感染,与苯唑西林联合治疗葡萄球菌感染等。

临床常用药物有庆大霉素、链霉素、妥布霉素、阿卡米星(丁胺卡那霉素)、西索米星(西梭霉素)、奈替米星(乙基西梭霉素)。

6. 氯霉素类　包括氯霉素及甲砜霉素,为广谱抑菌剂。对革兰阴性杆菌作用较革兰阳性菌强。本类药物具有明显的骨髓抑制作用,要谨慎使用。临床适应证如下。

(1) 细菌性脑膜炎和脑脓肿,尤其是流感杆菌产霉株、肺炎球菌、脑膜炎球菌所致者,以及青霉素过敏者上述感染者。

(2) 伤寒及其他沙门菌属感染者。

(3) 厌氧菌感染或某些需氧菌—厌氧菌混合感染中单用或与其他抗菌药物联合应用。

(4) 立克次体病。

7. 克林霉素和林可霉素　克林霉素和林可霉素对葡萄球菌、肺炎球菌、溶血性链球菌等革兰阳性球菌具有强大的抗菌作用,但耐甲氧西林葡萄球菌和肠球菌属对之耐药。多数白喉杆菌、破伤风产气夹膜梭菌等,厌氧菌对本类药物敏感。

临床主要用于治疗葡萄球菌等革兰阳性球菌感染和厌氧菌感染。在骨组织中浓度较高,故亦适用于金黄色葡萄球菌引起的骨髓炎、化脓性关节炎。

8. 万古霉素　对革兰阳性球菌和革兰阳性杆菌均具有强大的抗菌作用。临床主要用于治疗严重革兰阳性球菌所致的各种感染,如败血症、心内膜炎、脑膜炎、肺炎等,为耐甲氧西林葡萄球菌和耐青霉素葡萄球菌所致严重感染的首选药物。

本药有一定的肾毒性和耳毒性。此外,偶可引起皮疹,静脉滴注过快可引起红人综合征,病人面、颊、上半身及上肢皮肤潮红,由于本品引起组胺释放所致。疗程一般不宜超过14日。

9. 甲硝唑及替硝唑　甲硝唑及替硝唑两者的作用相似,对各种革兰阳性和阴性厌氧菌及脆弱类杆菌具有良好作用;对溶组织阿米巴原虫亦具杀灭作用。临床上主要用于治疗各种厌氧菌感染和肠道及肠外阿米巴病。本类药对需氧菌无作用,故用于治疗需氧菌—厌氧菌混合感染时,应联合应用其他有效抗菌药。常见的不良反应为胃肠道反应,大剂量应用时可有头痛、眩晕等症状。

(二)防治全身炎性反应综合征和多器官功能障碍的药物

1. 抗特异性炎性介质 由于过度的炎症反应,造成肿瘤坏死因子-α(TNF-α)、白细胞介素-6(IL-6)的大量分泌,它们作用于广泛的微血管系统刺激血管内皮细胞收缩,间隙增宽,血管通透性增加,大分子物质进入组织间液,加重全身炎性反应。

抗特异性炎性介质能抑制和下调机体过度的炎性反应,如脂多糖(LPS),TNF-α单克隆抗体,白细胞介素-1、8(IL-1、8)。

2. 大剂量免疫球蛋白输注和小剂量肝素 全身炎性反应综合征(SIRS)发生以后,有时会出现短暂的免疫功能紊乱甚至"麻痹"状态。因此,在严重感染时可使用免疫球蛋白,剂量为200~400 mg/(kg·d),可酌情连用3~5 d。

近年来主张在SIRS时应用小剂量肝素,因为,研究表明许多SIRS病人存在微循环障碍,微血栓形成,甚至DIC,故早期应用小剂量肝素加其他抗感染和抗特异炎症介质治疗可使病情得以控制。用法:10~15 U/kg皮下注射。应用肝素期间应监测血小板和凝血时间。

第六节 血药浓度监测

【情境六】

某位退休干部,因患有慢性心力衰竭,长期服用地高辛。近两天他感到胃中不适,恶心,食欲减退,视物偶尔会出现黄色。于是来医院就诊,医生提出要做血药浓度检测。

试想:1. 医生有必要为病人测血药浓度吗?理由何在?

2. 在采集血药浓度血样标本时,正确的做法是怎样的?

治疗药物监测(TDM)是以药物代谢动力学原理为指导,应用灵活、精确、快速、简便的分析手段如气相色谱法、分光光度法、高效液相存析法、放射免疫法等分析测定药物在血液中或其体液中的浓度,用于药物治疗的指导与评价。主要是设计或调整给药方案(包括药物剂量、给药途径、给药时间等),使给药方案个体化,以期最大的治疗效果和最小的不良反应。

一、需要药物监测的临床用药

1. 有效范围狭窄的药物,此类药物多为治疗指数小的药物,如强心甙类。他们的有效剂量和中毒剂量接近,需要根据药物代谢动力学的原理和病人的具体情况仔细设计和调整给药方案,密切观察临床反应。

2. 药物的血浆浓度与疗效、血浆浓度与毒副反应之间有显著相关时,应进行监测。

3. 同一剂量可能出现较大的血药浓度差异的药物,如三环类抗抑郁症药。

4. 具有非线性药物代谢动力学特性的药物,如苯妥英钠、茶碱、水杨酸等。这些药物的消除半衰期不恒定,其剂量与血药浓度之间不是线性关系,当剂量增加到一定程度,即使稍有增加,亦可引起血药浓度的很大上升。

5. 预防某些慢性病发作,短期内难以判断临床疗效的药物,如茶碱预防哮喘发作,抗癫痫药预防癫痫发作。

6. 肝肾功能不全或衰竭的病人使用主要经肝代谢消除(利多卡因、茶碱等)或肾排泄(氨基糖苷类抗生素等)的药物时,以及胃肠功能不良的病人口服某些药物时。

7. 怀疑病人药物中毒,尤其有的药物中毒症状与剂量不足的症状类似,而临床不能明确辨别。如普鲁卡因治疗心律失常时,过量也会引起心律失常,苯妥英钠中毒引起的抽搐与癫痫发作不易区别。

8. 合并用药相互作用而影响疗效。

9. 常规剂量下出现毒性反应、诊断和处理药物中毒,以及为医疗事故鉴定提供法律依据。

10. 核实病人用药的依从性。

二、采集 TDM 血样

由于血药浓度测定值在个体化给药方案的设计与实施过程中占有重要地位,其结果直接关系到 TDM 的质量,有效的样品显然是有效 TDM 的必要前提,故采样应考虑以下因素。

1. 稳态时采集血浆样品,通常在下一次给药或剂量调整之前。对于一些半衰期长的药物(地高辛、苯巴比妥)获得所监测的稳态时的样品,需一周或更长的时间。

2. 用于设计给药方案时,必须按照各方法的不同要求采血。

3. 当怀疑病人出现中毒反应或急救时,可以随时采血。

4. 采集血样要注意以下问题

(1) 准确记录病人的服药时间及采血时间。

(2) 血样应立即送检测部门处理,以免放置过程中出现分解。应避免溶血,溶血会影响一些药物的测定结果,如使地高辛的测定值偏低。

(3) 采血试管不可随意代用。有些药物易被塑料试管吸附,影响结果的准确性。

(4) 样品的分析送检单应提供关于样品、病情、剂量包括合并用药的信息。

三、关于血药浓度的解释

对血药浓度的解释关系到临床决策,必须结合病人的临床实际情况,才能对药效及安全性作出判断。应将病人的一般资料,如年龄、身高、体重、病史、用药史、服药时间、采血时间等,结合血药浓度的范围、病人的依从性以及合并用药的影响等综合分析。

第七节　急危重病人的药物应用与监护

【情境七】

2012 年夏季的一个晚上,某医院 ICU 病房,护士正在护理一位心脏手术后的病人,此时病人血压波动频繁,引起了护士的注意。护士仔细观察,发现病人对升压药很敏感,只要挤压输液管,血压就会迅速上升。于是护士及时采取措施,稳定了病人血压。

试想:1. 使用血管活性药物应该注意什么问题?

2. 你想知道护士是怎样解决这个问题的吗?

3. 急危重病人的用药原则是什么?

急危重病人的药物应用除了具有一般病人用药的基本特点外,还具有特殊性。影响药物作用的因素在急危重病人的用药中体现的更为突出、更为集中,因此,在急危重病人的监护中,药物应用对护理人员提出了更高的要求。

一、急危重病人的用药特点

1. 用药广泛而复杂　急危重病人因病情重而急、累及的器官和系统多,需要使用的药物较普通病人种类多,用药的剂量、方法、途径更为复杂,必须特别重视用药方案的制订和及时调整。

2. 需要快速发挥药效　由于急危重病人随时都有生命危险,所以要求药物治疗起效快。临床上在救治急危重病人的过程中,多以外周静脉给药为主,辅以舌下含服、雾化吸入、肌肉注射等途径给药。此外,目前气管内给药、中心静脉给药、骨髓腔内给药以其药物吸收快的优势也成为急危重病人救治中可以选择的给药途径。

3. 需要个体化用药　一方面,病人之间存在个体差异,即使是同一种疾病,其表现和反应也有很大的不同,对药物的需求也不一样,因此急危重病人的用药应根据其病因差别和病情的轻重有所区别。另一方面,急危重病人的病情错综复杂,需要的药物种类多。为了防止药物之间的相互干扰和拮抗作用,应避免将两种及两种以上的药物混合配制,联合使用,需要分开配制,独立使用。

4. 发生药物相互作用的概率大　通常情况下,急危重病人需要同时或在短期内接受多种甚至数十种药物的治疗,这就增大了各种药物之间相互作用的机会。因此,护士必须掌握药理学知识,熟悉药物的配伍禁忌,对药物之间的协同作用可以加以利用,对药物之间的拮抗作用应该尽量避免或提前预防。

5. 发生药物不良反应的机会多　急危重病人病情危重,常伴随多器官功能失调或衰竭而影响药物的体内代谢和排泄过程,药物在血液中的浓度增高,作用时间延长,使发生不良反应的可能性增大。另外,在短时间内,多种药物相继进入体内,一种药物可能影响另一种药物的吸收、分布、代谢、排泄,导致药效发生变化而产生毒性作用。所以,护理人员必须从思想上重视药物不良反应,了解药物不良反应给救治带来的潜在危害,及时发现和处理药物不良反应。

6. 药物疗效和不良反应不易观察　如有些神志不清者,往往不能主诉对药物治疗的反应;有些病人疾病的临床表现与药物的不良反应相近,混淆了观察结果;有些药物的副作用与药物的毒性反应类似,使观察发生偏差;有时因抢救或治疗工作量大而没有足够的观察时间等等,这些都是造成药物疗效和不良反应不易观察的原因。

二、急危重病人的用药原则

1. 明确用药目的。ICU 护士在接到用药医嘱后,必须了解病人的病史、用药目的、用药史、用药指征、用药禁忌证等。并按照个体化差异,结合病人的临床特点,制订合理的给药方案,保证用药安全有效。

2. 准确把握药物的剂量、给药方法和配伍禁忌,做到精确、安全、有效地用药。

3. 熟悉药物的不良反应和毒副作用。

4. 严密观察用药后的各种反应，及时了解药物疗效，发现潜在的不良反应，快速防范和处理。

5. 取得病人协作。在可能的情况下，注意做好病人的用药教育，向病人解释用药后可能出现的各种反应，告知病人随时反馈用药后信息，以帮助护士及时判断用药后的各种反应。

三、急危重病人的用药监护要点

（一）给药前监护要点

1. 认真阅读病历，明确医生的用药目的。同时了解药物的剂量、浓度、给药途径和给药速度。如果采用输液泵给药，需要计算出每小时泵入量。

2. 依据自身的药物知识，判断药物之间有无配伍禁忌，是否存在拮抗作用，如有疑问，应及时与医生或药师取得联系，做出必要的调整。

3. 科学配制药物。许多急危重病人的用药需要计算精确的剂量和浓度，通常是以每分钟、每公斤体重多少微克为单位来计算。为了计算的方便，便于把握药物浓度和液体输注量，临床上多采用小剂量溶液配制药物。常以 50 ml 或 100 ml 液体为一个输注单位，然后把一定剂量的药物溶解其中。对于浓度高、剂量小的药物制剂，在加入液体之前，先用一定量的液体稀释，从而保证抽取的剂量准确无误，使配制成功的液体真正符合用药浓度的要求。与此同时，药物不宜加入血液、血浆、脂肪乳、甘露醇、碳酸氢钠、氨基酸、右旋糖酐等溶液中。具有特殊作用的血管活性药物、溶栓药等均应单独配制，现配现用，避免搁置时间过长降低药物疗效，加重毒副作用。

（二）给药时监护要点

1. 严格遵守给药时间，护士接到医嘱后应在 0.5 h 内完成。

2. 严格执行查对制度，防止发生用药错误。

3. 静脉给药应有计划地使用穿刺部位，部分易引起渗漏或静脉炎的药物、具有特殊作用的血管活性药物等，应选择较粗且直的静脉穿刺。尤其是使用输液泵或者注射泵给药时，发生渗漏和静脉炎的概率常高于普通静脉输液，应该引起高度重视。另外，血管活性药物要使用独立的输液通道，禁忌与其他药物共用输液通道。

4. 在给药过程中，应密切观察病人的一般情况，若出现心慌、头晕、出汗、面色苍白以及呼吸、血压、脉搏变化等，应立即减慢给药速度，甚至于终止给药，协助病人平卧，同时告知医生，并协助医生进行必要的处理。

5. 静脉给药应按要求控制好给药速度，静脉滴注每 30 min 检查一次滴速，确保药物恒速输入。对于血管活性药物，临床常采用输液泵或者注射泵给药，可保证输液速度的稳定。

（三）给药后的监护要点

1. 观察药物疗效　药物疗效的观察可根据病人临床指标的变化进行判断。如降压药的疗效可以通过对血压的监测来评价；降糖药的疗效可以通过对血糖、尿糖等指标的监测来判断。然而，不是所有的药物疗效均可以通过病人临床症状的缓解或改善来判断。因为有些急危重病人缺失了正常的主诉能力，不利于我们对药物疗效作出及时正确的判断；有些药物的疗效反应是潜在的，不易观察到，只有当它造成了一定的不良结果之后才可能显现出来。如洋地黄的有效治疗量、中毒量和致死量三者非常接近，药量把握稍有不慎，就会出现药物中毒，致使洋地黄的中毒反应可能掩盖疗效反应。所以应该引起我们高度注意。

2. 监视药物的不良反应　监视药物的不良反应，不但可以帮助我们把握用药的安全性，及时进行用药调整，还能帮助我们鉴别和区分一些用药反应与病理反应。血药浓度监测是临床上用来观察药物不良反应的常用手段。通过药物浓度监测可以帮助我们间接了解药物疗效，预测药物的潜在毒性，调整用药方案。

3. 应用特殊药物的监护

（1）血管活性药物

1）使用血管活性药物必须严密观察病人的血压变化，通常是将病人的血压维持在满意水平作为调整用药速度的标准。对于重症病人来说，血压持续过高很易引起和加重左心衰竭等严重后果。而血压较低不能及时回升时，又会影响心、脑、肾等重要脏器的灌注。其结果同样不堪设想。所以在用药的过程中观察血压的变化尤为重要。

2）随时观察有无药物渗漏情况。血管活性药物一旦渗漏于皮下，会引起局部循环缺血，出现严重的不良后果，必须迅速处理。常将扩张血管的药物注入外渗处，以逆转其作用。

3）使用血管活性药物除了有输液治疗单以外，还应建立用药记录单，准确记录用药的时间、浓度、剂量和速度，以便及时了解用药情况。

（2）溶栓药物　使用溶栓药物后最大的风险是病人出现大出血，因此用药后的核心工作要围绕着该问题来进行。一方面尽量减少创伤性护理操作，如避免肌内注射、测定血压时压力不宜过大等，积极预防出血；另一方面要观察有无出血倾向，如监控血小板、凝血酶原时间等血指标，作好止血和输血准备。

思 考 题

1. 为什么抢救心搏、呼吸停止病人时不能早期、大剂量使用碳酸氢钠？
2. 心肺脑复苏的首选药物是什么？用药方法如何？
3. 怎样为急性心肌梗死病人解除疼痛？
4. 临床常用的溶栓药物有哪些？
5. 为什么要进行药物浓度监测？
6. 怎样监护使用溶栓药物的病人？
7. 急危重病人的用药特点是什么？

（黄素芳　李　涛）

下　篇

第八章　急症救护

学习目标：

1. 掌握休克的概念、各型休克的特征性表现、紧急救护措施；掌握休克病人生命体征监测的临床意义；掌握昏迷程度判断及救护措施；掌握呼吸困难的主要救护措施；掌握惊厥发作时的救护；掌握大咯血病人的救护措施。

2. 熟悉休克的救护原则；熟悉昏迷病人抢救的基本程序；熟悉呼吸困难的救护程序；熟悉惊厥的救护程序；熟悉咯血及呕血的鉴别。

3. 了解休克的病因、病理生理；了解救护大咯血、大呕血的救护原则。

第一节　休　　克

【情境一】

上午8:00时，某医院消化内科医护人员正在交接班，突然病房传来家属的呼救声，护士长迅速带领两名护士和值班医生来到病房。原来是一位患有消化道溃疡的女士突然倒在病床上，口中呕血，面色苍白、四肢湿冷、全身出冷汗、脉搏细速。见状她们开始了积极的抢救。

试想：1. 根据病人表现，你考虑病人发生了什么问题？

2. 需要给予怎样的紧急救护措施？

休克(shock)是指由各种强烈致病因子作用于机体引起的急性循环衰竭、重要脏器的灌流障碍和细胞与器官功能代谢障碍，是一种危重的全身性病理过程。其典型的临床表现是神志障碍、皮肤苍白、湿冷、血压下降、脉压缩小、脉搏细速、发绀及少尿等。

一、病因及病理变化

（一）病因

引起休克的原因很多，常见有以下几类病因引起的休克。

1. 低血容量性休克　某些疾病大出血（外伤、消化性溃疡大出血）和大面积烧伤、剧烈呕吐与腹泻等引起大量的血浆或体液丢失，导致血容量的急剧减少。当急性失血超过总血量30%即可引起休克，超过总血量50%则可导致病人迅速死亡。

2. 创伤性休克　见于骨折、挤压伤、火器伤等严重的创伤，这种休克的发生与疼痛和失血有关。

3. 感染性休克　见于各种致病微生物所引起的严重感染。特别是革兰阴性细菌感染所致的休克最为多见。由于细菌内毒素的作用致使机体产生生物活性物质引起小血管扩张，血管床容积扩大，血浆渗出，血容量相对不足。

4. 心源性休克　大面积心肌梗死、严重心律失常等，引起心室功能减退，心排血量减少，而使有效循环血量不足。

5. 过敏性休克　具有过敏体质的人，对某种药物（如青霉素）或生物制品（如破伤风抗毒素）发生过敏反应所致。因致敏原作用于机体后，使致敏细胞释放出组胺、缓解肽等物质，引起周围血管扩张，血管床容积扩大，使有效循环血量相对不足。

6. 神经源性休克　见于高位脊髓麻醉或脊髓损伤，剧烈疼痛等。这些因素均可使交感神经功能紊乱，致小动脉和小静脉扩张，周围血管阻力下降，血管内容量增加，其结果是有效循环血量相对不足而发生休克。

（二）病理变化

目前常以低血容量性休克为代表，说明休克的病理生理变化的分期以及各期的特点。

1. 微循环的变化

（1）微循环收缩期（休克代偿期）　休克早期循环血量减少使血管内压力降低，反射性兴奋交感－肾上腺髓质系统，使交感神经节后纤维释放大量儿茶酚胺，引起微动脉和毛细血管前括约肌强烈收缩，结果周围血管阻力增加，毛细血管内血流量减少，静脉回心血量得以保证，血压维持正常。

（2）微循环扩张期（休克期）　休克进一步发展时，有效循环血量继续减少，持续而广泛的小动脉收缩致使组织缺血、缺氧加重，酸性代谢产物增多，血管对儿茶酚胺的反应性降低，组胺类血管舒张物质增加，毛细血管前括约肌松弛，处于关闭状态的毛细血管网大量开放，使毛细血管容积大增，血液滞留在内，使回心血量锐减，心排血量降低，血压下降。

（3）微循环衰竭期（休克的难治期）　休克晚期，由于血液进一步浓缩，血细胞聚集，血液黏滞度增高，血液处于高凝状态，加上血液流速显著减慢，酸中毒越来越严重，微血栓形成，出现弥散性血管内凝血。此时，血液灌流停止，组织细胞缺氧加重，钠－钾泵机制失效，细胞水肿，溶酶体破裂，释放出蛋白水解酶等物质，造成细胞自溶并损伤其他细胞，引起多器官功能衰竭和器质性损害，以致休克不可逆转。

2. 休克时主要器官病理变化

（1）心脏　休克时冠状动脉灌注量下降，心肌缺氧，心肌细胞受损，心肌收缩力减弱，致心功能下降。

（2）肺　当休克持续时间较长时，病人肺组织可出现严重的间质性肺水肿，肺泡水肿、充血、出血、局限性肺不张。肺毛细血管内微血栓形成，肺内透明膜形成，此种肺称为休克肺。主要临床表现是急性呼吸衰竭，动脉血氧分压进行性下降，呼吸困难。

（3）肾　休克早期，肾血液循环障碍引起功能性肾衰竭，如持续性肾小管缺血和淤血，可引起肾小管坏死。当肾脏微循环有弥散性血管内凝血，可加重肾小管上皮的损害，引起急性肾衰竭。

（4）肝及胃肠　休克时由于肝动脉、门静脉血流减少，肝内微循环障碍和形成弥散性血管内凝血，致使肝细胞缺血缺氧，引起肝结构破坏和功能障碍。肝代谢和解毒功能不全，导致肝衰竭。胃肠道因缺血、缺氧引起黏膜糜烂出血。

二、病情评估

（一）收集资料

在采集病史时注意询问休克症状的发生时间、程度及经过，是否进行过抗休克治疗，是否使用过升压药物（药物名称、剂量、用药后反应）等。注意询问伴随症状，伴随症状出现的时间及程度等。

（二）临床表现

各型休克的共同表现为神志障碍、血压下降、心动过速、呼吸急促、皮肤苍白、湿冷、脉搏细速、发绀及少尿等。休克在不同的阶段临床表现又有所不同。一般分为3个时期。

1. 缺血性缺氧期（代偿期） 主要表现为非重要器官灌注减少和交感神经兴奋。如脸色苍白、四肢冰凉、脉搏细速、脉压减小、尿量减少、呼吸急促、烦躁不安。该期血压无明显改变，但脉压可有明显减少，所以血压下降不能作为判断早期休克的指标。

2. 淤血性缺氧期（可逆性失代偿期） 如果休克的原始病因不能及时除去，病情继续发展，组织持续缺血和缺氧，病情可发展到休克期。故淤血性缺氧期又称休克期。该期病人主要表现为：① 血压进行性下降，收缩压 < 12.0 kPa（90 mmHg），平均动脉压 < 8.0 kPa（60 mmHg）。② 少尿（24 h尿量少于400 ml）或无尿（24 h尿量少于100 ml）。③ 脉搏细速无力、静脉塌陷、四肢湿冷。④ 皮肤发绀，病人神志由烦躁、淡漠转入昏迷。

3. 休克的难治期（不可逆期） 该期可发生弥散性血管内凝血或重要器官功能衰竭，甚至发生多系统器官功能衰竭。

（三）辅助检查

血、尿、便常规，血型，凝血功能，血细胞比容，血气分析，血清电解质，血肌酐，血尿素氮，心电图，X线，B超，超声心动图以及血和分泌物细菌学检查，毒理学检查等。

（四）休克程度估计

临床上常将休克分为轻、中、重三度（表8－1）。

表8－1 休克程度的估计

休克程度	估计出血量	皮肤温度	肤色	口渴	神志	血压/kPa	脉搏/次·min^{-1}	红细胞压积	中心静脉压	尿量/ml·h^{-1}
休克前期	<15%（760 ml）	正常	正常	轻	清楚	正常或升高	正常或略快	0.42	正常	正常或略少
轻度休克	15%～25%（1 250 ml）	发凉	苍白	轻	清楚淡漠	12～13.3/8～9.3	100～120	0.38	降低	少尿
中度休克	25%～35%（1 750 ml）	发凉	苍白	口渴	淡漠	8～12/5.3～8	>120	0.34	明显降低	5～15
重度休克	35%～45%（2 250 ml）	冷湿	苍白到发绀	严重口渴	淡漠到昏迷	5.3～8/2～5.3以下	难触及或>120	<0.30	0	0

（五）病因鉴别

病人如有喉头水肿、哮鸣音以及用药或虫咬史，则应高度怀疑过敏性休克；有明显呕吐、腹泻史，失液量大或有急腹症合并休克者应考虑低血容量性休克；有晕厥史且血红蛋白进行性下降应考虑失血性休克；有颈静脉怒张、心音低、肝大者应考虑心源性休克；有颈椎损伤、四肢瘫痪，应考虑神经源性休克。

（六）临床鉴别

四种常见休克的临床鉴别见表 8－2。

表 8－2 四种常见休克的临床鉴别

指标	低血容量性	感染性	心源性	神经源性
肤色、肢端温度	苍白、发凉	有时红、暖	苍白、发凉	红润、温暖
外周静脉充盈度	萎陷	不定	收缩、萎缩	充盈良好
血压	↓	↓	↓	↓
脉率	↑	↑	↑或↓	正常或↓
尿量	↓	↓	↓	正常或↓
中心静脉压	↓	↑或↓	↑	正常
PaO_2	初期↑，晚期↓	↓	↓	正常
$PaCO_2$	↓	↓或↑	初期↓	正常或↓
pH	↓	↓	↓	不定
红细胞压积	↑或↓	正常	正常	正常

（七）诊断要点

1. 病因和病史　如失血、脱水、创伤、急性心肌梗死、药物过敏、严重感染或麻醉药过量等。

2. 心率　超过 100 次/min，脉搏细速无力，甚至不能触及。

3. 组织、器官低灌注表现　如皮肤苍白、湿冷、毛细血管再充盈时间超过 2 s、尿量少于 0.5 ml/（kg・h）或少于 30 ml/h、神志改变。

4. 缺氧和酸中毒的表现。

5. 低血压　收缩压低于 90 mmHg，脉压低于 30 mmHg。原有高血压者，血压下降幅度超过基础血压的 30%。

三、救护原则

休克的救护应在去除病因的前提下采取综合性治疗措施，尽快恢复有效循环血量，纠正微循环障碍、改善心脏功能和恢复正常代谢，并根据病情作相应处理。

四、救护措施

引起休克的原因很多，病理变化较为复杂，但其共同的救护措施有以下几方面。

（一）紧急处理

1. 清除口咽部异物、血块、黏液等，保持呼吸道通畅。同时抬起下颌，头偏向一侧，防止舌后坠，必要时气管插管或气管切开。给予氧气吸入，缺氧严重者，可通过面罩给氧或人工辅助呼吸。

2. 对失血性休克病人，应立即采取直接压迫出血处止血，如仍不能止血，应压迫出血大血管的近段；四肢血管出血还可用止血带止血。如遇腹腔内、胸腔内血管破裂出血或肝脾破裂、宫外孕破裂出血，应快速作好手术前准备，在抢救休克的同时手术止血。

3. 立即开放两条静脉通道，及时补充血容量。

4. 休克病人应就地进行抢救，避免过多搬动或远距离的转运，保持病人安静。

5. 取休克卧位，即头和躯干抬高 20°～30°，下肢抬高 15°～20°，这既有利于呼吸运动，又能增加回心血量。

6. 有创伤或剧烈疼痛时给予镇痛剂，吗啡 5～10 mg 肌内或静脉注射。有严重颅脑外伤、呼吸困难、急腹症病人诊断未明确者禁用。

7. 根据病人具体情况和室温采取降温和保暖措施，对感染性休克的高热病人，应采用冰帽、冰袋和酒精擦浴方法降温。对怕冷和体温较低的病人应采取保暖措施。

8. 采血标本送检、查血型及配血。

9. 监测肾功能。

10. 放置中心静脉压导管监测中心静脉压；心电图监测有无严重心律失常及心肌梗死等。

（二）液体复苏

各型休克均有绝对或相对的低血容量现象，所以建立良好静脉通道，迅速补足有效循环血量，是抢救休克的最基本措施。原则上是失血补血，失水补水，丢失多少补多少。常用的复苏液体有晶体液和胶体液两类。

1. 晶体液　常用的晶体液有以下几种

（1）生理盐水　在组织间液充足的情况下，输入生理盐水可增加血容量。有肾功能不全时可使氯、钠滞留体内引起高氯血症。

（2）林格乳酸盐液　除扩容外，乳酸盐成分在肝脏内可转变成碳酸氢盐，有助于缓冲酸中毒。大量输入则可引起代谢性碱中毒。

（3）5%葡萄糖氯化钠液　严重脱水或低血容量性休克时，输入5%葡萄糖氯化钠液能均匀分布到全身，有一定的复苏疗效。常与其他液体联合应用。

（4）高渗氯化钠溶液　高渗盐水的浓度为 1.8%～25%，最常用的是 7.5%。输入后，通过渗透压作用使血管外液进入血管内。其优点是复苏时所需液量少，并发症发生率低，还具有正性肌力和血管扩张作用。过多输入易引起高钠、高氯血症和血浆渗透压升高。

2. 胶体液　常用胶体液包括全血、血浆、血浆蛋白等天然血液成分和化学合成的胶体液两大类。

（1）全血和血液成分　对于大量急性出血所引起的休克，以输全血扩容最好。休克可使用血浆，能够提高血浆蛋白和补充凝血因子，但无携氧能力。

（2）右旋糖酐　有短时高渗透作用，提高血容量，并能降低或抑制红细胞、血小板的聚集及减低血液黏稠度，有促进微循环血液循环及防止微血栓形成的作用。同时也改善了肾的血液循环，有预防急性肾衰竭的作用，因其仅存留于血管内 8 h，故扩容作用短，主要用于疏通微循环。

（3）白蛋白　白蛋白是血浆中维持胶体渗透压的主要蛋白质，在血管内保留时间较长。

白蛋白有5%和25%两种制剂,分别能产生20 mmHg和70 mmHg的胶体渗透压。

(4) 羟乙基淀粉　为合成淀粉,维持血浆胶体渗透压的能力类似白蛋白,维持作用24 h。

(三) 药物治疗

1. 血管活性药　休克时交感肾上腺素能活性增强,引起微循环血管强烈收缩。在未补足血容量前禁用血管加压药。充分补液或内在交感神经反应不能维持血压时,可选用肾上腺素、去甲肾上腺素或多巴胺等。

2. 抗心律失常药　休克时可发生各种心律失常。根据心律失常类型及对血流动力学的影响,选择适当药物进行治疗。

3. 极化液(葡萄糖-胰岛素-钾)　输注极化液能提供心肌能量物质,改善心肌功能。

4. 呋塞米(速尿)　充分补液后仍少尿时,静脉给予呋塞米。

5. 血管扩张药　用来对抗休克时的严重血管收缩,应用前必须先纠正血容量不足。

6. 碳酸氢钠　对严重酸中毒(pH<7.0)者给予碳酸氢钠0.5~1 mmol/kg,5~10 min内静注。监测动脉血气以指导碳酸氢钠用量,使pH升至7.20~7.25,避免发生碱血症。

(四) 营养支持

对休克病人进行合理营养支持有助于保护胃肠黏膜完整性、提高免疫功能、促进伤口愈合和减少脓毒症的发生。严重创伤或感染时,机体呈高分解代谢状态,每天所供热能应在125~146 kJ/kg。增加蛋白质供应以维持正氮平衡。补充各种维生素和微量元素。

长期肠外营养可导致胃肠黏膜萎缩。肠内营养能刺激IgA和黏液分泌,保护胃肠黏膜免遭损伤,防止细菌易位和内毒素吸收入血循环。只要胃肠功能存在,即应行肠内营养。

(五) 低血容量性休克的救治

低血容量性休克的治疗主要是补充血容量和处理原发病两个方面。

(1) 液体复苏　急性血容量丢失后首选晶体液,力争在短时间内恢复有效循环血量。首先,快速输入林格乳酸盐液1 000~2 000 ml。通常输入2 000~3 000 ml晶体液能使血压维持30~40 min。若失血性休克病人在快速输入2 500 ml晶体液无反应时,应予输全血或血液成分。轻度休克时可输注浓缩红细胞,中、重度休克时应输全血,输血量取决于病人的临床反应,应维持血细胞比容在30%~35%。对非失血性低血容量性休克的病人,可单用晶体液复苏。

(2) 医用抗休克裤　医用抗休克裤是通过充气压迫外周血管床,增加外周血管阻力和促进静脉回流而使血压升高。目前,医用抗休克裤仅作为一种压迫装置,用于止血或骨盆骨折、下肢长骨骨折时的固定夹板。

(3) 病因治疗　由出血引起的低血容量性休克最为多见,也是最危险的。为了防止失血过多而危及生命,必须在现场抢救过程中重视止血。止血方法视出血部位而定。对创伤性出血者,可采取包扎、填塞或压迫止血;对胸、腹腔或盆腔脏器破裂出血者,一方面快速补充血容量,另一方面紧急进行手术止血;对消化道出血者,采取相应止血措施。如食管静脉曲张破裂出血,可用双气囊三腔管压迫止血;消化性溃疡出血,可用药物止血,必要时手术止血。

(六) 休克的监护

1. 生命体征及神志、尿量监测

(1) 脉搏　观察脉搏的频率、节律和强度。脉搏超过120次/min,应考虑已发生休克。若脉搏规则，慢而有力，表示休克有好转。

(2) 血压　观察血压动态变化，可对病情作出正确判断。休克早期，由于周围血管代偿性收缩，阻力增加，使血压保持或接近正常。由于心排血量明显减少，40 min 后血压便开始下降。脉压主要反映心搏量或主动脉、大动脉的顺应性，正常时约为 40 mmHg。脉压变小是休克早期的敏感指标。心排血量发生变化时，脉压先于收缩压下降。

(3) 呼吸　呼吸频率增快是感染性休克的早期征象。失血性休克病人血容量丢失 30%，呼吸可正常；失血量超过 40% 时，血液运氧能力衰竭，出现呼吸急促。

(4) 体温　休克病人体温一般偏低或不升，感染性休克可有高热，达 39 ℃ 以上或低于 36 ℃，如体温从高热转为不升，是病情危重的征象。测定趾腹温度与环境温度差有助于判断休克预后，12 h 内两者温差 >4 ℃时存活率高，<3 ℃时预后不良。

(5) 神志　病人神志清楚，反应敏捷，提示循环血量充足，脑灌注良好。休克早期病人精神紧张，烦躁不安，头晕眼花。随着休克程度的加重，可由神志清晰转为表情淡漠，意识模糊，反应迟钝。休克晚期病人可出现昏迷。如恢复清醒，安静，为休克好转征象。

(6) 尿量　尿量是反映肾血流灌注情况的指标，休克或疑有休克的病人应留置导尿管，观察尿液颜色、性质、准确记录每小时尿量，如尿量 25 ml/h，尿质量密度增加，提示有早期休克。如尿量稳定在 30 ml/h，表示休克已纠正。

2. 血流动力学监测　应用血流导向气囊导管（Swan – Ganz 导管），能准确进行血流动力学的监测，指导临床治疗。监测包括中心静脉压、肺毛细血管楔压、混合静脉血饱和度和心排血量等。

(1) 中心静脉压　参考值为 4 ~ 12 cmH_2O。中心静脉压变化常先于动脉血压改变，通常每30 ~ 60 min测定一次。监测中心静压有助于早期诊断低血容量性休克。中心静脉压 <4 cmH_2O时，提示循环血容量减少；中心静脉压 >15 cmH_2O 时，提示心力衰竭、静脉血管床过度收缩或输液过量。

(2) 肺毛细血管楔压　肺毛细血管楔压是估计血容量、掌握输液速度、指导血管活性药物治疗及防治肺水肿的重要参数，参考值为 6 ~ 12 mmHg，如 >18 mmHg 提示输液过量、心功能不全；如 >30 mmHg，将出现肺水肿。过低提示血容量不足。

3. 心电监测　休克使心肌血流灌注减少，引起心肌缺血。电解质和酸碱平衡失常又可引起心律失常。在心源性休克时，心电监测尤为重要。常规心电图检查和连续心电监测有助于病因诊断，能及时发现急性心肌梗死和严重心律失常，并有效指导治疗。对急性心肌梗死或严重心律失常者需每小时描记一次心电图。

4. 脉搏血氧饱和度监测　脉搏血氧计是一种无创性技术，可连续监测脉搏血氧饱和度，已广泛用于危重症病人监测。脉搏血氧饱和度比动脉血氧饱和度高 2% ~5%。严重休克病人脉压变小，可影响测定结果。

（七）护理要点

1. 设重症记录单　病人入院后应仔细地进行护理体检，判断休克程度，针对病人症状和体征，设重症记录单，严密观察病情变化，每 15 ~30 min 测定并记录生命体征一次，记录每小时出入量，12 h 小结一次，24 h 总结一次，并简要记录病人主诉及护士观察所见，直至病情稳定。

2. 加强临床护理　休克病人应保持床单的清洁，平整和干燥，病情许可时每 2 ~4 h 给病人翻身，拍背一次，身体受压部位加软垫，预防压疮。根据病情需要做好基础护理，力争做到不发生压疮、感染及其他并发症，使病人尽早康复。

3. 心理护理　休克病人由于创伤、疼痛和失血等刺激，常表现为焦虑、烦躁不安，应提供安静、舒适的环境，避免外界刺激。医务人员要以高度的责任感关爱病人，给予病人精神上的支持，让病人产生安全感。鼓励病人讲述内心的忧虑与恐惧，建立良好的医、护、患关系，赢得病人及家属的信任与合作。通过实施护理措施，解决病人护理需要，鼓励病人增加自信心，促使病人身心处于接受诊疗和护理的最佳状态。

4. 预防医院感染　因为休克病人防御能力明显降低，加之实施多种有创性监测和治疗，所以易发生感染。应采取以下预防措施。

(1) 保持环境清洁　将病人置于安静、清洁的病室内，并定期对病室进行紫外线消毒。

(2) 防止病原微生物传播　医护人员对每个病人进行医疗护理活动前后均应洗手。所有有创性操作均应严格按无菌操作规程进行操作。

(3) 减少感染途径　经常检查创伤伤口或有创性操作伤口，了解有无出血、渗出、感染和坏死，及时换药。一旦有创性导管不再需要或发生感染，应及时拔除。

(4) 减少肠源性感染的危险　尽早开始胃肠营养，减少细菌易位的危险。

(5) 提高病人防御能力　包括营养支持、应用免疫增强剂(如新鲜冰冻血浆、γ－球蛋白、转移因子)，对粒细胞缺乏的病人可输注白细胞。

(6) 合理应用抗生素　合理选择抗生素的应用时机、种类及剂量，缩短预防性抗生素的应用时间，避免滥用抗生素，防止耐药菌株的产生和医院感染。

第二节　昏　　迷

【情境二】

2012 年暑假，55 岁的数学老师尤老师外出旅游，在爬山的途中突然晕倒，并伴有大小便失禁，妻子见状大声呼救。当救护人员来到现场，发现尤老师已经呼之不应，按压眼眶无反应，瞳孔检查对光反射消失，血压 100/50 mmHg。当即判断为昏迷，于是迅速将其送往就近医院抢救。

试想：1. 尤老师昏迷严重吗？其昏迷属于哪种程度？

2. 假若你是目击者，病情观察时需要注意什么？

昏迷(coma)是指中枢神经系统对内、外环境的刺激处于抑制状态。主要临床特征是意识丧失和随意运动消失，对外界刺激减缓或无反应，并出现运动、感觉、反射功能的障碍和大小便失禁等。

一、病因和发病机制

(一) 病因

引起昏迷的原因大致可分为两大类：一类是全身性原因；另一类是局部原因。

1. 全身性原因

(1) 急性感染性疾病　感染性休克、败血症、中毒性肺炎、中毒型细菌性痢疾、流行性出血热。

(2) 内分泌与代谢障碍　甲状腺疾病(甲状腺危象、甲状腺功能减退)、肝性脑病、尿毒症、肺性脑病、糖尿病酮症酸中毒、低血糖脑病、高渗性高血糖昏迷等。

(3) 水、电解质平衡紊乱　稀释性低钠血症(水中毒)、低氯血性碱中毒、高氯血性酸中毒。

(4) 外源性中毒　工业毒物,农药类、药物类、植物类、动物类毒物中毒。

(5) 物理与缺氧性损害　触电、淹溺、中暑、中毒等;阿斯综合征。

2. 局部原因　指中枢神经系统本身的疾病。

(1) 颅内疾病　脑出血、脑栓塞、脑血栓形成、脑脓肿、各种脑膜炎、脑炎、脑肿瘤、脑寄生虫病、癫痫等。

(2) 颅脑损伤　脑挫裂伤、外伤性颅内血肿等。

(二) 发病机制

由于脑缺血、缺氧、葡萄糖供给不足、酶代谢异常等因素可引起脑细胞代谢紊乱,从而导致脑干网状结构功能损害和脑活动功能减退,均可产生意识障碍。脑干网状结构上行激动系统(非特异投射系统)被称为意识的“开关”系统,任何病变只要累及这一系统,就会产生不同程度的意识障碍,直至昏迷;中枢整合机构指的是双侧大脑皮质为意识“内容”所在地,人类的学习、记忆、判断、语言和其他心理活动功能完全取决于大脑皮质的完整性,大脑皮质的弥漫性损害会导致意识水平的低下,严重时也会昏迷。

二、病情评估

(一) 收集资料

1. 发病方式　询问昏迷的发病过程、时间、起病急或缓。急性起病者多见于急性感染、颅脑外伤、急性脑血管病、中毒、触电等;亚急性发病则以代谢性脑病、化学伤、放射伤多见;起病缓慢者,常见于尿毒症、肝性脑病、颅内占位性病变、肺性脑病等;瞬时昏迷多见于癫痫大发作后和一过性脑供血不足。

2. 首发症状　昏迷是首发症状,还是某些疾病发展过程中逐渐发生。若为逐渐发生则昏迷前必定有其他症状提供病因诊断。首发症状是昏迷提示颅内病变居多。

3. 发病年龄和季节　年幼者,春季发病以流行性脑脊髓膜炎多见,夏秋季则常见于流行性乙型脑炎(以下简称乙脑)、中毒性菌痢等;青壮年以脑血管畸形为多。

4. 发病现场　应询问发病现场的环境情况。现场环境有高压电线断落时应考虑电击伤;有安眠药瓶和农药瓶遗留应注意安眠药中毒和有机磷杀虫药中毒。

5. 病人思想情绪及生活情况　询问病人日常思想情绪、工作情况和婚恋、家庭生活情况,了解有无精神刺激因素,排除服用药中毒的可能。

6. 既往史　重点了解高血压、癫痫、糖尿病和心、脑、肝、肾等重要脏器疾病史,以确定有无急性脑血管病、低血糖或血糖过高、心脑综合征、肺性脑病、肝性脑病和尿毒症的可能。

(二) 体检

1. 一般检查　观察皮肤、黏膜颜色和有无出血点、瘀斑、发绀、荨麻疹、黄疸、外伤等。注意病人口腔有无特殊气味,如酮味、肝臭味、大蒜味、尿臭味、酒味等。昏迷初期应 0.5 ~ 1 h 观察并记录一次病人神志、生命体征及尿量的变化。病情稳定后可改为每小时观察一次。

2. 神经系统检查 昏迷病人常有一些特殊的症状和体征，护士应进行必要的检查，有利于病情的判断与分诊。

(1) 瞳孔 观察瞳孔大小、形状、对光反射、是否对称，可以协助神经系统损害的定位与定性。① 双侧瞳孔散大，可见于深昏迷、阿托品中毒、氰化物中毒、脑出血、外伤等。② 双侧瞳孔缩小如针尖样，可见于吗啡、安眠药、氯丙嗪、有机磷杀虫药等中毒和脑干出血等。③ 一侧瞳孔大伴对光反射消失可见于脑疝等。④ 双侧瞳孔散大伴对光反射消失，为濒死状态的表现。

(2) 角膜反射 检查者用棉签的棉花毛由角膜外缘轻触被检查者的角膜。正常情况下被检查者的眼睑迅速闭合。可以用来判断昏迷的程度：浅昏迷时，角膜反射存在；中度昏迷时减弱；深昏迷时消失。如果一侧角膜反射消失，考虑对侧大脑半球病变或同侧脑桥病变。

(3) 神经反射 注意腱反射和腹壁反射、提睾反射是否对称。如单侧腱反射和腹壁反射、提睾反射减弱和消失常为脑局限性病变。

(4) 脑膜刺激征 脑膜刺激征阳性，表示有脑膜炎、蛛网膜下腔出血。

(三) 昏迷程度的判断

按病人昏迷程度可分为浅昏迷、中度昏迷和深昏迷。

1. 浅昏迷 病人的随意运动消失，对外界事物及声、光等刺激无反应，但对疼痛等强烈刺激可出现痛苦表情或肢体退缩的反应，吞咽反射、咳嗽反射，瞳孔对光反射等存在或减弱，生命体征较平稳，但大小便可有潴留或失禁。

2. 中度昏迷 对外界各种刺激均无反应，对强烈刺激的防御反射及生理反射均减弱，生命体征不稳定。

3. 深昏迷 全身肌肉松弛，对外界任何刺激全无反应，各种反射均消失，生命体征有不同程度异常，机体仅能维持最基本的生命活动。

(四) 昏迷量表的使用

目前通用的是格拉斯哥昏迷分级(Glasgow coma scale，GCS)计分法检查(表8-3)。

表8-3 Glasgow 昏迷量表

计分项目	反应	计分
睁眼反应	有目的地睁眼和自动睁眼	4
	呼唤睁眼	3
	疼痛刺激睁眼	2
	任何刺激不睁眼	1
语言反应	对人物、时间、地点、定向准确	5
	不能准确回答以上问题	4
	胡言乱语、用词不当	3
	能发出含混的声音	2
	无语言能力	1

续表

计分项目	反应	计分
运动反应	能按指令动作	6
	对刺痛能定位	5
	对刺痛能避让	4
	刺痛时肢体屈曲(去皮质强直)	3
	刺痛时肢体过伸(去大脑强直)	2
	对刺痛无反应	1

该方法为世界许多国家所采用,GCS是根据病人眼睛、语言以及运动对刺激的不同反应给予评分,从而对病人的意识状态进行判断。该方法还能对病情发展、预后、指导治疗提供较为可信的客观数据。

根据Glasgow昏迷量表打分,正常人为15分。8分以下为昏迷,3分者为深度昏迷。GCS计分与预后有密切相关性,计分越低,预后越差。评分>8分者预后较好,评分<8分者预后较差,评分<5分者死亡率较高。

（五）伴随症状及体征

1. 发热　先发热后有意识障碍可见于重症感染性疾病;先有意识障碍后有发热,见于脑出血、蛛网膜下腔出血、巴比妥类药物中毒等。

2. 脑膜刺激征　可见于脑膜炎、乙型脑炎、蛛网膜下腔出血等。

3. 偏瘫　可见于脑出血、脑梗死或颅内占位性病变等。

4. 抽搐　可见于癫痫、先兆子痫等。

5. 呼吸缓慢　可见于吗啡、巴比妥类、有机磷杀虫药中毒,银环蛇咬伤等。

6. 心动过缓　可见于颅内高压、房室传导阻滞以及吗啡类、毒蕈等中毒。

7. 皮肤黏膜改变　出血点、瘀斑和紫癜等可见于严重感染和出血性疾病,口唇呈樱桃红色提示为一氧化碳中毒。

8. 体温过低　可见于药物中毒、休克、周围循环衰竭、冻伤等。

（六）实验室及特殊检查

1. 常规及生化检查　血、尿、便常规检查,血、尿生化检查,电解质测定,动脉血气分析,有助于内分泌及代谢性疾病,水、电解质和酸碱平衡失调的诊断与鉴别诊断。血培养检查有助于感染性疾病的诊断。疑中毒者,应进行尿、血中毒物测定及胃内容物分析。

2. 特殊检查　根据病情选择心电图、X射线摄片和B超检查。对疑有颅内病变者可根据需要选择脑电图、CT、磁共振成像、脑血管造影等检查。

（七）鉴别诊断

为了正确救护昏迷病人,必须迅速准确地排除一些类似昏迷的情况。

1. 癔症性昏睡　因精神因素诱发,经暗示治疗可恢复。多见于青年女性,表现为卧床不动、双目紧闭,对针刺无反应,但翻开其眼睑可见眼球转动,瞳孔等大,对光反射存在,腱反射正常,生命体征平稳。可持续数小时或数日。恢复后清醒如常。

2. 木僵状态　表现为不语不动,不进饮食,大小便潴留,对任何刺激均无反应,极似昏迷但无意识障碍。脱离木僵后,病人能回忆木僵时期所受的环境刺激。

三、救护原则

对昏迷病人应迅速采取紧急措施,以防止有害因素继续使脑及其他重要器官遭受损害而危及生命。其措施包括保持呼吸道通畅,维持循环功能,促进脑细胞代谢及功能恢复等。

四、救护措施

(一) 体位

对昏迷病人取平卧位,避免搬动,松解衣服、腰带,取出义齿。头偏向一侧,防止舌后坠,或用舌钳将舌拉出,以防阻塞气道。

(二) 保持呼吸道通畅

对昏迷病人注意随时清除口腔及呼吸道分泌物、呕吐物,防止窒息。有呼吸困难或缺氧者,给予氧气吸入。并注意观察病人呼吸幅度,是否有口唇、指甲发绀等缺氧征象,必要时进行气管插管,如插管时间持续较长,应及时进行气管切开,加压给氧。呼吸抑制者应给予中枢兴奋剂。自主呼吸停止者,则应给予人工呼吸或机械通气。

(三) 迅速建立静脉通道

维持水、电解质及酸碱平衡,维持血压,抗感染,给予药物治疗,如给予镇痛、镇静、降温、解毒、促进脑细胞代谢和功能恢复的药物等,以降低颅内压,控制脑水肿。

(四) 密切观察病情变化

根据病人病情严重程度,确定意识、瞳孔、体温、脉搏、呼吸及血压的观察测定时间,昏迷初期病情严重者每 15 ~ 30 min 测量一次;病情较轻者可 0.5 ~ 1 h 测一次。病情稳定者可逐渐增加观察间隔时间,如每 4 h 一次。测定结果应及时准确记录,观察中应密切注意 GCS 指数的变化,如发现 GCS 指数迅速下降,则提示有中枢神经系统继发性损害的可能,须及时报告医生进行救治。

(五) 病因治疗

1. 颅内占位性病变引起者,应尽早行开颅术,摘除肿瘤。

2. 细菌性脑膜炎引起者,应给予大量而有效的抗感染治疗。

3. 因脑型疟疾而引起者,可给予盐酸奎宁 0.5 g 加入 5% 葡萄糖液 250 ~ 500 ml 中,静脉滴注。

4. 由低血糖引起者,应立即给予高渗葡萄糖液。

5. 若为有机磷杀虫药引起者,应立即用胆碱酯酶复能剂和阿托品治疗。

6. 糖尿病昏迷应给予胰岛素治疗。

(六) 预防并发症

1. 坠积性肺炎　由于病人吞咽反射减弱或消失,因而容易使口腔分泌物和呕吐物坠入呼吸道,同时由于咳嗽反射和呼吸道纤毛运动减弱使分泌物堆积,引起坠入性肺炎和窒息。护理时在呼吸道充分湿化的基础上,定时翻身、叩背,及时吸出痰液,防止呼吸道分泌物或呕吐物坠入气道。做到定期更换吸氧导管,以保持其清洁和通畅。

2. 角膜干燥、角膜炎、角膜溃疡　昏迷病人的眼睑闭合不全,导致角膜外露、角膜干燥和异物刺激而发生角膜炎、角膜溃疡。每天用生理盐水或1%硼酸水洗眼1~2次,以0.25%氯霉素溶液滴眼,并用无菌生理盐水浸湿的纱布覆盖于眼部。

3. 口腔感染　昏迷病人的吞咽反射迟钝,口鼻分泌物积聚,极易引起感染,需做好口腔护理。口唇干裂者,可涂液状石蜡,黏膜溃破可涂甲紫。有真菌感染者用1%~4%碳酸氢钠溶液擦拭。如有绿脓菌感染可用0.1%醋酸溶液擦拭。

4. 压疮　昏迷病人由于长期卧床,皮肤受压,局部血液循环障碍,加上理化因素对皮肤的刺激,易发生压疮。护理应做到定时翻身,每2 h一次,必要时30 min一次。给予局部组织按摩。保持病人皮肤的清洁干燥,每日用温水清洗一次。床铺也应保持清洁、干燥、平整、无渣屑。注意对骨骼突起部位给以气圈或海绵衬垫。对受压部位可用50%酒精按摩局部,每次3~5 min,以改善局部血液循环。

5. 泌尿系感染　昏迷病人常伴有尿潴留、尿失禁,对尿潴留者多采用保留尿管。为防止泌尿系感染,应保持尿管通畅,避免尿管扭曲受压。每天为病人清洁插管局部和尿道口,必要时每日用1∶5 000呋喃西林溶液或生理盐水冲洗膀胱2次,并注意观察引流出的尿液的质和量,发现感染征象应及时报告。病人一旦能自行排尿,导尿管应迅速拔掉。

五、昏迷的救护程序

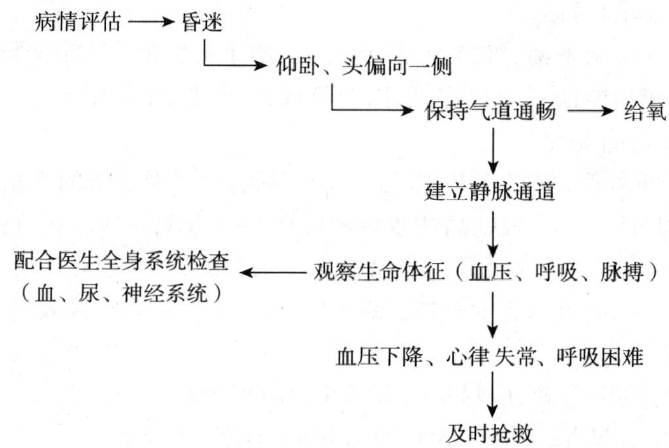

第三节　呼 吸 困 难

【情境三】

在一个春天的中午,某医院急救中心送来一位女性病人。据护送者称,病人是在春游看桃花时突然发病。只见她呼吸极度困难,伴随吸气可闻及高调的喉鸣音,口唇与面色发绀,鼻翼扇动,情况十分危险,若不及时抢救将会有生命危险。

试想: 1. 病人出现呼吸困难的原因是什么?

2. 护士应如何配合医生进行救治?

呼吸困难(dyspnea)是指病人主观感觉空气不足,呼吸费力;客观表现呼吸运动用力,重者鼻翼扇动、张口耸肩,口唇、皮肤、黏膜发绀,辅助呼吸肌参与活动,并出现呼吸节律、频率与深度的异常。

一、病因和发病机制

(一)病因

引起呼吸困难的原因主要是呼吸系统疾病和心血管系统疾病。

1. 肺源性呼吸困难　常见于气管异物,支气管哮喘,肺炎,自发性、开放性或张力性气胸,严重胸廓、脊柱畸形等。

2. 心源性呼吸困难　常见于急性左心衰竭、右心衰竭、心包积液等。

3. 中毒性呼吸困难　可见于急慢性肾衰竭、糖尿病酮症酸中毒、吗啡中毒、安眠药中毒,有机磷杀虫药中毒、一氧化碳中毒、亚硝酸盐类中毒、苯胺类中毒、氰化物中毒等。

4. 神经精神性呼吸困难　见于颅脑外伤、脑血管病、脑炎、脑脓肿、癔症等。

5. 血源性呼吸困难　见于重度贫血、白血病、高铁血红蛋白血症、硫化血红蛋白血症等。

(二)发病机制

1. 肺源性呼吸困难　由于上下气道阻塞、胸廓与膈肌运动障碍、呼吸肌力减弱与活动受限,致肺通气量降低,肺泡氧分压降低等引起呼吸困难。

2. 心源性呼吸困难　左心衰竭发生呼吸困难的主要机制是:由于心肌收缩力减退或心室负荷(阻力负荷、容量负荷)增加,左心功能减退,左心搏出量减少,相继引起左心房压、肺静脉和毛细血管压升高,引起肺淤血,导致间质性肺水肿、血管壁增厚,致使气体弥散功能障碍。

右心衰竭发生呼吸困难的机制是:① 由于体循环淤血,右心房和上腔静脉压升高,刺激压力感受器反射性兴奋呼吸中枢。② 血氧含量减少,以及乳酸、丙酮酸等酸性代谢产物增加,刺激呼吸中枢。③ 淤血性肝大、胸腔积液和腹腔积液,使呼吸运动受限,肺受压气体交换面积减少。

3. 中毒性呼吸困难　① 在急、慢性肾衰竭、糖尿病酮症酸中毒时,血中酸性代谢产物增多,强烈刺激颈动脉窦、主动脉体化学感受器或直接作用于呼吸中枢,出现深长规则的呼吸,可伴有鼾声,称为酸中毒呼吸。② 某些药物和化学物质如吗啡类、巴比妥类和有机磷杀虫药中毒时,呼吸中枢直接受抑制,致呼吸运动减弱,肺泡通气减少,严重时不仅会引起低氧血症,而且有二氧化碳潴留。③ 某些毒物作用于血红蛋白,如一氧化碳中毒时,一氧化碳与血红蛋白结合成碳氧血红蛋白;亚硝酸盐和苯胺类中毒,均使血红蛋白转变为高铁血红蛋白,致使血红蛋白失去携氧功能。氰化物中毒时,氰离子抑制细胞色素氧化酶的活性,影响细胞的呼吸作用,导致组织缺氧而引起呼吸困难。

4. 神经精神性呼吸困难　各种器质性颅脑疾病引起呼吸困难,是由于呼吸中枢兴奋性受颅内压增高和供血减少的影响,或病变位于间脑、中脑、脑桥和延髓的呼吸中枢部位,从而引起呼吸困难。癔症等引起呼吸困难是由于受到精神或心理因素影响呼吸频率明显增快。

5. 血源性呼吸困难　主要是红细胞减少或携氧量减少,血氧含量降低,组织细胞缺氧从而使心率加快、呼吸加快。特别是大出血或休克时,缺氧及血压下降会刺激呼吸中枢使呼吸加快。

二、病情评估

(一)收集资料

1. 发病方式　询问呼吸困难发生的缓急,急性起病多见于自发性气胸、急性左心衰竭、一氧化碳中毒等；缓慢性发生者多见于阻塞性肺气肿、肺纤维化、慢性充血性心力衰竭、大量胸腔积液等。

2. 既往史　重点了解是否患有支气管哮喘、慢性支气管炎、胸廓畸形和高血压性心脏病、冠状动脉硬化性心脏病、风湿性心脏病、心肌炎等，以帮助判定呼吸困难类型，并为临床治疗提供依据。

3. 注意了解发病与季节、活动、职业、情绪的关系。

（二）体检

首先判断呼吸困难的性质、程度以及对呼吸、循环、胃肠及肾功能的影响，评估病人的体能及社会心理反应。观察病人生命体征、神志和皮肤、黏膜的颜色、温度、湿度等变化。并根据所得资料重点对胸部、腹部进行必要的检查。

（三）伴随症状及体征

1. 呼吸困难呈发作性伴有哮鸣音　见于支气管哮喘、心源性哮喘；骤然发生的严重呼吸困难，见于急性喉水肿、气管异物、大块肺栓塞、自发性气胸、急性呼吸窘迫综合征等。

2. 呼吸困难伴发热和肺部干、湿啰音　多见于肺炎、肺脓肿。

3. 呼吸困难伴咳嗽，咳脓痰　见于阻塞性肺气肿并发感染、肺脓肿、支气管扩张症并发感染。

4. 呼吸困难伴昏迷　见于脑出血、尿毒症、肺性脑病、急性中毒。

5. 呼吸困难伴咳粉红色泡沫痰、强迫坐位　见于急性左心衰竭。

6. 呼吸困难伴一侧胸痛　见于大叶性肺炎、肺梗死、自发性气胸、急性心肌梗死、支气管肺癌等。

（四）实验室及特殊检查

1. 血、尿常规检查　有助于诊断呼吸系统感染性疾病和血液系统、泌尿系统疾病所引起的呼吸困难。

2. 血生化检查　对引起呼吸困难的各种疾病提供诊断、治疗和监测的依据。

3. 其他检查　胸部X线、肺功能、心功能、心电图、纤维支气管镜、CT检查有助于疾病的诊断和指导治疗。

三、救护原则

呼吸困难病人的救护主要是有效清除气道分泌物，保持气道通畅；针对病情迅速给氧，改善机体的缺氧状态；实施监护，治疗原发病。

四、救护措施

1. 体位　协助病人取合理体位，减轻呼吸困难。如急性左心衰竭、严重哮喘、肺气肿等病人取坐位或半坐位；肋骨骨折病人取健侧卧位；胸腔积液的病人取患侧卧位；急性呼吸窘迫综合征（ARDS）病人取平卧位。

2. 保持气道通畅　有效清除气道分泌物，增加肺泡通气量。可采取协助病人咳嗽、咳痰的各种方法，如翻身、拍背、指导病人做深呼吸和有效的咳痰动作；进行雾化吸入，湿润呼吸道及稀释痰液；给予祛痰药以及采取机械吸痰措施；必要时建立人工气道，给予机械通气，辅助呼吸。

3. 给氧　呼吸困难的病人，应针对病情及时吸氧。有效地吸氧可改善机体缺氧状态，增加病人活动的耐受性和自信心，帮助病人保持镇静，消除病人紧张、恐惧情绪。

4. 实施监护　观察呼吸困难的改善情况，根据各项监护参数分析呼吸困难及缺氧改善情况，及时调整。同时加强对病情的观察和护理，注意生命体征的变化，观察神志、发绀程度，观察和记录出入液量，保证营养支持和基础护理措施的实施。

5. 原发病治疗和护理　积极治疗原发病，如肋骨骨折固定、肺脓肿及肺炎选用抗生素药物治疗等。

五、救护程序

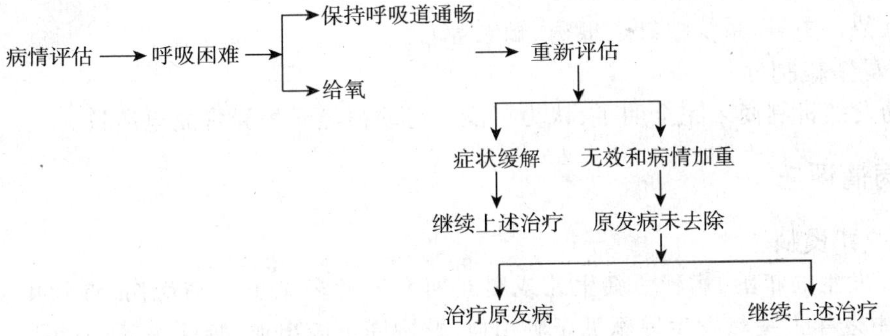

第四节　惊　厥

【情境四】

宝宝已经满 18 个月了，活泼可爱，近两天有点感冒，今天早上开始出现高热，T 40.8℃。母亲按照网络上学来的知识，在家中给宝宝物理降温，在降温过程中宝宝突然出现四肢抽动，头不停摆动，吓坏了的母亲迅速将宝宝送往医院，进行急诊治疗。

试想：1. 如果你正在当班，应为患儿做什么处理？

2. 还需要密切关注哪些方面的变化？

惊厥（convulsion）是神经科常见症状之一，属于不随意运动。当全身或局部骨骼肌群突然强直性和阵发性痉挛时，称为惊厥。惊厥表现的抽搐一般为全身性、对称性，伴有或不伴有意识丧失。

一、病因和发病机制

（一）病因

1. 脑部疾病

（1）感染　脑炎、脑膜炎、脑脓肿等。

（2）外伤　新生儿产伤、颅脑外伤。

(3) 肿瘤　原发性肿瘤、脑转移瘤。

(4) 血管疾病　脑出血、蛛网膜下腔出血、脑栓塞、脑血栓形成等。

(5) 寄生虫病　脑血吸虫病、脑型疟疾等。

(6) 其他　如结节性硬化、播散性硬化、核黄疸等。

2. 全身性疾病

(1) 感染性疾病　新生儿和婴幼儿感冒、中毒性菌痢、败血症、狂犬病、破伤风等。

(2) 中毒　① 内源性:如尿毒症、肝性脑病。② 外源性:如苯、铅、砷、汞、阿托品、酒精、氯喹、有机磷杀虫药等中毒。

(3) 心血管疾病　高血压脑病、颈动脉窦过敏。

(4) 代谢障碍　低血糖症、子痫等。

(5) 其他　中暑、系统性红斑狼疮、触电等。

(二) 发生机制

惊厥的发病机制尚未完全明了,认为可能是运动神经元的异常放电所致。

二、病情评估

(一) 收集资料

1. 惊厥发生的年龄、病程　新生儿或婴儿期发生者多见于颅脑产伤;青壮年发生见于脑血管畸形;中老年人突然发生惊厥见于脑出血、蛛网膜下腔出血、脑栓塞等;中年以上反复发生惊厥应考虑为颅内肿瘤。

2. 惊厥的诱发因素　6 个月至 6 岁的小儿高热时引起热性惊厥;生气、激动或各种不良刺激等引起癔症性发作;过度疲劳、感情冲动易激发癫痫发作。

3. 惊厥发作先兆　发作前有剧烈头痛者,见于高血压、蛛网膜下腔出血、颅脑外伤,颅内占位性病变等。

4. 惊厥发作形式　发作时有意识丧失、小便失禁和外伤者考虑为癫痫发作所致;发作时无意识丧失,无自伤及小便失禁者考虑为癔症性发作。

5. 惊厥发作持续的时间及终止方式　发作持续1 ~ 2 min,并自行停止者为癫痫发作;发作持续数小时,需要安慰和暗示治疗而终止者为癔症发作。

6. 其他　了解有无脑部疾病、全身性疾病、癔症、毒物接触、外伤等病史及相关症状。

(二) 体检

1. 病情观察　观察惊厥发作的特点,监测神志、体温、脉搏、呼吸、血压、瞳孔的变化。

2. 必要体检　检查病人的神经系统和心肺情况,寻找原发病及病变的部位。

(三) 伴随症状及体征

1. 婴幼儿惊厥时伴发热,多见于急性感染;不伴随发热者,可见于癫痫;惊厥伴高热及脑膜刺激征,可见于脑炎、脑膜炎等。

2. 伴血压增高,可见于高血压病、子痫等。

3. 伴瞳孔缩小,可见于有机磷杀虫药中毒。

4. 伴意识丧失,见于癫痫大发作,重症颅脑疾病等。

5. 进行性头痛、呕吐、视物模糊伴惊厥,可见于颅内肿瘤。

6. 有外伤史，神志清醒，遇外界刺激后即发生惊厥，可见于破伤风。

7. 妊娠后期发生惊厥，并伴有头痛、头晕、呕吐、高血压、水肿、蛋白尿，见于子痫。

（四）实验室及特殊检查

1. 血液检查　白细胞计数及分类可帮助判断感染性疾病。血生化检查和动脉血气分析有助于疾病的治疗与效果监测。

2. 脑脊液检查　细胞计数、分类及压力测定可帮助诊断脑血管疾病及颅内感染性疾病。

3. X线、脑电图检查　可帮助诊断颅内占位性病变和癫痫。

4. 特殊检查　头颅CT、磁共振成像及脑血管造影检查可帮助诊断颅内占位性病变和脑血管疾病。

三、救护原则

持续和反复发作的惊厥可引起脑水肿和心脏负担过重，甚至危及病人的生命，因此必须迅速采取措施控制惊厥发作及预防复发；进行病因治疗去除引起惊厥的疾病；还要进行对症治疗。

四、救护措施

（一）惊厥发作时的救护

1. 体位　病人惊厥发作时取仰卧位，解开其衣领、衣扣，以保持呼吸道通畅。同时，将头偏向一侧，清除口咽分泌物及呕吐物，以防吸入引起窒息。或将病人下颌托起，防止舌后坠而阻塞呼吸道。

2. 防止病人咬伤舌头及颊部　尽快用开口器或压舌板、筷子缠上纱布置于病人口腔的一侧上下臼齿之间，防止咬伤舌头及颊部。

3. 保持气道畅通　病人有义齿者应取下义齿。出现呼吸困难、发绀，应及时给予氧气吸入。

4. 安全保护　保持环境安静，避免刺激。应派专人护理或加床档，防止坠床。对抽搐的肢体要进行保护或适当约束，但不能暴力硬压，以防骨折和关节脱臼等。

5. 镇静解痉　立即按医嘱给予快速、足量、有效的镇静、抗惊厥药物，控制抽搐与惊厥的发作。如果病人处于持续强直阵挛性抽搐状态，要注意防止脑水肿、呼吸抑制，应纠正代谢障碍和水电解质失衡，防止呼吸、循环衰竭。

6. 观察并记录病情　观察并详细记录惊厥发作的次数、持续时间、临床表现，还应观察病人的神志、瞳孔、生命体征的变化，为诊断提供依据。

7. 对症护理　发热者应给予物理降温。

（二）惊厥发作后的护理

1. 休息　无论何种原因引起的惊厥，发作后要让病人安静、充分地休息，让其恢复体力。

2. 基础护理　对于呕吐、大小便失禁者，应及时清洗皮肤，保持皮肤清洁、干燥、更换床单、衣服，防止受凉。对昏迷病人，做好皮肤、口腔护理，防止压疮和口腔炎症的发生。

3. 心理关怀　鼓励病人正视疾病，树立自信心，积极配合治疗及护理，减少诱发因素的刺激。

五、救护程序

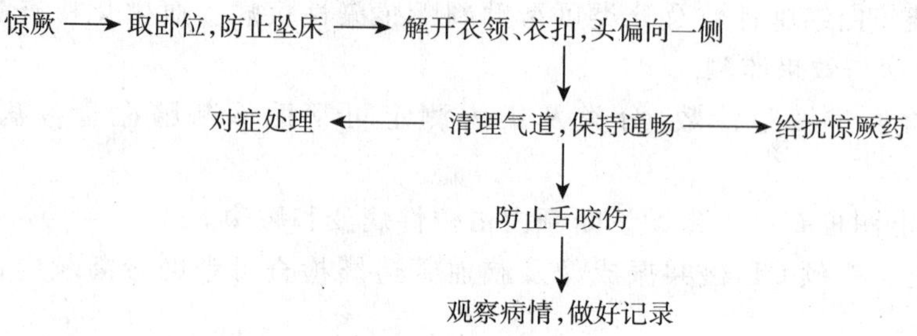

第五节　急性大咯血

【情境五】

事情发生在某医院呼吸内科病房。这一天下午下班时间，7 床的支气管扩张病人突然咳嗽加重，而且咳出的痰液中带有血液，随着咳嗽越来越严重，血液也愈来愈多，呈鲜红色，他顿时感到紧张害怕，面色苍白，急呼护士。

试想：1. 病人发生了什么问题？他面临的最大危险又是什么？

2. 如何正确处理？

咯血是指喉及喉以下呼吸道部位的出血经口排出。急性大咯血是指一次咯血量在500 ml以上。咯血不是一个独立的疾病，而是多种疾病的临床症状，大咯血是呼吸系统疾病急症之一，若急救不及时，可发生窒息或出血性休克等并发症而导致死亡。但大咯血须与上消化道出血引起的呕血相鉴别。

一、病因和发病机制

（一）病因

引起咯血的原因很多，以呼吸系统疾病和心血管疾病为常见。在我国，大咯血的主要原因是肺结核，其次是支气管扩张症、肺癌。

1. 呼吸系统疾病

（1）支气管疾病　常见的有支气管扩张症、支气管肺癌、支气管内膜结核等。

（2）肺部疾病　常见的有肺结核、肺脓肿等。

2. 心血管疾病　较常见的是风湿性心脏病二尖瓣狭窄，其次是肺动脉高压。

3. 全身性疾病

（1）急性传染病　肺出血型钩端螺旋体病、流行性出血热等。

（2）血液病　血小板减少性紫癜、白血病、再生障碍性贫血等。

(3) 其他　系统性红斑狼疮,气管、支气管子宫内膜异位症等。

(二) 发病机制

1. 由于支气管的炎症、肿瘤或结石损伤支气管黏膜或病灶处毛细血管通透性增高或黏膜下血管破裂所致。

2. 肺部病变侵蚀小血管使其破裂出血。

3. 心血管疾病,由于肺淤血造成肺泡壁或支气管内膜毛细血管破裂所致,如支气管黏膜下层支气管静脉曲张破裂,常表现为大咯血。

4. 全身性的某些疾病,如血液系统疾病,是由于各种病因所致凝血机制障碍,血液成分异常;某些急性传染病使全身的小动脉及毛细血管充血、扩张、通透性增加,而在肺部的表现为咯血。

二、病情评估

(一) 收集资料

1. 发病年龄　青年人大咯血多由于支气管扩张症引起,50 岁以上又有吸烟史而发生大咯血,多考虑为支气管肺癌所致。

2. 发病过程及发病前后症状

(1) 有长期低热、咳嗽、消瘦,有结核病史提示为肺结核空洞。

(2) 有不明原因的呛咳、咯血,应考虑有肺癌的可能。

(3) 有畏寒发热、肌肉关节酸痛、眼结膜充血,并有疫水接触史,应考虑为出血型钩端螺旋体病。

(4) 有皮肤、黏膜、牙龈出血,提示为血液病。

(5) 有咳大量脓痰与体位有关提示为支气管扩张或肺脓肿。

3. 观察咯血的量、颜色、性状,估计出血量并记录。

4. 既往史,了解有无结核病史及风湿性心脏病病史。

5. 有无传染病接触史及预防接种史,有无全身出血倾向与黄疸表现。

(二) 体检

1. 观察生命体征、神志、皮肤和黏膜颜色、有无出血点和杵状指(趾)、有无颈静脉怒张、精神状态、社会心理反应。

2. 心肺检查,注意有无心脏杂音、肺部啰音。

(三) 伴随症状及体征

1. 咯血伴发热　见于肺结核、肺炎、肺脓肿、流行性出血热等。

2. 咯血伴胸痛　见于大叶性肺炎、肺梗死、支气管肺癌等。

3. 咯血伴呛咳　见于支气管肺癌、支原体肺炎。

4. 咯血伴脓痰　见于支气管扩张症、肺脓肿、肺结核空洞等。

5. 咯血伴皮肤黏膜出血　应考虑血液病、流行性出血热、肺出血型钩端螺旋体病、风湿性疾病等。

6. 咯血伴黄疸　应考虑钩端螺旋体病、大叶性肺炎、肺梗死等。

(四) 实验室及特殊检查

1. 血液检查　血常规、出凝血时间、凝血酶原时间、血细胞比积等检查可以判断出血原因、贫血程度、是否感染等。

2. 痰液检查 可进行痰涂片查结核杆菌、癌细胞、寄生虫等。作痰培养和药物敏感试验可确定致病菌及指导治疗。

3. X 线和 CT 检查 一般肺实质病变均可诊断。

4. 纤维支气管镜检查 可确定病变性质、咯血原因、出血部位、清除积血及取活组织检查。

5. 其他检查 支气管造影、心血管造影、心脏彩色多普勒等检查有助于明确诊断。

（五）鉴别诊断

大咯血时来势凶猛，犹如泉涌，血液经口、鼻喷出，是一种危急病症，必须尽快作出正确判断，以利急救处理。在临床诊疗中应与呕血相鉴别(表 8 – 4)。

表 8 – 4 咯血与呕血的鉴别

	咯血	呕血
出血前症状	喉部痒感、胸闷、咳嗽等	上腹不适、恶心、呕吐等
出血方式	咯出	呕出，可为喷射状
血液颜色	鲜红色	棕黑、暗红、有时鲜红
pH	碱性反应	酸性反应
血中混有物	痰液、泡沫	食物残渣、胃液
黑便	除非咽下血痰，否则没有	有，可为柏油样便、呕血停止后仍继续数日
出血后痰性状	常有血痰数日	无痰
既往史	有肺或心脏病史，X 线有肺部病变	有消化性溃疡或肝病史，X 线胸片正常

三、救护原则

首先应弄清血是从何而来，确定是呕血还是咯血。对于大咯血的救护重点是及时制止出血；保持呼吸道通畅，防治气道阻塞；维持病人的生命功能及病因治疗。在救治的过程中，不要忘记密切观察病人有无呼吸困难或窒息先兆，随时准备抢救。

四、救护措施

1. 休息及体位 对于大咯血病人应绝对卧床休息，取患侧卧位，以减少病侧肺部的活动，或取半卧位以减少下肢和腹腔血液的回流，降低肺循环阻力，使肺血管收缩以利止血。大咯血出血部位不明确时，为防止吸入性肺炎或堵塞气道造成窒息，病人可取平卧位，头偏向一侧休息，不宜搬动或转送，以防加重咯血造成窒息或休克。

2. 心理护理 大咯血病人常有恐惧、烦躁心理。由此使交感神经兴奋性增强，心率增快，血液循环加速，肺循环血量增多，不利于止血。因此，要做好病人的心理护理，要鼓励和安慰病人，避免紧张，增强战胜疾病的信心。同时要鼓励病人咳出滞留在呼吸道的血液、血凝块，避免呼吸道阻塞。

3. 饮食　大咯血时病人暂禁食，待咯血停止后可给流质或半流质饮食，每次以温凉、少量为宜。保持大便通畅，防止用力排便。

4. 静脉通道　迅速建立静脉用药通道，保证及时合理治疗。

5. 对症处理

（1）对剧烈咳嗽或频繁咳嗽者，应给予镇咳药如可待因。但对于年老体弱或肺功能不全者要慎用强镇咳药，以免抑制呼吸和咳嗽反射，使血液和分泌物不易排出而发生窒息。

（2）应用止血药止血，可用垂体后叶素 10 ~20 U加入 5% 葡萄糖注射液 500 ml 中，静脉滴注，但高血压、心力衰竭病人及孕妇禁用。也可用维生素 K、酚磺乙胺、氨甲苯酸、云南白药等药止血。夏天还可采取胸部冷敷止血。

（3）对有窒息先兆征象者（如胸闷、气憋、唇甲发绀、冷汗淋漓、烦躁不安、牙关紧闭等），应立即取头低脚高位，用压舌板和开口器打开口腔，向患侧卧位行体位引流，轻拍背部刺激咳嗽，迅速排出在气道和口咽部的血块，必要时用吸痰管进行机械吸引，并做好气管插管或气管切开的准备与配合工作。

6. 特殊治疗　配合医生进行纤维支气管镜下止血和行支气管动脉栓塞治疗。必要时进行外科手术治疗。

7. 原发病治疗与护理　积极寻找引起咯血的原发病，达到最终止血的目的。

8. 严密观察病情变化　定时监测生命体征，同时记录病人神志、情绪、瞳孔变化，皮肤、黏膜颜色及温度有无改变，有无呼吸困难、胸闷、三凹征，出血量、尿量及尿质量密度有无变化。注意有无窒息、呼吸衰竭、循环衰竭的症状及体征。

五、救护程序

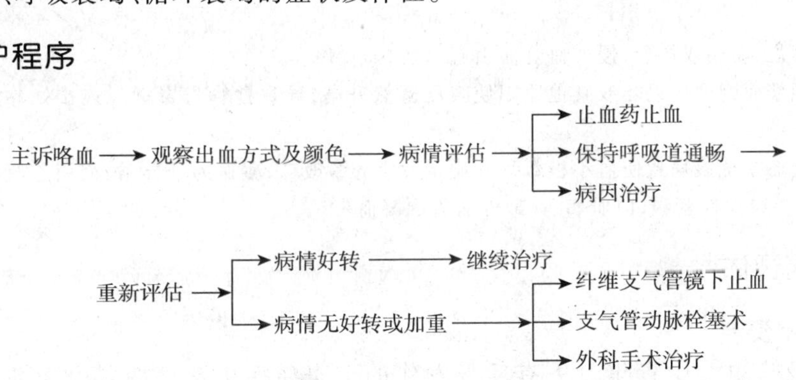

第六节　急性大呕血

【情境六】

病人有肝硬化病史 10 年，今晚和朋友吃饭时，进食了佐酒食物油炸花生，饭后突感腹部不适，恶心、呕吐，呕吐物为褐色液体，混有食物残渣。回家后腹部不适加重，有便意，排出黑色稀便。随后开始剧烈呕吐,呕吐物呈暗红色,急诊入院。

试想:1. 你能说出病人为什么会这样吗?

2. 病情观察时要注意观察记录哪些内容?

急性大呕血是指上消化道疾病(十二指肠屈氏韧带以上的消化器官)或某些全身性疾病所致的急性上消化道大出血,于数分钟至数小时内出血量超过 1 500 ml,血液经口腔呕出者。

一、病因和发病机制

(一) 病因

1. 上消化道疾病　常见于急性腐蚀性胃炎、应激性胃溃疡、消化性溃疡、胃癌、食管胃底静脉曲张破裂出血、食管－贲门黏膜撕裂等。

2. 上消化道毗邻器官疾病　见于肝硬化门静脉高压、肝癌及肝动脉瘤破裂出血、胰腺癌破裂出血。

3. 全身性疾病　见于血小板减少性紫癜、白血病、弥散性血管内凝血、流行性出血热、急性重型肝炎、钩端螺旋体病、尿毒症等。

如上所述,引起大呕血的原因很多,但以消化性溃疡引起最为多见,其次为食管胃底静脉曲张破裂,再次为急性胃黏膜病变。

(二) 发病机制

1. 上消化道的黏膜由于受到各种致病因子的作用,局部黏膜出现炎症、损伤、糜烂、浅表性溃疡等导致出血。如消化性溃疡、食管炎、胃炎、尿毒症等。

2. 由肝硬化等引起的门静脉高压形成侧支循环,出现食管胃底静脉扩张充盈、管壁变薄,遭损伤易破裂出血。

3. 肿瘤的糜烂、溃疡或坏死,侵蚀血管而引起出血,如胃癌。

4. 病人因频繁而剧烈地呕吐或其他原因使腹压骤然升高,导致食管与胃贲门连接处黏膜下层纵行撕裂而引起出血。

5. 血液及造血系统疾病致使血小板数量和质量发生异常改变,凝血因子异常,而引起凝血机制异常而发生出血。如血小板减少性紫癜、白血病、弥散性血管内凝血等。

二、病情评估

(一) 收集资料

1. 年龄及病史　中青年过去有反复发作的上腹痛病史考虑为消化性溃疡出血,中青年过去有肝病史又有脾大、肝掌等应考虑肝硬化、门静脉高压所致食管胃底静脉曲张破裂出血。中老年人过去身体健康,近期出现上腹痛、厌食、消瘦、贫血等。应考虑为胃癌。

2. 呕血的诱因　有无饮食不节,大量饮酒、毒物及特殊药物摄入史。

3. 呕血的颜色　从呕血的颜色可帮助推断出血的部位,食管病变出血多为鲜红或暗红色;胃内病变出血多呈咖啡渣样颜色。

4. 呕血量　可作为估计出血量的参考,但由于部分出血滞留在胃肠道,估计出血量应根据全身反应来判断,大量呕血则有急性周围循环衰竭的表现,显示脉搏频数、血压下降,呼吸急促及休克等。

5. 其他　确定是否是呕血，须与大咯血相鉴别，见第五节急性大咯血的救护。

（二）体检

1. 观察神志，测量体温、脉搏、呼吸、血压并记录。

2. 观察面容，观察皮肤、黏膜的温度及颜色变化，检查有无肝掌、黄疸、腹壁静脉曲张。

3. 检查肝、脾，查看有无腹水征和肠鸣音亢进。

（三）伴随症状及体征

1. 呕血伴肝脾大、消瘦、蜘蛛痣、肝掌、腹壁静脉曲张、腹水，可见于肝硬化。

2. 慢性规律性上腹痛伴呕血，可见于消化性溃疡。

3. 呕血伴黄疸、寒战、发热、右上腹绞痛，可见于肝胆疾病。

4. 呕血伴皮肤和黏膜出血、发热、肌肉酸痛，可见于血液病、脓毒症、流行性出血热。

5. 呕血伴消瘦、贫血、上腹部无规律性疼痛，见于胃癌。

（四）实验室检查及特殊检查

1. 血液检查

(1) 白细胞、血小板、血红蛋白低于正常，出凝血时间延长。凝血酶原时间异常，肝功能异常，白蛋白/球蛋白比例倒置，有助于诊断急性肝病、肝硬化。

(2) 白细胞异常增高，血小板、红细胞均减少，血红蛋白下降，出凝血时间延长，考虑白血病。

2. 内镜检查　是上消化道出血病因诊断的重要方法。可确定出血部位、病变性质，必要时可止血。

3. B 超、CT 检查　有助于明确诊断肝硬化、脾功能亢进、胰腺癌、胆囊结石等。

4. 选择性腹腔动脉造影　用于诊断动静脉畸形、血管瘤，还可协助诊断出血部位。

5. X 线检查　多在出血停止后 2 周进行。剂 X 线检查对诊断食管静脉曲张、消化性溃疡及胃癌有重要价值。

（五）鉴别诊断

呕血和咯血的鉴别见本章第五节。

三、救护原则

大呕血病人由于大量血液丢失，其救护应首先补充血容量；其次采用止血措施防治持续出血和再出血；再则病因治疗。

四、救护措施

1. 解除病人恐惧心理　大呕血病人常有恐惧心理，让病人绝对卧床休息，保持安静、给予安慰和鼓励以消除其恐惧心理。

2. 基础护理　大量呕血病人应暂禁食，出血停止后给予流质或半流质富有营养的饮食，避免粗纤维多的蔬菜与刺激性食物。对肝性脑病前驱期应立即暂停蛋白质饮食，防止血氨升高，加重昏迷。对食管胃底静脉曲张者应给予低盐、低蛋白、少渣、高热量、高维生素饮食，少量多餐；避免食物过热以防止再次出血。注意保暖，做好口腔和皮肤护理。

3. 生命体征观察　密切观察神志、生命体征、皮肤与黏膜颜色及温度变化，判断是否有出血性休克和继续出血。如病人感到头晕、心悸、恶心、烦躁、上腹部不适，考虑为先兆出血，应立即采取措施。强调观察尿量及尿质量密度，记录出入液量，这是抢救休克成功与否的重要指标。

4. 畅通气道　对于大量呕血病人，首先稳定病人和家属情绪。让病人取平卧位，头侧向一边，防止血液进入气管引起窒息或吸入性肺炎。保持气道通畅，必要时给予氧气吸入。

5. 抢救失血性休克

（1）如大量呕血病人出现口渴、烦躁、面色苍白、心率>120 次/min、收缩压<90 mmHg时，立即建立两条静脉通道，一条通道输入止血药物，另一条通道用于维持有效的血容量。

（2）溃疡病出血病人可用西咪替丁、雷尼替丁、尼扎替丁、法莫替丁等 H_2受体拮抗药。

（3）食管胃底静脉曲张病人可用垂体后叶素 75 U，加入 5% 葡萄糖注射液 500 ml 中，静脉滴注，但高血压、冠心病病人和孕妇忌用。

6. 口服止血药　用去甲肾上腺素 4 ~ 8 mg，加入冷生理盐水 150 ml 中，分次口服。

7. 双气囊三腔管压迫止血　用于食管胃底静脉曲张病人，可起到良好的止血效果。注意充气量和压力，以达到切实压迫、止血的目的；并做好双气囊三腔管护理，用液状石蜡滴入插双气囊三腔管的鼻腔内，每日 3 次，以减少管腔对鼻黏膜的刺激。定时放气、充气，以防止压迫局部组织；及时抽取胃内容物及引流物，并注意观察胃内容物及引流物的颜色和量等，以判断有无继续出血。出血停止后，放气留置观察 24 h 后方可拔出，拔出前口服润滑剂润滑食管。

8. 特殊治疗　必要时胃镜直视下止血或手术止血。

9. 预防并发症　对肝硬化所致上消化道出血者，应注意消除肠内积血，以免诱发肝性脑病及加重腹水。

思 考 题

1. 低血容量性休克、心源性休克、感染性休克怎样进行救治？
2. 休克病人监测生命体征有何临床意义？
3. 如何判断昏迷程度？对昏迷病人采取哪些救护措施？
4. 呼气性呼吸困难、吸气性呼吸困难和混合性呼吸困难各有何临床特点？
5. 对于呼吸困难病人应采取哪些救护措施？
6. 惊厥发作时应如何救护？
7. 大咯血的主要原因是什么？如何区别咯血与呕血？
8. 对于急性大呕血病人将采取哪些止血措施？

（官德元　胡艳红）

第九章　临床危象救护

学习目标：

1. 掌握超高热危象、高血糖危象、低血糖危象、甲状腺功能亢进危象、溶血危象的概念、救护措施、救护程序。

2. 熟悉上述各种危象的病因和诱因。

3. 了解上述各种危象的发病机制。

危象不是独立的疾病，而是某些疾病在病程进展过程中表现出来的症候群。多数危象的发生都是由于诱发因素引起基础疾病急剧变化加重而致。危象来势凶猛，变化多端，对维持生命的重要器官构成严重威胁。若抢救不及时，很快导致病人死亡或致残；若发现早，救护及时得当，危象可得到满意的控制。

第一节　超高热危象

【情境一】

护士小冯今天在急诊科值夜班，21:30 时，一对年轻夫妇抱着一个孩子急急忙忙走进急诊科，小冯立即热情接诊。男孩，2 岁 3 个月，其父母称“2 h 前孩子全身发热，温度逐渐升高”。小冯为患儿测量体温时发现其面颊绯红、呼吸急促，体温高达 41.2 ℃。

试想：1. 小冯可采取哪些措施为患儿降温？

2. 小冯要注意观察患儿可能发生哪些情况？

3. 高体温对机体会产生哪些危害？

发热是许多疾病所共有的病理过程。按体温所升高的程度分为低热（37.2～38.0 ℃），中度热（38.1～39.0 ℃），高热（39.1～40.5 ℃）和超高热（40.6 ℃以上）。超高热危象（extreme pyrexic crisis，EPC）是指高热未及时处理，使心、脑、肾等重要器官受到严重损害，出现抽搐、昏迷、休克、出血、重要脏器功能衰竭等危及生命的状态。若抢救不及时，病人常于数小时内死亡。

一、病因及发病机制

超高热的病因十分复杂，大致分成感染性发热和非感染性发热两类。

（一）感染性发热

感染性发热是由细菌、病毒、立克次体、真菌、寄生虫、支原体、螺旋体等各种病原体引起全身各系统器官感染导致的发热。

（二）非感染性发热

非感染性发热是由病原体以外的各种原因引起的发热。常见病因如下。

1. 体温调节中枢功能异常　体温调节中枢受到损害，体温调定点上移，导致发热。常见于机械因素，如脑外伤、脑出血；物理因素，如中暑；化学性因素，如镇静催眠药、阿托品等中毒。

2. 变态反应　变态反应时形成的抗原体复合物，激活白细胞释放内源性致热源而引起发热，如输液反应、血清病、药物热和某些恶性肿瘤等。

3. 内分泌与代谢疾病　如甲状腺功能亢进（甲亢）危象等。

二、病情评估

高热病人一旦出现烦躁、呼吸急促、抽搐、休克、昏迷，应警惕超高热危象的发生。诊断要点如下。

（一）病史

有引起发热的各种病因。

（二）临床表现

1. 体温　体温 >40.6 ℃。

2. 多脏器功能受损害的表现

（1）中枢神经系统　体温越高对中枢神经系统损害越重，症状出现越早。包括嗜睡、谵妄、昏迷、抽搐、脑膜刺激征、病理征阳性、瘫痪、大小便失禁、脑疝、视盘水肿等。

（2）心血管系统　休克、心功能不全、心肌缺血及心律失常等。

（3）凝血障碍　早期出现凝血酶原时间延长、纤维蛋白原及血小板减少、出血及凝血时间延长；晚期常有广泛而严重的出血、弥散性血管内凝血（DIC）形成。这与过高热直接损害毛细血管使其渗透性增加、肝功能受损使凝血因子减少、骨髓受损使血小板减少有关。

（4）肾损害　可有管型尿、血尿、少尿、无尿、血肌酐升高等肾功能不全的表现。

（5）肝损害　肝功能异常，甚至表现为急性肝衰竭。

（6）水、电解质和酸碱平衡失调。

（7）其他表现　如横纹肌溶解可致血肌酸激酶（CK）增高等。

3. 原发病的表现　如中毒性菌痢可有腹泻、脓血便，乙脑时出现抽搐、昏迷等。

（三）辅助检查

发热原因甚多，应结合病史及体检有针对性地进行，如血、尿、便常规，脑脊液检查，细菌学检查，病原体检查，血清学检查，血沉、类风湿因子、自身抗体的检查，X 射线、B 超、CT 检查等。

三、救护原则

由于无论何种原因引起的发热，超高热对细胞膜和细胞内结构都有直接损害作用，当口腔温度 >40.5 ℃或直肠温度 >41 ℃时，细胞内线粒体的氧化磷酸化障碍，可致永久性脑损害；

42～43 ℃持续数分钟，全身多种细胞会陷入不可逆损害，尤以脑、心、肝、肾的变化最为突出，易造成脑水肿、颅内压增高、抽搐、昏迷及心、肝、肾、肺衰竭、DIC 等。超高热危象病人的预后如何，直接与诊断处理是否及时有关。迅速而有效地降温是救护超高热危象的关键，同时严密观察病情，加强护理，对症支持治疗，防止并发症发生，积极寻找并及时处理原发病。

四、救护措施

（一）严密观察病情

1. 保持气道通畅，吸氧。

2. 注意病人生命体征的变化，尤其要密切监测体温的变化，观察物理和药物降温效果，避免降温过急、幅度过大而引起虚脱。

3. 注意病人伴随症状的变化，及时向医生提供病情变化的信息，以助诊断和治疗。

4. 记录出入量，特别是大汗的病人，要正确记录液体出量，以便正确补液。

（二）降温

降温是抢救超高热危象的关键，应迅速将体温降至 38.5 ℃为宜。

1. 物理降温　常为首选降温措施，安全简便，疗效较快。

（1）方法　① 冰水盆浴或擦浴：对于中暑和某些麻醉药所致的恶性高热病人，可将病人放在冰水浴盆内，同时按摩四肢以促进血液循环，帮助散热；或用冰水擦浴以降温。② 温水擦浴：对四肢厥冷、寒战的病人，为防寒冷刺激而加重血管收缩，可用 32～35 ℃温水擦浴；也可在温水内加入 75% 乙醇配成 30%～50% 浓度后擦浴。③ 冰敷：在冰袋、冰帽内装上适量冰块，置腋窝、腹股沟、腘窝、前额等处。④ 用 4 ℃5% 葡萄糖盐水1 000～1 500 ml快速静滴或冷（冰）盐水灌肠、洗胃、洗腹腔、洗膀胱等。为防止寒战可同时用异丙嗪、氯丙嗪、地西泮等。⑤ 喷雾蒸发降温：将病人裸体放在带网眼的吊床上，下放浴盆，内装 45～50 ℃温水，再用喷雾器装 15 ℃水向病人体表喷雾。离开喷嘴的 15 ℃水与 45 ℃的热空气混合，喷洒到病人的皮肤上，其温度在 30～33 ℃，该温度使皮肤血管扩张散热加快，还可避免用冰水降温引起的寒战。

（2）注意事项　① 不可在短时间内将体温降得太低，以防虚脱。② 擦浴方法是自上而下，从耳后、颈部开始，边擦边按摩至病人皮肤微红。③ 伴皮肤感染或有出血倾向者，不宜皮肤擦浴。④ 注意通风，夏季降低室温。⑤ 遵循热者冷降，冷者温降的原则。

2. 药物降温

（1）吲哚美辛（消炎痛）　口服或鼻饲，每次 12.5～25 mg，每 4～6 h一次，对暂时不能口服或鼻饲者，可用本品栓剂肛内留置。

（2）肾上腺皮质激素　有扩张血管、稳定体温调节中枢、控制炎症反应、抑制致热源、降低颅内压、防治脑水肿等作用。可立即使用地塞米松 5～10 mg静脉注射或肌内注射，继以地塞米松 10～20 mg/d或氢化可的松 300～600 mg/d静脉滴注。

3. 冬眠降温　有适应证时应尽早使用，尤其对烦躁、惊厥的病人，可在物理降温的基础上使用冬眠药物。常用冬眠药有哌替啶、异丙嗪、氯丙嗪。使用该类药物，尤其是氯丙嗪时，注意观察血压，用药前补足血容量，纠正休克，用药后半小时内避免搬动病人或为病人翻身，以防发生直立性低血压。

4. 针刺降温　取内关、大椎、合谷、曲池、百会等穴针刺，也有一定的效果。

（三）镇静止痉

为防止继续大量产热，减轻脏器功能受损，控制肌肉过度活动和抽搐是非常必要的。止痉药物首选地西泮，成人每次 10～20 mg，小儿每次 0.1～0.3 mg/kg（每次不超过 10 mg）静脉注射，必要时 10 min 后减半量重复一次。亦可选用苯巴比妥、苯妥英钠等治疗。

（四）纠正水、电解质与酸碱平衡失调

输液可维持正常的血液循环及水、电解质平衡，对保证组织充足的血液灌注、加快散热有重要意义。可用 5% 葡萄糖盐水或林格液 1 000～2 000 ml 静脉滴注。同时要注意纠正酸中毒、低血钾、低血钙、低血镁等。

（五）病因治疗

1. 感染病原菌已明确者，早期足量应用有效的抗感染药；颅内疾病所致者，加强抗脑水肿治疗；甲亢危象导致者，迅速采取相应措施。

2. 对高度怀疑的疾病可做诊断性治疗。如高度怀疑疟疾者，可试用磷酸氯喹 3 d。注意诊断性治疗用药要有目的、有计划、有步骤地进行，切忌滥用。

3. 对原因不明的发热，应进一步观察和检查，若热度稳定而不超过 38.5 ℃，可不必再做退热处理，以便细致观察热型并进一步做其他检查，以明确病因。

（六）加强护理

1. 环境要求　病人应处于安静、通风、温湿度适宜的环境中。

2. 心理护理　给予恰当的心理护理以减轻其焦虑、恐惧情绪。

3. 皮肤护理　汗湿的衣裤、床单及时更换，保持皮肤清洁干爽，并定时翻身，防止压疮。

4. 口腔护理　加强口腔护理，防止口唇干裂和口腔黏膜溃烂。正确补充液体和营养。

5. 呼吸道管理　采用雾化吸入、翻身、拍背等，以协助排痰。气管切开及无力咳嗽者，及时吸出气道内分泌物。

6. 防止意外　烦躁惊厥者，适当约束四肢，加床栏防止坠床。

五、基本救护程序

评估发热病人 →
- 体温 >40.6 ℃
- 烦躁
- 呼吸急促
- 休克
- 昏迷
- 抽搐

→ 超高热危象
- 保持气道通畅、吸氧
- 迅速将体温降至 38.5 ℃
  - 物理降温
  - 药物降温
  - 冬眠降温
  - 针刺降温
- 镇静止痉
- 纠正水、电解质及酸碱失衡
- 病因治疗

第二节　高血压危象

【情境二】

何奶奶，69 岁，原有高血压病史。20:30 感觉有点头痛不适，便躺下休息。21:00 头痛加重，且头晕、恶心。家人立即将何奶奶送到医院，值班护士立即给何奶奶测了血压，发现血压高达 210/130 mmHg。

试想：1. 何奶奶最可能发生了什么情况？

2. 此时最有效的处理措施是什么？

高血压危象（hypertensive crisis，HC）是指在原发性高血压或继发性高血压病程中，由于某些诱因使血压急骤升高，小动脉舒缩障碍而影响重要脏器血液供应所产生的危急状态。此时舒张压常超过 120～140 mmHg。如不立即降压，将产生严重并发症或危及病人生命。

一、病因与发病机制

（一）病因与分类

高血压危象病因复杂，病情变化多样，根据靶器官结构或功能状态，可将高血压危象分为下列两型。

1. 高血压危急症（hypertensive emergencies，HE） 指必须 1 h 内将血压降至安全水平，方可减少生命危险者。包括重度高血压伴下述情况之一者：① 高血压脑病；② 颅内出血、脑梗死或蛛网膜下腔出血；③ 子痫；④ 急性主动脉夹层血肿；⑤ 嗜铬细胞瘤高血压危象；⑥ 急性肾衰竭；⑦ 急性心肌缺血综合征，如不稳定型心绞痛、急性心肌梗死；⑧ 高血压眼底病变Ⅲ～Ⅳ度；⑨ 急性肺水肿；⑩ 其他酚胺过量综合征。此组病人应即刻接受监护和静脉给降压药，力争迅速将血压降至安全水平。

2. 高血压重急症（hypertensive urgencies，HU） 指必须在 24 h 内将血压降至安全水平者。包括重度高血压不伴或伴有轻度靶器官损害，无上述合并症，舒张压 > 120 mmHg 者；术前未控制或未治疗的高血压和术后高血压；高血压眼底病变Ⅰ～Ⅱ度。此组病人预后较好，一般无需住院治疗。

通常所说的高血压危象是指高血压危急症这一类型，本节后述内容主要针对此型。

高血压危象的促发因素很多，最常见的是长期原发性高血压病人血压突然升高。其他因素包括嗜铬细胞瘤、突然停用降压药物、子痫、急性肾小球肾炎、颅脑损伤、肾实质性疾病、结缔组织病、应用单胺氧化酶抑制剂治疗的病人食入干酪、扁豆、腌鱼、啤酒、红葡萄酒等儿茶酚胺前体、血管炎、烧伤和某些药物所致等。另外，精神刺激、环境温度刺激及月经期或更年期内分泌失调，常加重上述病变。

（二）发病机制

高血压危象的发病机制主要涉及交感神经系统活性亢进和循环血中儿茶酚胺过多，引起全身小动脉痉挛、血压急骤升高；心、脑、肾等靶器官小动脉强烈痉挛和纤维素样坏死，如冠状动脉痉挛可发生心绞痛甚至心肌梗死；视网膜动脉痉挛引起视物模糊、偏盲、短暂失明等；高血压脑病则是高血压病人脑部出现的危急状态，是由于过高血压使液体渗入脑血管周围组织引起脑水肿而致。

二、病情评估

（一）病史

有原发性或继发性高血压，存在前述诱发危象的因素。

（二）临床表现

1. 一般表现 高血压危象起病迅速，病人出现剧烈头痛、头晕、可有恶心、呕吐、胸闷、气急、心悸、视物模糊、暂时失明、腹痛、尿频、排尿困难等。有的伴有自主神经功能紊乱症状，如口干、发热、出汗、皮肤潮红或面色苍白、异常兴奋、手足发抖等。检查见血压在原来基础上显著增高，常以收缩压增高为主，常 >200 mmHg。发作时尿中出现少量红细胞和蛋白，血尿素氮、肌酐、肾上腺素、去甲肾上腺素含量可增高，血糖也可升高。发作一般历时短暂，控制血压后，病情可迅速好转。

2. 靶器官功能障碍的表现 如高血压脑病、急性心肌缺血（心绞痛、心肌梗死）、急性肾衰竭、急性左心衰竭、急性脑血管病和视网膜病变等。

三、救护原则

高血压危象发生发展的主要因素是血压变化，迅速有效且安全降压是救护的关键。同时严密监测病情，妥善护理，待血压降低、病情稳定后再进一步检查以明确病因，并采取针对性治疗，防止复发。

四、救护措施

（一）严密监测病情

有条件者立即送入重症监护病房，严密监测血压、呼吸、心率、神志及心肾等器官功能，注意观察瞳孔变化。必要时，在降压的同时作股动脉或桡动脉插管以监测动脉压。

（二）迅速降压

1. 首选硝普钠 该药可直接扩张小动脉和小静脉。25～50 mg溶于 5%～10% 葡萄糖液 250～500 ml 内，静脉滴注，同时密切观察血压。该药溶液对光敏感，每次用药应临时配制并用黑布或银箔包裹。硝普钠在体内代谢后产生有毒的硫酸氰盐，后者可引起神经系统中毒反应，所以有条件者应监测血中硫酸氰盐浓度，无条件监测其血浓度时，应用硝普钠不宜超过 1 周。

2. 为了提高疗效，减少用药量及毒副作用，可联合应用其他降压药。根据不同病因和病情可选用硝酸甘油、乌拉地尔、尼卡地平、酚妥拉明、卡托普利等降压药。

3. 在停用静脉降压药之前，应开始长期口服降压药。

（三）妥善护理

1. 绝对卧床休息，抬高床头 30°以利体位性降压。立即给予氧气吸入。

2. 安慰病人以使其保持情绪稳定，避免躁动，避免其他诱发因素。

3. 快速降压过程中密切观察血压，正确使用降压药，注意调整给药速度。

4. 对症护理 躁动、抽搐者加强保护，防止坠床，并给地西泮、巴比妥类等药物。需用甘露醇、山梨醇或呋塞米、利尿酸钠等脱水者，注意正确给药并观察用药效果。

（四）病因治疗

对高血压危象病人，待血压降低、病情稳定后，根据病人具体情况进一步检查，以明确病因。并采取针对性治疗，以防止高血压危象复发，如嗜铬细胞瘤和夹层动脉瘤应选择相应手术治疗。

五、基本救护程序

评估{原发性或继发性高血压病人；存在诱发因素} ⟶ 高血压危象 ⟶ {迅速降压：首选硝普钠静脉滴注；严密监测血压及其他脏器功能；病因治疗}

第三节 高血糖危象

【情境三】

汪经理，59岁，患糖尿病6年，平时靠注射胰岛素维持血糖在相对正常范围。这两天出差在外，处理公司事务，很少休息。这天下午他感觉很疲乏困倦，但没有引起重视。19:00情况加重，出现头痛、恶心、想吐。被同伴送往医院。

试想：1. 护士要警惕病人发生了什么问题？

2. 护士首先应为病人做什么检查？

高血糖危象(hyperglycemic crisis)由糖尿病引起。糖尿病是一种常见的内分泌代谢疾病，其基本病理变化是胰岛素绝对或相对不足导致糖、脂肪、蛋白质等代谢失调，最突出的特征是“高血糖”。糖尿病若诊治不及时或控制不好，在应激之下可诱发酮症酸中毒、高渗性非酮症昏迷和乳酸性酸中毒，统称为高血糖危象。

一、糖尿病酮症酸中毒

糖尿病酮症酸中毒(diabetic ketoacidosis, DKA)是指由于体内胰岛素严重不足，引起糖和脂肪代谢紊乱以及水电解质、酸碱平衡失调，以高血糖、高酮血症和代谢性酸中毒为主要特征的临床综合征，是糖尿病最常见的急性并发症，也是内科常见急症。多见于胰岛素依赖型(Ⅰ型)糖尿病，非胰岛素依赖型(Ⅱ型)糖尿病也可发生。

(一) 诱因和发病机制

1. 诱因　包括各种引起或加重胰岛素绝对或相对不足的因素，多数病人的诱因不是单一的，但也有无明显诱因者。

(1) 感染是DKA最常见的诱因。常见有急性上呼吸道感染，肺部感染，泌尿系感染，化脓性皮肤感染，胃肠道感染如腹膜炎、胆囊炎、急性胃炎等。

(2) 胰岛素治疗中断或剂量不足。

(3) 应激状态，如创伤、手术、精神刺激、妊娠和分娩、急性心肌梗死、心力衰竭等。

(4) 饮食失调，过多进食糖或脂肪。

(5) 胰岛素拮抗激素分泌过多，如皮质醇增多症、肢端肥大症或应用大量糖皮质激素等。

2. 发病机制　DKA发病的中心环节是胰岛素绝对或相对不足及拮抗胰岛素的各种激素(胰高血糖素、皮质醇、邻二酚胺及生长激素等)增加，导致糖代谢障碍，血糖不能正常利用而致血糖增高，脂肪的动员和分解加速，生成大量酮体，超过组织利用和排泄而致酮症和酸中毒。血糖升高还可加重渗透性利尿，导致脱水和电解质紊乱发生。

（二）病情评估

1. 病史与诱因　有糖尿病病史或家族史，存在上述发病诱因（也可无诱因）。

2. 临床表现

（1）原有糖尿病症状加重　口渴、多饮、多尿，极度软弱乏力。

（2）胃肠道症状　食欲减退、恶心、呕吐、腹部不适，少数病人可表现为腹痛，酷似急腹症，但检查 DKA 病人腹部一般无反跳痛。

（3）呼吸改变　酸中毒致呼吸加深加快，呼气中可有苹果味（酮味）。

（4）脱水与休克症状　中重度 DKA 常有脱水症状，如尿量减少、皮肤弹性差、眼球下陷等。严重者可致心率加快、脉细速、血压下降，甚至休克。

（5）神志改变　早期有萎靡、头痛、头晕，继而烦躁、嗜睡甚至昏迷。

3. 实验室检查

（1）血糖明显升高，多为 16.7 ~ 33.3 mmol/L（300 ~ 600 mg/dl），有时可达55.5 mmol/L（1 000 mg/dl）以上；血酮体升高；CO_2 结合率降低；血 pH 下降，血钾早期正常或偏低，少尿时偏高，治疗后若补钾不足可降低。血钠、血氯降低，血尿素氮和肌酐常偏高。

（2）尿糖、尿酮体强阳性，可有蛋白尿、管型尿。

（三）救护原则

对怀疑及确诊为 DKA 的病人，均应快速进行吸氧，留取血、尿标本，建立静脉通道等一般急救处理，确诊后给予胰岛素、补液等治疗，纠正电解质及酸碱紊乱，消除诱因并预防并发症，正确实施相应护理措施。

（四）救护措施

1. 一般处理　① 立即采血查血糖、血酮体、电解质、肾功能、血气分析等。② 留尿标本，查尿糖、尿常规。意识障碍者应留置导尿管。③ 吸氧，注意保持呼吸道通畅，保暖，做好口腔、皮肤护理。④ 严密观察病情变化，准确记录 24 h 出入量。

2. 胰岛素治疗　常采用静脉滴注胰岛素，加入生理盐水中持续静滴，并监测血糖。待血糖降至 14.0 mmol/L（250 mg/dl）时，将原液体生理盐水改为 5% 葡萄糖或糖盐水，按每 2 ~ 4 g 葡萄糖加普通胰岛素 1 U 的比例，维持静滴至尿酮稳定转阴、尿糖（±）可过渡到平时治疗。

3. 补液　首先给生理盐水，然后给 5% 葡萄糖或糖盐水。速度应先快后慢，根据心、肾功能情况在开始 2 h 内补入 1 000 ~ 2 000 ml，第 1 个 24 h 补液总量一般为 4 000 ~ 5 000 ml，重者可达6 000 ~ 8 000 ml。对老年人、心血管疾病等病人，应注意避免因补液过快而发生肺水肿。

4. 纠正电解质紊乱　一般在开始用胰岛素及补液治疗后见尿补钾，根据血钾浓度与心电监护结果，24 h补钾总量 3 ~ 6 g。

5. 纠正酸中毒　经上述处理后，轻、中度酸中毒随代谢紊乱的纠正而恢复，重度酸中毒者仍需根据临床表现和血气结果适当补充碱性药物，使血 pH 升至 7.2 或 CO_2CP 升至 11.2 ~ 13.5 mmol/L后停止补碱。

6. 消除诱因及防治并发症

（1）抗感染　应积极行抗感染治疗，因感染既可是 DKA 的诱因，又可成为其常见并发症。

(2) 防治并发症　严密监测，及早发现并积极防治休克、心律失常、心力衰竭、肾功能不全、脑水肿等并发症。

7. 加强护理　病人应绝对卧床休息，注意保暖，做好口腔护理、皮肤护理等。昏迷者按昏迷病人护理常规进行护理。

二、高血糖高渗状态

高血糖高渗状态（hyperglycemic hyperosmolar status，HHS）是糖尿病代谢紊乱的另一较少见的、严重的临床类型。其特点是严重的高血糖而无明显酮症，高血糖引起高渗性脱水和进行性意识障碍。多发生于中老年Ⅱ型糖尿病病人，50～70岁多见，约2/3病人于发病前无糖尿病病史或仅有轻度症状，偶见于Ⅰ型糖尿病。

（一）诱因与发病机制

1. 诱因

(1) 应激因素　如感染、外伤、手术、急性胃肠炎、胰腺炎、脑血管意外、高热等。

(2) 摄水不足　口渴中枢敏感性下降的老人、不合理限制水分、胃肠道疾病或昏迷者、不能主动进水的幼儿或精神失常病人。

(3) 失水过多　如严重的呕吐、腹泻、大面积烧伤、尿崩症以及利尿药、脱水剂、透析治疗等。

(4) 摄糖过多　如大量服用含糖饮料、静脉输注过多葡萄糖、完全性静脉高营养。使用含糖溶液进行血液或腹膜透析等。

(5) 药物影响　如糖皮质激素、噻嗪类利尿药、免疫抑制药、氯丙嗪、苯妥英钠、普萘洛尔等。

(6) 其他　如心、肾功能减退，合并皮质醇增多症、肢端肥大症、甲状腺功能亢进等。

2. 发病机制　胰岛素分泌绝对或相对不足，周围组织对胰岛素敏感性降低是本症高血糖和糖尿的主要原因，严重的高血糖使血浆渗透压升高，造成细胞内脱水，渗透性利尿，同时伴有电解质丢失；脑细胞脱水，从而出现突出的神经精神症状。缺乏酮症的原因，可能是因为病人体内尚有一定量的胰岛素，能抑制脂肪动员和分解。

（二）病情评估

1. 特殊评估　对中老年病人有以下表现者，无论其有无糖尿病病史，均应考虑有 HONDC 的可能。

(1) 进行性意识障碍和明显脱水表现，而又无明确的原因。

(2) 并发中枢神经系统症状和体征，如癫痫样抽搐和病理反射征阳性。

(3) 合并心肌梗死、感染、手术等应激情况下出现多尿者。

(4) 昏迷、休克时，休克未纠正而尿量多者。

(5) 机体大量摄糖或应用激素等使血糖增高的药物时出现多尿并有意识改变者。

2. 诊断要点

(1) 病史　病人多为中老年人，部分已知有糖尿病，可有诱发因素存在。

(2) 临床表现

1) 前驱期　指在出现神经系统症状至进入昏迷前的一段时间，为数日至2周。表现为糖尿病原有口渴、多饮、多尿、倦怠乏力症状加重，表情淡漠、反应迟钝。

2）典型期　主要表现为重度脱水和神经精神症状，前者表现为口唇干燥、眼窝塌陷、皮肤无弹性、心率加快、血压下降甚至休克，晚期少尿、甚至无尿；后者表现意识模糊、烦躁、幻觉、嗜睡以至昏迷。还可有各种局灶性中枢神经功能障碍，如中枢性高热、定向障碍、失语、视觉障碍、病理反射、癫痫样抽搐和一过性偏瘫等。

与 DKA 不一样的是，HONDC 没有典型的酸中毒大呼吸，若病人出现中枢性过度换气现象时，则应考虑是否合并败血症和脑卒中等。

（3）实验室检查　高血糖和高血浆渗透压是其特征性改变，通常伴有高血钠和氮质血症。①血糖高达33.3 mmol/L（600 mg/dl）以上。②血浆胶体渗透压高达330～460 mmol/L（正常值为280～320 mmol/L）③血钠 > 145 mmol/L。④血尿素氮、肌酐增高。⑤尿糖强阳性。

（三）救护原则

对怀疑及确诊为 DKA 的病人，均应快速进行吸氧，留取血、尿标本，建立静脉通道等一般急救处理。确诊后给予快速补液、胰岛素等治疗，纠正电解质及酸碱平衡紊乱，消除诱因并预防并发症，正确实施相应护理措施。

（四）救护措施

1. 一般处理　同糖尿病酮症酸中毒。

2. 补液　抢救成功的关键是迅速补液以恢复血容量，纠正高渗透压和脱水。补液可根据病人的脱水程度，一般前 2 h 先输注生理盐水1 000～2 000 ml，然后再根据血钠和血浆渗透压作决定。前 4 h 内补给总量的 1/3，前 8 h 内补给总量的 1/2 加尿量。在静脉输液的同时，可通过口服或胃管灌入温开水等以加大补液量。

3. 胰岛素治疗　用法同 DKA 救护，所需胰岛素量较 DKA 小。当血糖降至16.7 mmol/L（300 mg/dl）时，改用5%葡萄糖液并加入普通胰岛素，按每 2～4 g葡萄糖加1 U胰岛素进行。病情改善、神志清醒后，根据血糖、尿糖及进食情况给予皮下注射胰岛素，然后再过渡到常规治疗。

4. 纠正电解质紊乱　同 DKA 救护。

5. 治疗诱因和防治并发症　尽早积极发现和治疗诱因，控制感染，纠正休克，防治心力衰竭、脑水肿、肾衰竭等。

（五）基本救护程序

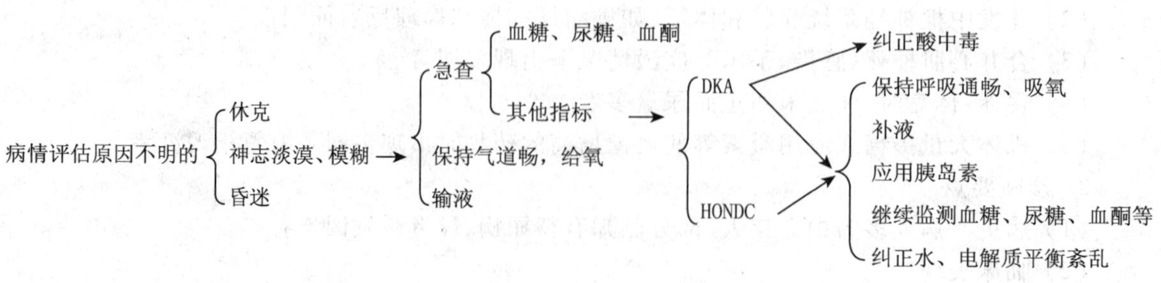

第四节 低血糖危象

【情境四】

10月的一天上午，秋高气爽。某大学的操场上，一个班的学生正在上体育课。一名瘦弱的女生步态不稳，突然晕倒在地。老师和同学们立即上前，只见她面色苍白，额头上渗出了冷汗，无力回答同学们的问题。

试想：1. 该同学为什么会晕倒？

2. 哪些人群容易发生上述现象，如何预防？

低血糖危象是指由各种原因导致血糖浓度低于正常，引起以交感神经兴奋和中枢神经异常为主要表现的临床综合征。各年龄组均可发病，症状轻或抢救及时者，预后良好，严重而长期的低血糖可使脑细胞产生不可逆器质性损害，后果严重，救治不及时可造成病人死亡。

一、病因与发病机制

（一）病因与分类

低血糖的病因多种多样，根据发作特点可分为空腹低血糖和餐后低血糖。

1. 空腹低血糖

（1）药物性　主要药物如下。

1）胰岛素　糖尿病病人应用胰岛素不当而致低血糖是临床最常见的原因，用量过大、用法不当、饮食配合不合理，剧烈运动等均可导致。

2）口腹降糖药　磺脲类口服降糖药，药量过大更易导致低血糖。格列本脲引起的低血糖在临床上多见，且严重而持久。

3）其他药物　如酒精、水杨酸、β受体阻滞剂、磺胺类等。

（2）内分泌性　① 引起胰岛素或胰岛素样物质过多的因素，如胰岛素瘤，胰外肿瘤（胸腹腔纤维肉瘤、间皮瘤等）。② 对抗胰岛素的内分泌激素不足，如垂体功能减退、肾上腺皮质功能低下、甲状腺功能减退、生长激素缺乏症。

（3）主要器官衰竭性　① 重症肝炎、肝硬化、肝癌、肝坏死、② 重度心、肾功能不全。③ 严重感染，如脓毒血症、蜂窝组织炎、肺炎均可产生低血糖症。④ 营养障碍：小肠吸收不良综合征、克罗恩病、慢性肠炎等。

2. 餐后低血糖

（1）先天性糖代谢酶缺乏　包括遗传性果糖不耐受症和半乳糖血症。

（2）胃切除术后饮食性反应性低血糖　由于胃容积甚小，过甜饮食直接进入肠道，葡萄糖迅速吸收，刺激胰岛素过量分泌所致。

（3）特发性功能性低血糖　多见于有神经质的中年妇女，餐后2～3 h发生，表现为轻度交感神经症状，持续不足30 min可自行缓解。因其体内肾上腺素分泌较多或肾上腺的餐后反应异常，特别是含糖高的饮食可刺激交感神经产生过强反应。

（二）发病机制

上述病因导致血糖下降到≤2.8 mmol/L时，一方面引起交感神经兴奋，大量儿茶酚胺释放，产生相应临床症状；另一方面，由于脑细胞本身没有糖原储备，血糖降低时导致能量供应不足而产生脑功能障碍的表现。若低血糖反复发作，严重而历时较久（超过6 h）脑细胞可发生不可逆的形态学改变，即使后来血糖恢复正常，也会遗留痴呆等后遗症。

二、病情评估

（一）临床表现

1. 交感神经过度兴奋症状　低血糖刺激肾上腺素分泌增多，表现为周身乏力、冷汗、心悸、血压轻度升高、皮肤苍白、肢冷、手足颤抖、有饥饿感。若不及时补糖，则可出现脑功能障碍表现。

2. 脑功能障碍症状　开始先是大脑皮质受抑制，表现为焦虑、精力不集中、头晕、迟钝、视物模糊、步态不稳，也可有幻觉、行为怪异、躁动等精神失常表现。以后皮质下中枢、中脑、延髓等顺序受累，可出现神志不清、吸吮、扮鬼脸等幼稚动作、舞蹈样动作甚至张力性、阵挛性痉挛，锥体束征阳性，乃至血压下降、昏迷。

（二）实验室检查

发作时血糖＜2.8 mmol/L。

（三）治疗性诊断

立即给予葡萄糖后可消除症状。

临床上，以交感神经兴奋症状为主要表现者，易于识别；以脑功能障碍为主者易误诊为癫痫、精神分裂症、癔症、各种脑血管病；昏迷者应注意与糖尿病酮症酸中毒、高渗性非酮症昏迷相鉴别。主要依靠发作时血糖检查和注射葡萄糖后的反应来鉴别。

三、救护原则

对高度怀疑为低血糖发作的病人，应立即并动态测定血糖浓度，然后根据病情采取相应措施升高血糖，积极防治脑水肿及其他并发症，加强护理并积极寻找、治疗病因。

四、救护措施

（一）血糖测定

对于怀疑低血糖危象的病人，应立即作血糖测定，并在整个治疗过程中动态观察血糖水平。

（二）升高血糖

1. 已明确为低血糖而神志清醒者，可口服葡萄糖液或其他糖类食物或饮料。

2. 神志不清者，保持呼吸道通畅，立即静脉注射25%～50%葡萄糖40～60 ml，并继以10%葡萄糖液静脉滴注，根据病情调节葡萄糖液体量，直至病情完全稳定。必要时可给予高血糖素1 g肌内或皮下注射。

3. 严密观察病情，经以上处理血糖已恢复正常达30 min以上，但意识仍不清者称为“低血糖后昏迷”，说明已有脑水肿存在，应做相应检查和处理。

（三）病因明确时，针对病因做相应处理

如危象由皮质前叶功能减退或肾上腺皮质功能减退引起者，可适当应用氢化可的松等，合并感染时及时防治感染等。

（四）加强护理

1. 对于低血糖症病人，在病人急诊同时，马上准备 25% 或 50% 葡萄糖及脱水剂等抢救药，确诊后迅速按医嘱给予。

2. 低血糖危象病人常有精神失常、异常行为等，应加以特殊保护及防护，避免发生意外。

3. 抽搐者可酌情适量应用镇静剂；昏迷者按昏迷常规护理。

4. 意识恢复后应注意观察有无出汗、倦怠、意识模糊等再度低血糖状态，一经发现，及时报告医生。

五、基本救护程序

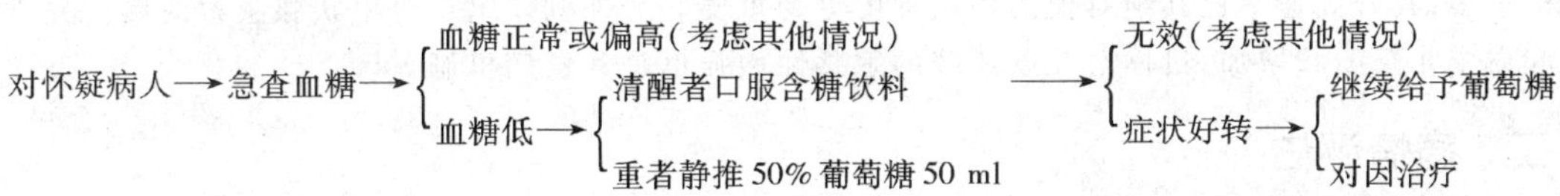

第五节 甲状腺功能亢进危象

【情境五】

丽丽是某专科学校的护理专业学生，在医院实习快 4 个月了，1 周前转到内分泌科。这里以收治糖尿病和甲亢病人为主。这天下班时，带教老师给丽丽布置了任务，要求丽丽明天下午在科内小讲课，内容是甲状腺功能亢进危象。为了丽丽讲课成功，同学们都纷纷帮助她备课。假若你要帮助丽丽备课，你会怎样回答以下两个问题。

试想：1. 哪些人应该怀疑出现了甲亢危象？

2. 如何避免病人发生甲亢危象？

甲状腺功能亢进危象（hyperthyroid crisis）简称甲亢危象，是指甲状腺功能亢进病人在某些诱因作用下，病情急剧恶化而发生的危及生命的状态。主要表现为高热、大汗、心动过速、频繁呕吐和腹泻、烦躁、谵妄、甚至昏迷，最后多因休克、呼吸和循环衰竭及电解质紊乱而死亡。

一、病因与发病机制

（一）诱因

1. 内科性诱因　指手术以外的诱因，可由单一诱因引起，也可由几种原因合并引起。

（1）感染　是最常见的危象诱因，占内科性诱因的 80%。其中呼吸道感染最多见，其次是消化道和泌尿道、软组织感染等。真菌、原虫、立克次体等全身性感染也可诱发，但很少见。

（2）应激　精神极度紧张、过度疲劳、饥饿、高温、药物反应、心绞痛、心力衰竭、低血糖、酮症酸中毒、分娩及妊娠毒血症等，均可导致甲状腺突然大量释放甲状腺素，引起甲亢危象。

（3）不适当停用抗甲状腺药物　主要见于突然停用碘剂致使大量甲状腺激素突然释放。

（4）其他少见原因　过度挤压甲状腺、甲状腺活体组织检查、放射性碘治疗甲亢引起的放射性甲状腺炎等。

2. 外科性诱因　甲状腺本身的外伤、手术或身体其他部位的急症手术均能诱发危象。甲亢病人在手术后 4 ~ 16 h内发生危象者，要考虑与手术有关。手术引起甲亢危象的原因如下。

（1）甲亢未被控制而行手术。

（2）手术挤压甲状腺、手术应激、使用乙醚麻醉等均可使血中甲状腺激素浓度增高而诱发危象。

（二）发病机制

甲亢危象的发病机制是综合的，其确切机制尚不清楚。其中一个重要的环节是血中甲状腺激素含量急骤增多，其升高速率比其绝对值的增高程度更为重要。另外机体组织对甲状腺激素的反应异常；应激引起血中儿茶酚胺增加，机体对儿茶酚胺的敏感性增强也是其发病机制。

二、病情评估

（一）临床表现

1. 体温升高　高热是甲亢危象的特征性表现。体温骤然升高，常在 39 ℃以上，大汗淋漓、皮肤潮红，一般降温措施难以奏效，继而可汗闭、皮肤苍白、脱水。

2. 神经精神症状　焦虑、恐惧、烦躁不安、幻觉、可有震颤，严重者谵妄、惊厥、昏迷。

3. 心血管症状　心动过速是所有甲亢病人必有的表现，可闻及收缩期杂音。可出现各种心律失常，一般药物难以控制。血压升高以收缩压升高明显，脉压增大，可出现相应的周围血管征。常发生急性肺水肿、心力衰竭，最终血压下降，病人休克。

4. 消化系统症状　厌食、恶心、呕吐、腹痛常是本危象的早期表现。严重时，呕吐腹泻频繁、腹痛明显。可有肝大、肝功能异常，随病情进展，可出现黄疸（出现黄疸则预后不良），少数病人可发生腹水，肝性脑病。

5. 水与电解质紊乱　以低血钠、低血钾为多见，还可有低血钙、低血镁、低血磷，并出现轻至中度代谢性酸中毒。

6. 其他　体重迅速减轻，少数病人有胸痛、呼吸急促。后期可并发呼吸衰竭、循环衰竭、心源性休克、急性肾衰竭等。

临床上有一小部分病人的症状和体征不典型，突出特点是表情淡漠，明显乏力，反射降低、嗜睡、木僵、低热、心率减慢、脉压小、恶病质、进行性衰竭，甲状腺仅轻度肿大，最后陷入昏迷，进而死亡，这种类型称为淡漠型甲亢危象。应高度警惕。

（二）辅助检查

1. 甲状腺功能检查　血清总 T_3、T_4 或游离 T_3、T_4 比甲亢时突然显著增高，对早期诊断有一定的提示作用，但也有一些甲亢危象病人血中甲状腺激素水平并不明显升高。

2. 一般检查　有感染时，白细胞明显升高；血钠、血钾、血镁、血磷、血钙均可降低，以血钠降低最明显；肝功能损害时有相应表现，多数病人心电图异常。

三、救护原则

对于怀疑及确诊的甲亢危象病人,应迅速采取有效措施降低循环血液中甲状腺激素浓度,并降低周围组织对甲状腺激素和儿茶酚胺的反应,对高热者实施物理降温、人工冬眠,及时使用肾上腺皮质激素,加强护理。

四、救护措施

(一)降低循环血中甲状腺激素浓度

1. 抑制甲状腺素的合成　此项措施应在确诊后立即并最先进行。首选丙硫氧嘧啶(PTU),首剂600~1 200 mg口服或经胃管灌入,用药1 h内开始阻止甲状腺内碘化物有机结合,并抑制甲状腺外 T_4 脱碘变为 T_3。无PTU时,可用等量的甲硫氧嘧啶(MTU)或甲巯咪唑(MM)或卡比马唑(CMZ,甲亢平)。

2. 抑制甲状腺素的释放　服用PTU后1~2 h,紧急时可同时加用复方碘口服液。无机碘可迅速抑制甲状腺激素结合球蛋白(TBG)水解,从而减少甲状腺激素释放。

3. 清除循环血中过高的甲状腺激素　可酌情选用血液透析、腹膜透析或血浆置换等措施。

(二)降低周围组织对甲状腺激素和儿茶酚胺的反应性

1. β肾上腺素能受体阻断剂　常用普萘洛尔(心得安)。除可改善兴奋、多汗、发热、心率增快等症状外,还可抑制甲状腺素对交感神经的作用,抑制组织中的 T_4 转化为 T_3。

2. 利血平和胍乙啶　该类药物阻断周围组织对儿茶酚胺的反应,用药后可使心率减慢,并使震颤等症状减轻。

(三)低温及人工冬眠

体温39 ℃以上者可在使用镇静药基础上行物理降温,在头部及四肢大血管处放置冰帽或冰袋,也可用酒精擦浴、冰生理盐水灌肠。必要时可用人工冬眠,将体温控制在34~36 ℃之间,可持续数日,直至病人情况稳定。

(四)肾上腺皮质激素

糖皮质激素能改善机体的反应性,提高应激能力,还可抑制组织中的 T_4 向 T_3 转化,降低周围组织对甲状腺激素的反应性,协同抗甲状腺药物阻滞甲状腺素的释放。常选用氢化可的松、地塞米松。

(五)加强护理

1. 生活护理　绝对卧床休息,严密观察病情,准确记录出入量。做好生活护理,能进食者鼓励多饮水,给予高热量、高蛋白、高维生素饮食。大汗者及时更换衣物,保护皮肤。

2. 心理护理　采取恰当措施,安慰病人,消除恐惧心理,树立战胜疾病的信心。

3. 对症护理　备好各种抢救器材和药物;对躁动谵妄者注意安全保护,并给予适当镇静剂,应用人工冬眠者、昏迷者按各自的护理常规进行护理。

五、基本救护程序

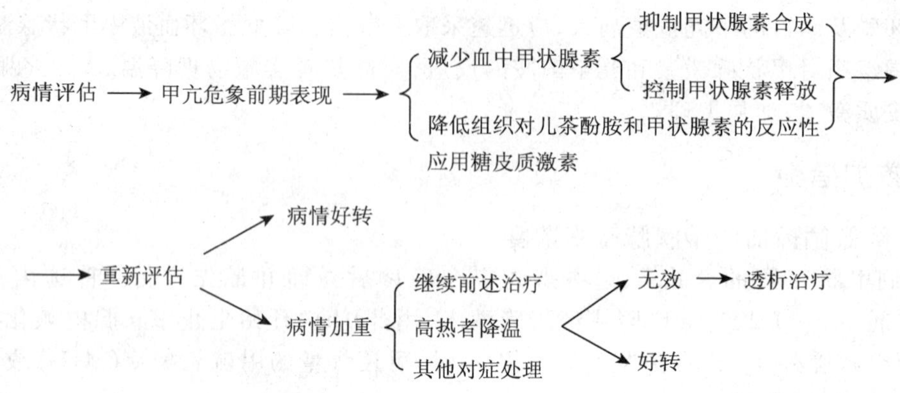

第六节 溶血危象

【情境六】

小芳在儿科上班，今天接班时知道自己所管的病床新来了一位患儿，于是来到病床前观察病情，只见患儿面色苍白、眼球发黄、精神萎靡。据当班医生介绍，目前高度怀疑患儿出现了“溶血危象”，但需要进一步观察病情，做相关检查。

试想：1. 小芳还需从哪些方面进行病情观察？

2. 若患儿出现“溶血危象”，又应如何护理？

溶血危象(hemolytic crisis)是指在慢性溶血病程中突然出现严重的急性溶血，或具有潜在溶血因素的病人在某些诱因作用下突然发生大量血管外或血管内溶血。主要表现为寒战、高热、头痛、胸闷、腰背酸痛、烦躁不安、血红蛋白急剧下降、血清胆红素增加、血红蛋白尿，可伴肝脾明显肿大，若不及时救治常可危及生命。

一、病因与发病机制

（一）病因与诱因

引起溶血危象最常见的病因是血型不合输血、药物性溶血、自身免疫性溶血性贫血、红细胞6-磷酸葡萄糖脱氢酶(G-6PD)缺乏症、阵发性睡眠性血红蛋白尿、严重感染以及动植物毒素等。

常见诱因有感染、外科手术、创伤、妊娠、过度疲劳、大量饮酒、情绪波动、服酸性药物及食物等。

（二）发病机制

本病的发病机制尚不十分明了。正常红细胞平均寿命为100~120 d，当红细胞平均寿命<20 d时，将出现溶血性贫血。根据红细胞的破坏部位分为血管内溶血和血管外溶血。大量溶血使血浆中游离血红蛋白急骤增加而发生血红蛋白血症。如游离血红蛋白大于1.4 g/L时，溶血12 h后可发生黄疸，并通过肾排泄而出现

血红蛋白尿。大量血红蛋白刺激和沉淀可使肾血管痉挛和肾小管梗阻，以至肾小管坏死，发生急性肾衰竭。另外，大量红细胞破坏，可引起严重贫血，甚至发生心功能不全、休克、昏迷。部分溶血性危象病人可继发急性骨髓功能障碍，即再生障碍性危象。

二、病情评估

溶血危象病因繁多，对凡是可疑发生了溶血危象的病人，均应在积极救护的同时尽早明确诊断。诊断要点如下。

1. 临床表现

(1) 寒战与发热　大部分病人先有寒战、面色苍白、四肢发凉，继之体温升高达 39 ℃左右，少数可达 40 ℃。

(2) 四肢、腰背疼痛　病人多有全身及腰背酸痛，尤以双肾区及双肩部为甚，严重者伴明显肌紧张。腰背痛出现越早，肾损害越严重。溶血严重者可继发少尿、无尿及急性肾衰竭。腰痛同时可伴有腹痛，严重者出现明显腹肌紧张，酷似急腹症，还可出现恶心、呕吐、腹胀、肠鸣音等消化道症状。

(3) 血压下降、高钾血症　血型不合所致的溶血危象，血压下降不易纠正，这与抗原－抗体反应所致的过敏性休克、血管舒缩功能失调有关。骤然大量溶血，可导致高钾血症、心律失常，甚至心脏停搏。

(4) 出血倾向与凝血障碍　大量红细胞破坏可以消耗血液内的凝血物质，导致明显出血倾向。部分病人常因感染、休克、肾衰竭、电解质紊乱而并发 DIC。

(5) 贫血加重、黄疸加深　原有贫血突然加重，全身乏力，心悸气促。危象发生 12 h 后可见全身皮肤、黏膜黄染急剧加深。

(6) 肝、脾大　溶血危象时，病人的肝脾均明显肿大，尤以脾大为著，常与贫血及黄疸程度成正比。另外，因大量溶血，胆红素排泄过多，在胆管沉积，易并发胆结石。

2. 实验室检查

(1) 红细胞破坏增加　血清间接胆红素增高，尿中尿胆原增加。血浆游离血红蛋白含量增高，严重时使血浆变为琥珀色、粉红色，血清结合球蛋白降低或消失，出现高铁血红素白蛋白血症、血红蛋白尿（尿可呈淡红色、棕色）、含铁血黄素尿。红细胞寿命缩短。

(2) 红细胞系代偿增生的表现　网织红细胞增加，骨髓幼红细胞增生，周围血液中出现幼红细胞。

三、救护原则

一旦发生溶血危象，应迅速终止溶血，消除血红蛋白血症，防治急性肾衰竭和其他并发症，纠正重度贫血，并做好各项护理。

四、救护措施

（一）消除诱因、治疗病因

1. 发生溶血危象时，使病人卧床休息，避免各种精神因素刺激，去除一切可能的诱因，禁用易引起溶血的多种药物、食物，有效控制感染。

2. 接受输血者出现溶血可疑症状时，应立即停止输血并抽取远离输血部位静脉血送检，同时核查血袋标签和配血者报告单，并将血袋中的残留血液与抽取的病人静脉血一同送检；再进一步留取尿标本测定尿中血红蛋白含量，确诊后进行抗休克、保护肾等治疗。

（二）肾上腺皮质激素及免疫抑制剂的应用

肾上腺皮质激素主要用于自身免疫而致的获得性溶血性贫血的溶血危象。重症者可选用地塞米松或氢化可的松静脉快速给药，病情稳定后改用泼尼松口服。必要时可选用硫唑嘌呤、环磷酰胺、环孢素 A 等免疫抑制剂，使用中必须密切观察药物的不良反应。

（三）防治急性肾衰竭

急性溶血发生少尿，在纠正血容量后，尽早应用甘露醇等药物利尿以加快游离血红蛋白排出，在利尿的基础上，可适量给予碳酸氢钠以碱化尿液，防止肾小管机械阻塞。已发生急性肾衰竭者按急性肾衰竭处理。

（四）输血、纠正贫血

当大量溶血造成严重贫血时，输血是抢救病人生命的关键措施之一。但应根据原发病的不同采用成分输血。洗涤红细胞去除了补体及抗体，适合多种类型溶血性贫血，如阵发性睡眠性血红蛋白尿、自体免疫性溶血性贫血。如病情危急且又无分离洗涤红细胞的条件，可在输血前用大量糖皮质激素，且输血速度应缓慢，并密切观察，如有反应立即停止输血。

（五）其他

加强护理，防治其他并发症。

1. 一般护理

（1）卧床休息以减少心脏负荷，同时抬高床头以利肺扩张及气体交换。

（2）吸氧以改善组织缺氧症状。

（3）做好心理护理，减轻病人恐惧、焦虑情绪。

（4）协助病人做好生活护理，保持房间舒适、安静、温湿度适宜。

2. 对症护理

（1）寒战者注意保暖，高热者适当降温，烦躁者加强保护，防止意外。

（2）除常规病情观察外，注意尿色、尿量及黄疸、贫血有无加重，及时了解化验结果。

（3）输血时注意严格执行规章制度，并密切观察病人反应。使用糖皮质激素期间注意避免感染，使用环磷酰胺者指导其多饮水以防出血性膀胱炎等。

五、基本救护程序

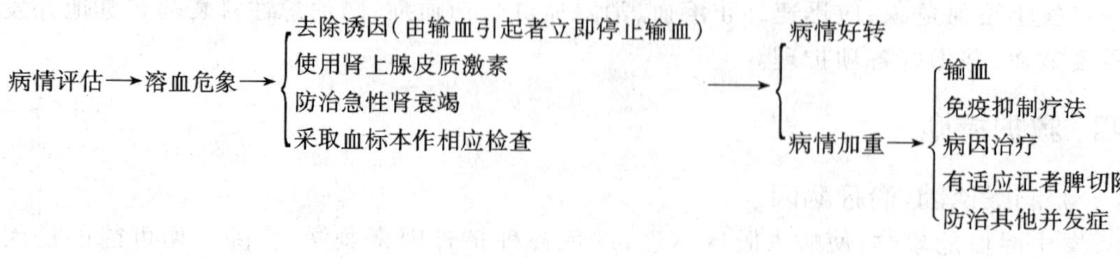

思 考 题

1. 对超高热危象病人应采取哪些救护措施？有哪些物理降温方法？

2. 救护高血压危象病人时首选什么药？应用时注意什么问题？

3. 糖尿病酮症酸中毒与高渗性非酮症糖尿病昏迷在发病机制、临床表现、救护措施上有哪些异同？

4. 低血糖危象的表现要点是什么？救护措施有哪些？

5. 甲状腺功能亢进危象有哪些诱因和表现？其救护措施是什么？

6. 何为溶血危象？输血时发生哪些征象时应怀疑发生了溶血？如何紧急处理？

（罗红艳）

第十章　器官功能衰竭救护

学习目标：

1. 掌握急性左心衰竭的救护措施及输液泵的应用；掌握急性呼吸衰竭病人保持其气道通畅的措施；掌握急性肝衰竭的护理措施；掌握 MODS 的病情观察及预防 MODS 发生的措施。

2. 熟悉急性左心衰竭时血流动力学监测的临床意义；熟悉急性呼吸衰竭时血气分析的临床意义；熟悉急性肾衰竭少尿期高钾血症的治疗措施及透析病人的护理。

3. 了解急性左心衰竭的救护程序；了解急性呼吸衰竭的救护程序。

第一节　急性左心衰竭

【情境一】

今天是小田护士在 CCU 病房值夜班。病房内有一位急性心肌梗死的病人，于 15:10 时实行了急诊支架手术。小田接班时病人情况良好，但小田还是十分警惕，夜间密切观察病人。清晨，小田发现病人突发呼吸困难，烦躁不安，大汗、口唇发绀，频繁咳嗽，咳粉红色泡沫样痰。

试想：1. 观察到此情境，小田应该首先考虑病人发生了怎样的病情改变？

2. 根据此病情变化，小田应该采取什么护理措施？

由于急性的心脏病变引起心肌收缩力明显降低，或心室负荷加重而导致急性心排血量显著、急剧的降低，体循环或肺循环压力突然增高，导致组织器官灌注不足和急性肺淤血的表现，称为急性心力衰竭。根据解剖学部位将急性心力衰竭分为急性左心衰竭和急性右心衰竭。急性右心衰竭较少见，临床上以急性左心衰竭最为常见，表现为急性肺水肿，重者伴有心源性休克，是严重的急危重症，必须给予及时合理的抢救。

一、病因和发病机制

（一）病因和诱因

急性左心衰竭常由于一定诱因，使心功能代偿的病人突然发生心力衰竭，或使已有心力衰竭的病人突然病情加重。因此，它可发生在心脏功能正常，或无心脏病变的病人。引起急性左心衰竭常见病因如下。

1. 急性弥漫性心肌损害　见于广泛性心肌梗死、急性心肌炎等。

2. 急性左心后负荷过重　见于高血压危象；原有重度二尖瓣或主动脉瓣狭窄或左室流出道梗阻者突然过度体力活动；左心房内球瓣样血栓或黏液瘤嵌顿。

3. 急性容量负荷过重　如急性心肌梗死、感染性心内膜炎或外伤引起的乳头肌断裂或功能不全、腱索断裂、瓣膜穿孔等导致的急性瓣膜反流，在输液过多过快时导致肺静脉压显著升高而发生急性肺水肿。

4. 急性的心室舒张受限制　如急性大量心包积液或积血、快速异位心律等。

（二）发病机制

心脏收缩力突然严重减弱，心排血量急剧下降，或左室瓣膜性急性反流，左心室舒张末压迅速升高，肺静脉回流不畅，导致肺静脉压快速升高，肺毛细血管压随之升高使血管内液体渗入到肺间质和肺泡内形成急性肺水肿。肺泡内液体与气体形成泡沫后，表面张力增大，影响气体交换，发生低氧血症。肺泡和间质水肿使肺顺应性下降，进一步损害心脏功能。

根据代偿情况将心力衰竭划分为三个阶段：

第一阶段：由于心室对前负荷的反应，心搏量维持正常。肺毛细血管楔压升高是心室功能障碍的最早期征象。

第二阶段：心搏量降低，通过增加心率加以代偿，心排血量保持不变。

第三阶段：心动过速不能代偿心搏量减少，心排血量开始下降。随着心排血量减少，外周血管收缩，系统血管阻力增加，使心排血量进一步减少。

前两阶段为代偿阶段，称心力衰竭早期，心排血量不减低；第三阶段为失代偿阶段，心排血量下降。

二、病情评估

（一）临床表现

1. 症状　突发严重呼吸困难，频繁咳嗽，咳粉红色泡沫样痰。极重者可因脑缺氧而致神志模糊。肺水肿早期，血压可一度升高；但随着病情持续，血压随之下降，甚至出现心源性休克。

2. 体征　呼吸增快达30～40次/min，强迫坐位、面色灰白、发绀、大汗、烦躁不安、两肺满布湿啰音和哮鸣音，心率增快，心尖部第一心音减弱，肺动脉瓣区第二心音亢进，还可出现舒张早期第三心音奔马律（S_3G）。

（二）辅助检查

1. 血气分析　肺间质水肿期，动脉血氧分压轻度降低，动脉血二氧化碳分压正常或降低；肺水肿期，动脉血氧分压明显降低，动脉血二氧化碳分压升高。

2. 心电图检查　心电图检查有助于明确心力衰竭的部分病因。特别是能帮助发现急性心肌梗死、心律失常、心室肥大和左心房负荷过重的表现。

3. 血流动力学监测　急性左心衰竭早期血流动力学的改变先于临床及X线改变。出现肺毛细血管楔压增加，心排血指数正常。当肺毛细血管楔压>18 mmHg，提示肺淤血；心排血指数2.2～2.5 L/(min·m^2)、肺毛细血管楔压为25～35 mmHg，提示肺水肿；肺毛细血管楔压>18 mmHg、心排血指数<2.2 L/(min·m^2)时，提示心源性休克。

4. X线检查　X线胸片显示肺门淤血、肺充血及肺血管扩张的征象，还可显示各种不同病因所致的心脏形态异常。

（三）诊断要点

1. 突发严重呼吸困难，每分钟呼吸可达30～40次，端坐呼吸，频繁咳嗽，咳粉红色泡沫样痰。

2. 心率、脉搏增快，血压在起初可升高，以后可降至正常或低于正常。

3. 两肺满布湿啰音和哮鸣音。

4. 心尖部第一心音减弱，并还可听到奔马律。

三、救护原则

急性左心衰竭的救护应首先应用吗啡等以减轻心脏负荷，用洋地黄制剂增强心肌收缩力，用氨茶碱解除支气管痉挛，并积极进行病因治疗。其目的是降低肺静脉或肺毛细血管压力，增加心排血量，防治肺水肿。

四、救护措施

（一）治疗

1. 镇静　吗啡 5～10 mg 静脉缓注或皮下注射，必要时每间隔 15 min 重复使用一次，共 2～3次，但肺水肿伴颅内出血、神志障碍、慢性肺部疾病时禁用，年老体弱者减量使用。

2. 快速利尿　呋塞米（速尿）20～40 mg 静脉注射，于 2 min 内推完，10 min 内起效，4 h 后可重复一次。

3. 血管扩张剂　可选用硝普钠、硝酸甘油或酚妥拉明静脉滴注。

4. 洋地黄制剂　适用于有心房颤动伴快速心室率或已知有心室扩大伴左心室收缩功能不全者。可用毛花苷 C，首剂量 0.4～0.8 mg 静脉注射，2 h 后可酌情再给 0.2～0.4 mg。

5. 氨茶碱　具有松弛支气管平滑肌，兴奋心肌，兴奋中枢及利尿作用。氨茶碱 0.25 g，肌内注射；或 0.25 g 加入 50% 葡萄糖注射液 20～40 ml 中，缓慢静脉推注。4～6 h 可重复一次。

（二）护理

1. 协助病人取半坐位或坐位，双腿下垂，以减少回心血量而减轻肺水肿。

2. 给氧

（1）鼻管给氧　可加用消泡沫剂，如 50% 乙醇或 1% 二甲硅油消泡沫气雾剂，以降低泡沫表面张力，使泡沫破裂，从而改善通气。

（2）面罩加压给氧　对病情特别严重的可采用面罩给氧，流速为 5～6 L/min，氧浓度为 40%～60%，但应注意氧中毒。

（3）间歇正压通气（IPPV）或呼气末正压通气（PEEP）　经上述两种方法仍不能纠正缺氧，PaO_2 < 60 mmHg（8.0 kPa）或 $PaCO_2$ 进行性升高时，可给予机械通气辅助呼吸，常用间歇正压通气（IPPV）或呼气末正压通气（PEEP）。呼气末正压通气可减少肺毛细血管渗漏，减轻肺水肿，改善通气和肺弥散功能，阻止呼气末肺泡萎缩、提高 PaO_2；但也能增加胸膜腔内压和肺容量。过高会阻碍静脉回流，导致心排血量减少和血压下降。

3. 迅速建立静脉通路，遵医嘱正确使用药物，观察药物副作用，如用吗啡时有无呼吸抑制、心动过缓；用利尿剂要严格记录尿量；用血管扩张剂要注意输液速度和血压变化，防止低血压发生；用硝普钠时应注意现用现配，避光滴注，有条件的地方可用输液泵控制滴速；洋地黄制剂静脉使用时要稀释，推注速度宜缓慢等。

4. 观察病人的咳嗽情况，痰液的性质和量，协助病人咳嗽、排痰，保持呼吸道通畅。

5. 轮流缚扎四肢，减少回心血量，用血压表袖带缚于四肢近心端，给袖带打气使压力相当于平均动脉压。缚带不宜过紧或过松。应每 15 min 轮流放松 1 个肢体 5 min。目的是减少静脉血回流，减轻心脏前负荷，以减轻肺水肿。

6. 观察病情

(1) 生命体征　观察体温、脉搏、呼吸、血压的变化，以便及早发现急性肺水肿的前期表现。

(2) 神志变化　若心排血量减少，脑供血不足，可出现头晕、烦躁、迟钝、嗜睡等表现。

(3) 心电变化　有条件都应进行心电监护，出现以下情况应及时报告医生：① 心率 <40 次/min 或 >130 次/min。② 心律失常。③ 心率突然加快或减少。④ 病人有心前区疼痛史而突然心率加快。

(4) 注意监测血流动力学指标的变化。

(5) 治疗有效的指标　① 病人自觉症状缓解。② 情绪稳定，发绀减轻。③ 尿量增加，水肿消退。④ 心率逐渐恢复正常，血压稳定，原有心律失常好转或消失。

7. 心理护理

(1) 鼓励病人说出内心感受，分析产生恐惧的原因。

(2) 向病人介绍病室环境、主管医生和护士。简要介绍本病的病因、临床表现、救治措施及使用监测设备的必要性。

(3) 医护人员在抢救时必须保持镇静、操作熟练、忙而不乱，让病人产生信任、安全感。避免在病人面前讨论病情，以减少误解。

(4) 指导病人进行自我心理调整，如深呼吸、放松疗法等。向病人说明恐惧对病情的不利影响，如增加心脏负荷、诱发心律失常、加重支气管痉挛等，使病人主动配合，保持情绪稳定。

(5) 遵医嘱使用吗啡镇静，迅速正确地执行医嘱，控制病情，解除病人的痛苦。

五、救护程序

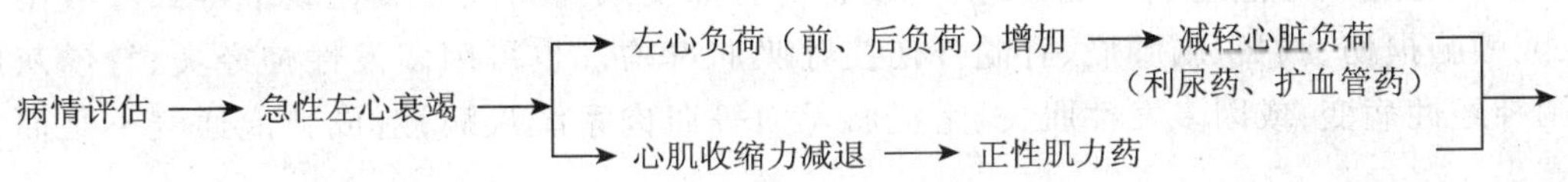

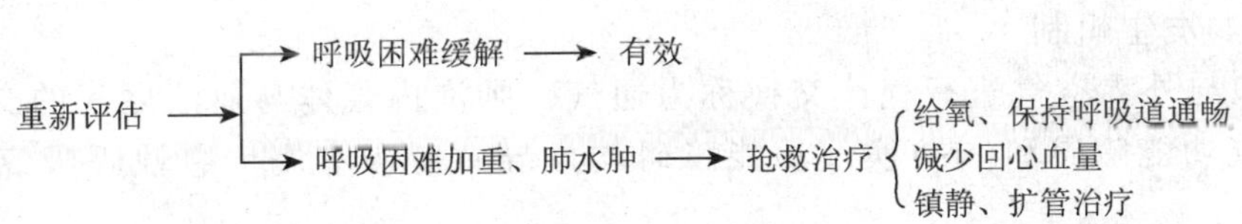

第二节　急性呼吸衰竭

【情境二】

退休干部黄大爷，患有慢性阻塞性肺病多年。前两天受凉感冒，老伴从药店购买了感冒药按时口服，但效果不好。昨天开始出现咳嗽、咳痰，痰液较多。今天起床后，老伴突然发现黄大爷神志恍惚、呼吸困难，且逐渐加重，于是立即拨打120，将黄大爷紧急送入医院。

试想:1. 作为值班护士,首先应为病人做什么处理?

2. 哪些指标可以帮助护士判断病人病情?

急性呼吸衰竭是指病人肺呼吸功能正常,由于某种突发因素,如呼吸道阻塞性病变、溺水、电击、药物中毒、神经中枢及神经肌肉病变等,在短时间内引起严重气体交换障碍,产生缺氧或合并二氧化碳潴留。因病变发展迅速,机体往往来不及代偿,如不及时抢救,会危及病人生命。急性呼吸衰竭是重症监护病房最常见的器官衰竭。急性呼吸窘迫综合征是一种特殊类型的急性呼吸衰竭,是一种涉及临床各科的危重急症。

一、病因和发病机制

(一)病因

1. 气道病变　呼吸道感染、呼吸道烧伤、异物、喉头水肿引起上呼吸道急性梗阻。

2. 肺实质性病变　各种类型的肺炎包括细菌、病毒、真菌等引起的肺炎,误吸胃内容物,淹溺或化学毒性物质以及某些药物也可引起严重肺实质性炎症而发生急性呼吸衰竭。

3. 肺水肿　① 各种严重心脏病、心力衰竭引起的心源性肺水肿。② 非心源性肺水肿,有人称之为通透性肺水肿,最常见的是急性呼吸窘迫综合征,其他尚有急性高山病等。此类疾病常可引起严重的低氧血症。

4. 肺血管病变　急性肺梗死是引起急性呼吸衰竭的一种重要病因。

5. 胸廓病变　如胸部外伤、胸膜粘连肥厚、大量胸腔积液、积气等,影响胸部活动和肺扩张,以致通气减少和吸入气体不均匀,减弱有效气体交换。

6. 神经肌肉病变　此类疾病病人肺本身并无明显病变,而是由于呼吸中枢调控受损或呼吸肌功能减退造成肺泡通气不足,发生呼吸衰竭。如安眠药物或一氧化碳中毒致呼吸中枢受抑制,或颅脑损伤、脑炎、脑肿瘤、脊髓外伤使呼吸肌麻痹。也可因多发性神经炎、脊髓灰质炎等周围神经性病变,或因多发性肌炎、重症肌无力等肌肉系统疾病,造成肺泡通气不足而发生呼吸衰竭。

(二)发生机制

肺泡与外界空气进行气体交换称为通气。肺泡内气体与血液之间的交换过程称为换气。通气功能障碍和(或)换气功能障碍均可导致呼吸衰竭。急性呼吸衰竭发生的机制如下。

1. 肺通气功能障碍　正常人在静息状态呼吸空气时,总肺泡通气量约为 4 L/min,才能维持正常肺泡氧分压(PaO_2)和肺泡二氧化碳分压($PaCO_2$)。有效肺泡通气需要完整的解剖—生理链来保证,包括脑桥和延髓呼吸中枢与胸部神经—肌肉的有机连接、胸廓和呼吸肌状态、气道通畅和肺泡的完整性。上述任何一环节受损即会导致肺泡通气不足。肺泡通气量减少会引起 PaO_2下降和 $PaCO_2$升高。

2. 肺换气功能障碍　肺的气体交换是指肺泡内气体与肺泡毛细血管血液中气体的交换,主要是氧和二氧化碳的交换。肺气体变换主要取决于通气/血流灌注比值(V/Q)与弥散功能。

(1) 通气/血流比例失调　正常人在静息状态下,肺通气/血流比例约为 0.8。当通气量大于肺血流量时,通气/血流 >0.8,此时进入肺泡的气体不能完全充分地与肺泡毛细血管内血液接触,从而得不到充分气体交换，造成无效腔通气，即死腔样通气。临床上见于肺气肿、肺栓塞等。当肺血流量比肺泡通气量增加时，通气/血流＜0.8，此时静脉血流经通气不良的肺泡毛细血管未经充分氧合返回左心，形成了动脉血内掺杂静脉血。临床上见于重症慢性阻塞性肺病、肺不张等。

通气/血流比例失调主要表现为低氧血症，而无二氧化碳潴留的临床表现。

（2）弥散功能障碍　肺泡和肺毛细血管间气体交换是通过肺泡毛细血管膜进行的，凡能影响肺泡毛细血管膜面积、肺泡毛细血管床容积、弥散膜厚度以及气体与血红蛋白结合的因素，均能影响弥散功能。但是氧和二氧化碳通过肺泡毛细血管膜的弥散能力不同，二氧化碳通过肺泡毛细血管膜的能力是氧的2倍，所以弥散功能障碍主要影响氧的交换而致低氧血症。在临床实践中，弥散功能障碍极少是唯一的病理因素，往往是弥散功能障碍与通气/血流比例失调同时存在。

二、病情评估

（一）临床表现

除引起急性呼吸衰竭的原发病症状、体征外，主要是缺氧和二氧化碳潴留所引起的低氧血症、高碳酸血症或二者兼有，致使机体多器官功能发生紊乱。

1. 低氧血症　神经与心肌组织对缺氧十分敏感，缺氧时常出现中枢神经系统和心血管系统功能异常的临床征象。如判断力障碍、运动功能失常、烦躁不安等中枢神经系统症状。严重缺氧时，可表现为精神错乱、狂躁、昏迷、癫痫样抽搐。在心血管系统方面表现为血压下降、心律失常、心脏停搏等。

缺氧病人的呼吸系统表现也是一项重要的临床征象。可表现为呼吸急促、辅助呼吸肌活动加强、鼻翼扇动、发绀、呼吸节律紊乱等。

2. 高碳酸血症　由于急性呼吸衰竭时，二氧化碳的蓄积不但程度严重而且发生时间短促，因此产生严重的中枢神经系统和心血管功能障碍。心血管方面表现为外周体表静脉充盈、皮肤充血、多汗、球结膜充血、血压升高、心率加快等。中枢神经系统出现先兴奋后抑制的现象，兴奋时表现为失眠、烦躁、躁动等，而后出现昏睡甚至昏迷等。

3. 其他重要器官功能受损的表现　严重缺氧和二氧化碳潴留可以影响或加重肝、肾或胃肠功能障碍。部分病人可出现黄疸、丙氨酸氨基转移酶升高；尿中可出现蛋白、红细胞和管型，血浆尿素氮与血肌酐升高。另外，可表现为应激性溃疡而致上消化道出血。

4. 水、电解质和酸碱平衡的失调　缺氧和二氧化碳潴留均伴随着酸碱平衡失调。如缺氧而通气过度可发生急性呼吸性碱中毒；急性二氧化碳潴留可表现为呼吸性酸中毒。严重缺氧时无氧代谢引起乳酸堆积，肾功能障碍使酸性物质不能排出，二者均可导致代谢性酸中毒。代谢性和呼吸性酸碱失衡又可同时存在，表现为混合性酸碱失衡。在酸碱平衡失调的同时，还可发生体液和电解质的代谢障碍。

（二）辅助检查

1. 实验室检查

（1）动脉血气分析　动脉氧分压（PaO_2）、动脉二氧化碳分压（$PaCO_2$）和pH是急性呼吸衰竭最重要的血气参数。急性呼吸衰竭时PaO_2下降，低于60 mmHg；可伴$PaCO_2$上升，大于或等于50 mmHg，pH下降。

（2）肝功能、肾功能检查　了解有无肝、肾功能受损。

2. 胸部X线检查　有助于明确部分病因，如肺栓塞、肺炎、气胸、胸腔积液、多发性肋骨骨折等。

（三）诊断要点

1. 有引起急性呼吸衰竭的病因存在。如呼吸道异物、喉头水肿、急性肺梗死等。

2. 有明显的呼吸困难及发绀。

3. 伴有精神、神经症状。

4. 动脉血气分析 $PaO_2<60$ mmHg，伴或不伴 $PaCO_2>50$ mmHg。

三、救护原则

急性呼吸衰竭的救护原则是保持气道通畅，积极氧疗或机械通气，加强营养支持和治疗原发病，恢复正常气体交换，维持正常 PaO_2 和 $PaCO_2$ 及血 pH。

四、救护措施

（一）治疗要点

急性呼吸衰竭多为突然发生，应在现场及时采取抢救措施，其原则是保持呼吸道通畅，吸氧并维持适宜的肺泡通气量，以达到防止和缓解严重缺氧、二氧化碳潴留和酸中毒，为病因治疗赢得时间。

1. 保持气道通畅

（1）咽部气道　口咽气道和鼻咽气道能支撑舌体，使其离开咽后壁，主要用于昏迷病人发生舌后坠时短期气道处理。吸引导管可经该气道到达咽部抽吸分泌物及痰液。

（2）气管插管。

（3）气管造口　需长期机械通气者，应进行气道造口。病人因上呼吸道阻塞所致急性呼吸衰竭，可经气道造口建立旁路气道。气道造口病人感觉较为舒适，便于清除气道内黏稠分泌物，病人可以进食和说话。

2. 氧疗　缺氧是引起急性呼吸衰竭的直接原因。因此，积极纠正缺氧是治疗急性呼吸衰竭的重要措施。氧疗时应注意以下几个问题。

（1）给氧的方法　常用的方法有鼻塞法、鼻导管法、面罩法等。但对于危重病人常规给氧无效时，应采取机械通气法给氧。

（2）注意调节给氧的浓度和持续时间　临床吸氧浓度常用公式来调节。其公式是吸氧浓度（%）=21+4×氧流量（L/min）。急性呼吸衰竭主要是机体缺氧，必须及时高浓度给氧。但要避免长时间高浓度给氧引起氧中毒。通常控制吸入纯氧<5 h，80%的氧≤24 h，或长期吸入<50%的氧不会导致氧中毒。氧中毒会导致急性肺损伤和急性呼吸窘迫综合征。

3. 纠正酸中毒

（1）呼吸性酸中毒　主要措施是改善通气，促进二氧化碳排出。

（2）代谢性酸中毒　急性呼吸衰竭时较易合并代谢性酸中毒，且多为乳酸性酸中毒，缺氧纠正后即可恢复。必要时可给予5%碳酸氢钠纠正酸中毒，但如果合并呼吸性酸中毒时不宜使用，因碳酸氢钠分解后形成二氧化碳，可使 $PaCO_2$ 进一步增高。

4. 增加通气量、减少 CO_2潴留

(1) 呼吸兴奋剂　常用的有尼可刹米、洛贝林、多沙普仑等。尼可刹米是最常用的呼吸中枢兴奋剂,既能改善通气,又有一定的苏醒作用。多沙普仑除直接兴奋中枢外,还可刺激末梢化学感受器,反射性兴奋中枢,作用强,安全范围大。

(2) 机械通气　机械通气是抢救急性呼吸衰竭病人生命的主要治疗措施。主要效应是改善通气功能、维持适当肺泡通气、改善气体交换和减少呼吸肌做功(见中篇机械通气)。

5. 营养支持　呼吸衰竭病人因热量摄入不足和呼吸功能增加、发热等,机体代谢处于负平衡,会降低机体免疫功能,感染不易控制,呼吸肌易疲劳直至衰竭。营养支持有利于提高呼吸衰竭的抢救成功率,故抢救时应常规鼻饲高蛋白质、高脂肪、低碳水化合物,以及多种维生素和微量元素的饮食,必要时给予静脉高营养治疗。

6. 病因治疗　引起急性呼吸衰竭的病因很多,治疗各异。如急性上呼吸道阻塞时治疗的关键是建立人工气道;严重肺部感染或全身感染所致者,应尽早给予有效抗生素治疗;哮喘持续状态时给予支气管解痉剂和肾上腺皮质激素;心源性肺水肿所致者,可给予硝酸甘油、利尿剂或正性肌力药治疗;气胸或大量胸腔积液所致者,应行胸腔穿刺或置导管引流。

(二) 护理

1. 正确的体位　对急性呼吸衰竭的病人立即将其头偏向一侧,颈部后仰,抬起下颌。此种体位可以解除部分病人上呼吸道的梗阻。

2. 有效的气管内负压吸引　以负压吸引清除堵塞于呼吸道内的分泌物,血液或误吸的呕吐物,淹溺时的淡、海水等,通过气管内负压吸引有时可立即解除梗阻,改善通气。

3. 建立静脉通道　用于药物治疗。

4. 监测和记录液体出入量　注意电解质尤其是血钾的变化。

5. 监测呼吸、脉搏、意识状态等体征的变化　通过物理检查手段对病人临床情况进行仔细检查和连续观察是最简单、最基本和有价值的监测方法,任何先进监护仪往往也无法取代。

(1) 呼吸频率与节律　自主呼吸频率是反映呼吸和循环功能变化的敏感指标。在静息状态下,成年人自主呼吸频率 >20 次/min,提示呼吸功能不全; >30 次/min,常需要机械通气治疗。呼吸节律改变提示脑干呼吸中枢病变和脑水肿。治疗期间应严密监测呼吸频率、节律、深度、两侧胸廓运动是否对称以及有无辅助呼吸肌运动。

(2) 心率与脉搏　对呼吸衰竭病人应进行连续心电监测,以便及时发现心律失常情况。脉搏的强弱有助于判断循环状况。

(3) 体温　呼吸衰竭病人因人工气道或机械通气,气道直接与外界相通,加上病人咳嗽排痰能力减弱或消失以及机体抵抗力低下等增加了感染的机会,因而要进行体温监测。病人体温升高时应注意观察痰液的量及性状,并进行痰、血、尿及其他体液培养。

(4) 意识状态　意识状态反映脑血流灌注和氧供情况。脑血流减少初期或轻度缺氧时,病人表现为兴奋和烦躁不安。严重缺氧或低灌注时,出现意识模糊、昏睡或昏迷。

(5) 胸部体检　观察胸廓运动情况及吸气时有无肋间隙凹陷。胸廓听诊可判断有无支气管痉挛、痰液堵塞和肺不张。湿性啰音提示有肺部炎症或肺水肿存在。机械通气期间还应观察颈静脉怒张程度,以此评价心功能状态和胸腔内压增高的情况。

6. 监测动脉血气分析值的变化　动脉血气分析是诊断急性呼吸衰竭的关键，对指导机械通气和酸碱失衡的治疗具有重要意义。PaO_2对诊断缺氧和判断缺氧程度有重要价值。$PaCO_2$是判断肺通气功能的重要参数。在开始机械通气 15～30 min 后复测血气分析，了解治疗效果。根据动脉血气分析结果对通气方式、通气量、吸入氧气浓度和呼气末正压等进行适当调整。病情稳定后每天测定 1～2 次。

7. 气道造口护理　观察呼吸频率、呼吸深度和节律。记录气道分泌物的量、性状及颜色。检查气管造口伤口有无出血、渗出、皮下气肿和腥臭气味。保持伤口敷料清洁、干燥。每日更换或消毒内套管 1～2 次。更换套管或气管内抽吸时均应遵循无菌操作原则。

8. 湿化气道　呼吸衰竭病人建立人工气道后，气流绕过大部分上呼吸道而直接进入气管，机械通气时通气量增加，如不对吸入气体进行湿化和加温，就会导致下呼吸道失水和黏膜干燥、分泌物干结、纤毛运动减弱或消失，引起排痰不畅，导致气道阻塞、肺不张或肺部感染。因此，应对放置人工气道或呼吸机治疗病人的吸入气体进行加温和湿化。

常用湿化方法，包括保证病人足够液体摄入、蒸汽加湿、雾化加湿和人工气道内直接滴注等。目前临床上使用的呼吸机都附有电热恒温蒸汽发生器，或在呼吸回路中连接雾化器。使用时应监测吸入气温度，保持在 32～35 ℃，超过 40 ℃可造成气道损伤。对痰液黏稠的病人，单纯蒸汽加湿不能达到满意效果，可采用间断或持续气管内滴注。间断滴注时可选用生理盐水，每隔20～60 min滴注一次，每次 1～2 ml，每天滴入总量为 200 ml 左右；持续滴注时，4～6 滴/min，每天总量≥200 ml。还可根据病情需要在湿化液中加入抗生素及其他药物。最好的湿化是否充分的标志，就是观察痰液是否容易咳出或吸出。

9. 心理护理　对急性呼吸衰竭的病人不仅要注意躯体功能的改变，也要重视心理情绪的变化。病人常对病情和预后有顾虑，心情忧郁，对治疗丧失信心。护理人员应经常巡视，积极采用语言与非语言的沟通方式，了解病人的心理需求，提供必要的帮助。并教会病人自我放松等各种缓解焦虑的办法，以缓解呼吸困难，改善通气。

五、救护程序

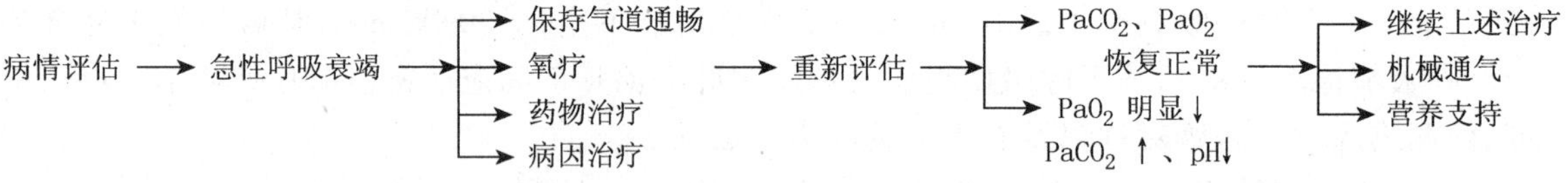

第三节　急性肝衰竭

【情境三】

深秋季节，某医院消化内科病房住着一位男性病人。他 40 岁刚出头，因公司业务需要，常年在外应酬，患上了乙型肝炎。近 1 周出现食欲减退、厌油腻，便来到医院就诊，医生以病毒性肝炎收治入院。今日，病人突然出现精神错乱、嗜睡、呕血、少尿等症状。

试想:1. 作为病人的责任护士,首先应考虑病人发生了何种急症?

2. 如何护理病人?

急性肝衰竭是指病前病人无肝脏疾病而短期内发生大量肝细胞坏死或肝功能严重损害,并在首发症状出现后 8 周或黄疸出现后 10 d 内发生肝性脑病的一种综合征。其临床特点是起病急,病情危重,症状表现多样,肝细胞广泛坏死。急性肝衰竭死亡率高。肝移植在临床实施后使急性肝衰竭病人的存活率有所提高。

一、病因和发病机制

(一) 病因

1. 病毒感染　是引起急性肝衰竭的主要原因,常由肝炎病毒引起,尤以乙型或丙型肝炎病毒引起者多见。甲型肝炎病毒所致急性肝衰竭占 5% ~30%,预后较好。其他病毒如巨细胞病毒和单纯疱疹病毒也可引起。

2. 药物　引起急性肝衰竭的常见药物有对氨基乙酰酚、异烟肼、利福平、四环素及非甾体消炎药和抗癌药等。

3. 毒物中毒　常见的化学毒物有四氯化碳、氟烷和黄磷等。常见的生物毒素有毒蕈、鱼胆、猪胆等。

4. 缺血缺氧　各种休克、布查(Budd - Chiari)综合征(肝静脉阻塞综合征)、门静脉血栓形成等,导致肝细胞缺血、坏死。肝癌、肝动脉栓塞治疗也可引起急性肝衰竭。

5. 代谢紊乱　如肝豆状核变性、妊娠急性脂肪肝、Reye 综合征(脑病 - 脂肪肝综合征)等。

6. 其他　自身免疫性肝炎、肝原发性或转移性肿瘤、中暑、脓毒血症等。

(二) 发病机制

不同病因引起急性肝衰竭的机制也有所不同,缺血缺氧可引起肝细胞广泛坏死;病毒虽可引起肝细胞损伤,但免疫机制的参与更为重要,病毒性肝炎肝细胞坏死、溶解就与淋巴细胞毒性作用有关;药物、生物毒素和化学毒物可影响细胞膜、线粒体、细胞内酶类和各种离子的稳定性,直接导致肝细胞损伤坏死,某些药物可通过与肝细胞内大分子物质结合损伤肝细胞。

二、病情评估

(一) 临床表现

在急性肝衰竭发展过程中,机体有多系统受累,临床表现较为复杂,但以神经精神症状最为突出。

1. 肝性脑病　与慢性肝病并发的肝性脑病表现相似。最早出现多为性格的改变,如情绪激动、精神错乱、嗜睡等,以后可有扑翼样震颤、阵发性抽搐,逐渐进入昏迷,最后各种反射消失。

2. 黄疸　绝大多数病人有黄疸,并呈进行性加重。

3. 出血　由于严重凝血机制障碍,50% ~80% 的急性肝衰竭的病人会发生出血,常见的出血部位为上消化道、皮下、鼻腔等,颅内出血也可发生,后果严重。

4. 肾功能不全　43% ~55% 的急性肝衰竭病人发生肾功能不全,多为功能性肾衰竭(即肝肾综合征)表现为少尿、无尿、血尿素氮和肌酐升高、代谢性酸中毒、高钾血症等。肝衰竭治疗好转或肝移植后,肾功能随即得到改善。

5. 感染　急性肝衰竭的病人由于细胞免疫和体液免疫功能下降以及肠道屏障功能下降,常伴有各种感染。常见的感染部位有呼吸道、泌尿道、胆管及腹腔。

6. 电解质及酸碱平衡紊乱　以呼吸性酸中毒和低钾血症最常见。

7. 其他　低血压、低血糖、心肺并发症等。

（二）辅助检查

1. 实验室检查

(1) 血清胆红素测定　呈进行性增高,而且直接胆红素、间接胆红素均升高。

(2) 血清转氨酶　丙氨酸氨基转移酶(ALT)与门冬氨酸转氨酶(AST)活力明显升高,特别是天冬氨酸转氨酶升高更明显。当血清胆红素明显上升而转氨酶下降,这就是所谓的胆酶分离现象,胆酶分离现象对急性肝衰竭的诊断具有重要意义,且提示预后不良。

(3) 血清胆固醇与胆固醇酯　胆固醇与胆固醇酯主要在肝细胞合成。正常血清胆固醇浓度为 2.83 ~6.00 mmol/L,如 <2.6 mmol/L 则提示急性肝衰竭预后不良,在急性肝衰竭时,胆固醇酯也明显下降。

(4) 血清胆碱酯酶活力　胆碱酯酶有乙酰胆碱酯酶和丁酰胆碱酯酶两种。丁酰胆碱酯酶在肝细胞内合成,急性肝衰竭时其活力明显降低。

(5) 血清白蛋白　最初可在正常范围内,如白蛋白呈逐渐下降则提示预后不良。

(6) 凝血因子测定　急性肝衰竭时Ⅱ、Ⅴ、Ⅶ、Ⅸ、Ⅹ等因子减少。

(7) 凝血酶原时间及凝血酶原活动度　急性肝衰竭时凝血酶原时间延长,凝血酶原活动度降低。

(8) 肝炎标志物检查　甲、乙、丙、戊型肝炎病毒标志物的检测有助于病因的诊断。

(9) 肝组织活检

2. 超声检查　B 超检查对于确定肝大小、病变进展和肝性腹水有重要意义。肝进行性缩小提示预后不良。多普勒超声检查有助于了解肝的血流状态。

（三）诊断要点

1. 病史和病因　既往无肝疾病者密切接触病毒性肝炎病人及其污染物,或有药物、毒物接触史。

2. 典型临床表现　急剧起病,肝功能严重受损。黄疸迅速出现并进行性加重,出血倾向,肝呈进行性缩小,起病后 8 周出现肝性脑病。

3. 实验室检查结果　血清丙氨酸转氨酶与门冬氨酸转氨酶升高,胆红素呈进行性增高,或出现胆酶分离,凝血酶原时间延长,肝组织活检呈大片肝细胞坏死。

三、救护原则

急性肝衰竭的救护首先要去除急性肝衰竭的病因,给予支持治疗,促进肝细胞再生,积极治疗并发症,病人病情许可和条件具备者可进行人工肝支持及肝移植。

四、救护措施

(一) 治疗

对急性肝衰竭的治疗多采用内科综合治疗,包括支持治疗、抑制肝细胞坏死和促进肝细胞再生、去除病因、调节免疫功能和防治各种并发症等治疗措施。

1. 病因治疗

(1) 由病毒性肝炎引起者,应用干扰素治疗,抑制肝炎病毒复制。

(2) 对药物或毒物引起者,应及时停药或停止毒物接触。并应用特异性解毒剂,常用解毒剂为 N 乙酰半胱氨酸。

(3) 对妊娠期急性脂肪肝病人,应早期停止妊娠避免急性肝衰竭。

2. 支持治疗

(1) 供给足够的热量　成年人每日总热量应在 5 ~ 6.7 kJ(1 200 ~ 1 600 kcal),临床上多采用静脉输入 10% ~ 20% 葡萄糖,同时配给氨基酸和脂肪乳剂。

(2) 血制品的应用　鲜血浆及清蛋白均有扩容,改善微循环,提高胶体渗透压,防止脑水肿及腹水形成,同时还有一定促进肝细胞再生的作用。输血浆还可补充凝血因子和补体。

(3) 支链氨基酸的应用　有利于改善神志和促进肝细胞再生。

3. 纠正电解质、酸碱平衡　做到定期检查血气及血电解质,及时发现问题予以纠正。在治疗过程中要防止电解质、酸碱失衡。当发生急性肾衰竭或有腹水者,应限制液体入量和钠盐的摄入。应用排钾利尿剂者应补充氯化钾。

4. 阻止肝细胞坏死和促进肝细胞再生

(1) 肝细胞生长因子　能促进 DNA 合成,促进肝细胞再生,抑制肿瘤坏死因子,对肝具有保护作用。特异性促肝细胞生长因子有两种:① 肝源性促肝细胞生长因子:从胎肝或再生肝组织中提取和分离。② 血源性肝细胞生长因子:由机体内许多组织产生,但肝本身不产生。临床上所用的促肝细胞生长因子多为再生肝或胎肝组织的粗提取物,常用剂量为 80 ~ 120 mg,加入 10% 葡萄糖液 250 ml 中静脉滴注。

(2) 前列腺素 E　能扩张血管,改善组织灌流,促进肝细胞线粒体功能恢复,防止肝细胞坏死。用 200 μg 加入 10% 葡萄糖液 500 ml 中,缓慢静脉滴注。

(3) 生长激素　有增加肝细胞再生能力,提高巨噬细胞吞噬功能的作用。

(4) 胰岛素、胰高血糖素等　胰岛素可降低环磷酸腺苷,但它可促进蛋白合成中的转录过程,促使线粒体产生 ATP。胰高血糖素通过受体激活腺苷酸环化酶,增加细胞内环磷酸腺苷,促进酶和蛋白质的合成及肝细胞再生。用常规胰岛素 10 U 和胰高血糖素 1 mg,加入 5% 葡萄糖注射液 500 ml 中,静脉滴注,2 次/d,或剂量加倍后持续静脉滴注 24 h。

5. 肝性脑病的治疗

(1) 减少肠内毒物的生成和吸收　① 调整饮食:开始数日内禁食蛋白质。每日供给热量 5.0 ~ 6.7 kJ,以碳水化合物为主,并补充足量的维生素。昏迷不能进食时可经鼻胃管供食,神志清醒后改为口服,蛋白质从每日 20 g 逐渐增加至每日 0.8 ~ 1.0 g/kg,以植物蛋白最好。因为植物蛋白含支链氨基酸较多,芳香族氨基酸较少,且能增加粪氨排泄。另外,植物蛋白含非吸收性纤维,其被肠菌酵解产酸有利于氨的排出,而且有利于通便。② 清除肠道含氨物质:可用生理盐水1 L加弱酸(常用食醋)50 ml 分次灌肠,以清除肠内积食、积血或其他含氨物质。也可口服或鼻饲25%硫酸镁 30 ~ 60 ml 导泻。③ 口服乳果糖:乳果糖口服后在结肠中被细菌分解成乳酸和醋酸,使肠腔呈酸性,从而减少氨的形成和吸收。剂量为 30 ml,每日 3 次口服,以调节到每日排粪 2 ~ 3 次,粪 pH 5.0 ~ 6.0 为宜。其副作用为饱胀、腹绞痛、恶心、呕吐等。④ 抑制肠道细菌生长:口服新霉素每天 2 ~ 4 g,能抑制肠道细菌生长,减少氨的生成。长期服用有少数病人出现听力或肾损伤。故服用时间不宜超过 1 个月。除新霉素外还可选服甲硝唑、巴龙霉素、万古霉素、利福苷明等。

(2) 促进氨的代谢清除　① 鸟氨酸天门冬氨酸:鸟氨酸能增加氨基甲酰磷酸合成酶和鸟氨酸氨基甲酰转移酶活性,其本身也是鸟氨酸循环的重要基质,可促进尿素合成。天门冬氨酸可促进谷氨酰胺合成酶的活性,促进脑、肝、肾利用和消耗氨以合成谷氨酸和谷氨酰胺而降低血氨。② 谷氨酸钠或谷氨酸钾:谷氨酸能与氨结合生成谷氨酰胺而降低血氨。每天 60 ~ 80 ml,加入葡萄糖液中静脉滴注。谷氨酸钾、钠比例视血清钾、钠浓度和病情而定,尿少时少用钾剂,明显腹水和水肿时慎用钠剂。③ 精氨酸:能促进鸟氨酸循环而降低血氨。用 10 ~ 20 g加入葡萄糖液中,静脉滴注,1 次/d。④ 苯甲酸钠:可与肠内氨源性物质甘氨酸或谷氨酰胺结合形成马尿酸,经肾排出,因而降低血氨。剂量为每次口服 5 g,2 次/d。⑤ 苯乙酸钠:与肠内谷氨酰胺结合形成无毒的苯乙酰谷氨酰胺经肾排出,故能降低血氨浓度。口服剂量与苯甲酸钠相同,但疗效不如苯甲酸钠,如果两药同时服用具有协同作用。

(3) 促进觉醒　氟马西尼为苯二氮䓬受体阻断药,能暂时性改善肝性脑病病人的意识状态。首次剂量 0.2 mg,静脉注射,每隔 3 min 重复一次,总剂量为 0.4 ~ 0.6 mg。若经氟马西尼治疗病情得到改善者,提示病情可以恢复,需进一步行肝支持治疗,择期进行肝移植。

6. 脑水肿的治疗　甘露醇能减少脑细胞水分,降低颅内压。应用 20% 甘露醇 250 ml 快速静脉滴注,3 ~ 4 次/d。

7. 急性肾衰竭的治疗　当发生少尿或无尿时,要限制进液量,并采用先扩容后利尿的办法。先输注清蛋白、甘露醇或多巴胺,然后用呋塞米静脉推注或静脉滴注。经上述治疗肾功能仍不能改善者则要作血液透析。

8. 出血的防治　应根据出血的原因给予相应的治疗。

(1) 血小板减少者,可输血小板悬液。

(2) 凝血酶原时间显著延长者,可输鲜血浆或凝血酶原复合物。

(3) 胃肠道出血给予 H_2受体拮抗剂西咪替丁、雷尼替丁、法莫替丁等或质子泵抑制剂:兰索拉唑、奥美拉唑。

9. 人工肝支持系统　人工肝目的是清除体内有毒物质,为肝细胞再生创造条件或肝移植争取时间。

(1) 非生物型人工肝　以解毒功能特别是吸附胆红素为主,目前常用的有血液透析、血浆交换、血液灌流等。血浆交换是较为成熟的肝替代疗法,可以去除与血浆蛋白结合的大分子物质(如内毒素)及中、小分子物质,补充血浆蛋白、调理素及凝血因子等多种生物活性物质。缺点是易发生人类免疫缺陷病毒(HIV)和肝炎病毒经血传播。非生物型人工肝只能减轻肝性脑病的症状,但不能明显降低急性肝衰竭的病死率。

（2）生物型人工肝即生物反应器　生物型人工肝是将同种或异种供体的全肝、肝组织片、肝细胞悬液或培养肝细胞等与生物合成材料共同组成人工肝支持系统，它具有肝特异性解毒功能，参与碳水化合物、脂肪和蛋白质代谢，并能分泌促进肝细胞生长的活性物质。将培养肝细胞置于生物反应器中，病人的血液或血浆流过生物反应器时，通过半透膜与培养肝细胞间进行物质交换，从而达到人工肝支持作用。

10. 肝细胞移植　用动物或人的肝细胞经微载体、球形体、微囊凝胶滴等植入系统，将其植入人的腹腔或脾，以取代人的肝功能。

11. 原位肝移植　是目前治疗急性肝衰竭最重要的进展，但供肝的缺乏是目前该措施主要限制因素。

（二）监测

1. 症状和体征　肝性脑病早期症状不典型，需严密观察病人性格、行为及意识状态。出现神志障碍时，应观察各种反射活动，评价意识障碍程度。监测生命体征及瞳孔变化，皮肤黄疸和出血情况，及时发现各种并发症。

2. 水分、营养状态和胃肠道出血情况　留置导尿管和鼻胃管，准确记录液体摄入量和每小时尿量。经鼻胃管抽取胃液观察颜色及检查有无潜血，监测胃肠道出血情况。测量腹围，了解腹水情况。测量体重，如果每天体重变化不超过基础体重的5%时提示液体出入平衡。

3. 实验室参数　每天测定肝功能，每2～4 h测定一次血糖。每12 h测定一次血红蛋白、白细胞及其分类、血小板、血清电解质、血尿素氮和血肌酐、血乳酸和动脉血气。每6 h测定一次凝血功能，以评价病情进展情况。

（三）护理

1. 体位　病人取半卧位，有利于肺扩张和改善肺通气/血流比例，降低代谢，有利于增加颅内静脉回流。

2. 饮食　给予高碳水化合物、高维生素（主要是维生素C、维生素K）、低动物蛋白、低脂肪的流质或半流质饮食。

3. 保持气道畅通　鼓励病人咳嗽排痰，变换体位，及时清除呼吸道分泌物，防止气道阻塞和继发肺部感染。

4. 加强安全防护　对兴奋躁动者应采取加床挡等安全防护措施，避免发生意外损伤。

5. 预防感染　将病人安置在清洁、空气流通的病室，减少探视，做好消毒隔离，防止交叉感染。对昏迷病人应加强口腔和皮肤护理，定时翻身，避免皮肤长时受压而发生溃破。除了病人预防感染外，医护人员也应预防感染，特别是对病毒性肝炎所致急性肝衰竭者，应做好床旁隔离，医护人员接触病人或进行各种医疗操作时应穿隔离衣、戴手套、带防护眼罩。

6. 心理护理　关心、安慰和鼓励病人，使其增强自信心，免除焦虑和恐惧。为病人进行有创性医疗操作时应向其解释，取得其积极配合。

五、救护程序

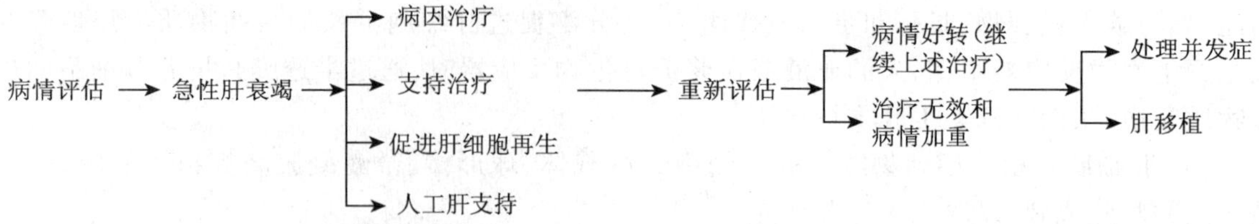

第四节　急性肾衰竭

【情境四】

患儿，男，3 岁，活泼好动。这天，家中来了很多客人，家人应接不暇。由于家人看护不周，小男孩不慎落入开水之中，导致大面积皮肤烫伤，被紧急送往就近的医院救治。急诊入院后，小男孩出现尿量减少，经护士测量，尿量 300 ml/d。

试想：1. 患儿为什么会出现少尿？

2. 在护理期间需要严密观察哪些指标？

急性肾衰竭是指由各种原因引起的肾功能在短时间（数小时至数天）内急剧地进行性下降而出现的临床综合征。主要表现为氮质血症，水、电解质和酸碱平衡紊乱，伴有少尿或无尿。与慢性肾衰竭相比，大多数急性肾衰竭是可逆的。如能早期正确地诊断和及时有效地治疗，使之渡过尿毒症阶段，多数病人的肾功能可得到恢复。

一、病因及发病机制

（一）病因与分类

急性肾衰竭根据引起的原因分为肾前性肾衰竭、肾实质性肾衰竭、肾后性肾衰竭三类。

1. 肾前性肾衰竭　是由于血液循环障碍，肾供血不足所致。肾本身无病变，是由于缺水、血容量减少，心排血量不足使肾血流量降低而引起少尿或无尿。此时肾本身尚无损害，如能迅速改善循环状况，恢复肾血液灌注，可使肾功能迅速改善。如果循环衰竭不能改善，持续的肾灌注不足可发展成为肾实质性肾衰竭。常见的原因有大出血、休克、严重创伤、严重感染、严重脱水和过敏性反应等。

2. 肾实质性肾衰竭　是由于各种肾疾病损伤了肾实质所致。常见的原因有急性肾小管坏死、急性肾间质病变、肾小球和肾血管疾病。

3. 肾后性肾衰竭　是由于各种原因引起的肾以下尿路梗阻，使尿路内压升高，梗阻上方输尿管扩张、尿路积水，尿液形成相对减少而导致肾衰竭。常见的原因有双侧肾盂或输尿管结石堵塞、盆腔晚期肿瘤压迫输尿管等。

（二）发病机制

1. 肾前性急性肾衰竭 是由于细胞外液大量丢失（出血、烧伤）、体液转移（挤压综合征、大手术后）、严重心力衰竭等血流动力学改变引起肾血流减少，入球小动脉收缩或出球小动脉扩张，肾小球毛细血管灌注减少，导致肾小球滤过率降低和肾小管重吸收代偿性增强，发生少尿。

2. 肾实质性急性肾衰竭 急性肾小管坏死是肾实质性急性肾衰竭最常见的原因，而急性肾小管坏死的发病机制尚不清楚，一般认为不同病因、不同的病理损害类型，有其不同的始动机制和持续发展因素。

（1）肾小管堵塞 毒物、毒素等可直接损害肾小管上皮细胞，坏死的上皮细胞及脱落的碎屑或血红蛋白堵塞肾小管，使阻塞部位以上的肾小管内压升高，肾小囊内压也升高，抵消肾小球滤过压，使肾小球滤过率降低。如果肾小管腔内压进一步升高，肾小管破裂，肾小管内物质反漏到周围间质中，引起间质水肿。肾间质压升高，压迫肾小管及其周围的毛细血管，阻碍原尿通过肾小管，使肾小球滤过率进一步降低。

（2）肾血流动力学改变 缺血引起的急性肾小管坏死与肾血流动力学改变有关。主要为肾血浆流量下降，肾内血流重新分布表现为肾皮质血流量减少，肾髓质充血等。

（3）肾小管上皮细胞代谢障碍 肾缺血缺氧时肾皮质线粒体功能降低，三磷腺苷（ATP）合成减少，使肾小管上皮细胞线粒体及细胞膜功能失常。

3. 肾后性急性肾衰竭 单侧输尿管阻塞不会引起急性肾衰竭，只有双侧输尿管阻塞时，才会引起急性肾衰竭。

二、病情评估

（一）临床表现

急性肾衰竭临床表现一般经过少尿期（或无尿期）、多尿期、恢复期3个阶段。另外，有相当一部分急性肾衰竭病人尿量并不减少，24 h尿量可在500 ml以上，称之为非少尿型急性肾衰竭，非少尿型急性肾衰竭大多病情相对较轻，预后也相对较好。

1. 少尿期 一般持续5～7 d，有时可达10～14 d，个别可持续3～4周。

（1）尿量明显减少 每日尿量<400 ml者称为少尿，<100 ml者称为无尿。非少尿型急性肾衰竭病人尿量虽不减少，但尿质量密度固定，血尿素氮持续上升。

（2）系统症状

1）消化系统症状 急性肾衰竭时消化系统症状出现最早，表现为厌食、恶心、呕吐、腹胀或腹泻等。严重者可有消化道出血。

2）心血管系统表现 ① 高血压。由于肾缺血、肾素分泌及水过多等因素引起血压升高。急性肾小管坏死早期血压可不高，但如持续少尿，有3%病人发生轻、中度高血压。② 急性肺水肿和心力衰竭。主要是由于少尿或无尿期体液潴留所致。③ 心律失常。高血钾可引起窦房结暂停、窦房传导阻滞、不同程度房室传导阻滞、束支传导阻滞、窦性心动过速等。④ 心包炎。由氮质血症所致，表现为心包摩擦音和胸痛。

3）血液系统表现 部分急性肾衰竭病人早期可有贫血，其贫血程度与原发病因、病程长短、有无出血并发症等有密切关系。另外，血小板减少、凝血因子Ⅷ功能异常、毛细血管脆性增加等可导致皮下、黏膜、牙龈和消化道出血。

（3）生化和电解质异常 急性肾衰竭除血肌酐、血尿素氮上升外，酸中毒、高钾血症最为常见，还可出现高磷血症和低钠血症。

1）酸中毒 主要是由于肾排酸能力减低，加之在急性肾衰竭时常合并高分解代谢状态，使酸性产物增多。酸中毒时，表现为恶心、呕吐、乏力、嗜睡、血压降低、心率减慢、甚至发生心室颤动等。

2）高钾血症　主要由于少尿，肾排泄钾过少。酸中毒、组织分解过快进一步加重高钾血症。轻度高钾血症（<6.0 mmol/L）可无症状；重度高钾血症表现为恶心、呕吐、四肢麻木等感觉异常、心率减慢、心律失常或心脏骤停。

3）低钠血症　主要是水潴留过多引起的稀释性低钠血症。严重低钠血症可引起血浆渗透压降低，导致细胞水肿，表现为急性水中毒症状。

4）高磷血症和低钙血症　急性肾衰竭病人常合并轻度高磷血症，在少尿 2 d 后可发生低钙血症。由于常同时伴有酸中毒，使细胞外钙离子游离增多，故不会出现低钙常见的临床表现。

5）高镁血症　正常人摄入的镁60%由粪便排出，40%从尿液中排出。急性肾衰竭时可出现高镁血症。镁离子对中枢神经系统有抑制作用，严重高镁血症可引起呼吸抑制和心肌抑制。

2. 多尿期　指尿量从少尿逐渐进行性增加以至超过正常量的时期。此期肾小管上皮细胞功能已有一定程度的好转，但由于近端肾小管细胞对水钠重吸收功能尚未完全正常；再加上肾小球滤过功能已有一定程度改善，少尿期在体内积聚的代谢产物，在通过肾单位时产生渗透性利尿，尿量增多，每日可达3 000～5 000 ml，甚至更多。尿相对密度偏低，多尿期早期血尿素氮和血肌酐仍可继续上升。由于尿量过多，少数病人可出现脱水、血压下降等。此外，本期易并发各种感染。多尿期常持续 1～3 周。

3. 恢复期　指肾功能恢复或基本恢复正常，尿量逐渐恢复正常，大多数病人体力有所改善。多数病人肾小球滤过率可在 3～6 个月恢复。部分病人肾小球浓缩功能不全可持续 1 年以上，若肾功能持久不恢复，提示肾遗留有永久性损害。

（二）辅助检查

1. 血肌酐、血尿素氮　检测血肌酐和血尿素氮浓度可反映出肾小球滤过功能，急性肾衰竭时，血肌酐、血尿素氮增高。血肌酐每日上升 40.2～88.4 μmol/L（0.5～1.0 mg/dl）；血尿素氮每日上升 3.6～10.7 mmol/L（10～30 mg/dl）。

2. 血气分析　主要了解有无酸中毒及其程度和性质，以及是否存在低氧血症。如血 pH、剩余碱和碳酸氢根低于正常，提示为代谢性酸中毒。

3. 血电解质检查　急性肾衰竭的少尿期与多尿期均应严密监测血电解质浓度变化。包括血钾、钠、钙、镁的浓度等。少尿期特别注意高钾血症；多尿期应注意高血钾或低血钾症等。

4. 尿液检查　急性肾衰竭病人的尿液检查对诊断和鉴别诊断具有十分重要的意义。

（1）尿常规检查　外观混浊，尿色深，尿蛋白（+）～（++），尿沉渣检查可见红细胞、白细胞、肾小管上皮细胞及管型。

（2）尿相对密度　尿相对密度低而固定，多在 1.015 以下。

（3）尿渗透浓度　尿渗透浓度 <350 mOsm/（kg · H_2O），尿与血渗透浓度之比 $<1:1$。

（4）尿钠　尿钠含量增高，多在 40～60 mmol/L。

（5）肾衰指数　该指数为尿钠浓度与尿肌酐、血肌酐比值之比。

即肾衰指数 = 尿钠/（尿肌酐/血肌酐），常 >2。

（三）诊断要点

1. 有引起急性肾衰竭的病因存在。如严重烧伤、损伤性休克、感染性休克、严重脱水、心力衰竭、盆腔肿瘤等。

2. 病人尿量突然显著减少，肾功能急剧恶化，检查血肌酐、血尿素氮均升高。

3. 各系统受损的临床表现。

4. 尿液的改变和血电解质异常。

三、救护原则

急性肾衰竭一定要早期确诊、早期进行救护，如果处理不及时，可使功能性肾衰竭发展成为器质性肾衰竭。在救治的过程中应注重病因和诱因治疗，控制发病环节，纠正水电解质及酸碱平衡失常，必须掌握出入量，补充热量，应用血液净化技术以及对症支持治疗。

四、救护措施

（一）治疗

1. 病因治疗　积极治疗引起急性肾衰竭的原发病是抢救成功的关键，对肾前性肾衰竭者，扩容、补充血容量，控制心力衰竭有助于改善肾血流和肾功能。解除尿路梗阻有助于肾后性肾衰竭的缓解。

2. 少尿期的治疗　治疗重点是调节水、电解质和酸碱平衡，控制氮质潴留，供给足够的营养。

（1）一般治疗　包括卧床休息，早期应限制蛋白质，酌情限制水分、钠盐和钾盐。

（2）高钾血症的处理　应密切监测血钾的浓度，当血钾超过 6.5 mmol/L，心电图出现异常时，应做如下紧急处理。

1）10% 葡萄糖酸钙 10 ml 静脉注射。

2）伴代谢性酸中毒者给予 5% 碳酸氢钠 250 ml 静脉滴注。

3）25% 葡萄糖 500 ml 加胰岛素 16 ~ 20 U 静脉滴注。

4）钠型或钙型离子交换树脂 15 ~ 20 g 加入 25% 山梨醇溶液 100 ml 口服，3 ~ 4 次/d。

5）其他防治高钾血症措施　包括限制摄入含钾高的食物，纠正酸中毒，不输库存血和清除体内坏死组织。

6）血液透析或腹膜透析　是治疗高钾血症最有效的方法。严重高钾血症或高分解代谢状态，最适宜采用血液透析治疗。

（3）透析疗法　早期预防性血液透析或腹膜透析可减少急性肾衰竭发生感染、出血、高钾血症和昏迷等威胁病人生命的并发症。

透析的指征：① 急性肺水肿；② 严重高钾血症，血钾在 6.5 mmol/L 以上；③ 高分解状态；④ 出现体液潴留；⑤ 血 pH 在 7.25 以下，实际重碳酸盐在 15 mmol/L 以下或二氧化碳结合力在13 mmol/L以下；⑥ 血尿素氮在 17.8 mmol/L 以上；⑦ 少尿或无尿 2 d 以上。

（4）其他　纠正水、电解质和酸碱平衡紊乱，预防和治疗感染。

3. 多尿期治疗　此期治疗重点仍是维持水、电解质和酸碱平衡，控制氮质血症，治疗原发病和防止各种并发症。多尿期开始即使每天尿量超过 2 500 ml，但血尿素氮仍继续上升。如施行透析治疗者,应继续透析,直至血肌酐降至 265 μmol/L 以下并稳定在此水平。当一般情况明显改善后可暂停透析观察,病情稳定后停止透析。

4. 恢复期治疗　无需特殊治疗,但要定期随访肾功能,并避免使用对肾有毒性作用的药物。

（二）监测

1. 尿的观察　急性肾衰竭最显著的特征是尿的变化。在肾衰竭病人的治疗与护理中应每小时测一次尿相对密度和尿量。肾衰竭病人尿相对密度多固定在 1.015 以下。尿量 > 400 ml/d,表示病人脱离少尿期。通常尿量呈逐渐增加。若尿量迅速增至每日 2 500 ml,提示预后较好。少尿持续 3 周以上者,提示预后较差。

2. 出入量　详细记录 24 h 出入量,密切监测体重、血钠和中心静脉压。如体重每日减少 0.3 ~ 0.5 kg,血钠为 140 ~ 145 mmol/L,中心静脉压为 6 ~ 10 cmH_2O 提示补液适当;如体重不减轻,血钠 < 140 mmol/L,中心静脉压低于正常,提示补液过多,有发生急性肺水肿的危险;如体重下降超过每天 1 kg,血钠 < 145 mmol/L,中心静脉压低于正常,提示补液补钠不足,有脱水现象。

3. 电解质　每天监测血清 K^+、Na^+、Cl^-、Ca^{2+} 等,特别是要密切监测血钾变化,急性肾衰竭病人由于尿液排钾减少,合并感染,溶血及大量组织破坏等均可使血钾由细胞内释放到细胞外,引起高钾血症。高钾血症常是少尿期主要的死亡原因。因此,应将血钾控制在 6 mmol/L 以下。

4. 肾功能　每天检测血肌酐及血尿素氮的情况。血肌酐和血尿素氮逐渐升高,提示急性肾衰竭恶化。

5. 血压　血压出现明显增高,提示血容量增多,应尽早进行透析治疗。血压过低,提示血容量不足。

6. 呼吸　监测呼吸频率和节律。出现呼吸深长,提示代谢性酸中毒。

7. 并发症

（1）并发感染　主要是病人抵抗力极差所致。较多见的是泌尿系感染,其次是肺部感染和败血症。败血症是重要的死亡原因。因此,应监测病人的体温变化及血象动态。

（2）并发出血倾向　主要是由于应激性溃疡、尿毒症性肠炎和凝血机制障碍等引起。可表现为消化道大出血、皮肤黏膜出血等。

（三）护理

1. 卧床休息　急性肾衰竭病人应卧床休息,以减轻肾负担。

2. 饮食　给予高热量饮食,减少内源性蛋白质的分解,有利于肾组织的再生与修复。碳水化合物的摄入每天不少于 100 g,蛋白质的摄入严加限制每天不超过 0.5 g/kg,蛋白质要以富含氨基酸的动物蛋白为主。限制饮食中钾和钠的含量,以免引起高钾血症和水潴留。危重病人应禁食。

3. 预防感染　严格无菌操作,以防交叉感染。加强各种管道的护理及基础护理,防止尿路感染及压疮的发生。如发生感染,忌用对肾有损害的药物。

4. 心理护理　急性肾衰竭病人可出现恐惧感,甚至濒死感,护理人员要做好心理疏导,向他们介绍急性肾衰竭的有关知识,使他们对急性肾衰竭的发展过程有一个全面的了解,避免不必要的精神紧张，减轻不安情绪。并向其家属做好解释工作，告知早期透析的重要性，取得他们的理解和支持。

5. 透析病人的护理

(1) 做好透析前的一切准备工作，并向病人说明透析的目的和过程，避免其出现精神紧张。

(2) 透析过程中应注意观察病人的生命体征和透析设备的运行情况。注意观察有无热源反应和症状性低血压。

(3) 做动静脉内瘘者，需在穿刺处压迫 20 min 以上，以免出血。做动静脉外瘘者，透析完毕时接上连接管，用无菌纱布包扎固定。

(4) 透析结束时称体重 1 次，估计体内水分的减少情况，血液透析后还应注意观察动静脉瘘及插管处有无出血、渗出，保持外瘘管肢体位置正确，避免长时间弯曲。并给予病人高热量饮食，增加优质蛋白质摄入。

(5) 透析后 8 h 内尽量避免各种穿刺和注射。

五、救护程序

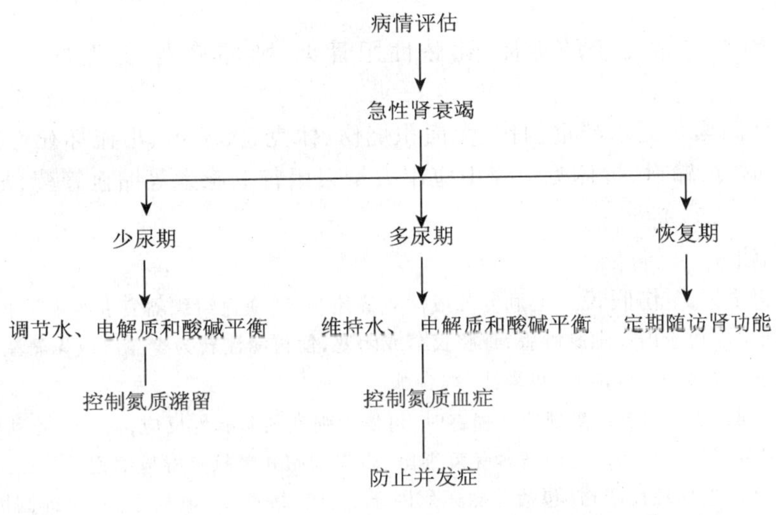

第五节 多器官功能障碍综合征

【情境五】

2008 年 5 月 12 日 14 时 28 分 04 秒，四川汶川，8 级强震猝然袭来，大地颤抖，山河移位。35 岁的女教师，为了掩护学生被压在了房屋下。经多方营救，于 27 h 之后被成功救出，送往医院。入院后表现为全身多处挤压伤，伴高热、意识障碍、皮肤和内脏出血、呼吸变浅、血压下降、心律失常，少尿。

试想：1. 女教师哪些脏器可能损伤？

2. 怎样进行器官功能支持？

机体在严重创伤、大手术、休克或严重感染等急性危重病情况下，多个器官或系统同时或一个接一个地发生功能障碍或衰竭，这种序贯渐进的临床过程被称为多器官功能障碍综合征(multiple organ dysfunction syndrome，MODS)。如肠道屏障功能障碍、心功能障碍、急性呼吸窘迫综合征(ARDS)、急性肾衰竭和急性肝衰竭等。本综合征在概念上强调：① 原发致病因素是急性的。② 表现为多发的、进行的、动态的器官功能不全。③ 器官功能障碍是可逆的，可在其发展的任何阶段进行干预治疗，功能可望恢复。

Tilney 在 1973 年首先提出“序贯性系统功能衰竭”的概念，即在严重的创伤、感染等情况下，最初并未被累及的器官可以发生功能衰竭，当初命名为多器官功能衰竭(MOF)。随着临床和基础医学的发展，20 世纪 90 年代初，人们认识到 MOF 过于强调器官衰竭这一终点，而此类疾病的早期表现为多器官功能障碍，晚期才出现功能衰竭。为此便将 MOF 更名为 MODS。目的在于强调 MODS 是一个动态发展的全过程，重视 MODS 的早期诊断和治疗，并在发病机制上突出强调 MODS 属于全身性的病理连锁反应。

一、病因和发病机制

(一) 病因

1. 感染性因素　常见于脓毒症、化脓性胆管炎、肺部感染、弥漫性腹膜炎、泌尿系感染等。

2. 非感染性因素　见于严重创伤、大面积烧伤、休克、大手术、出血坏死性胰腺炎等，高浓度氧吸入，大量输液、输血，抗休克治疗中应用大量去甲肾上腺素等缩血管药，加重了微循环障碍等。

(二) 发病机制

1. 缺血—再灌注损伤假说　心肺复苏或休克等控制后，缺血组织器官获得血液再灌注。但由于氧自由基大量释放而引起血管内皮细胞肿胀，管腔狭窄或闭塞，使再灌注转为少灌注或无灌注，造成组织利用氧能力降低，继而发生变性坏死，被称为“再灌注”综合征。

2. 炎症失控假说　当机体受到严重损害时，可发生强烈的防御性反应，一方面起到稳定自身的作用，另一方面又会有损害自身的作用。此时各种免疫细胞、内皮细胞和单核—吞噬细胞系统被激活后产生大量细胞因子、炎症介质及其他病理性产物(包括肿瘤坏死因子、组胺、缓激肽、血栓素、心肌抑制因子、白三烯、C_{3a}、C_{5a}、氧自由基等)，引起全身炎症反应综合征(SIRS)。这种炎症反应一旦失控，可以不断地自我强化，当促炎反应大于抗炎反应时可造成广泛的组织破坏，从而启动 MODS。

3. 两次打击和双项预激假说　最早的严重损伤可被视为第 1 次打击，在该次打击时，可使全身免疫系统处于预激状态。此后，如果病情平稳，则炎症反应逐渐消退，损伤的组织得以修复。当受到再次打击时，全身炎症反应将成倍扩增，可超大量地产生各种继发性炎症介质。这些炎症介质作用于靶细胞后还可致“二级”“三级”，甚至更多级别的新的介质产生，从而形成炎症介质“瀑布”反应。其结果可导致休克、微循环障碍、内皮细胞受损、血管通透性增加、血液高凝和微血栓形成等。如果合并组织的缺血—再灌注损伤，则更容易发生 MODS。

4. 胃肠道假说　危重病情况下肠黏膜因灌注不足而遭受缺氧性损伤，导致肠黏膜屏障功能破坏，肠道内蓄积的细菌及内毒素得以侵入体内形成肠源性内毒素血症和(或)菌血症，从而诱发多种炎症介质释放，引起远距离器官损伤。另外，缺血—再灌注的肠道释放出反应性氧中间产物(ROI)等因子，使肠道区域性循环血液中中性粒细胞首先被预激,继而与血管内皮细胞发生相互作用,引发炎症反应,从而导致 MODS。

二、病情评估

(一) 临床表现

MODS 的临床过程有两种类型:① 一期速发型。是指原发急症发病24 h后有 2 个或更多的器官系统同时发生功能障碍,如急性呼吸窘迫综合征(ARDS)加急性肾衰竭(ARF),弥散性血管内凝血(DIC)加 ARDS 加 ARF。由于原发急症甚为严重,24 h内病人即可因器官衰竭而死,一般归于复苏失败,未列为 MODS。② 二期迟发型。是先发生一个重要系统或器官的功能障碍,常为心血管、肾或肺的功能障碍,经过一段近似稳定的维持时间,继而发生更多的器官系统功能障碍。

各系统器官的功能障碍,有的在临床方面表现比较明显,有的要待病变进展到相当程度才有明显的临床表现。心血管、肺、脑和肾的功能障碍大多表现明显;而肝、胃肠和血液凝固系统等的功能障碍,到较重时才有明显临床表现。但通过实验检查、心电诊断、影像和介入性监测方法,可以较早且较为准确地发现器官功能障碍。如血气分析可以显示肺换气功能;测定尿质量密度和血肌酐等可显示肾功能等等。所以,MODS 的诊断需要临床表现和检查结果的综合分析。

(二) 诊断

1. MODS 的诊断要点

(1) 有引起 MODS 的原因,如严重创伤、休克及感染等。

(2) 致病因素的作用与 MODS 发生具有一定时间间隔,一般在 24 h 以上。

(3) 有实验室及其他检查的结果和数据。

(4) MODS 是急性疾病时出现的序贯性器官功能障碍,不是慢性疾病终末期的多器官功能障碍。

2. MODS 的诊断标准 国内外对于 MODS 的诊断尚无统一标准。近年来,临床上多采用 Knaus 提出的 MODS 诊断标准。

(1) 呼吸功能障碍(存在下列一项以上)

1) 呼吸频率低于或等于 5 次/min;大于或等于 49 次/min。

2) $PaCO_2$大于或等于 50 mmHg。

3) 肺泡动脉氧分压差($P_{A-a}O_2$)大于或等于 350 mmHg。

4) 呼吸支持超过 3 天。

(2) 心血管系统功能障碍(存在下列一项以上)

1) 心率小于或等于 54 次/min。

2) 平均动脉压低于或等于 50 mmHg。

3) 出现室性心动过速或室颤。

4) 血 pH 小于或等于 7.24,$PaCO_2$大于或等于 50 mmHg。

(3) 肾功能障碍(存在下列一项以上)

1) 尿量少于或等于 479 ml/24 h;尿量少于或等于 159 ml/8 h。

2) 血尿素氮(BUN)大于或等于 100 mg/dl(71.39 mmol/L)。

3) 血肌酐大于或等于 3.5 mg/dl(309.41 μmol/L)。

（4）肝功能障碍（存在下列一项以上）

1）凝血酶原时间超过正常对照 4 秒。

2）血清胆红素超过 102 μmol/L。

（5）血液和凝血功能障碍（存在下列一项以上）

1）白细胞计数少于或等于 1.0×10^9/L。

2）血小板少于或等于 20×10^9/L。

3）血细胞比容小于或等于 20%。

（6）神经系统功能障碍　格拉斯哥昏迷评分法评分小于或等于 6。

三、救护原则

对于 MODS 目前尚缺乏有效的治疗方法。一旦发生 MODS，病死率极高，处理 MODS 的关键是预防。因此应尽早识别 MODS 的高危因素，如原发疾病的严重性、严重创伤、脓毒症或严重感染等，进行动态观察和监测。对高危病人早期给予免疫治疗、抗生素和其他支持疗法。MODS 发生后，应以维持内环境稳定、纠正低氧血症和低蛋白血症，提供充分营养代谢支持，予以救治。对 MODS 应积极寻找感染灶，选用高效广谱抗生素控制感染。

四、救护措施

（一）预防

目前对 MODS 的治疗主要是进行综合治疗和器官功能的支持。因对其病理过程缺乏有效的遏制手段，一旦发生 MODS，病死率极高，处理 MODS 的关键在于预防。下面是预防 MODS 的基本要点。

1. 提高复苏质量，重视病人的循环和呼吸，尽可能及早纠正低血容量，组织低灌流和缺氧。现场急救和住院治疗过程中，应及时处理失血、失液、休克、气道阻塞、换气功能低下等。各项措施都要强调时间性，因为组织低灌流和缺氧的时间愈久，组织损害就愈重，缺血的再灌注损伤也更严重。

2. 防治感染是预防 MODS 极为重要的措施。明确的感染灶必须及时引流，彻底清除坏死组织。尽可能使感染病变局限化，减轻毒血症。应根据致病菌和药物敏感试验选用有效抗生素。

3. 尽可能改善全身情况，如体液、电解质和酸碱度的平衡、营养状态等，酸中毒可影响心血管和肺；碱中毒可影响脑；营养不良可降低免疫功能、消耗肌组织等。

4. 及早治疗任何一个首先继发的器官功能障碍，阻断病理的连锁反应，以免形成 MODS。临床经验证明，治疗单一器官功能障碍，胜过治疗 MODS。早期识别器官功能障碍，就可做到在出现明显的器官衰竭以前进行早期治疗干预。

5. 处理各种急症时应有整体观点，尽可能达到全面的诊断和治疗。诊断不但要明确主要的病变，还要了解主病以外其他重要器官的功能有无改变。治疗要根据具体病情的轻重缓急采取措施，首先是抢救病人生命。要全面考虑不能顾此失彼而诱发 MODS。

（二）治疗

1. 病因治疗　首先应消除病因和诱因。如感染诱发者，根据感染部位、致病菌种类和药敏试验结果选用广谱有效抗生素控制感染;腹腔脓肿者,积极引流和进行腹腔冲洗。

2. 对抗炎症介质　目前应用较广泛的有抗氧化药,如维生素 A、维生素 C、维生素 E、辅酶 Q_{10}和半胱氨酸等。还有肿瘤坏死因子 a 单克隆抗体、黄嘌呤氧化酶抑制药也已应用于临床,尚能改善 MODS 病人的预后。

3. 营养支持　MODS 病人的代谢特点是处于持续的高分解代谢状态、耗氧量增加,胰岛素阻抗,葡萄糖的利用受到限制,蛋白质的急性丢失使器官功能受损,严重的营养不良导致免疫功能低下。营养支持的目的是:① 补充蛋白质及能量的过度消耗。② 维持或增强机体抗感染能力。③ 维持器官功能和创伤后期组织修复的需要。

4. 中和毒素　内毒素血症是 MODS 的主要始动因素,应积极清除,从而阻断疾病进展。常用的方法如下。

(1) 控制感染。

(2) 防止肠道细菌和内毒素易位,可口服不被肠道吸收的抗生素,用多黏菌素 E 100 mg、妥布霉素 80 mg、两性霉素 500 mg 混合成 10 ml 溶液口服或经鼻饲管注入,每天 4 次。

5. 器官功能支持　对于 MODS 由于缺乏特殊治疗,因此器官功能支持可以说是最基本的治疗,使受累的器官能度过危险期而趋向恢复,保护尚未受累的器官免受损害。

(1) 心脏和循环的支持　恢复循环血容量,保证重要器官灌注。必要时应用血流导向气囊导管(Swan—Ganz 导管)监测心排血量和肺毛细血管楔压,据此调整输液速度、种类和指导血管活性药(多巴胺、多巴酚丁胺和酚妥拉明)的应用。根据心律失常类型应用相应抗心律失常药物,有心功能不全者可使用正性肌力药物毛花苷 C。

(2) 肺的支持　MODS 时肺是最早受累器官,表现为 ARDS。积极控制和治疗 ARDS 是治疗 MODS 的关键。维持呼吸道通畅,吸痰、雾化吸入,必要时气管切开吸痰。积极纠正低氧血症,据病情给予面罩或鼻导管给氧;难治性低氧血症者行高频通气,必要时机械通气。

(3) 肾的支持　保证和改善肾脏灌注,维持尿量在 30 ml/h 以上。应用多巴胺和酚妥拉明保护肾,防止肾功能恶化,避免应用肾毒性药物。少尿者应用呋塞米。经适当补液和应用利尿药后仍持续少尿或无尿时,及时采取血液净化技术。伴有急性肾衰竭、严重高钾血症和代谢性酸中毒的 MODS 病人,首选血液透析。

(4) 肝的支持　维持适当的循环血容量,应用适量葡萄糖液,防止低血糖,保证热量摄入以减少蛋白质分解。并发肝性脑病者,应用支链氨基酸,纠正氨基酸代谢紊乱。适量补充新鲜血浆,加强单核 - 吞噬细胞功能。

(5) 胃肠道的支持　应激性溃疡出血是 MODS 常见的胃肠衰竭症状。临床常规应用抗酸药(H_2受体阻断药、胃黏膜 H^+泵抑制药)、胃黏膜保护药(硫糖铝、生长抑素)和止血药(凝血酶)。MODS 病人胃黏膜 pH 升高,应用抗酸药可促使肠道细菌繁殖、黏膜屏障破坏、毒素吸收、细菌易位,加速 MODS 的发展。可选用中药大黄。实验证明,大黄具有活血止血、保护胃黏膜屏障功能、清除氧自由基和炎症介质、抑制细菌生长的作用,对应激性溃疡出血有较好疗效。出血不能控制或发生穿孔时应手术治疗(缝扎止血或全胃切除)。此外,早期进行胃肠道内营养,补充谷氨酰胺,能促进肠蠕动恢复,有利于肠道菌群平衡,保护胃黏膜。

(6) 血液系统支持　主要治疗 DIC。早期及时应用抗凝、溶栓治疗。抗凝药常选用肝素、双嘧达莫(潘生丁)、阿司匹林等;溶栓药有尿激酶、链激酶及重组组织型纤溶酶原激活剂(rt -

pA)。纤溶期时，在肝素治疗基础上配合应用抗纤溶药，如6—氨基己酸和氨甲环酸等。根据病情输注血小板悬液、凝血酶原复合物和各种凝血因子。

(7) 中枢神经系统支持　纠正低血压，改善脑血流。头部局部采用低温疗法，降低脑代谢率。选用甘露醇、呋塞米、地塞米松等防治脑水肿，可交替使用或联用。应用胞磷胆碱、脑活素等促进脑代谢。

(三) 监测

1. 血流动力学监测　监测血压、中心静脉压、肺毛细血管楔压和心排血量。

2. 呼吸功能监测　MODS 时肺常是最先受累的器官。监测呼吸功能有助于及时发现肺功能障碍。

(1) 严密观察呼吸频率、节律和幅度　呼吸频率 >35 次/min，伴有呼吸困难者，应考虑机械呼吸。

(2) 肺功能　监测潮气量、功能残气量和肺顺应性等。肺顺应性 <50 ml/kPa 时必须使用呼吸机。

(3) 胸部 X 线检查　显示肺野点状阴影，提示散在肺泡内渗出。

(4) 动脉血气分析　吸入氧浓度为 50% 时，如 PaO_2 <60 mmHg，应行机械通气支持。

3. 肾功能监测

(1) 尿量　尿量是监测肾功能最简单和敏感的指标。应精确记录每天尿量。

(2) 血尿素氮和血肌酐　血尿素氮 >17.8 mmol/L，血肌酐大于 177 ~ 381.2 μmol/L，并有逐渐增高趋势，或原有肾病史，血肌酐增加 2 倍以上者，考虑急性肾功能障碍，必要时进行血液透析治疗。

4. 肝功能监测　测定血清胆红素、丙氨酸氨基转移酶(ALT)和门冬氨酸氨基转移酶(AST)。血胆红素 >34 mmol/L，ALT、AST 超过正常值 2 倍，或有胆 - 酶分离时应考虑肝功能异常。

5. 凝血功能监测　主要包括血小板计数、纤维蛋白原、凝血因子Ⅶ、凝血因子Ⅴ、凝血酶原等，动态测定这些指标有利于早期发现和处理凝血功能障碍。

6. 中枢神经系统功能监测　包括神志、神经系统定位体征。重症病人可以有嗜睡甚至昏迷。

(四) 护理

1. 了解 MODS 发生病因　尤其要了解严重多发伤、复合伤、休克、感染等常见发病因素，做到掌握病程发展的规律性并有预见性地护理。

2. 了解各系统脏器衰竭的典型表现和非典型变化　如非少尿性肾衰竭、非心源性肺水肿、非颅脑疾病的意识障碍、非糖尿病性高血糖等。

3. 加强病情观察

(1) 体温　MODS 多伴有各种感染，一般情况下血温、肛温、皮温间各差 0.5 ~ 1.0 ℃，当严重感染合并脓毒血症休克时，血温可高达 40 ℃以上，而皮温可低于 35 ℃，提示病情十分严重，常是危急或临终表现。

(2) 脉搏　了解脉搏快慢、强弱、规则与否和血管充盈及弹性，其常反映血容量和心脏、血管功能状态，注意交替脉、绌脉、奇脉等表现，尤其要重视细速和缓慢脉象，当其出现时提示心血管衰竭。

(3) 呼吸　注意快慢、深浅、规则与否等，观察是否伴有发绀、哮鸣音、“三凹征”（胸骨上凹、锁骨上凹、肋间隙凹）、强迫体位及胸腹式呼吸变化等，观察有否深大库氏（Kussmaul）呼吸、深浅快慢变化的陈－施（Cheyne－Stokes）呼吸、周期性呼吸暂停的毕奥氏（Biot）呼吸、胸或腹壁出现矛盾活动的反常呼吸以及点头呼吸等，这些均属垂危征象。

(4) 血压　在 MODS 时不但应了解收缩压，亦要注意舒张压和脉压，其反映血液的微血管冲击力。重视在测血压时听声音的强弱，此亦反映心脏与血管功能状况。

(5) 意识　在 MODS 时，脑受损可出现嗜睡、朦胧、谵妄、昏迷等，观察瞳孔大小、对光和睫毛反射。注意识别中枢性与其他原因所造成的征象。

(6) 心电监测　密切注意心率、心律和 ECG 图像变化并及时处理。

(7) 尿　注意尿量、色、质量密度、酸碱度和血尿素氮、肌酐的变化，警惕非少尿性肾衰竭。

(8) 皮肤　注意皮肤颜色、湿度、弹性、皮疹、出血点、瘀斑等，观察有无缺氧、脱水、过敏、DIC 等现象。加强皮肤护理，防治压疮发生。

(9) 药物反应　应用洋地黄制剂有恶心、呕吐等胃肠道反应，黄、绿色视，心电图变化等。应用利尿剂可发生电解质失衡，尤其钾的改变。应用血管扩张剂，首先应判断血容量是否补足，静脉宜从小剂量、低速度开始，根据血压变化调整滴速，防止“首剂综合征”发生（有的病人对血管扩张剂特别敏感，首次用药即可发生晕厥等严重低血压反应）；同样亦不能突然停用血管扩张剂，否则有发生病情反跳的危险。应用抗生素常可发生皮疹等过敏反应，应予注意。

4. 保证营养与热量的摄入　MODS 时机体处于高代谢状态，体内能量消耗很大，病人消瘦，免疫功能受损，代谢障碍，内环境紊乱，故保证营养至关重要。临床上常通过静脉营养和管饲或口服改善糖、脂肪、蛋白质、维生素、电解质等供应。长链脂肪乳剂热量高但不易分解代谢，且对肺、肝有影响，应用中长链脂肪乳剂可避免以上弊端。微量元素（镁、铁、锌）补充亦予以一定重视。

5. 防止感染　MODS 时机体免疫功能低下，抵抗力差，极易发生感染，尤其是肺部感染，有时结核也会发生，应予高度警惕。压疮是发生感染的另一途径。为此，MODS 病人最好住单人房间，严格执行床边隔离和无菌操作，以防止交叉感染。注意呼吸道护理，定时拍背。室内空气要经常流通，定时消毒。杜绝各种可能污染机会。

五、救护程序

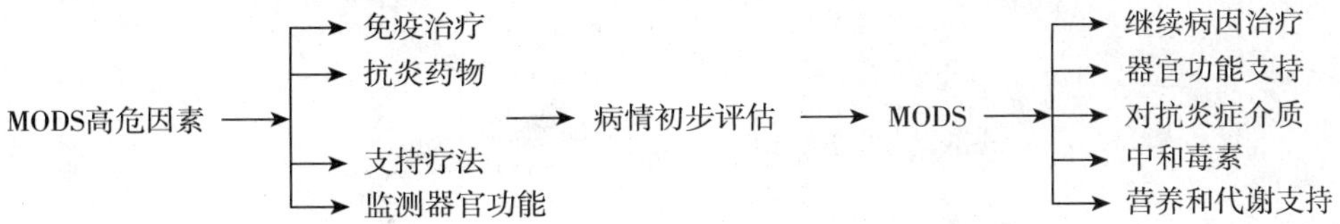

MODS高危因素
免疫治疗
抗炎药物
支持疗法
监测器官功能
病情初步评估
MODS
继续病因治疗
器官功能支持
对抗炎症介质
中和毒素
营养和代谢支持

思 考 题

1. 急性左心衰竭有哪些症状和体征，应怎样救护？

2. 输液泵有哪些优点？
3. 抢救急性呼吸衰竭病人时怎样保持气道通畅？
4. 引起急性肝衰竭的主要原因是什么？
5. 急性肾衰竭临床上要经过哪几个阶段？各阶段有何特点？
6. 对实施透析治疗的病人应怎样进行护理？
7. 预防 MODS 发生的措施有哪些？
8. 叙述 MODS 的救护程序。

（官德元　胡艳红）

第十一章 常见疾病救护

学习目标:

1. 掌握急性心肌梗死的临床表现和特征性心电图改变;掌握急性心肌梗死的护理措施;掌握室性期前收缩与心室颤动的临床表现和救护措施。

2. 熟悉脑血栓形成、脑出血及蛛网膜下腔出血的救护措施;熟悉哮喘重度发作的临床特征及护理措施;熟悉急性重症胰腺炎的临床特征及控制胰腺分泌的措施。

3. 了解急性心肌梗死、脑血栓、脑出血、蛛网膜下腔出血的救护原则。

第一节 急性心肌梗死

【情境一】

患者,男52岁,嗜好烟酒,平日里身体健康。这天上午他感到胸部不适,坐下休息之后很快好转。女儿知道后,请假陪同患者去医院检查,并拿回口含药。下午又出现过两次胸闷不适,含药后缓解。午夜时分,患者突然惊醒,胸痛难忍、面色苍白、大汗淋漓,症状无法缓解,急诊入院。

试想:1. 患者可能发生了什么情况?

2. 需要采取什么急救措施?

急性心肌梗死(acute myocardial infarction, AMI)是急性心肌缺血性坏死。是在冠状动脉病变的基础上,发生冠状动脉血供急剧减少或中断,使相应的心肌严重而持久地急性缺血所致。临床上表现为持久的胸骨后剧烈疼痛、发热、白细胞计数和血清心肌酶活力增高以及心电图进行性改变,可发生心律失常、休克和心力衰竭。

一、院前急救

(一)院前急救的重要性

近年来,急性心肌梗死的死亡率虽然下降接近30%,但是对于1/3左右的病人而言,此病仍然是致命的。而且因急性心肌梗死而死亡的人中有1/3～1/2死于住院前,其中50%于发病后1 h内死于心室颤动。对于心搏骤停的病人如能正确及时地处理,可缩小梗死范围,改善预后,降低死亡率。因此,对病情严重的病人应立即就地抢救,待病情较稳定后再转送医院冠心病监护室(CCU)。

（二）救护原则

心肌梗死一旦发作，要立即就地处理，千万不要马上搬动病人去医院，更不能搀扶病人去医院，要让病人停止一切活动，立即服药或采取其他措施，缓解症状。若出现猝死应迅速实行心肺脑复苏。只有待症状缓解后，再考虑转运病人。

（三）急救措施

1. 给氧、持续吸氧。

2. 迅速止痛，吗啡 5～10 mg 或哌替啶 50～100 mg，肌内注射。

3. 开通一条静脉通道，以 50% 葡萄糖溶液维持，便于抢救用药。

4. 心率 <50 次/min 者，阿托品 0.5～1.0 mg 静脉或肌内注射。

5. 对出现室性期前收缩或室性心动过速者，用利多卡因 50～100 mg静脉注射，5～10 min后重复一次，必要时10 min后再重复一次，并以每小时 1～3 mg的速度静脉滴注维持，护送入院。

6. 从急救现场转送到医院冠心病监护室途中，必须有医护人员陪同，并给予心电监护，配有除颤器随时备用。

7. 对心搏骤停者，立即就地进行心肺复苏抢救，待血压恢复，窦性心率达 60～100 次/min，有自主呼吸心搏后再转送医院。

二、院内急救

（一）病因和发病机制

急性心肌梗死的基本病因是冠状动脉粥样硬化，极少数为冠状动脉栓塞、炎症、先天畸形、痉挛等，由此而造成管腔严重狭窄和心肌供血不足，而侧支循环尚未充分建立。在此基础上，一旦血液供应进一步急剧减少或中断，使心肌严重而持久地急性缺血达1 h以上，即可发生心肌梗死。有以下几种情况。

1. 冠状动脉管内血栓形成，粥样斑块破溃，粥样斑块内或其下发生出血或持续性血管痉挛，使冠状动脉完全闭塞。

2. 休克、脱水、出血、外科手术或严重的心律失常，导致心排血量骤降，冠状动脉血液灌流量也锐减。

3. 过度疲劳、情绪过分激动或血压剧升，使左心室负荷明显加重，儿茶酚胺分泌增多，心肌需血需氧量剧增，冠状动脉供血明显不足。

心肌梗死大多是在饱餐特别是进食多量脂肪后，6:00—12:00 时或用力大便时发生，其原因是：① 餐后血脂增高，血黏稠度增加，血小板黏附性增强，局部血流缓慢，血小板易于集聚而致血栓形成。② 6:00—12:00 时段冠状动脉张力高，机体应激反应性又增强，易使冠状动脉痉挛。③ 用力大便时可致心脏负荷增加。

心肌梗死后发生的严重心律失常、休克或心力衰竭，均可使冠状动脉灌流量进一步降低，心肌坏死范围扩大。

（二）病情评估

1. 临床表现　与梗死的大小、部位、侧支循环情况密切有关。

（1）先兆　约半数以上病人在发病前数日有乏力、胸部不适、活动时心悸、气急、心绞痛等前驱症状，其中以初发型心绞痛或原有心绞痛加重最为突出。心绞痛发作较以往频繁、性质加剧、持续时间长、含服硝酸甘油疗效差、诱发因素不明显。疼痛时伴有恶心、呕吐、大汗和心动过速，或伴有心功能不全、严重心律失常、血压大幅度波动等，同时心电图 ST 段一时性明显抬高或压低，T 波倒置或增高，有以上症状应警惕近期内有发生心肌梗死的可能。

（2）症状

1）疼痛　是最早出现的症状，多发生于清晨，疼痛部位和性质与心绞痛相同，但多无明显诱因，且发生于安静时。程度较重、持续时间较长，可达数小时或数天，休息和含服硝酸甘油均不能缓解。病人常烦躁不安、出汗、恐惧或有濒死感。少数病人无疼痛，一开始就表现为休克或急性心力衰竭。部分病人疼痛位于上腹部，易被误认为急腹症，部分病人疼痛放射至下颌、背部上方，易被误认为骨关节痛。

2）全身症状　有发热、心动过速、白细胞增高和红细胞沉降率增快等，是由坏死物质吸收后所引起，多在疼痛发生后 24～48 h出现，体温一般在38 ℃，持续 1 周左右。

3）胃肠道症状　疼痛剧烈时常伴有频繁的恶心、呕吐和上腹部胀痛，与迷走神经受坏死心肌刺激和心排血量降低组织灌注不足有关。

4）心律失常　见于 90% 左右的病人，多发生于起病 1～2 周，而以24 h内最多见。心律失常以室性心律失常最多见，尤其是室性期前收缩，如室性期前收缩频发，成对出现或呈短阵室性心动过速，多源性或落在前一心搏的易损期，常是室颤的先兆。房室传导阻滞和束支传导阻滞也较多见。前壁心肌梗死易发生室性心律失常，下壁心肌梗死易发生房室传导阻滞。前壁心肌梗死如发生房室传导阻滞，则表现梗死范围广泛，病情严重。

5）休克　主要为心源性休克，因心肌广泛坏死，心排血量急剧下降所致。休克多在起病后数小时至一周内发生，主要表现为烦躁不安、面色苍白、皮肤湿冷、脉细速、大汗淋漓、尿量减少、神志迟钝、严重者可出现昏迷。

6）心力衰竭　主要为急性左心衰竭，可在起病最初几天内发生，或在疼痛、休克好转阶段出现，为梗死后心脏舒缩力显著减弱或不协调所致。病人出现呼吸困难、咳嗽、发绀、烦躁等症状，严重者可发生肺水肿。后期也可出现右心衰竭。右心室心肌梗死者可在病初即出现右心力衰竭的表现，伴血压下降。

（3）体征

1）心脏体征　心脏浊音界可轻度至中度增大。心率多增快，少数也可减慢；心律不齐；心尖部第 1 心音减弱，可闻及第 4 心音奔马律（S4G）；有部分病人在起病第 2～3 d 出现心包摩擦音，为反应性纤维素性心包炎所致；部分病人在心前区可闻及收缩期杂音或喀喇音，为二尖瓣乳头肌功能失调或断裂所致。

2）血压　急性心肌梗死的病人都有血压下降。起病前有高血压者，血压可降至正常；起病前无高血压者，血压可降至正常以下，且不能再恢复到发病前的水平。

3）其他　可有与心律失常、休克或心力衰竭有关的其他体征。

2. 辅助检查

（1）心电图

1）特征性改变　① 宽而深的 Q 波（病理性 Q 波），在面向心肌坏死区的导联上出现。② ST段抬高呈弓背向上型，在面向损伤区周围心肌损伤区的导联上出现。③ T 波倒置，在面向损伤区周围心肌缺血区的导联上出现。

在背向心肌梗死区的导联则出现相反的改变，即 R 波增高、ST 段压低、T 波直立并增高。心内膜下心肌梗死无病理性 Q 波，有普遍性 ST 段压低，但 aVR 导联 ST 段抬高。

2）动态性改变　① 起病数小时内，可出现异常高尖，两肢不对称的 T 波。② 数小时后，ST 段明显抬高，弓背向上，与直立的 T 波连接，形成单相曲线。数小时至 2 d 内出现病理性 Q 波，同时 R 波减低，为急性期改变。③ ST 段抬高持续数日至 2 周左右，逐渐回到基线水平，T 波则变为平坦或倒置，为亚急性期改变。④ 数周至数月后，T 波呈 V 形倒置，两肢对称，波谷尖锐，为慢性期改变。T 波倒置可在数月或数年内逐渐恢复，也可永久存在。

此外，可根据出现特征性心电图改变的导联数来进行心肌梗死的定位诊断。如 V_1、V_2、V_3 导联示前间壁心肌梗死；Ⅰ、aVL、V_1 ~ V_6 导联示广泛前壁心肌梗死；Ⅱ、Ⅲ、aVF 导联示下壁心肌梗死；Ⅰ、aVL 导联示高侧壁心肌梗死。

（2）实验室检查

1）血液检查　起病 24 ~ 48 h 后白细胞增高，中性粒细胞增多，嗜酸性粒细胞减少；血沉增快，均可持续 1 ~ 3 周。

2）血清心肌酶含量增高　① 肌酸激酶（CK）在起病6 h内升高，24 h达高峰，3 ~ 4 d 恢复正常。② 门冬氨酸氨基转移酶（AST，曾称 GOT）在起病 6 ~ 12 h后升高，24 ~ 48 h达高峰，3 ~ 6 d 后降至正常。③ 乳酸脱氢酶（LDH）在起病 8 ~ 10 h后升高，2 ~ 3 d 达高峰，持续 1 ~ 2 周恢复正常。其中 CK 的同工酶 CK－MB 和 LDH 的同工酶 LDH_1 诊断的特异性最高。CK－MB 在起病后42 h内增高，16 ~ 24 h达高峰，3 ~ 4 d 恢复正常，其增高的程度能较准确地反映梗死的范围，其高峰出现时间是否提前有助于判断溶栓治疗是否成功。

3. 诊断要点　诊断急性心肌梗死的主要依据如下。

（1）典型临床表现　剧烈持久的胸骨后压榨性疼痛。

（2）特征性心电图改变　病理性 Q 波、ST 段背弓向上抬高、T 波倒置。

（3）血清心肌酶含量增高　肌酸激酶、天门冬氨酸氨基转移酶、乳酸脱氢酶、肌酸激酶同工酶、乳酸脱氢酶同工酶等含量增高。

（三）救护原则

急性心肌梗死的院内救护着重是采取有效措施保护和维持心脏功能，挽救濒死的心肌，防止梗死面积的扩大，缩小心肌缺血范围，及时处理各种并发症，防止猝死。要使病人不但能渡过急性期，而且康复后还能保持尽可能多的有功能的心肌。

（四）院内急救措施

1. 休息　对无并发症的病人卧床休息 3 ~ 4 d，保持环境安静，减少探视，防止不良刺激，解除焦虑。

2. 吸氧　最初 3 d 持续鼻导管或面罩吸氧。

3. 监测　在监护室进行心电图、血压和呼吸监测 3 ~ 5 d。

4. 解除疼痛　哌替啶 50 ~ 100 mg肌内注射或吗啡 5 ~ 10 mg皮下注射，必要时 1 ~ 2 h后再注射一次，以后每 4 ~ 6 h可重复应用，但要注意呼吸功能抑制。疼痛较轻者可用可待因或罂粟碱 30 ~ 60 mg 肌内注射和口服；或再试用硝酸甘油 0.3 mg 或硝酸异山梨酯 5 ~ 10 mg 舌下含服或静脉滴注，但要注意心率增快和血压降低。

5. 溶栓治疗　目前常用药物有尿激酶、链激酶、重组组织型纤维蛋白溶酶原激活剂(rt-PA)。

(1) 适应证　年龄在70岁以下、急性心肌梗死发病在6 h以内,且无禁忌证者。

(2) 禁忌证　年龄大于75岁、2个月内有出血性疾病史或近期有手术或外伤史、凝血机制障碍、严重高血压、近期曾行心肺复苏术病人、孕妇。

(3) 静脉内用药　目前主张大剂量、短期应用。

1) 链激酶　用药前先静脉注射地塞松5~10 mg,以防过敏反应,然后用100万~150万U在1 h内静脉滴注。

2) 尿激酶　100万~200万U在1 h内静脉滴注。

3) rt-PA　100 mg在90 min内静脉给予:先静脉注射15 mg,继而30 min内静脉滴注50 mg,其后60 min内再滴注35 mg。

用链激酶和尿激酶的血管再通率为40%~70%。用rt-PA的血管再通率为63%~83%,效果优于前二者。

(4) 冠状动脉内用药

1) 链激酶　用药前先用地塞松,用法同前。冠状动脉内用药先给2万U,继以每分钟0.2万U~0.4万U注入共30 min,总量25万U~40万U。

2) 尿激酶　冠状动脉内先注入4万U,继以每分钟0.6万U~2.4万U的速度注入,血管再通后用量减半,继续注入30~60 min,总量50万U左右。

3) rt-PA　50 mg冠状动脉内注入。用rt-PA前先用肝素5 000 U静脉滴注,用药后继续以肝素每小时700~1 000 U持续静脉滴注48 h,以后改为每12 h皮下注射7 500 U,连用3~5天,用药期间要注意出血倾向。

(5) 判断血栓溶解再通的指标

1) 直接指征　冠状动脉造影观察已开通。

2) 间接指征　① 疼痛2 h内基本消失。② 心电图抬高的ST段于2 h内下降50%。③ 2 h内出现再灌注性心律失常,如出现室性心律失常或传导阻滞。④ 血清心肌酶CK-MB峰值提前于发病后14 h内出现。

6. 治疗心律失常　心律失常必须及时消除,以免演变为严重心律失常甚至猝死。

(1) 一旦发生室性期前收缩或室性心动过速,立即用利多卡因50~100 mg静脉注射,每5~10 min重复一次,至期前收缩消失,继以每分钟1~3 mg的速度静脉滴注维持。

(2) 若病人出现心室颤动,应立即采用非同步直流电除颤,室性心动过速经药物治疗效果不满意时应及早用同步直流电复律。

(3) 对缓慢型心律失常可用阿托品0.5~1 mg肌内或静脉注射。

(4) 发生Ⅱ度或Ⅲ度房室传导阻滞时,应及时安装心脏临时起搏器。

(5) 室上性快速心律失常:当用洋地黄制剂、维拉帕米等药物治疗不能控制时,可考虑用同步直流电转复窦性心律。

7. 控制休克　心肌梗死时有心源性休克,也有血容量不足,周围血管舒缩障碍等因素存在。因此,应在血流动力学监测下,采用升压药、血管扩张剂和纠正酸中毒等抗休克处理。

(1) 估计有血容量不足,或中心静脉压和肺小动脉楔压低时,用低分子右旋糖酐或 10% 葡萄糖液静脉滴注。

(2) 经补充血容量后血压仍不升,而肺小动脉楔压和心排血量正常时,提示周围血管张力不足,可用多巴胺 10 ~ 30 mg、间羟胺 10 ~ 30 mg或去甲肾上腺素 0.5 ~ 1 mg加入 5% 葡萄糖液 100 ml中静脉滴注。前者与后两者可以合用。

(3) 经上述处理后血压仍不升,肺小动脉楔压增高,心排血量低或四肢湿冷并有发绀时,改用血管扩张剂,用硝普钠 5 ~ 10 mg或硝酸甘油1 mg加入 5% 葡萄糖液100 ml中静脉滴注。

8. 治疗心力衰竭　主要是治疗急性左心衰竭,应用吗啡(或哌替啶)和利尿剂为主,也可选用血管扩张剂减轻左心室的后负荷。

9. 其他治疗

(1) 极化液疗法　氯化钾 1.5 g、普通胰岛素 8 U 加入 10% 葡萄糖液 500 ml 中静脉滴注,1/d,7 ~ 14 d 为 1 个疗程。可促进心肌摄取和代谢葡萄糖,使钾离子进入细胞内,恢复细胞膜的极化状态,以利心脏的正常收缩,减少心律失常,并促使心电图上抬高的 ST 段回到等电位线。

(2) 促进心肌代谢药物　维生素 C 3 ~ 6 g、辅酶 A 50 ~ 100 U、肌苷酸钠 200 ~ 600 mg、细胞色素 *c* 30 mg、维生素 B_6 50 ~ 100 mg 等加入 5% 葡萄糖液 500 ml 中,缓慢静脉滴注,1/d,2 周为 1 个疗程。

(3) 抗凝疗法　梗死面积较广、复发性梗死或有梗死先兆而又有高凝状态,可考虑应用。先用肝素 50 ~ 70 mg 静脉滴注,每 6 h 一次,或 100 mg 深部肌肉注射,每 8 h 一次,共 2 d,维持凝血时间在正常 2 ~ 3 倍。同时口服华法林,首次剂量 15 ~ 20 mg,第 2 天 5 ~ 10 mg,以后每日 2.5 ~ 5 mg,维持凝血酶原时间在正常的 2 ~ 3 倍(25 ~ 30 s 内)。疗程至少 4 周。一旦发生出血,应立即停止治疗。由肝素引起者,用等量鱼精蛋白静脉注射,华法林引起者则给予维生素 K 20 mg 静脉注射,必要时输血。

(五) 监护

1. 监测

(1) 急性期持续心电监测,密切观察有无心律失常及其性质。

(2) 密切监测心肌梗死各并发症的发生,并积极配合抢救。

2. 护理

(1) 给予持续吸氧,给氧流速为 2 ~ 4 L/min,疼痛发作时可适当调高氧气流量。

(2) 饮食以易消化、低脂肪、低钠和产气少的饮食为宜,进食不宜过饱,可少量多餐。保持病人的大便通畅,避免用力大便,必要时用缓泻剂。

(3) 遵医嘱给予病人及时有效地止痛。

(4) 开放静脉,遵医嘱给予硝酸甘油持续静脉滴注,并注意调整滴速。

(5) 观察并记录病人的生命体征,注意病人的意识状态、血压、呼吸、尿量和末梢循环状况。

(6) 溶栓治疗的护理

1) 溶栓前先检查血常规、血小板、出凝血时间和血型,配血备用。

2）观察病人用药后有无寒战、发热、皮疹等过敏反应，特别是注意观察有无出血倾向，发生在插管局部的出血多无危险，一旦发生严重的皮肤、黏膜及内脏出血，应立即终止溶栓治疗，并进行紧急处理。

3）观察溶栓效果，常用的项目指标为纤维蛋白降解产物（FDP），其参考值 <5 mg/L。当 FDP 大于参考值 30 倍时提示纤溶活力增强。其他观察项目还有纤维蛋白原等。

（7）卧床期间协助病人洗澡、进食、大小便及个人卫生等生活护理。

（8）护理人员应向病人解释确实的病情、治疗和护理程序，同时应说明在监护室里有经验丰富的医护人员、先进的医疗护理技术和监护设备，大家共同努力，病情会逐渐好转的，消除病人焦虑和恐惧心理。

（9）向病人说明心肌梗死的康复程序，并按康复程序护理病人。

1）第 1～3 天　绝对卧床休息，日常生活（进食、大小便、翻身及个人卫生）由护理人员协助，如果能耐受可以摇高床头短时间内在床上靠坐位。

2）第 3～6 天　卧床休息，鼓励病人在清醒时每小时做几次深呼吸及伸曲四肢，也可做些轻缓的四肢主动或被动活动，以避免长时间卧床导致肩臂强直、活动受限、疼痛等不适，同时也可以减少血栓形成和肌肉萎缩。无并发症者，可坐在床上或床旁椅子上，坐位的时间从每次 20～30 min逐渐增加。注意，开始坐起时动作要缓慢，预防直立性低血压，有并发症者根据病情适当延长卧床时间。

3）第 1 周后　可下地床边活动，走动时间逐渐增加，以活动后不产生疲劳为宜。

4）第 1～2 周　逐渐增加活动量，可在室外走廊散步，上厕所等。

5）第 2～4 周　可出院。

6）第 2～3 月　可逐渐恢复正常生活。

（六）院内急救的特殊方法

1. 经皮穿刺腔内冠状动脉成形术　经溶解血栓治疗，冠状动脉再通后又再堵塞，或虽再通但仍有重度狭窄者，如无出血禁忌可紧急施行经皮穿刺腔内冠状动脉成形术。扩张病变血管或随后再安置支架。

2. 辅助循环和介入或外科手术　经补充血容量，以及应用缩血管或扩血管药物治疗无效时，可选用主动脉内球囊反搏器进行反搏治疗，或在反搏的支持下，施行选择性冠状动脉造影，随后进行主动脉—冠状动脉旁路移植手术，可能挽救病人的生命。

（七）救护程序

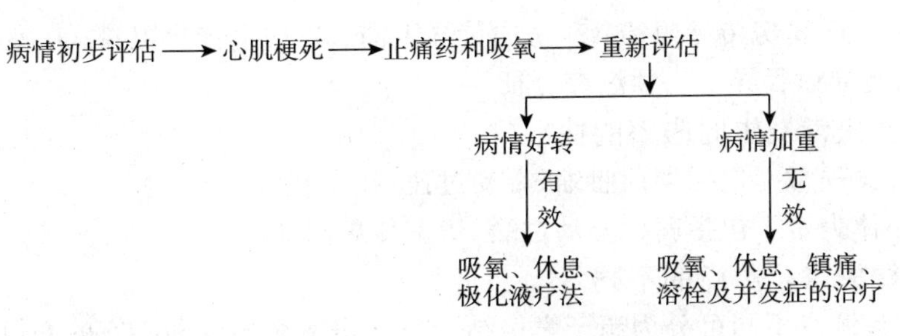

第二节 心律失常

【情境二】

这是今年入冬以来的第一场雪，清晨大地一片洁白，肖医生像往常一样来到公共汽车站，准备乘车去上班。这时她看到一位30出头的小伙子躺在了雪地里，这么冷，难道有情况？于是肖医生急忙上前查看，此时小伙子紧闭双眼，不愿意说话，脉搏细速，达到187次/min。

试想：1. 该患者发生了什么情况？如果你是肖医生会怎样处理？

2. 假如该患者确实出现了心律失常，常用药物有哪些？

心律失常（cardiac arrhythmia）是指心脏激动的起源、频率、节律、传导速度和传导顺序等异常。

一、病因

1. 各种器质性心脏病　其中以冠心病、心肌病、心肌炎和风湿性心脏病为多见。

2. 非心脏疾病　如甲亢、电解质及酸碱平衡失调（低钾血症、高钾血症、酸中毒）、感染、缺氧、高热、低温、麻醉等。

3. 药物中毒　如洋地黄中毒、奎尼丁中毒等。

二、分类

（一）按发生原理分

1. 冲动形成异常

（1）窦房结心律失常　① 窦性心动过速；② 窦性心动过缓；③ 窦性心律失常；④ 窦性停搏。

（2）异位心律　① 被动性异位心律：逸搏（房性、房室交界性、室性）和逸搏心律（房性、房室交界性、室性）。② 主动性异位心律：期前收缩（房性、房室交界性、室性）和阵发性心动过速（房性、房室交界性、室性）、心房扑动和心房颤动、心室扑动和心室颤动。

2. 冲动传导异常

（1）生理性　干扰房室分离。

（2）病理性　① 窦房传导阻滞；② 房内传导阻滞；③ 房室传导阻滞；④ 室内传导阻滞。

（3）房室间传导途径异常　预激综合征。

（二）按心律失常发生时心率的快慢分

1. 快速性心律失常　包括期前收缩、心动过速、扑动和颤动。

2. 缓慢性心律失常　包括窦性心动过缓、房室传导阻滞。

（三）按心律失常起源点的不同分

按心律失常起源点不同可分为源于窦房结、心房、房室交界处和心室的心律失常。

三、几种急诊心律失常的紧急处理

（一）期前收缩

期前收缩是指由于窦房结以外的异位起搏点过早发出冲动控制心脏收缩。期前收缩是最常见的心律失常。根据异位起搏点的部位不同，可分为房性期前收缩、房室交界性期前收缩、室性期前收缩，其中以室性期前收缩最常见。这里重点介绍室性期前收缩（图 11－1，图11－2）。

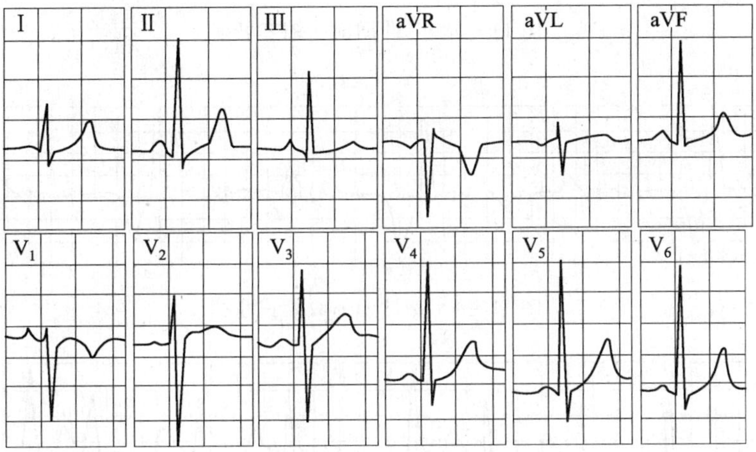

图 11－1　正常心电图

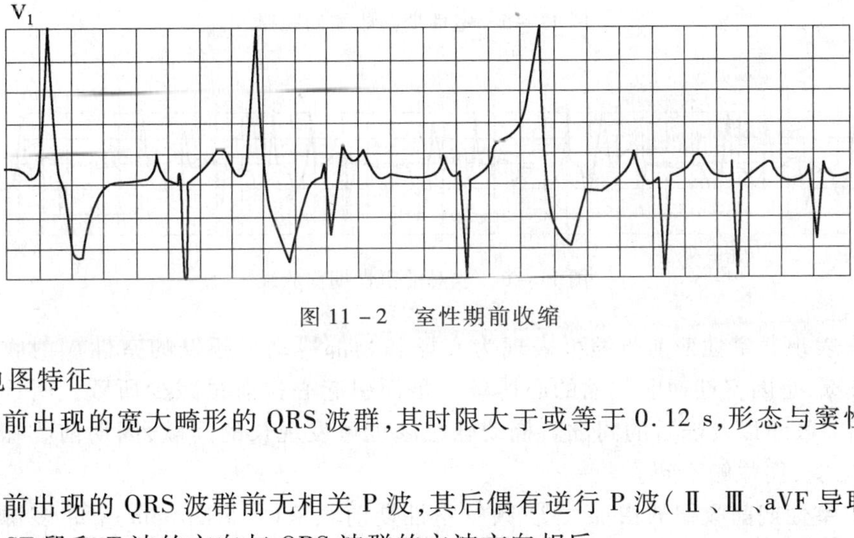

图 11－2　室性期前收缩

1. 心电图特征

（1）提前出现的宽大畸形的 QRS 波群，其时限大于或等于 0.12 s，形态与窦性 QRS 波群明显不同。

（2）提前出现的 QRS 波群前无相关 P 波，其后偶有逆行 P 波（Ⅱ、Ⅲ、aVF 导联倒置，aVR 导联直立）、ST 段和 T 波的方向与 QRS 波群的主波方向相反。

（3）期前收缩后有完全性代偿间歇。

2. 室性期前收缩的类型　室性期前收缩可单个或成对出现。每个窦性搏动后出现一个期前收缩称期前收缩二联律（图 11－3）。每两个窦性搏动后出现一个期前收缩或每个窦性搏动后出现两个期前收缩，均称为期前收缩三联律（图 11－4）。每三个窦性搏动后出现一个期前收缩称为期前收缩四联律(图 11－5)。连续两个室性期前收缩称为成对的室性期前收缩(图 11－6),连续三个以上的室性期前收缩则形成短阵室性心动过速。如在同一导联出现对偶间期不等、形态不同的 QRS 波,则为多源性室性期前收缩。

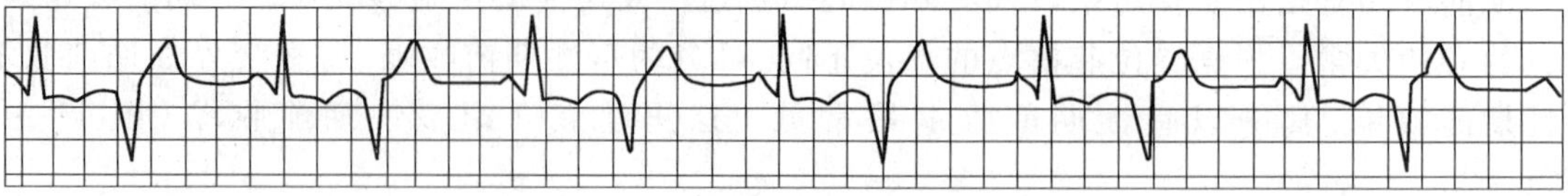

图 11－3　室性期前收缩二联律

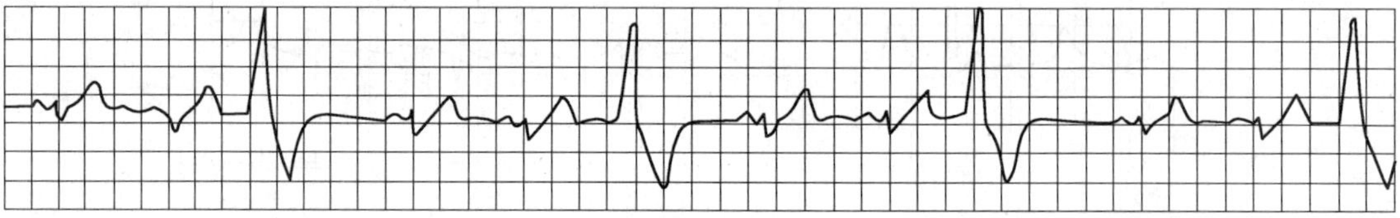

图 11－4　室性期前收缩三联律

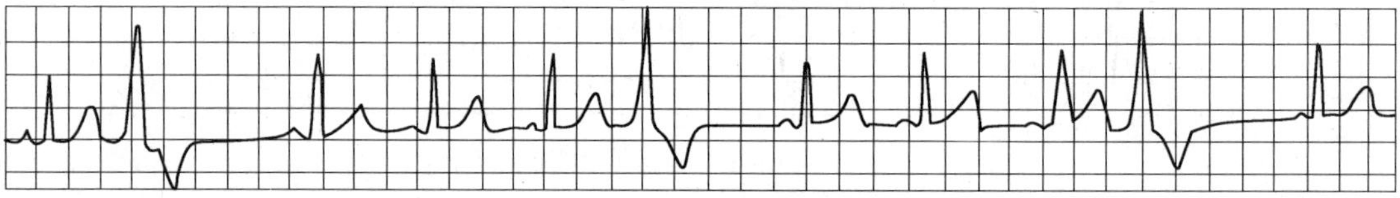

图 11－5　室性期前收缩四联律

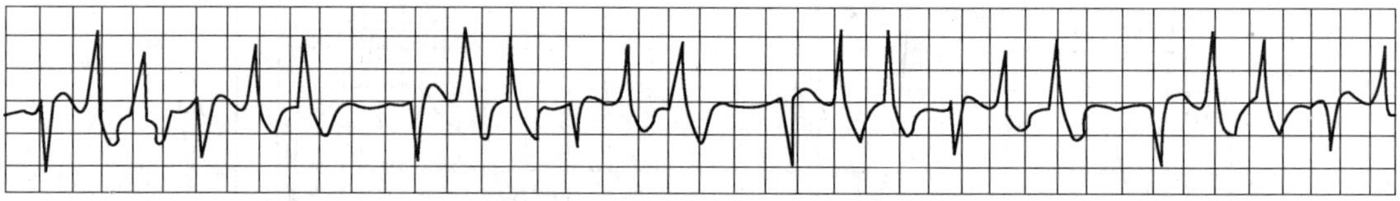

图 11－6　成对的室性期前收缩

3. 临床表现　室性期前收缩可表现为心悸和颈部搏动。频发的室性期前收缩呈二联律者可发生晕厥,是因室性期前收缩的心搏量不足而引起心排血量减少所致。听诊可发现正常搏动后的期前收缩以及随后的间歇。桡动脉触诊也可发现长的间歇,因期前收缩心室排血量少,脉搏搏动弱,往往触不到。

4. 严重室性期前收缩的指征　① 频发室性期前收缩(>5 次/min);② 多源性室性期前收缩;③ 成对或连续出现的室性期前收缩;④ 室性期前收缩落在前一激动的 T 波上。这些室性期前收缩常是急性心肌梗死出现致命性室性心律失常的先兆。

5. 治疗　室性期前收缩治疗的主要目的是预防室性心动过速、室颤和心性猝死。对无症状的孤立的室性期前收缩,无需药物治疗。有症状时,首先向病人解释,减轻其焦虑。无效时用抗心律失常药物治疗。治疗室性期前收缩的首选药物利多卡因,用 50～100 mg 静脉注射。

(二) 阵发性室上性心动过速

简称室上速，包括阵发性房性和交界区性心动过速，因为两者在临床上难以区别，故统称为阵发性室上性心动过速。常见于无明显器质性心脏病的人，也可见于冠心病、高血压性心脏病、风湿性心脏病、甲亢及洋地黄中毒者，以及预激综合征病人。

1. 临床表现　突然发作、突然终止，可持续数秒钟、数小时或数日。根据病人发作时的心率、持续时间、伴发的心脏病及其严重程度的不同，可出现心悸、眩晕、心绞痛、晕厥、休克、心力衰竭等表现。

2. 心电图特征　节律规则，相当于连续3次或3次以上的成串房性或交界区性期前收缩，频率为160～220次/min，P波形态不同于窦性P波，P－R间期>0.12 s，QRS波群正常。P波在QRS波前，示房性心动过速；P波为逆行性，可在QRS波前、中或后，为交界区性心动过速（图11－7）。

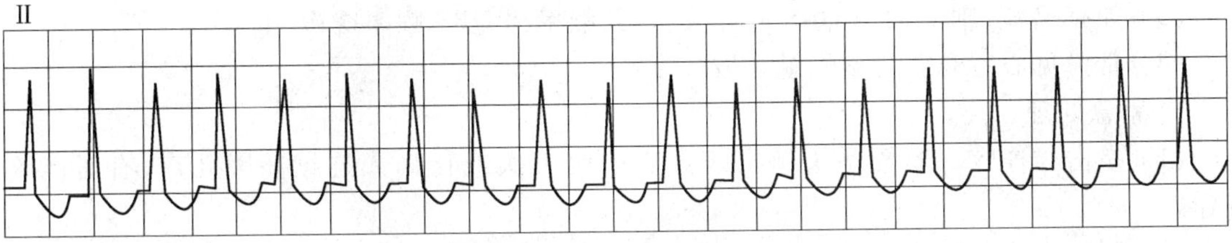

图11－7　阵发性室上性心动过速

3. 紧急处理

(1) 刺激迷走神经　常用的有四种方法。

1) 用压舌板刺激咽后壁诱发恶心、呕吐。

2) 病人深吸气后屏气，用力作呼气动作（Valsalva动作）。

3) 按摩颈动脉窦：病人平卧，先右后左按摩颈动脉窦，每次不宜超过10 s。注意，不可两侧同时按摩，以免引起脑缺血。

4) 压迫眼球：嘱病人闭眼向下看，用手指在一侧眶下适度压迫眼球上部，先右后左，不可两侧同时按压。按摩颈动脉窦或压迫眼球的同时应听取心率或行心电监护，一旦心率减慢立即停止按摩或按压。按压眼球有时可引起视网膜剥离，现较少应用。

(2) 药物终止发作　当刺激迷走神经无效时，可采用维拉帕米5～10 mg静脉注射，或三磷腺苷5～20 mg快速静脉注射。

(3) 紧急同步直流电复律　如果病人血流动力学不稳定，出现低血压、休克、肺水肿或心绞痛不能为硝酸甘油所缓解者，为了迅速终止发作，可考虑紧急同步直流电复律。

(三) 阵发性室性心动过速

阵发性室性心动过速简称室速，指3个或3个以上的室性异位激动，频率100～250次/min。大多见于有器质性心脏病的人，最常见的为冠心病，尤其是急性心肌梗死时。其他的原因有心肌病、心瓣膜病等，药物中毒、电解质紊乱等。

1. 临床表现　阵发性室性心动过速发作时，由于失去了心房对心室的充盈作用和心室激动顺序的异常,严重影响心排血量,使心、脑、肾等重要脏器血供明显减少,造成血流动力学障碍而出现心绞痛、低血压、晕厥,甚至猝死。

2. 心电图特征(图 11-8)

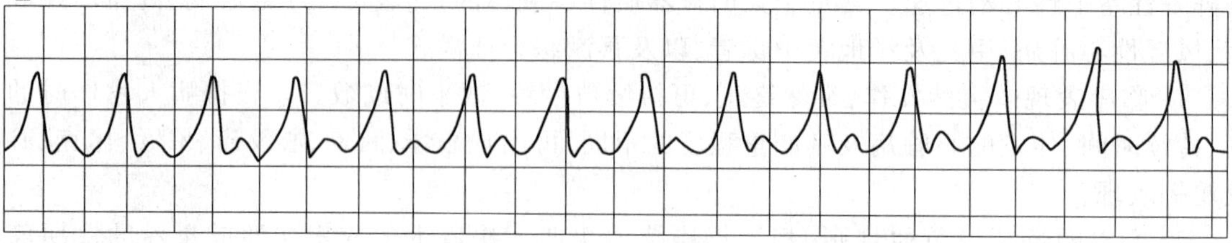

图 11-8 阵发性室性心动过速

(1) 3 个或 3 个以上连续而迅速的室性期前收缩,频率 100~250 次/min,节律较规则。

(2) QRS 波群形态畸形,时限 >0.12 s,有继发 ST-T 改变。

(3) 如有 P 波,则 P 波与 QRS 波无关,且其频率比 QRS 频率缓慢。

(4) 常可见心室夺获与室性触合波。

3. 紧急处理

(1) 拳击与连咳　紧握拳头锤击病人心前区 1 次或让病人连续咳嗽几声,有时能终止发作。

(2) 同步直流电复律　室速伴有明显血流动力学障碍者必须立即同步直流电复律,不宜先试用药物治疗,但在转复为窦性心律后可以用药物维持并预防近期复发。

(3) 抗心律失常药　首选利多卡因 50~100 mg 静脉注射,1~2 min 注射完毕,必要时 5~10 min后再给 50 mg,共 2~3 次,然后以 1~4 mg/min的速度静脉滴注维持。

(四) 心室扑动与颤动

心室扑动是心室呈现快而微弱的收缩,心室颤动是心室各部分肌纤维发生更快而不协调的乱颤。心室扑动和心室颤动是最严重的心律失常,其对血流动力学的影响均等于心室停搏。常见于急性心肌梗死。此外,严重缺氧、严重低钾,奎尼丁、洋地黄等药物中毒,心脏手术、电击等也可引起。

1. 临床表现　心室扑动、心室颤动一旦发生,病人很快出现心源性脑缺血综合征,表现为意识丧失、抽搐、呼吸停止甚至死亡。体检血压、脉搏无法测出,听诊心音消失。

2. 心电图特征

(1) 心室扑动时,呈正弦波图形,波幅大而规则,频率 150~300 次/min(图 11-9)。

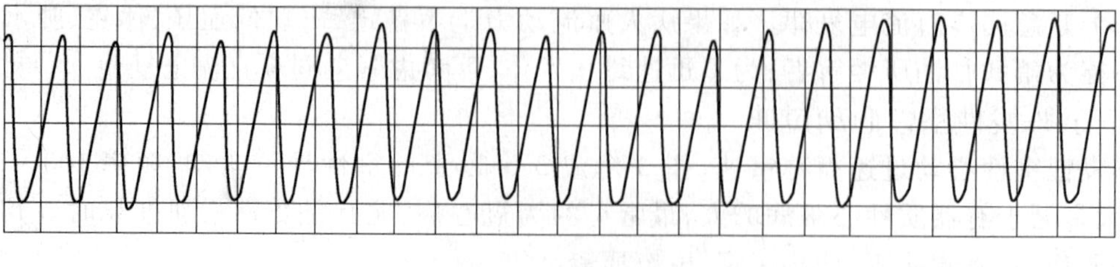

图 11-9 心室扑动

(2) 心室颤动时表现为波形、振幅与频率均极不规则,无法识别 QRS 波群、ST 段与 T 波(图 11-10)。

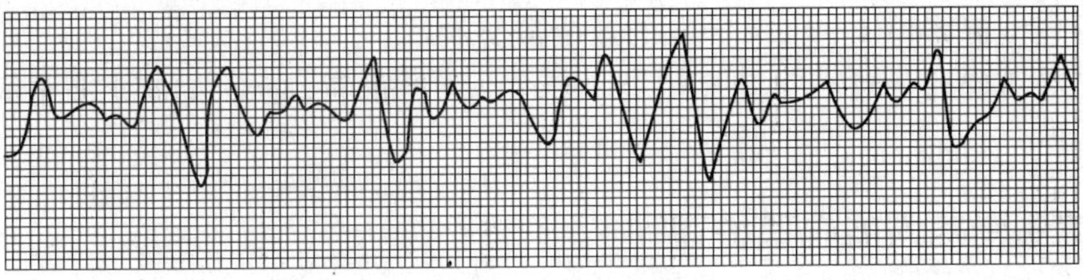

图 11-10 心室颤动

3. 紧急处理 心室扑动或心室颤动一旦发生,必须争分夺秒尽快恢复有效心律。立即采用非同步直流电除颤。在除颤器准备好之前,可配合胸外心脏按压及人工呼吸等心肺复苏术,并准备好心脏复苏所需药物,积极配合抢救。

(五) 缓慢性心律失常

缓慢性心律失常包括显著的窦性心动过缓、窦性停搏、窦房阻滞、Ⅱ度Ⅰ型房室传导阻滞(图 11-11)、Ⅱ度Ⅱ型房室传导阻滞(图 11-12)及Ⅲ度房室传导阻滞(图 11-13)、双束支传导阻滞。上述缓慢心律,由于心室率过慢,导致脑缺血,病人可出现暂时性意识丧失,甚至抽搐,严重者可猝死。故必须进行紧急处理。

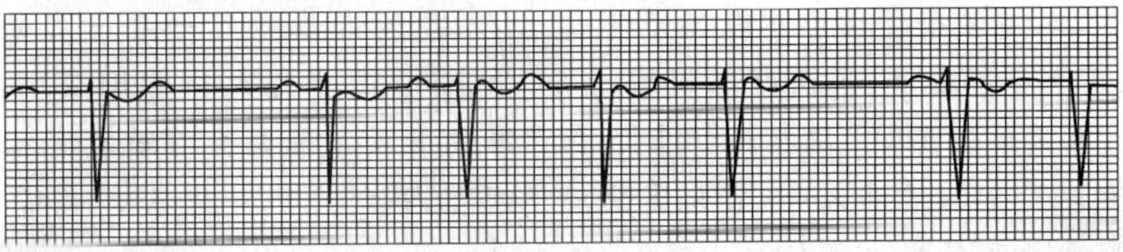

图 11-11 Ⅱ度Ⅰ型房室传导阻滞

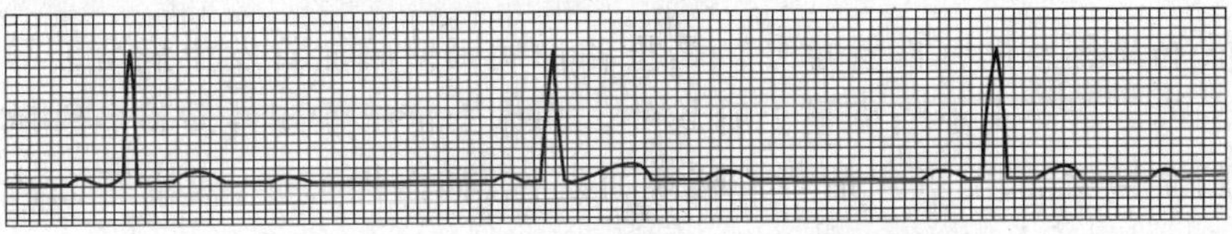

图 11 12 Ⅱ度Ⅱ型房室传导阻滞

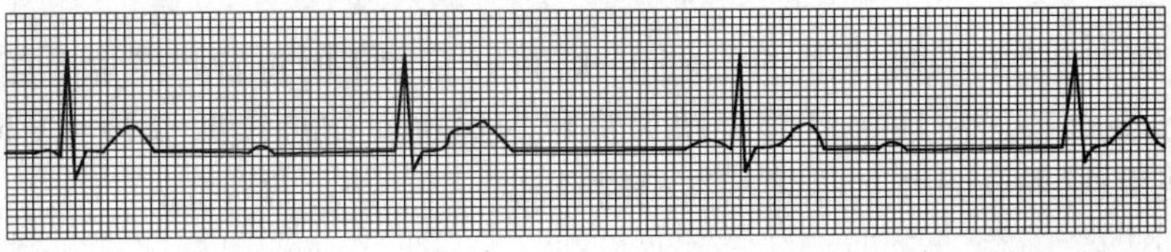

图 11-13 Ⅲ度房室传导阻滞

1. 病因和诱因治疗 降低过高的迷走神经张力,纠正电解质紊乱,停止使用减慢心率的药物等。

2. 提高窦房结频率，促进传导

（1）阿托品 0.5～2 mg 静脉注射。

（2）异丙肾上腺素以 1～4 μg/min 的速度静脉滴注。

（3）人工心脏起搏。对心室率＜40 次/min，症状严重者，应首选临时或埋藏式心脏起搏治疗。

四、心律失常病人的心理护理

对器质性心脏病所致的心律失常病人，应对病人作疾病知识的教育，以减轻病人焦虑不安；对情绪性心律失常病人，应耐心接受病人的痛苦信息，并给予抚慰、鼓励；心律失常发作时，做好心电监护，及时处理各种心律失常，并满足病人的各种需要，消除恐惧心理；对行为改变者，应取得家属和亲友的配合，改变其不良性格特征，进行有意义的文化娱乐活动和社会交往活动，避免病人发生退缩行为。

第三节　急性脑血管病

【情境三】

16:00 时，某大学老年活动中心聚集着不少老人，这里正在举行一年一度的乒乓球比赛。突然 2 号台桌传来一阵骚动，很快有人围拢过去，原来是 68 岁陈大爷晕倒在地，呼之不应，呼吸时伴有鼾声，痰鸣音明显。“快叫救护车”，在大家的帮助下陈大爷被紧急送入医院抢救。

试想：1. 如果是你接诊陈大爷，首先需要评估哪些内容？

2. 陈大爷可能发生了什么情况？

急性脑血管病又称急性脑血管意外。是指各种病因使脑血管发生病变而导致脑功能缺失的一组疾病的总称。近年来患病率呈上升趋势。临床上依据病理性质将急性脑血管病分为缺血性和出血性脑血管意外，前者包括短暂脑缺血发作、脑血栓形成、脑栓塞，后者包括脑出血、蛛网膜下腔出血。

一、短暂性脑缺血发作

短暂性脑缺血发作（transient ischemic attack，TIA）是指历时短暂并经常反复发作的脑局部供血障碍，导致供血区局限性神经功能缺失症状。每次发作持续数分钟到1 h，最长不超过 24 h，但可反复发作，每次发作的症状基本相同。

（一）分类

临床上常将 TIA 分为颈内动脉系统和椎—基底动脉系统两大类。

1. 颈内动脉系统 TIA　常见症状为对侧单肢无力或不完全性偏瘫，其特征性症状是病变侧单眼一过性黑蒙或失明、对侧偏瘫及感觉障碍；主侧半球缺血时可有暂时性失语。

2. 暂时性椎—基底动脉系统 TIA　常见症状为一过性眩晕、平衡失调。其特征性症状为跌倒发作,短暂性全面性遗忘症,双眼视力障碍发作。

（二）救护原则

面对 TIA 发作的病人,最主要的救护思路就是要防止病人跌倒,保证病人安全。待症状缓解或消除后,一定要到医院进一步确诊,一旦确诊就要积极消除病因、减少及预防复发、保护脑功能。

（三）救护措施

1. 病因治疗　对有明确病因者应针对病因进行积极治疗。如控制高血压、治疗糖尿病、心律失常、血液系统疾病等。

2. 预防性药物治疗

（1）抗血小板聚集剂　可减少微栓子发生,对预防复发有一定疗效。常用药物有:① 阿司匹林每天 50 ~ 325 mg,晚餐后服用;② 噻氯匹定 125 ~ 250 mg,1 ~ 2 次/d;③ 双嘧达莫 25 mg,3 次/d。

（2）抗凝药物　对频繁发作的 TIA,或发作持续时间长,每次发作症状加重,同时无明显抗凝治疗禁忌者(无出血倾向,严重高血压、肝肾疾病、消化性溃疡等)应及早进行抗凝治疗。肝素 100 mg 加入 5% 葡萄糖注射液 500 ml 中,以每分钟 10 ~ 20 滴的滴速静脉滴注;若情况紧急可用肝素 50 mg 静脉推注,其余 50 mg 静脉滴注维持。还可选用低分子肝素 4 000 U,2 次/d,腹壁皮下注射,较为安全。也可选用华法林每天 2 ~ 4 mg 口服。

3. 脑保护治疗　可给予钙拮抗剂,如尼莫地平 20 ~ 40 mg,3 次/d。可扩张血管,阻止脑血管痉挛,保护脑功能。

二、脑血栓形成

脑血栓形成(cerebral thrombosis,CT)是指各种原因造成脑组织的动脉血管壁发生病理改变,导致血管的管腔变狭窄或闭塞,进而形成血栓,造成脑局部供血区血流中断,发生脑组织缺血缺氧、软化坏死,出现相应的神经系统症状和体征。在急性脑血管病中最常见。

（一）病因及发病机制

1. 动脉管腔狭窄和血栓形成　最常见的是动脉粥样硬化斑导致管腔狭窄和血栓形成,可发生于颈内动脉和椎—基底动脉系统的任何部位,但以动脉分叉处或转弯处多见。其次是各种病因(细菌、病毒及螺旋体等感染,结缔组织疾病)所致的动脉炎和药源性(可卡因、安非他明等)动脉炎。

2. 血管痉挛　可见于蛛网膜下腔出血、子痫、偏头痛和脑外伤等病人。

3. 病因不明　某些病例虽有脑梗死的临床表现及影像学证据,但常常难以确定梗死的病因。其发生可能与来源不明的微栓子或血管痉挛有关。

（二）病情评估

1. 临床表现　由动脉粥样硬化引起者,多为 50 ~ 60 岁以上中老年人,由动脉炎引起者以中青年多见。常在安静或睡眠中发病。发病前多有肢体无力、麻木及眩晕等 TIA 前驱症状。神经系统局灶性症状多在发病后十余小时或 1 ~ 2 d 达高峰。多数病人意识清楚,但如梗死灶过大,引起严重脑水肿则可出现不同程度的意识障碍。

神经系统定位体征视脑血管闭塞的部位及梗死的范围而异,以各种类型的失语、偏瘫为常见。临床上根据症状和体征的演进过程分为以下几种类型。

(1) 可逆性缺血性神经功能缺失　此型病人发病后神经缺失症状较轻，持续时间超过 24 h，但在 1～3 周内完全恢复，不留后遗症。

(2) 进展型　此型病人发病后神经缺失症状在 2 d 内逐渐进展或呈阶梯式加重。

(3) 完全型　此型病人发病后神经缺失症状于 6 h 内达高峰，为完全性偏瘫。病情重者，可出现昏迷，多见于血栓栓塞。

(4) 缓慢进展型　病人神经缺失症状于起病 2 周以后仍继续发展，多见于颈内动脉颅外段血栓形成。多与全身或局部因素所致的脑血液灌流减少有关。

2. 辅助检查

(1) 脑脊液检查　通常脑脊液压力、常规及生化检查正常，当大面积脑梗死时压力可增高。如通过临床及影像学检查已经确诊为脑梗死，则不必进行脑脊液检查。

(2) 颅脑 CT　病灶区呈低密度影。在发病 48～72 h 后进行 CT 检查则阳性率提高。

(3) 磁共振成像(MRI)　脑梗死数小时内，病灶区显示异常信号。

(4) 脑血管造影　可显示受累脑动脉骤然中断，远端不能充盈。有时可见管腔内有血栓形成或动脉粥样硬化斑块的影像。

(5) 多普勒超声检查(TCD)　可发现颈动脉和颈内动脉管腔狭窄或血流速度改变以及动脉粥样硬化斑或血栓形成。

3. 诊断要点

(1) 中老年病人，有高血压、高血脂、糖尿病、心脏病等病史，发病前已有短暂脑缺血发作的经历。

(2) 安静或睡眠中突然发病，迅速出现局限性神经功能缺失症状并持续 24 h 以上。

(3) 颅脑 CT 与磁共振成像发现梗死灶。

(三) 救护原则

脑血栓的病人一般没有意识障碍，不用过多考虑因气道堵塞而出现的一系列问题，但一定要绝对卧床休息，注意病人体位，最好保持头略高位，少搬动头部，以保证脑部血液供给的稳定性。同时，要严密观察血压的变化，防止血压忽高忽低。在诊疗上，首先要评估脑梗死的范围，对大面积梗死者应积极给予脱水治疗。对一般脑梗死可应用抗血小板凝集药和扩血管药治疗。

(四) 救护措施

1. 治疗

(1) 超早期溶栓治疗　溶栓在起病 6 h 内进行，其目的是溶解血栓，迅速恢复梗死区血流灌注，减轻神经元的损伤。目前常用尿激酶 25 万～100 万 U 加入 5% 葡萄糖注射液中静脉滴注。也可选用链激酶、重组组织型纤溶酶原激活剂(rt－PA)。

(2) 抗凝治疗　常用药物有肝素、低分子肝素及华法林等。

(3) 抗血小板凝集治疗　对无明显脑水肿及严重心功能不全者，可给予低分子右旋糖酐 500 ml，1 次/d，静脉滴注，10～14 d 为 1 个疗程。此类药除了抗血小板聚集，并可扩充血容量，从而改善脑微循环及脑灌流。另外可用阿司匹林 100～300 mg/d，但在溶栓及抗凝治疗时不要同时应用，以免增加出血的风险。

（4）扩张血管药　可用罂粟碱 90 ~ 120 mg，加入生理盐水 500 ml 中静脉滴注，1 次/d，7 ~ 10 d 为 1 个疗程。也可用钙拮抗剂，常用的药物有尼莫地平 20 ~ 40 mg，3 次/d；尼卡地平 20 ~ 40 mg，3 次/d；氟桂利嗪5 mg，每晚一次。

（5）防治脑水肿　对较大面积的梗死，或考虑有脑水肿存在时，应及时给予脱水治疗。常用 20% 甘露醇250 ml，静脉滴注，20 ~ 30 min内滴完。2 ~ 4 次/d，连用 7 ~ 10 d。也可用呋塞米 40 mg或 10% 清蛋白50 ml，静脉注射。

（6）脑代谢活化剂　可改善脑细胞代谢，有利于脑功能恢复。可用 ATP、细胞色素 C、胞磷胆碱、辅酶 A 等。

（7）手术治疗　对大面积梗死出现颅内高压危象，可进行外科手术减压，以缓解症状。

（8）恢复期治疗　脑血栓形成的恢复期是指病人的神经系统症状和体征不再加重，并发症得到控制，生命体征稳定。恢复期治疗的主要目的是促进神经功能恢复。对瘫痪肢体应尽早给予被动运动。放置肢体各关节于功能位，防止关节挛缩、足下垂。并给予理疗、推拿及按摩治疗。对于失语者应坚持语言训练。

2. 护理　脑血栓形成急性期即应加强护理，定时为病人翻身、拍背，预防压疮、呼吸道及泌尿道感染，同时配合康复治疗，促进瘫痪肢体的功能恢复。重视心理护理，为病人提供有关病情、治疗及预后的信息；指导病人正确面对疾病，克服急躁心理及悲观情绪，避免过分依赖心理；增强病人自我照顾的能力与信心。

三、脑栓塞

脑栓塞（cerebral embolism）是指各种栓子随血流进入颅内动脉系统使血管急性阻塞引起相应供血区脑组织缺血坏死及脑功能障碍。

（一）病因及发病机制

脑栓塞的栓子来源，常见于以下两大类情况。

1. 心源性　最常见的直接原因是持续性心房颤动。房颤时由于心房失去收缩力和血流淤滞等，易形成左房和心耳血栓，脱落时易发生脑栓塞。风湿性心瓣膜病、感染性心内膜炎的赘生物及附壁血栓脱落等是栓子的主要来源；心肌梗死、心房黏液瘤、二尖瓣脱垂、心脏手术、心脏导管等也可成为栓子的来源。

2. 非心源性　主动脉弓及其发出的大血管动脉粥样硬化斑块与附着物脱落，肺静脉血栓或血凝块，随血流进入脑循环，造成脑栓塞；骨折或手术时脂肪栓和气栓、寄生虫卵栓子、癌性栓子，肺部感染、败血症引起的感染性脓栓等，经血液循环从肺进入左心，直接进入脑循环，造成脑栓塞。

（二）病情评估

1. 临床表现　脑栓塞任何年龄均可发病，通常发病无明显诱因，安静和活动时均可发病。起病急骤是本病的主要特征，局限性神经缺失症状多在数秒至数分钟内发展到高峰，多属完全性脑血管意外。个别病人可在数天内呈阶梯式进行性恶化，为反复栓塞或继发出血所致。常见的症状为局限性抽搐、偏瘫、偏盲、偏身感觉障碍、失语等，意识清楚或有较轻的意识障碍，但恢复很快。严重者可突发昏迷、全身抽搐，可因脑水肿或颅内出血引起脑疝而死亡。

2. 辅助检查

（1）颅脑 CT　梗死灶呈低密度。

(2) 磁共振成像　病灶区呈异常信号。

(3) 脑脊液检查　脑脊液压力正常，大面积栓塞性脑梗死脑脊液压力可增高；出血性梗死者脑脊液可呈血性或镜下可见红细胞；亚急性细菌性心内膜炎等感染性脑栓塞脑脊液白细胞增高，早期以中性粒细胞为主，晚期以淋巴细胞为主。

3. 诊断要点

(1) 有心脏病史，伴有心律失常或身体其他部位有发生栓子的病灶。

(2) 骤然起病，数秒至数分钟内出现偏瘫、失语、一过性意识障碍、抽搐发作等局灶性症状。

(3) 颅脑 CT 及磁共振成像显示缺血性梗死或出血性梗死的改变。

(三) 救护原则

脑栓塞病人应绝对卧床休息 4 ~ 6 周，控制心律失常，应用抗血小板聚集药以防止脑栓塞复发。

(四) 救护措施

1. 治疗　包括脑部病变及引起栓塞的原发病两个方面治疗。

(1) 脑部病变的治疗　与脑血栓形成相同。但值得注意的是心源性脑栓塞的出血性梗死区极易出血，故抗凝治疗必须谨慎。对于颅脑 CT 或磁共振成像检查提示脑出血或蛛网膜下腔出血者、脑脊液中红细胞增多者、伴有高血压或由亚急性感染性心内膜炎并发脑栓塞者均禁用抗凝治疗。

(2) 原发病的治疗　主要是消除栓子来源，防止脑栓塞复发。如心脏疾病的手术治疗，感染性心内膜炎的抗感染治疗等。

2. 护理

(1) 急性期绝对卧床休息　脑栓塞发病后的急性期内很容易发生再次栓子脱落。因此，必须告诫病人应绝对卧床休息，时间至少 4 ~ 6 周，并保持情绪稳定。

(2) 加强生活护理和基础护理，严禁病人起床活动，在协助病人翻身时动作要轻而慢。

四、脑出血

脑出血(cerebral haemorrhage)是指原发性非外伤性脑实质内的出血。绝大多数为高血压病伴发的脑内小动脉病变在血压骤升时动脉血管破裂出血，称为高血压性脑出血。

(一) 病因和发病机制

1. 病因

(1) 高血压和动脉粥样硬化　是脑出血最常见的病因，多数病例高血压和小动脉硬化并存。

(2) 其他少见的病因　有先天性脑血管畸形、动脉瘤、继发于脑梗死的出血、血液病(白血病、再生障碍性贫血、血小板减少性紫癜和血友病等)、抗凝或溶栓治疗、脑动脉炎、肿瘤侵蚀血管壁破裂出血等。

2. 发病机制　高血压性脑出血的发病机制还没有完全弄清楚，目前认为可能与以下因素有关。

(1) 长期高血压可导致脑内小动脉或深穿支动脉壁纤维素样坏死或脂质透明变性、小动脉瘤或微夹层动脉瘤形成，当血压骤然升高时，血液自血管壁渗出或动脉瘤壁破裂，血液进入脑组织形成血肿。

(2) 高血压可引起远端血管痉挛,导致小血管缺氧、坏死及血栓形成,发生斑点状出血及脑水肿,当出血融合成片即发生较大量出血。

(3) 脑内动脉壁薄弱,中层肌细胞及外膜结缔组织均较少,而且缺乏外弹力层,这可能是脑出血比其他内脏出血多见的一个原因。

(4) 豆纹动脉自大脑中动脉近端呈直角分出,其受高压血流冲击易发生粟粒状动脉瘤,当血压骤然升高时,此处是脑出血最好发部位。

(二) 病情评估

1. 临床表现　高血压性脑出血以 50 岁以上的高血压病人最多见。大多数病例发病前无预兆,少数可有头晕、头痛、肢体麻木和口齿不清等前驱症状。多在剧烈的情绪波动、用力排便、饱餐和剧烈运动时发病。发病后,病人感到剧烈头痛、头昏、恶心、呕吐,并逐渐出现一侧肢体无力、意识障碍、大小便失禁等。突然神志不清,是脑出血的最主要症状。大量出血时病人可在1 h内死亡。体检时可见病人鼾声大作,神志不清或躁动不安,血压明显升高,收缩压可达180 mmHg以上,脑膜刺激征阳性,眼底可见动脉硬化改变,可有视网膜出血,两侧瞳孔不等大或缩小,心脏扩大或心律失常。由于出血部位及出血量不同,临床表现各异。

(1) 基底节区出血　由于出血常累及内囊,并以内囊损害体征为突出表现,故又称内囊区出血。当出血量少时,病人的神志清楚,出现出血对侧中枢性面瘫、舌瘫和中枢性肢体瘫痪及偏身感觉障碍,或有瘫痪侧的同侧偏盲。出血量大的重症病人,昏迷加深,病变侧瞳孔散大,进而脑干受累加重,生命体征紊乱,呼吸不规则,出现潮式呼吸,血压波动,瞳孔散大,最后呼吸停止,血压下降,心搏骤止而死亡。

内囊内侧型出血病情严重,多溃向脑室,死亡率高。内囊外侧型出血则症状较轻,如不破入蛛网膜下腔有时很难与脑血栓形成相区别。

(2) 脑桥出血　大量出血,病人迅速进入昏迷,两侧瞳孔缩小似针尖,高热,呼吸节律不整,眼球浮动,四肢瘫痪和去大脑强直发作等,多在 24 ~ 48 h内死亡。小量出血者可无意识障碍,表现为交叉性瘫痪和共济失调性偏瘫,两眼向病灶侧凝视麻痹。

(3) 小脑出血　60% 起病急骤,发病初期大多意识清楚或有轻度意识障碍,表现为枕部剧烈头痛、眩晕、呕吐、共济失调等,但无肢体瘫痪是其临床特征。数小时或数日后病人方陷入昏迷,因脑干受压而死亡。20% 发展缓慢,表现为一侧肢体呈小脑共济失调,枕部头痛和眩晕,颈强直,眼球震颤或偏斜。20% 出血量大者,突然昏迷,1 ~ 2 d 死亡。

2. 辅助检查

(1) 脑脊液检查　脑脊液压力常增高,多为血性。

(2) 颅脑 CT 检查　是临床疑诊脑出血的首选检查。早期即可显示新鲜血肿,为圆形或卵圆形均匀高密度区,边界清楚;可显示血肿的部位、大小、形态、邻近的脑水肿带、脑移位及是否破入脑室。

(3) 颅脑超声波检查　应在起病后 24 h 内进行,如有中线波移位,则有助于脑出血的诊断。

3. 诊断要点

(1) 50 岁以上有高血压病史的病人在活动或情绪激动时突然发病,迅速出现不同程度的意识障碍及颅内压增高的症状，伴有偏瘫、失语等体征。

（2）脑脊液检查压力增高，为均匀血性脑脊液；颅脑超声检查有中线波移位。

（3）颅脑 CT 检查可提供脑出血的直接证据。

（三）救护原则

脑出血是一种非常严重的情况，护理人员要沉着、冷静面对。首先，要注意保持呼吸道通畅，积极给氧，给予脱水剂控制脑水肿和降低颅内压，防止脑疝形成。然后，要适当选用作用较温和的降压药控制高血压，防止进一步出血。维持生命体征的稳定。

（四）救护措施

1. 治疗

（1）控制脑水肿，降低颅内压　可选用 20% 甘露醇 250 ml 快速静脉滴注，20 ~ 30 min 滴完，每 6 ~ 8 h一次。另外可选用呋塞米 40 mg，静脉注射，每日 2 ~ 4 次。如与甘露醇合用可增强脱水效果。

（2）控制高血压　脑出血后血压升高是对颅内压增高情况下为保证脑组织供血的代偿反应。当颅内压下降时血压也随之下降。因此，在脑出血急性期一般不使用降压药，特别是注射利血平等强降压药。当收缩压 > 220 mmHg 或舒张压 > 120 mmHg 时，可适当选用作用较温和的降压药物如卡托普利、美托洛尔等。急性期后，血压仍持续过高时可进行系统抗高血压治疗，把血压控制在较理想水平。

（3）止血药和凝血药　止血药和凝血药对脑出血并无效果，但如并发消化道出血或有凝血障碍时，止血药和凝血药的应用可发挥一定的作用，故临床上对脑出血病人仍可选用。

（4）预防和治疗并发症　脑出血病人应特别加强基础护理，定时翻身拍背，注意皮肤的干燥清洁，对易受压的部位经常进行局部按摩，防止压疮的发生。对放置留置导尿管的病人，应进行膀胱冲洗，每日用1∶5 000呋喃西林溶液 200 ml 冲洗膀胱 2 ~ 4 次，每日更换一次尿袋，长期导尿者每周更换一次导尿管。对昏迷时间较长或已并发肺炎、泌尿系感染的病人，应根据细菌培养和药敏试验选择适当的抗生素治疗。瘫痪肢体应保持功能位，并给予适当的按摩和被动运动，以防关节挛缩。

（5）外科手术治疗　① 小脑出血血肿 > 150 ml 或直径 > 3 cm，有脑干或第 4 脑室受压，第 3 脑室及侧脑室扩大，或出血破入第 4 脑室者，应尽早手术治疗。② 内囊出血，经内科治疗后病情进一步恶化，颅内压继续增高或有脑疝形成趋势的应手术治疗。

2. 护理

（1）绝对卧床休息，一旦确诊为脑出血，应尽量少搬动病人，以免增加出血量而加重病情。

（2）为减少脑血流量，降低颅内压，病人的头部可置一软枕，抬高 15° ~ 30°，口稍向下，以利口水和呼吸道分泌物自然流出。

（3）保持呼吸道通畅，及时清除呼吸道分泌物，必要时适当给氧，以低流量或间歇吸氧为宜。

（4）急性脑出血病人，有意识障碍、消化道出血宜禁食 24 ~ 48 h，然后酌情安放胃管，给予低脂高蛋白质的流质和一定量的水分，以补充必要的营养和水分。

五、蛛网膜下腔出血

蛛网膜下腔出血(subarachnoid hemorrhage,SAH)是指不同原因所致脑底部或脑脊髓表面血管破裂的急性出血性脑血管病,血液直接流入蛛网膜下腔,此称为原发性蛛网膜下腔出血。另外,因脑实质内出血或硬膜下出血流入蛛网膜下腔者,则称为继发性蛛网膜下腔出血。蛛网膜下腔出血为一临床急重症,死亡率高,临床上主要表现为突然剧烈头痛、呕吐、脑膜刺激征和血性脑脊液。

(一) 病因及发病机制

最常见的原因是先天性颅内动脉瘤、先天性脑血管畸形和高血压动脉硬化,其次为细菌性动脉炎、结节性多动脉炎、血液病、脑肿瘤等。先天性颅内动脉瘤多位于颅底动脉环前部,因管壁发育缺陷,壁薄处易形成动脉瘤。其破裂的原因,一是瘤壁的缺血坏死或受血流冲击,内膜受损,有小的破溃,血液经破溃处渗入瘤壁夹层中,瘤壁逐渐变薄;二是多与血压升高有关,情绪激动等是引起血压升高的因素。脑血管畸形是胚胎期发育异常形成的畸形血管团,其血管壁极薄弱,处于破裂的临界状态,当情绪激动等即可破裂出血;高血压动脉硬化,因管壁脂肪沉积发生缺血缺氧,管壁受损,导致血管壁形成粟粒状小动脉瘤也易破裂出血;动脉炎造成血管壁病变可破裂出血;肿瘤可直接侵蚀血管而造成出血。

(二) 诊断要点

1. 临床表现

(1) 任何年龄均可发病,由先天性动脉瘤破裂所致者好发于30~60岁,女性多于男性,由先天性血管畸形破裂所致者多见于青少年,无性别差异。

(2) 诱因及先驱症状　发病前多有明显诱因,如剧烈运动、过劳、激动、用力排便等。大部分病人出血前无先兆,但少数病人在动脉瘤未破裂时可有头痛、头晕、眼球活动障碍、复视、半身麻木及癫痫发作等前驱表现。

(3) 突然发生的剧烈头痛、恶心、呕吐,头痛呈爆裂样局限性或全头部剧痛,其始发部位常与动脉瘤破裂部位有关。常伴随有短暂意识障碍、颈背部或下肢疼痛、畏光等。

(4) 发病后数小时内可出现脑膜刺激征,这是本病的主要体征,表现为颈项强直、凯尔尼格征阳性。

(5) 眼底可见视网膜出血、视盘水肿;少数可见玻璃体膜下片块状出血,发病1 h内即可出现,是急性高颅压、眼静脉回流受阻所致,有诊断特异性。

(6) 有脑神经瘫痪、轻偏瘫、感觉障碍、眩晕、共济失调和癫痫发作。

(7) 少数病人急性期可出现精神症状,如欣快、幻觉、谵妄等,一般在2~3周后自行消失。

2. 实验室及特殊检查特点

(1) 脑脊液检查　脑脊液压力增高,呈均匀一致血性,蛋白质含量增加,糖和氯化物正常。

(2) 颅脑CT　是确诊蛛网膜下腔出血的首选诊断方法。CT检查可显示蛛网膜下腔高密度出血征象,可显示出血量、脑室大小以及出血的分布情况。

(3) 数字减影血管造影(DSA)　可显示血管解剖行程、侧支循环和血管痉挛情况;还可发现引起蛛网膜下腔出血的其他病因如动静脉畸形、血管性肿瘤等。数字减影血管造影对病因的诊断可提供可靠证据,对确定手术方案有重要价值。

(4) 血白细胞计数和中性粒细胞　可轻到中度增高。

（三）救护原则

对蛛网膜下腔出血急性期病人救治的主要目的是应用止血剂控制继续出血，应用脱水剂减轻脑水肿，去除病因，防止再复发。

（四）救护措施

1. 一般处理　病人绝对卧床休息 4～6 周，头部抬高 30°，保持病室安静、舒适和暗光，避免用力大便、剧烈咳嗽、情绪激动，防止发生再出血。有头痛、烦躁不安者可给予止痛镇静药如地西泮、苯巴比妥和布桂嗪等。

2. 应用止血剂，防治再出血　蛛网膜下腔出血后颅内纤维蛋白溶酶的活性增强，可使血管破裂后局部形成的血凝块溶解而再出血。故临床选用止血剂应选用抗纤溶类的药物，常用的有 6－氨基己酸、氨甲苯酸、氨甲环酸等。此外，也可选用酚磺乙胺、安洛血、巴曲酶、维生素 K_3 等。

3. 应用脱水剂　蛛网膜下腔出血可引起脑水肿及颅内压升高，尤其是病人有头痛、呕吐及意识障碍严重者，应积极进行脱水降颅压治疗。常用 20% 甘露醇 250 ml 快速静脉滴注，每 6～8 h一次。也可选用呋塞米、清蛋白等。药物脱水效果不佳并有脑疝可能时，可行颞下减压术和脑室引流，以挽救病人生命。

4. 防治迟发性血管痉挛　迟发性血管痉挛多发生于出血后 4～5 d，7～10 d 为高峰期，2～4 周逐渐减少。迟发性血管痉挛为弥散性，可继发脑梗死，常见症状是意识障碍。可用钙通道拮抗剂以减轻血管痉挛所引起的临床症状。可口服尼莫地平 20～40 mg/次，3 次/d；氟桂利嗪 5～10 mg，每晚 1 次，连用 3 周。

5. 腰椎穿刺放脑脊液　其优点是能降低颅内压，减轻脑水肿，减轻血性脑脊液的刺激，减少脑膜粘连。对无明显禁忌证者可考虑实施腰穿放脑脊液，每次 5～8 ml，每周 2 次。注意放液的速度要慢，以免诱发脑疝。

6. 手术治疗　外科手术治疗的目的是根除动脉瘤再次破裂出血的危险。一般认为年龄在 60 岁以下，一般状况较好者，应进行颅内动脉瘤的根治手术。

第四节　支气管哮喘重度发作

【情境四】

男孩东东，今年 8 岁，生日那天，家人为他准备了很多他爱吃的河虾、炸鸡腿等食物。饭后不久，东东突然出现呼吸困难、张口呼吸、鼻翼扇动、双肩耸起、大汗淋漓、口唇发绀等症状。被家人紧急送往医院救治。

试想：1. 作为接诊护士，首先应该解决的问题是什么？

2. 如何配合医生进行救护？

支气管哮喘（bronchial asthma）简称哮喘，是由肥大细胞、嗜酸性粒细胞和 T 淋巴细胞等多种炎性细胞参与的气道炎症。这种炎症引起气道高反应性、广泛性和可逆性气流阻塞。临床上表现为反复发作性的喘息、呼气性呼吸困难、胸闷或咳嗽等症状，常在夜间或清晨发作或加重,出现广泛多变的可逆性气流受限,部分病人的症状可自行缓解或经治疗后缓解。如哮喘发作严重,一般常规治疗无效,支气管极度痉挛导致严重呼吸困难、肺功能减损、动脉血氧分压降低,二氧化碳分压正常或升高者,称为哮喘重度发作。

一、病因及发病机制

(一)病因

支气管哮喘的病因尚不十分清楚,大多认为哮喘是一种有明显家族聚集倾向的多基因遗传疾病,受遗传和环境多种因素的影响。

1. 遗传因素　调查资料表明,哮喘病人亲属患病率高于群体患病率,并且亲缘关系越近,患病率越高;在一个家系中,患病人数越多,其亲属患病率越高;病人病情越严重,其亲属患病率也越高。经研究表明,哮喘患儿双亲中存在不同程度气道反应性增高,说明哮喘病人家属中存在气道高反应性的基础,认为气道高反应性的遗传在哮喘遗传中起着重要作用。有实验认为病人气道高反应性可能与 IgE 高亲和性受体基因有关。另外,人类白细胞抗原(HLA)、基因及一些细胞因子转录失调对哮喘的发生也起着较重要作用。

2. 激发因素　哮喘的形成和反复发病,常是多种因素综合作用的结果。包括吸入物,如尘螨、花粉、真菌、动物毛屑、硫酸、二氧化硫、蛋白酶、淀粉酶等特异性和非特异性吸入物;感染,如病毒、细菌、寄生虫等;食物,如鱼、虾蟹、蛋类、牛奶等;药物,如普萘洛尔、阿司匹林等;其他,如气候变化、运动、精神因素、妊娠等都可能是哮喘的激发因素。

(二)发病机制

1. 变态反应　当变应原进入具有特应性体质的机体后,在 T 淋巴细胞作用下,促使 B 淋巴细胞转化为浆细胞,浆细胞可合成高滴度的特异性 IgE,并结合于肥大细胞和嗜碱性粒细胞表面的高亲和性 F_E 受体;也能结合于巨噬细胞、单核细胞、嗜酸性粒细胞、NK 细胞及血小板表面的低亲和性 F_{CE}受体。当变应原再次进入人体内,可与结合在 F_{CE}受体上的 IgE 交联,合成并释放多种活性介质,致使支气管平滑肌收缩、黏液分泌增加、血管通透性增高和炎性细胞浸润等。炎症细胞在介质的作用下又可释放多种介质,使气道炎症加重。

根据变应原吸入后哮喘发生的时间,可分为速发型哮喘反应、迟发型哮喘反应和双相型哮喘反应。速发型是在吸入变应原的同时立即发生反应,15~30 min达高峰,2 h左右逐渐恢复正常。迟发型起病迟,约6 h左右发病,持续时间长,可达数天。重症哮喘多与迟发型反应有密切关系,其临床症状重,常呈持续性哮喘表现,肺功能受损明显而持久。

2. 气道炎症　哮喘是一种涉及多种炎性细胞及炎症介质相互作用的一种慢性变态反应性气道炎症。外源性变应源使肥大细胞脱颗粒所释放的炎症介质,除了能引起速发型哮喘反应外,其中的白三烯、血小板活化因子和嗜酸性粒细胞阳离子蛋白等炎症介质,可使嗜酸性粒细胞、淋巴细胞、中性粒细胞、巨噬细胞等炎性细胞从外周循环血液募集到气道并活化,释放出许多炎症介质。这些炎症介质可使气道黏膜上皮破坏、微血管渗漏、黏膜水肿、腺体分泌增加,导致迟发型哮喘反应。迟发型哮喘反应比速发型哮喘反应更为持久,也更具有临床意义。

气道变态反应性炎症是导致哮喘病人气道高反应性和可逆性阻塞的病理基础。各种不同类型、不同病期、不同程度的哮喘均存在变态反应性气道炎症。

3. 神经因素　支气管受肾上腺素能神经、胆碱能神经和非肾上腺素能非胆碱能神经的支配,每类神经中均含有可使气道平滑肌收缩或舒张的受体。如肾上腺素能神经的 α 受体、胆碱能神经的 M_1 和 M_3 受体和非肾上腺素能非胆碱能神经的P物质受体等兴奋时可引起支气管平滑肌收缩、口径缩小。肾上腺素能神经的β受体、胆碱能神经的 M_2 受体和非肾上腺素能非胆碱能神经的VIP受体等兴奋时则可使支气管平滑肌松弛、口径变大。哮喘病人的气道中,上述调节气道口径的神经受体平衡失调:α受体、M_1 受体、M_2 受体和P物质受体的功能增强,而β受体、M_2 受体和VIP受体的功能不足。所以哮喘病人的气道对多种免疫和物理、化学刺激因子呈现高反应性。

二、病情评估

(一)临床表现

1. 症状　为发作性伴有哮鸣音的呼气性呼吸困难或发作性胸闷和咳嗽,病人被迫端坐前俯,两手前撑,两肩耸起,干咳或咳大量白色泡沫痰,出现发绀等。如为咳嗽变异型哮喘,可只表现为咳嗽;运动性哮喘可表现为运动时出现胸闷和呼吸困难。重症哮喘症状持续发作,夜间症状频繁。

2. 体征　胸部呈过度充气状态,有广泛的哮鸣音,呼气音延长,辅助呼吸肌和胸锁乳突肌收缩加强。还可出现心率增快、奇脉、胸腹反常运动和发绀等。

(二)辅助检查

1. 血液检查　发作时可有嗜酸性粒细胞增高;并发感染时可有白细胞数增高和中性粒细胞比例增高。

2. 痰液检查　痰涂片在显微镜下可见较多的嗜酸性粒细胞及嗜酸性粒细胞退化形成的尖棱结晶、黏液栓和透明的哮喘珠。合并细菌感染时,痰涂片、痰培养及药物敏感试验有助于病原菌诊断和指导治疗。

3. 胸部X线检查　哮喘发作时两肺透亮度增加,呈过度充气状态;并发感染时,可见肺纹理增加及炎性浸润阴影。

4. 呼吸功能检查　在哮喘发作时有关呼气流速的全部指标均显著下降,第1秒钟用力呼气量、第1秒钟用力呼气量占用力肺活量比值、最大呼气中期流速以及呼气流量峰值均减少。哮喘发作时还可有用力肺活量减少、残气量增加,功能残气量和肺总量增加,残气量占肺总量的百分比增高。

5. 动脉血气分析　哮喘严重发作时可有不同程度的低氧血症,由于过度通气可使 $PaCO_2$ 下降,pH上升,表现呼吸性碱中毒。如果病情进一步发展,气道阻塞严重,可有 PaO_2 下降而 $PaCO_2$ 上升,表现呼吸性酸中毒。如缺氧严重,可合并代谢性酸中毒。

6. 特异性变应原的检测　用放射性变应原吸附试验测定特异性IgE,过敏性哮喘病人血清IgE可高于正常人2~6倍。在缓解期检查可判断变应原,但应防止发生过敏反应。

(三)哮喘重度发作的临床特征

1. 有反复发作的支气管哮喘病史。发作前有打喷嚏、流涕、胸闷、咳嗽等先兆表现。部分病人可无先兆症状而突然发病。

2. 哮喘严重发作持续24 h以上,经一般治疗无效。病人极度呼吸困难,呈张口呼吸,伴发绀、咳嗽不畅,大汗淋漓,可见吸气三凹征,肺部听诊呼气延长、两肺满布哮鸣音或无哮鸣音。

3. 缺氧和二氧化碳潴留、发绀、低氧血症明显,$PaO_2 < 50$ mmHg。开始呈呼吸性碱中毒;

晚期二氧化碳潴留，$PaCO_2$ >45 mmHg 呈呼吸性酸中毒。部分可并发代谢性酸中毒。

4. 出现意识障碍，明显的全身衰竭状态并发气胸或纵隔气肿。

5. 平喘药疗效差，要持续用支气管扩张药，持续用激素。

6. X 线胸片示肺过度充气，呼吸功能测定气道阻塞严重，呼气流速指标均显著下降。

三、救护原则

对哮喘重度发作病人主要解决的问题是改善通气障碍，纠正缺氧。其次是要维持水、电解质与酸碱平衡，除去诱发因素，防止并发症。

四、救护措施

(一) 急救治疗

1. 给氧　鼻导管持续低流量(1.5 ~2 L/min)给氧或用面罩雾化吸氧(4 ~5 L/min)。严重缺氧或 $PaCO_2$ 升高时应给予气管插管和机械通气。

2. 平喘

(1) β 受体激动剂　这类药物有极强的支气管舒张作用，平喘作用快，副作用小，是缓解哮喘症状的首选药。常用沙丁胺醇喷雾吸入 0.1 ~0.2 mg，每日吸 4 次，或 2.0 ~4.0 mg口服，每日3 次。

(2) 氨茶碱　常用 0.1 g 口服，3 次/d，或氨茶碱首次剂量 4 ~6 mg/kg，缓慢静脉推注，于 15 ~30 min内推注完，继以 0.8 ~1.0 mg/kg，静脉滴注维持，日注射量不超过 1.0 g。如48 h内已使用过氨茶碱，则首次静脉推注给药剂量应减半。

(3) 糖皮质激素　由于哮喘的病理基础是慢性非特异性炎症，糖皮质激素是当前防治哮喘最有效的药物。常用激素静脉滴注或雾化吸入。多选用水溶性的琥珀酸氢化可的松 100 ~400 mg/d，静脉滴注，可同时或第 2 天起再口服泼尼松 30 ~40 mg/d，病情一旦改善立即停止氢化可的松静脉给药。泼尼松继续服用 1 ~2 周，再逐渐减量至停药。也可用倍氯米松0.1 mg雾化吸入，3 ~4 次/d。

(4) 抗胆碱药　溴化异丙托品气雾剂每次 4 喷，每日 4 次吸入。与 $β_2$ 受体激动剂气雾剂同时应用有相加作用。溴化异丙托品溶液与 β 受体溶液同时雾化吸入疗效更好。

3. 补液　根据失水及心脏情况，静脉补充液体，每日补液量为 2 500 ~3 000 ml，以纠正失水，稀释痰液。

4. 纠正酸中毒　哮喘重症发作，常有呼吸性酸中毒伴代谢性酸中毒。可用 5% 碳酸氢钠 100 ~200 ml 静脉滴注，必要时每隔 0.5 ~1 h，用 50 ~100 ml，或根据二氧化碳结合力、动脉血气分析测定结果给药，一般一日量不超过 400 ml。

5. 抗感染　呼吸道和肺部感染是哮喘重症发作的常见诱因和并发症，可加重哮喘，故应酌情选用广谱抗生素静脉滴注。

6. 及时处理并发症　哮喘重症发作时，可并发自发性气胸、纵隔气肿、肺不张、肺炎等，应仔细检查、及时发现及时处理。

(二) 护理

1. 环境与体位　保持室内空气新鲜与流通，每天开窗通风，提供安静、舒适、冷暖适宜的环境；尽量减少病室内变应原的存在，如不摆放花草，不铺地毯，不使用陈旧被褥等。根据病情提供舒适体位，如端坐呼吸的病人不能平卧，应给予高枕卧位或半坐位，并为病人提供床旁小桌，使病人上身尽量前倾，有利于呼吸肌运动和膈肌的活动，减少体力消耗。

2. 饮食与水分　重症哮喘病人因张口呼吸和出汗引起水分大量丢失，加之呼吸劳累使食欲减退、进食减少，痰液更加黏稠，不易咳出。应注意及时补充水分，准确记录出入量，调节液体及酸碱平衡。饮食以清淡、易消化、足够热量为宜，避免进食冷、硬、油炸食物，不宜食用鱼、虾、蟹、蛋类、牛奶等易过敏食物。

3. 病情观察　注意观察病人的神志、面容、出汗、发绀、呼吸困难程度，监测呼吸音、哮喘音变化以及血压、心率的变化，了解病情和治疗效果。加强对急性发作病人的监护，特别是夜间及凌晨易发作段的监护，及时发现自发性气胸、肺不张、脱水及呼吸衰竭等并发症。

4. 加强呼吸困难的护理

（1）保持呼吸道通畅　在补充足够液体的基础上，给予雾化吸入、翻身、拍背，促进痰液排出，必要时进行气管插管。

（2）调整吸气流量　对重症哮喘应给加温湿化的氧吸入，氧流量 3 ~ 5 L/min，使动脉血氧分压 >60 mmHg。

（3）加强对心脏的监护　注意观察心率、心律，因缺氧和药物治疗（如肾上腺素、氨茶碱）均可导致心动过速和心律失常。

5. 心理护理　哮喘病人急性发作时多有烦躁不安、焦虑、恐惧等心理反应。这些心理反应又可加重或诱发呼吸困难，造成“恶性循环”。医护人员应关心和体贴病人。向病人解释避免不良情绪的重要性。并通过暗示、说服、示范、解释，稳定病人情绪，阻断因心理反应而造成的“恶性循环”，使哮喘得以控制。

五、救护程序

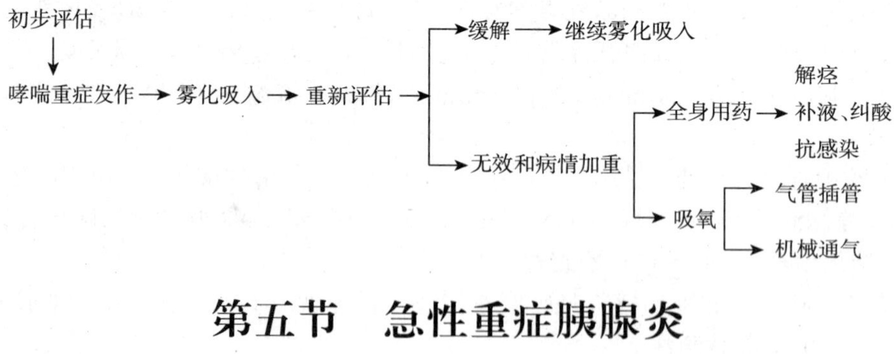

第五节　急性重症胰腺炎

【情境五】

病人，男性，35 岁，某大学教师，3 年前因患胆管炎手术，平日里爱喝酒、吃油炸食品。这天早餐他进食了2根油条加少量花生米。上课期间他感到上腹非常不适,但一直坚持到下课,后来疼痛愈来愈剧烈,继而出冷汗、面色苍白、四肢湿冷,伴恶心、呕吐。急诊入院。

试想:1. 作为急诊科护士,你首先考虑病人发生了什么情况?

2. 该病人的救护原则是什么?

急性胰腺炎(acute pancreatitis,AP)是指胰酶在胰腺内被激活后引起胰腺组织自身消化的化学性炎症。临床以急性上腹痛、恶心、呕吐、发热、血与尿淀粉酶增高为特点。临床上根据其严重程度分为轻型急性胰腺炎和重症型急性胰腺炎。轻型是指病人可有极轻微的脏器功能紊乱,没有严重腹膜炎体征和严重的代谢功能紊乱,数日后可完全恢复,预后良好;重症型是指病人有脏器功能障碍或衰竭、代谢功能紊乱或出现胰腺坏死、脓肿、假囊肿等局部并发症,病人可出现腹膜炎体征、皮下瘀斑征等,病死率高。

一、原因及发病机制

(一)病因

引起急性胰腺炎的病因较多,但多数与胆管疾病、大量饮酒和暴饮暴食有关。因胆总管和主胰管共同开口于壶腹和十二指肠乳头,胆石及蛔虫的嵌顿、炎症的水肿均可使胆汁和胰液的排出受阻,胆汁逆流至胰管,导致胰腺组织受损和胰酶激活而引起胰腺的自身消化而发生急性胰腺炎。另外,长期酗酒和暴饮暴食,特别是高脂肪餐后,使胰腺分泌大量蛋白,形成蛋白栓子阻塞胰管,造成胰腺受损以及Oddi括约肌功能紊乱和十二指肠乳头水肿促发急性胰腺炎。此外,腹腔手术、腹部外伤、感染、某些药物、甲状腺功能亢进等也可引起急性胰腺炎。

(二)发病机制

上述各种致病因素最终引起共同的发病过程,即胰腺各种消化酶被激活所致的胰腺自身消化。正常情况下,胰腺分泌的消化酶有两类,一类是具有生物活性的酶,如淀粉酶、脂肪酶等。另一类是以酶原形式存在的不具有活性的酶,如胰蛋白酶原、糜蛋白酶原、弹力蛋白酶原、磷脂酶原A、激肽酶原、胰舒血管素原等。这些无活性的酶原进入十二指肠后,由肠激酶先激活胰蛋白酶原转变为胰蛋白酶,再由胰蛋白酶激活其他各种有关的酶原,对食物进行消化。生理状态时,胰腺本身有一套完整的防御机制的保护而避免发生自身消化。一旦防御机制遭到破坏,胰腺消化酶原被提前激活,就会发生胰腺自身消化,临床上就出现急性胰腺炎。在各种酶原的激活过程中,起关键作用的是胰蛋白酶,只要有很少量的胰蛋白酶原被激活成胰蛋白酶,即可激活其他多种酶原。在这些被活化酶中,弹力蛋白酶对血管壁的弹力纤维有溶解作用,造成血管的严重损害,致使胰腺出血和血栓形成;磷脂酶A可破坏细胞膜的磷脂成分,造成细胞的坏死;激肽释放酶可使激肽酶原变为缓激肽和胰激肽,使血管舒张和通透性增加,引起水肿、微循环障碍和休克;脂肪酶参与胰腺及周围脂肪坏死、液化。上述消化酶共同作用,造成胰腺实质及其邻近组织的损伤和坏死,又进一步促进消化酶释出,消化酶和坏死组织液,经血液循环、淋巴管途径输送到全身,可引起全身多个脏器损害。

二、诊断要点

1. 发病前多有暴饮、暴食或胆管疾病病史。

2. 突发中上腹部或偏左持续性刀割样剧痛,可阵发性加剧,多向腰背部呈带状放射,疼痛不能被一般镇痛药所缓解。常伴有剧烈而持久的反射性恶心、呕吐、发热和早期出现低血压、休克等症状。

3. 有明显脱水和代谢性酸中毒征象。

4. 上腹压痛显著,并有肌紧张、压痛、反跳痛、腹胀、肠鸣音减弱或消失等体征。

5. 血、尿淀粉酶测定　血清淀粉酶在起病后 24 h 内超过正常值上限的 3 倍,于起病 48 h 后高峰下降而尿淀粉酶升高。

6. 血生化检查　空腹血糖持续性高于 100 mmol/L。血清钙显著降低,常低于 2.0 mmol/L;血清正铁血白蛋白阳性。

7. X 线腹部平片　显示“哨兵攀征”(邻近胰腺的十二指肠或小肠节段性扩张)及“结肠切割征”(横结肠痉挛而其邻近结肠胀气扩张)。还可发现麻痹性肠梗阻征象。

8. 腹部 B 超检查　可见胰腺体积增大,对胰腺脓肿、假性囊肿有诊断价值。

9. CT 检查　可见胰腺肿大,边缘不规则;还可见胰腺内或胰周有无囊壁包裹的液体积聚;进行 CT 增强扫描时,可见坏死灶在造影剂增强期无增强显影,并与周围无坏死胰腺形成鲜明对比。

三、救护原则

对急性重症胰腺炎病人及时采取正确有效的措施是抢救成功的关键。首先是减轻和控制胰腺的炎症,二是阻断和防止并发症,三是支持疗法和治疗并发症。

四、救护措施

(一) 非手术治疗

1. 应用广谱高效抗生素　感染是大多数重症病人的死亡原因,无感染的重症病人死亡率为 10% ,如感染后得不到及时治疗,死亡率可达 100% 。因此预防和治疗感染已成为降低重症急性胰腺炎死亡率的关键,可选用泰能(Tienam 亚胺培南)、环丙沙星、氧氟沙星等,也可选用第三代头孢菌素。

2. 应用生长激素　生长激素可增强肠黏膜屏障,防止肠内细菌移位、细胞因子释放造成对机体第二次打击诱发的多脏器功能衰竭;还可纠正负氮平衡,有利于机体的恢复。

3. 抗休克　重症胰腺炎病人常因胰周组织液渗出严重可导致大量液体丢失,造成有效血容量减少。胰腺组织对血流量的变化极为敏感,有效血容量的减少会引起胰腺微循环灌注不足而加重胰腺组织的坏死,因此补液量要大。常用鲜血、血浆或白蛋白以及平衡液、羧甲淀粉等。

4. 纠正水、电解质及酸碱平衡紊乱　起病 6 h 后血容量下降 20% ~30% ,病情进展及重症者下降更显著而发生低血容量性休克,应快速补液,先给晶体液,必要时给低分子右旋糖酐、血浆等,及时纠正水、电解质和酸碱平衡紊乱。

5. 应用糖皮质激素　一般情况不使用,但当重要脏器出现严重并发症(如心肌严重损害、急性呼吸衰竭等),可应用糖皮质激素治疗,常用氢化可的松 200 ~ 500 mg/d 静脉滴注。

6. 抑制胰酶活性,减少胰酶合成　加贝酯或抑肽酶均有抑制蛋白酶作用。巯嘌呤或 5 - 氟尿嘧啶均可抑制 DNA 和 RNA 的合成,以阻断新胰酶颗粒合成。

7. 镇痛　常用哌替啶或阿托品肌内注射;0.1% 普鲁卡因静脉滴注,但一般不用吗啡,因吗啡可使 Oddi 括约肌痉挛,不利于胰液引流。

8. 腹腔灌洗　适用于腹内大量渗液或伴急性肾功能不全者，灌洗可使腹内含毒性作用的酶、肽类等排出体外，对改善一般情况，防止并发症是有益的。

9. 对重要脏器衰竭的处理可参阅其他有关章节。

（二）手术治疗

手术适应证：① 急性病程稳定，且水、电解质及酸碱平衡基本正常。② 胆管梗阻病程未超过3 d。③ 假性囊肿或胰腺脓肿。④ 诊断未明，疑有腹腔脏器穿孔或肠坏死。

（三）护理

1. 控制胰腺的分泌

（1）禁食、禁水　禁食、禁水可使胰腺免受食物和胃酸刺激，以使胰腺分泌减少到最低，待其恢复。一般禁食5～8 d，严重者禁食2周。

（2）胃肠减压　以减少胃酸对胰腺分泌的刺激和改善胃肠道胀气，减轻胰腺外分泌各种酶的破坏作用，使胰腺的急性炎症消退。一般胃肠减压2～3 d。

（3）全胃肠外营养（TPN）　重症胰腺炎不但长期不能进食，而且机体处于高分解状态，病人处于负氮平衡急需全胃肠外营养补充各种营养物质，这样有利于消化道完全休息，减轻疼痛，有利于预防和治疗感染。

2. 监测重要脏器的功能　给予吸氧，定时测血气分析，发生呼吸衰竭可做气管切开或气管插管术，应用辅助呼吸机辅助呼吸，并注意心、肾功能不全的处理。

3. 心理护理　急性重症胰腺炎发病突然，腹痛持久而剧烈，病情严重，病人常表现十分紧张，有的产生焦虑、恐惧情绪。护理人员应帮助病人减少或去除腹痛加剧的因素，做好健康教育疏导，取得病人的信任，积极配合治疗护理，严格遵守饮食、治疗方案。

五、救护程序

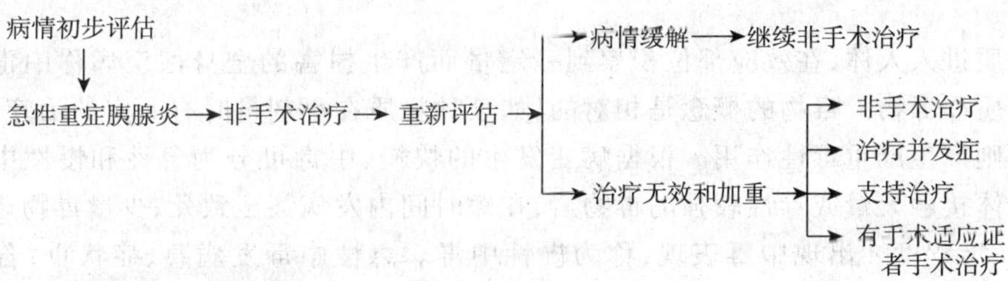

思 考 题

1. 急性心肌梗死病人院内急救的措施和护理措施有哪些？
2. 对于阵发性室上性心动过速与心室颤动的病人怎样进行紧急处理？
3. 简述缺血性脑血管病与出血性脑血管病的护理。
4. 支气管哮喘重度发作时有哪些临床特征？怎样进行救护？
5. 对急性重症胰腺炎病人应采取哪些措施控制其胰腺的分泌？

（官德元　胡艳红）

第十二章 急性中毒救护

学习目标：

1. 掌握急性中毒的概念，救护措施；掌握各种常见急性中毒的救护要点。
2. 熟悉常见急性中毒的典型表现。
3. 了解常见急性中毒的发病机制。

第一节 概 述

【情境一】

除夕夜的20:00时，李先生一家三口聚集在客厅，观看春节联欢晚会，同时用取暖的蜂窝煤炉炖牛肉。清晨，邻居过来拜年，可是无论怎么敲门就是不见家人来开门，此时房间内可听到电视声音，从窗户看去，一家三口躺卧在沙发上。"不好，一定出问题了。"机灵的邻居很快做出了判断。

试想：1. 假如你是李先生的邻居，你的判断是什么？

2. 假如你在现场会采取哪些救护措施？

某种物质进入人体，在效应部位积累到一定量而产生损害的全身性疾病称中毒。引起中毒的外来物质称毒物。毒物的概念是相对的，如某种物质在小剂量时有一定的治疗作用，大剂量进入机体则产生严重毒性作用。根据病变发生的快慢，中毒可分为急性和慢性中毒。急性中毒是指机体接触大量或毒性较强的毒物后，在短时间内发病甚至致死；少量毒物逐渐进入人体，蓄积到一定程度才出现中毒表现，称为慢性中毒。急性中毒发病急、症状重，若不及时救治，可危及生命。

一、病因及发病机制

（一）病因

1. 生活性中毒　自服、误服毒物，误食被毒物污染的食物、饮水，意外接触有毒物质，用药过量，有毒窒息性气体进入体内等，都可引起中毒。

2. 职业性中毒　某些原料、中间产物和成品是有毒的，若在生产、使用及运输过程中未遵守相关安全防护措施，即可引起中毒。

（二）发病机制

1. 毒物的吸收、代谢和排出　毒物可经呼吸道、消化道、皮肤黏膜、伤口及注射等途径进入人体，吸收入血后分布于全身，主要在肝内进行代谢。大多数毒物经代谢后毒性降低，此为解毒过程，但也有少数毒物在代谢后毒性反而增强。大部分毒物由肾和肠道排出，少数毒物经皮肤排出，部分气体和易挥发性毒物以原形经呼吸道排出，某些金属如铅、汞、砷等可由乳汁排出。

2. 中毒机制 不同毒物有不同的中毒机制，某些毒物可通过多种中毒机制产生毒性作用。

(1) 缺氧 一氧化碳、硫化氢、氰化物等窒息性毒物通过不同的途径干扰氧的吸收、运输或利用，使机体组织器官缺氧，脑组织和心肌对缺氧最敏感，易发生损害。

(2) 麻醉作用 有机溶剂和吸入性麻醉剂亲脂性强，脑组织和细胞膜脂类含量高，上述毒物可经血脑屏障进入脑组织而抑制脑功能。

(3) 抑制酶的活力 有些毒物或其代谢产物通过抑制酶的活力而对机体产生毒性。如有机磷杀虫药抑制胆碱酯酶、氰化物抑制细胞色素氧化酶、重金属抑制含巯基酶的活力等。

(4) 干扰细胞膜或细胞器的生理功能 如四氯化碳在体内经酶催化形成三氯甲烷自由基，作用于肝细胞膜中不饱和脂肪酸，产生脂质过氧化，使线粒体和内质网变性，肝细胞坏死；酚类(如五氯酚、二硝基甲酚、棉酚等)可使线粒体氧化磷酸化作用解偶联，妨碍三磷腺苷形成和贮存。

(5) 竞争受体 如阿托品竞争阻断毒蕈碱受体。

(6) 直接腐蚀刺激作用 强酸、强碱可吸收组织中的水分，与蛋白质或脂肪结合，数秒内即可引起接触部位组织细胞变性坏死。

二、病情评估

(一) 病史

询问接触毒物的时间、途径、量及环境。了解出现症状或体征的时间与毒物接触时间的关系。临床上，某些病人常无明确毒物接触史，自杀病人故意隐瞒病史，老年人、失语或昏迷病人误服、误食或隐匿性中毒、谋杀等常不易询问到病史。此时应设法询问病人亲属、朋友、同事、邻居或目击者，了解病人发病前用药、饮酒和进食情况、精神状态、家庭及经济情况、社会关系等。检查发病现场，如病人衣物、卧室、厨房、冰箱和室内垃圾有无药瓶或盛放毒物的容器等。怀疑食物中毒时，应调查同餐进食者有无发生类似症状。

(二) 临床表现

不同毒物中毒常有相应的临床表现，常见急性中毒表现与毒物的关系见表 12-1。

(三) 实验室检查

毒物检测有助于确定中毒物质和估计中毒的严重程度，应尽快采集剩余毒物、食物、药物及含毒标本如呕吐物、胃内容物及其他可疑物品送检，护士应尽可能广泛收集标本，以免遗漏。毒物检验是可靠的诊断依据之一，配合血清电解质、血常规、血气分析、血尿素氮、肌酐、心电图、CT、X 线等辅助检查，均有助于鉴别诊断和判断病情轻重程度。

表 12-1 主要中毒表现与常见毒物的关系

主要表现	常见毒物
闪电样昏倒	氰化物、苯、一氧化碳、硫化氢、氯、纯烟碱
抽搐	中枢兴奋药(士的宁、樟脑、戊四氮等)、有机磷农药、氰化物
昏迷	镇静催眠药、乙醇、有机磷农药、阿片类、氰化物、阿托品类、一氧化碳、亚硝酸盐、二氧化碳、砷、苯、硫化氢
呼吸麻痹	阿片类、全身麻醉剂、一氧化碳、镇静催眠药、蛇毒
呼吸过速或过深	呼吸兴奋剂(洛贝林、尼可刹米)、二氧化碳、水杨酸类、抗胆碱类
瘫痪	一氧化碳、汞、铅、钡、箭毒、河豚
喉头水肿	强酸、强碱、氯(漂白粉)、氨水及其他刺激性气体
肺水肿	窒息性与刺激性毒剂、有机磷农药
血压下降	降压药、氯丙嗪、亚硝酸盐、乌头碱类、砷、四乙铅、镇静催眠药
血压升高	拟肾上腺素药、烟碱
心动过缓	洋地黄类、夹竹桃、蟾蜍、乌头碱类、奎宁、毒蕈碱、利舍平、拟胆碱药
心动过速	阿托品类、颠茄、拟肾上腺素药、氯丙嗪
瞳孔缩小	有机磷农药、镇静催眠药、吗啡类、拟胆碱药、氯丙嗪、毒蕈碱、咖啡因、交感神经抑制剂、哌嗪
瞳孔扩大	阿托品类、乙醇、麻黄碱、肉毒毒素、氰化物、抗组胺药
特殊气味	硫化氢、乙醇、氨水、甲酚皂溶液、碘、樟脑、氰化物、有机磷农药
口干	阿托品类、颠茄、麻黄碱
流涎	有机磷农药、毒蕈碱、乌头碱类、拟胆碱药
皮肤黏膜发绀	亚硝酸盐、硝基苯类、氰化物、苯胺、萘、磺胺类、亚甲蓝
皮肤潮红	阿托品类、乙醇、硝酸甘油、亚硝酸异戊酯、一氧化碳、烟酸
皮肤湿润	拟胆碱药(毛果云香碱、毒扁豆碱)、乙醇、吗啡类、五氯酚钠
失明	甲醇、硫化氢(暂时性)
血尿	磺胺药、毒蕈碱、斑蝥、酚、松节油、钒
尿色异常	蓝色(亚甲蓝)、樱红~棕红色(辛可芬、汞盐、可引起血尿和溶血的毒物)、棕黑色(苯胺、酚、萘、亚硝酸盐)、绿色(麝香草酚)、黄色(重金属、四氯化碳、氯仿、氯苯乙烷)

(四) 危重病例的判定

急性中毒者出现下列临床表现之一时,均应看做危重病例:① 高热或体温过低;② 癫痫样发作;③ 深昏迷;④ 呼吸功能衰竭;⑤ 血压很高或很低;⑥ 肺水肿或吸入性肺炎;⑦ 少尿或肾衰竭;⑧ 心律失常;⑨ 肝衰竭。

三、救护原则

中毒的救治原则是:立刻切断毒源;迅速处理危及生命的情况;有效排除毒物;及时应用特效解毒剂;加强对症及支持疗法。

四、救护措施

(一) 紧急复苏

对于急性中毒病人,首要的是争分夺秒使其撤离中毒环境。当中毒情况危急时,应立即检查呼吸、循环功能和生命指征,并采取有效的救护措施。如发生了呼吸心搏骤停,应立即实施心肺复苏术,维持呼吸、循环功能。

1. 呼吸支持　对昏迷病人应首先保持气道通畅,取下义齿,防止舌后坠,清除口、鼻、咽部异物。紧急时应行气管内插管,维持呼吸功能。低氧血症和通气不良者给予辅助通气和氧疗,吸氧宜5~10 L/min,急性中毒病人,体内毒物未排出时不宜用呼吸兴奋剂,因易诱发惊厥或心律失常。

2. 循环支持　急性中毒病人易出现低血压或循环衰竭,应迅速建立静脉通道补充液体。血压仍低时,静脉滴注多巴胺或多巴酚丁胺等以维持循环功能。

(二) 立即终止毒物接触

根据毒物进入途径不同,采取相应的排毒方法。

1. 吸入性中毒　应立即撤离中毒现场,松解病人衣扣,保持呼吸通畅,给氧,同时注意保暖,防止受凉。

2. 接触性中毒

(1) 皮肤染毒应立即脱去污染衣物,用大量清水反复冲洗皮肤,尤其注意毛发、甲缝及皮肤的皱褶部位。冲洗用水温度不可过高,以防体表血管扩张,促进毒物吸收。有些毒物遇水发生反应使毒性增强,应先用干布或其他能吸收液体的材料抹去沾染物,再用水冲洗。冲洗时间为15~30 min,可根据毒物选用合适的中和液或解毒药液冲洗。

(2) 眼睛染毒,用清水冲洗眼球,冲洗时间不少于5 min,然后给予抗生素眼药水或眼膏,防止继发感染。

(3) 若为伤口染毒,应在伤口近心端结扎止血带,再彻底清洗、清创伤口。

(三) 清除尚未吸收的毒物

对于胃肠道内尚未吸收的毒物,待病人生命体征稳定后,给予催吐、洗胃、导泻、灌肠、活性炭吸附等方法清除。

1. 催吐　神志清楚合作者,洗胃前最好先催吐,有助于排出胃内较大的毒物颗粒。

(1) 催吐方法

1) 用压舌板、匙柄等刺激病人咽后壁或舌根处诱发呕吐,毒物不易呕出时,饮清水或生理盐水200~300 ml,再催吐,如此反复,直至呕出液体清亮为止。

2) 药物催吐,首选吐根糖浆,15~20 ml加水200 ml口服,15~30 min即呕吐。若不呕吐,再重复上述剂量一次。其他还可以选用阿扑吗啡催吐。

（2）催吐禁忌证

1）昏迷、惊厥、肺水肿、休克。

2）服腐蚀性毒物，催吐可引起消化道出血、穿孔。

3）原有主动脉瘤、食管静脉曲张、溃疡病出血等。

4）石油蒸馏物如汽油、煤油、柴油等中毒，催吐时如误吸入肺可导致肺炎。

5）体弱、高血压、心脏病、妊娠者应慎用催吐。

2. 洗胃

（1）洗胃的适应证和禁忌证

1）适应证　若无禁忌，服毒后6 h内均应洗胃。有些情况超过6 h仍可洗胃，如胃排空慢、毒物量大、毒物颗粒小（易嵌入黏膜皱襞内）、有机磷中毒、砷中毒、有肠衣的药片或酚类中毒、服药后又进食大量牛乳、蛋清者。

2）禁忌证　同上述不宜催吐的情况。但禁忌证不是绝对的，应针对个别情况酌情处理。

（2）洗胃液的选择　可根据毒物类型选用不同的洗胃液。

1）胃黏膜保护剂　如牛奶、蛋清、米汤等，适用于口服腐蚀性毒物者。

2）溶剂　饮入脂溶性毒物如汽油、煤油时，可向胃内注入液状石蜡 150 ~ 200 ml，使毒物溶解而不被吸收，然后进行洗胃。

3）解毒药　解毒药可通过与体内存留的毒物起中和、氧化、沉淀等作用，使毒物失去毒性，如1∶5 000高锰酸钾可使生物碱、毒蕈类氧化解毒。但切勿使高锰酸钾结晶直接接触口腔及胃黏膜。

4）中和剂　吞服强酸时可用弱碱，如镁乳、氢氧化铝凝胶等中和，忌用碳酸氢钠，因其遇酸后生成二氧化碳，使胃肠道充气膨胀，有穿孔危险；强碱可用弱酸，如稀醋、果汁等；碘中毒用淀粉溶液如面糊、米汤、1% ~10% 淀粉中和。

5）沉淀剂　有些化合物与毒物作用后可使毒物变成溶解度低、毒性小的物质，可用作洗胃剂。如乳酸钙或葡萄糖酸钙遇氟化物或草酸盐生成氟化钙或草酸钙沉淀；2% ~5% 硫酸钠遇可溶性钡盐生成不溶性硫酸钡；生理盐水遇硝酸银生成氯化银。

3. 应用胃肠道毒物吸附剂　活性炭是一种吸附剂，颗粒微小，可吸附食入的有机毒物和无机毒物（对氰化物中毒无效）。用法：取药用活性炭 20 ~ 30 g，加入 200 ml 温开水，调拌成混悬液，让中毒者吞服或由胃管灌入胃内，随后用催吐法或洗胃法，将吸附毒物的炭末排出，或再给予导泻剂，加速已进入肠内的毒物从肠道排出，此法可反复使用以促进毒物排出，但有导致便秘的副作用。

4. 导泻　导泻可减少肠道毒物的停留和吸收，消除活性炭的致便秘作用。常用的导泻药有硫酸镁、硫酸钠等盐类和山梨醇等，洗胃后口服或由胃管注入。昏迷、肾衰竭者不宜用含镁化合物，因镁离子对中枢神经系统有抑制作用。常选用硫酸钠 15 ~ 20 g 加水 200 ml 口服或经胃管注入。

临床常见毒物中毒的洗胃液、导泻药的参考见表 12 – 2。

表 12 - 2 临床常见化学中毒时洗胃液、导泻剂的应用

中毒物质	洗胃溶液	导泻剂及对抗剂	禁忌药物
安眠药(巴比妥、苯巴比妥、异戊巴比妥等)	高锰酸钾溶液(1:10 000)	硫酸钠 10 ~ 15 g	碳酸氢钠、硫酸镁
农药(DDT、DDVP、666、1605、1509、美曲膦酯)	生理盐水、2% ~4% 碳酸氢钠溶液	硫酸镁30 g加水500 ml	禁用油类泻剂,1605 中毒禁用高锰酸钾,美曲膦酯中毒禁用碱性药
甲醇及乙醇中毒	生理盐水、温开水、2% 碳酸氢钠	浓咖啡	
重金属盐类(汞、砷、磷、铅、卤盐等)	生理盐水、2% ~4% 碳酸氢钠、汞中毒可用蛋白溶液、磷中毒可用 1% 硫酸铜溶液	牛奶、豆浆、稀粥、蛋白	磷中毒禁用高锰酸钾
强酸	禁洗胃	牛奶、橄榄油、稀粥、鸡蛋清	
强碱	禁洗胃	1% 醋酸或果汁蛋白、牛奶	

5. 全肠道灌洗 是一种快速有效的肠道毒物去除法。用高分子聚乙二醇等渗电解质溶液,以 2 L/h 的速度灌洗。用于吸收缓慢、中毒严重、中毒时间超过4 h者。

(四) 特殊解毒物的应用

对于毒物明确者,应及时采用特殊解毒药,但毒物未明确或中毒超过限定时间不宜应用。某些解毒药毒性较大,应用时应注意观察病情变化。常见解毒药见表 12 - 3。

表 12 - 3 常见毒物中毒的解毒药

毒物	解毒药	毒物	解毒药
有机磷	解磷定、阿托品	异烟肼	维生素 B_6
苯二氮䓬类	氟马西尼	氰化物	亚硝酸钠、亚硝酸异戊酯、硫代硫酸钠
镇痛药	纳洛酮	硫化氢	亚硝酸钠
三环抗抑郁症药	碳酸氢钠	对乙酰氨基酚	乙酰半胱氨酸
抗胆碱药	毒扁豆碱	重金属	螯合剂
β - 受体阻断药	高血糖素	亚硝酸盐	亚甲蓝
钙通道阻滞药	钙	甲醇、乙二醇	乙醇、叶酸、4 - 甲基吡唑

(五) 促进已吸收毒物的排出

1. 利尿排毒 主要用于由肾排出的毒物中毒,应用过程中注意观察病情变化,监测肾功能,维持水、电解质及酸碱平衡。

(1) 积极补液 是利尿排毒的最简单措施。无脑水肿时,每小时补液500 ~ 1 000 ml,常选用 5% ~10% 葡萄糖溶液或 5% 葡萄糖生理盐水。

（2）使用利尿剂　静脉注射或滴注呋塞米等强利尿剂，或用20%甘露醇等渗透性利尿剂，后者更适用于有脑水肿或肺水肿的中毒病人，可增加尿量，促进毒物的排泄。

（3）碱化尿液　弱酸性毒物如苯巴比妥类、水杨酸类中毒时，静脉注射碳酸氢钠使尿液pH达8.0，能加速毒物排出。

（4）酸化尿液　弱碱性毒物如士的宁、苯丙胺等中毒时，用维生素C或氯化氨静脉注射，使尿液pH <5.0，能加速毒物排出。急性肾衰竭病人不宜用此法。

2. 透析　包括腹膜透析、血液透析等方法。中毒12 h内透析效果较好，如中毒时间过长，毒物与血浆蛋白结合，则不易透出。

3. 血液灌流　将中毒病人的血液通过装有活性炭或树脂的灌流柱，吸附血中毒物后，再将血液回输到病人体内。此法能吸附脂溶性或与蛋白质结合的化合物，是目前常用的中毒救护措施。

4. 换血疗法　选择两侧对称血管，一侧放血，一侧输入同型血（最好是新鲜血），放血量与输血量相等，一般每20～30 min换血500 ml。如此反复进行，以达到排出血中毒物的目的。本法适用于各种毒物所致的高铁血红蛋白症及严重的巴比妥类、水杨酸类及一氧化碳中毒。

（六）对症支持和预防并发症

绝大多数毒物无特殊解毒药，因此对症支持治疗很重要，关键在于保护生命脏器，使其恢复功能。急性中毒病人应常规卧床休息，保暖，放置尿管，静脉补液或鼻饲营养以提供热量，维持有效循环血容量，维持水、电解质和酸碱平衡，积极防治感染和其他并发症。

（七）护理要点

1. 一旦发现中毒病人，立即使其脱离中毒环境，迅速协助医生做出初步诊断，备齐抢救器材、药品，维持呼吸道通畅并给氧，建立静脉通道。如有呼吸心搏骤停者应立即行心肺复苏。

2. 分清轻重缓急，根据病情及不同毒物、中毒途径采取相应的救护措施，如催吐、洗胃、灌肠、应用解毒剂等，各种措施应交叉、顺序进行。密切监测生命体征、意识、瞳孔等。随时注意维持呼吸、循环功能，且不可顾此失彼。

3. 留取标本做毒物鉴定，包括抽取胃内容物、采集呕吐物、大小便、血标本等，各种标本及时送检。

4. 建立特别护理记录单，记录所有抢救措施、所用药品、病人生命指征及其他相关项目，保留空药瓶、空安瓿以备核查，执行口头医嘱时一定要核对清楚。

5. 正确使用解毒剂，注意观察用药反应及病情变化，为医生调整用药剂量和抢救措施提供准确依据。

6. 对于服毒自杀病人，清醒者不可独居一室，室内的锐利器械均需严格保管，以防病人再次自杀。同时了解病人社会文化背景，给予针对性指导，如指导病人阅读相关书籍，学习应对压力和矛盾的方法等，并为其提供情感支持。另外做好家属及相关人员的思想工作，取得他们的支持，以帮助病人能重新树立信心，适应社会生活。

7. 向病人及相关人员普及防毒知识。

第二节 常见急性中毒的救护

【情境二】

张女士,28岁,因与丈夫争吵,自服敌敌畏约200 ml,由120立即送往某医院抢救。只见张女士大汗淋漓、口鼻有大量分泌物、全身大蒜样臭味、神志不清、瞳孔呈针尖样缩小、脉搏微弱、呼吸困难、血压测不出、听诊肺部闻及广泛湿啰音、四肢肌束震颤。

试想:1. 张女士出现的这些症状,称为什么表现?

2. 若要判断中毒的程度,还需要做哪些血指标检查?

3. 假如你正在值班,会怎样实施救护?

一、有机磷杀虫药中毒

有机磷杀虫药是我国目前使用广泛的一类高效杀虫剂。该类药物品种多,根据毒性大小分为四类:剧毒类,如甲拌磷(3911)、对硫磷(1605)、内吸磷(1059);高毒类,如甲胺磷、氧化乐果、敌敌畏、甲基对硫磷;中度毒类,如乐果、美曲膦酯、碘依可酯;低毒类,如马拉硫磷等。生产或生活中过量接触均可引起中毒。

(一)病因与发病机制

1. 病因 有机磷杀虫药常通过皮肤、消化道和呼吸道黏膜吸收引起中毒。职业性中毒见于生产、运输或使用过程中操作错误或防护不当;生活性中毒多见于自服、误服或误食被药物污染的蔬菜、水源或食物,也可见于接触灭虱、灭虫药液浸湿的衣服、被褥等。急性中毒多见于生活性中毒,慢性中毒多为职业性中毒。

2. 毒物代谢 有机磷杀虫药吸收后迅速分布于全身各器官,主要在肝进行氧化和水解,氧化后产物毒性常增强,水解后毒性降低。代谢产物24 h内经尿排出,少量通过肺、肠道排出,体内无蓄积。

3. 中毒机制 主要是抑制体内胆碱酯酶的活性。正常情况下,胆碱能神经递质乙酰胆碱被胆碱酯酶水解而失活,有机磷杀虫药与体内胆碱酯酶迅速结合,使其成为磷酰化胆碱酯酶,从而失去水解乙酰胆碱的能力,致使组织中的乙酰胆碱过量蓄积,引起胆碱能神经先兴奋后抑制的一系列表现,主要包括毒蕈碱样(M样)、烟碱样(N样)和中枢神经系统症状,严重者可昏迷死亡。

(二)病情评估

1. 病史 生产及使用性中毒,有明确的接触史;生活性中毒,多为误食、误服或自服,均应详细询问病人或陪同人员:病人近来生活、工作情况、情绪变化、现场有无药瓶或其他可疑物品,注意病人呕吐物、呼出气体有无大蒜臭味。

2. 临床表现 因乙酰胆碱分布及作用广泛,所以有机磷中毒表现多种多样。轻者以毒蕈碱样表现为主;中度中毒出现毒蕈样和烟碱样表现;重度中毒,毒蕈碱样和烟碱样表现加重,并出现中枢神经系统表现。

(1)毒蕈碱样表现 出现最早,主要因乙酰胆碱蓄积,副交感神经末梢兴奋引起。表现为:① 腺体分泌亢进:多汗、流涎、流泪、口吐白沫、肺水肿等。② 平滑肌痉挛:瞳孔缩小、恶心、呕吐、腹痛、大小便失禁、气管、支气管痉挛致呼吸困难等。③ 血管功能受抑制,可表现为心动过缓、血压下降、心律失常。

(2) 烟碱样表现　因乙酰胆碱在横纹肌神经肌肉接头处蓄积,使面、舌、眼睑和全身横纹肌发生肌纤维颤动,甚至全身肌肉强直性痉挛。表现为全身紧缩和压迫感,继而发生肌力减退和瘫痪,呼吸肌麻痹引起周围性呼吸衰竭。

(3) 中枢神经系统表现　可出现头晕、头痛、疲乏、共济失调、烦躁不安、谵妄、言语混乱、抽搐和昏迷。

临床上根据病情可将急性中毒分为轻、中、重三度(表 12-4)。

表 12-4　有机磷中毒分度

	轻度	中度	重度
症状	头痛、头晕、乏力、视物模糊、多汗、恶心、呕吐、胸闷、瞳孔缩小	说话困难、不能行走、流涎、腹痛、腹泻、瞳孔明显缩小、肌束纤颤、轻度呼吸困难、意识清楚	除轻、中度中毒表现加重外,尚有惊厥、昏迷、呼吸麻痹、肺水肿、脑水肿
胆碱酯酶活性	70% ~50%	50% ~30%	<30%

病人经急救后临床症状好转,但数日至一周后可突然再次昏迷,甚至发生肺水肿或突然死亡,此为中毒后"反跳"现象。乐果和马拉硫磷口服中毒者,易出现中毒后"反跳"现象。可能与残留在皮肤、毛发和胃肠道的有机磷杀虫药重新吸收或解毒药停用过早有关。

个别病人在急性中毒症状消失后 2~3 周可发生迟发性神经病变,主要累及四肢末端,并可发生下肢瘫痪、四肢肌肉萎缩等神经系统表现。目前认为此病变可能是由于有机磷杀虫药抑制神经靶酯酶(NTE)并使之老化所致。

少数病例在急性中毒症状缓解后、迟发性神经病变发生前,大约在急性中毒后 24~96 h突然出现呼吸困难,并进行性加重,若不及时救治可迅速导致死亡,称"中间型综合征"(IMS),其发生与胆碱酯酶受到长期抑制,影响神经肌肉接头处突触后功能有关。死亡前可先有颈、上肢和呼吸肌麻痹,颅神经受累可出现上睑下垂、眼外展障碍和面瘫。

3. 实验室检查

(1) 全血胆碱酯酶活力测定　全血胆碱酯酶(CHE)活力是诊断有机磷杀虫药中毒的特异性指标,能反映中毒严重程度、判断疗效、估计预后。正常人全血胆碱酯酶活力为 100%,有机磷杀虫药中毒时该值下降。

(2) 尿中有机磷杀虫药分解产物测定　对硫磷和甲基对硫磷在体内氧化分解生成对硝基酚,敌百虫在体内生成三氯乙醇,均由尿排出。对其测定有助于临床诊断。

(三) 救护措施

救护原则为彻底清除毒物,消除体内蓄积,恢复胆碱酯酶的活力,严密监测病情,防止出现"反跳"。

1. 紧急复苏　首先使病人脱离中毒现场,立即清除气道内分泌物,保持气道通畅并给氧,呼吸衰竭者,应用机械通气辅助呼吸。心脏骤停时立即进行体外心脏复苏,如胸外心脏按压、电除颤等。同时立即用大号静脉留置针行静脉穿刺，开放静脉通道以保证抢救成功。脑水肿昏迷时，快速静脉输注甘露醇并给予糖皮质激素等治疗。

2. 立即终止毒物接触　脱离中毒现场后，脱去污染的衣服，用清水或肥皂水彻底清洗污染的皮肤、毛发和甲缝等处，避免毒物再吸收。眼部染毒者，用生理盐水反复冲洗后，滴入抗生素眼药水或眼膏。

3. 迅速清除毒物　口服中毒6 h内者选用清水、生理盐水、2%碳酸氢钠（美曲膦酯中毒禁用，因碱性溶液可使其转化为毒物更强的敌敌畏）或1∶5 000高锰酸钾（硫代膦酸酯如对硫磷中毒时忌用）反复洗胃，直至洗出液清亮为止。并保留胃管24 h以上，以便反复洗胃，下列情况需反复洗胃：首次洗胃不彻底，呕吐物仍有农药味；有机磷被大量吸收，血中药物重新弥散到胃液中；胃黏膜皱襞内残留的毒物随胃蠕动而再次排入胃腔。然后再用硫酸钠导泻。

4. 应用解毒药　应用原则是早期、足量、联合、重复给药。

（1）胆碱酯酶复活药　此类药物包括碘解磷定（PAM－I）、氯解磷定（PAM－Cl）、双复磷（DMO_4）和双解磷（TMB_4）。该类药物能分解磷酰化胆碱酯酶，恢复胆碱酯酶活力。但中毒48～72 h后，磷酰化胆碱酯酶"老化"，胆碱酯酶复活药疗效降低。因此，胆碱酯酶复活药应及早足量使用，其使用足量的指征是：肌颤消失和全血胆碱酯酶活力恢复至正常的50%～60%。

（2）抗胆碱药　阿托品能阻断乙酰胆碱对副交感神经和中枢神经的M受体作用，能缓解毒蕈碱样症状，兴奋呼吸中枢；但不能恢复胆碱酯酶活力，对烟碱样症状及晚期呼吸肌麻痹无效。阿托品应及时、足量、反复使用，直到阿托品化，并维持足够时间。达阿托品化后应逐渐减量，不能突然停药，以防病情反复。正确应用阿托品，是成功抢救极为重要的决定性因素。阿托品化表现：瞳孔较前扩大（对光反射存在）、心率增快、颜面潮红、口干、皮肤黏膜干燥、肺内湿性啰音消失。

有机磷杀虫药中毒最理想的治疗是胆碱酯酶复活约与阿托品两药合用，轻度中毒可单独应用胆碱酯酶复活药；中、重度中毒应联合应用阿托品和胆碱酯酶复能剂，联用时应适当减少阿托品用量。

5. 对症治疗　有机磷杀虫药中毒主要死因是肺水肿、脑水肿、休克及呼吸衰竭。对症治疗以维持正常呼吸功能为重点，保持呼吸道通畅，正确给氧及应用呼吸机辅助、控制呼吸；肺水肿用阿托品；脑水肿用脱水剂和糖皮质激素、冬眠药降温等；休克用扩容、升压药，危重病人可用输血治疗法。同时加强基础护理，尽量减少各种并发症。

6. 病情观察　有机磷杀虫药中毒病情变化快且易反复，因此应密切观察病情变化。

（1）密切观察生命体征、瞳孔、意识的变化。

（2）密切观察解毒药的疗效及副作用，如动态监测全血胆碱酯酶活力，观察面色、皮肤、口唇、心率、肺部啰音等。由于阿托品化与阿托品中毒的剂量比较接近，用药过量会引起抽搐、昏迷等。所以，在使用过程中应严密观察病情变化，注意两者的区别（表12－5）。

（3）观察有无"反跳"与猝死的发生，"反跳"与猝死多发生于中毒后2～7 d，死亡率是急性有机磷中毒者的7%～8%。重度中毒者症状消失停药后，至少应继续严密观察病情3～7 d，定期复查全血胆碱酯酶活力，如出现胸闷、流涎、出汗、吞咽困难、言语不清等反跳先兆时，应迅速通知医生紧急处理，立即静脉补充阿托品，再次尽快达到阿托品化。

表 12－5　阿托品化和阿托品中毒的区别

	阿托品化	阿托品中毒
神经系统	意识清楚或模糊	幻觉、谵妄、躁动、抽搐、昏迷
瞳孔	由小扩大后不再缩小	极度散大
体温	正常或轻度升高	高热，>40 ℃
心率	≤120 次/min,脉搏快而有力	>120 次/min,甚至发生室颤
皮肤	颜面潮红、干燥	紫红、干燥

（4）观察病人情绪及言行，及时发现异常迹象，尤其对自杀者，更应密切防范，通过仔细观察以寻找心理护理的切入点。

二、急性一氧化碳中毒

一氧化碳（CO）是含碳物质燃烧不完全产生的一种无色、无嗅、不溶于水的窒息性气体，比重 0.967。吸入过量 CO 即可发生急性中毒。

（一）病因与发病机制

1. 病因　环境通风不良或防护不当可使空气中 CO 浓度超过允许范围，是发生中毒的先决条件。人体吸入空气中 CO 含量超过 0.01% 时，即有急性中毒的危险，空气中 CO 浓度达 12.5% 时，有爆炸的危险。

（1）生活性中毒家用煤炉产生的气体中 CO 浓度高达 6% ~30%；若室内门窗紧闭，火炉无烟囱或烟囱堵塞、漏气、倒风；在通风不良的浴室内使用燃气热水器；在 CO 浓度较高的失火现场或在密闭空调车内滞留时间过长等都可发生 CO 中毒。

（2）职业性中毒常为意外事故，多发生集体中毒。在炼钢、炼焦、烧窑等工业生产中，高炉煤气和煤气发生炉中 CO 浓度达 30% ~35%，水煤气中可达 30% ~40%。煤炉关闭不严，管道泄漏及煤矿瓦斯爆炸等都可产生大量 CO 于环境中。

2. 中毒机制　CO 中毒主要引起组织缺氧。经呼吸道吸入肺内的 CO，有 85% 迅速与血红蛋白（Hb）结合形成碳氧血红蛋白（COHb）。CO 与 Hb 的亲和力比氧与 Hb 的亲和力大 240 倍，COHb 不能携带氧，且不易解离，其解离比氧合血红蛋白慢3 600倍，COHb 的存在还使血红蛋白氧解离曲线左移，血氧不易释放给组织而造成组织缺氧。CO 还可与肌红蛋白结合，影响氧从毛细血管弥散到细胞内，同时 CO 还与还原型细胞色素氧化酶结合，抑制其活性，影响细胞呼吸和氧化过程，阻碍对氧的利用。脑和心肌对缺氧最敏感，CO 中毒时首先出现脑和心肌缺氧表现，脑内小血管迅速麻痹、扩张，进而发生脑水肿、脑血栓形成、脑皮质和基底节局灶性缺血坏死以及广泛的脱髓鞘病变，致使一部分急性 CO 中毒病人在昏迷苏醒后，有 2 ~60 d 的假愈期，随后又出现迟发性脑病。心肌缺氧可表现为心肌损害和各类心律失常。

（二）病情评估

1. 病史　着重了解中毒所处环境，病人停留时间及同室人有无中毒。

2. 临床表现

（1）轻度中毒　血 COHb 浓度 10% ~20%。病人有头痛、头晕、心悸、恶心、呕吐、四肢无力、视物不清、嗜睡等，原有冠心病者可出现心绞痛。脱离中毒环境并吸入新鲜空气或氧气后，症状很快消失。

（2）中度中毒　血 COHb 浓度 30% ~40%。除上述症状加重外，病人口唇黏膜呈樱桃红色、呼吸困难、神志不清对疼痛刺激可有反应，瞳孔对光反射和角膜反射迟钝，腱反射减弱等。若能及时抢救，经吸氧治疗后可恢复正常且无明显并发症。

（3）重度中毒　血 COHb 浓度 50% 以上。病人深昏迷，各种反射消失，可呈现去大脑皮质状态：可睁眼，但无意识，呼之不应，肌张力增强，常并发脑水肿、肺水肿、惊厥、呼吸衰竭、严重心肌损害、心律失常、休克，还可并发上消化道大出血，皮肤受压部分可发生红肿水疱。该部肌肉可因长时间受压导致压迫性肌肉坏死（横纹肌溶解症），坏死肌肉释放肌球蛋白可引起急性肾小管坏死和肾衰竭。死亡率高，抢救成活者多留有不同程度的后遗症。

少数重症病人经抢救复苏后经 2 ~60 d 的"假愈期"，可发生迟发性脑病，出现下列表现之一：① 大脑皮质局灶性功能障碍，如失语、失明、不能站立及继发性癫痫。② 精神意识障碍，谵妄、痴呆或呈现去大脑皮质状态。③ 锥体系神经损害，如偏瘫、病理反射阳性或大小便失禁等。④ 锥体外系神经障碍，出现震颤麻痹综合征。⑤ 周围神经炎，皮肤感觉障碍或缺失、水肿、色素减退等。

3. 实验室检查

（1）血 COHb 测定　血 COHb 测定是诊断 CO 中毒的特异性指标，但需早期及时取血测定才有诊断价值，如脱离中毒环境8 h后测定则诊断价值不大。常用加碱法和分光镜检查法。

（2）动脉血气　急性 CO 中毒病人 PaO_2 和 SaO_2 降低，中毒时间较长者常呈代谢性酸中毒，血 pH 和剩余碱降低。

（3）脑电图　CO 中毒时常出现弥漫性低波幅慢波，脑电图表现与临床病变程度不一定呈平行关系，其改变常晚于临床症状。

（4）头部 CT　脑水肿时可见病理性密度减低区。

（三）救护措施

救护原则：迅速脱离中毒环境，及时纠正缺氧状况，积极防治脑水肿，做好对症治疗。对 CO 中毒者的救护，首要的是使病人脱离中毒现场，然后纠正缺氧和防治脑水肿。

1. 现场急救　做好自我防护后，迅速进入中毒现场，切断煤气来源，打开门窗进行通风、换气，使病人脱离中毒环境。立即移至空气新鲜处，解开衣领、裤带，休息，保暖，保持呼吸道通畅，呼吸心搏骤停者，立即进行现场心肺复苏。

2. 及时纠正缺氧　氧疗能加速 COHb 解离和 CO 排出，是最有效的治疗方法。呼吸新鲜空气时，CO 由 COHb 释放出半量约需4 h；吸入纯氧时可缩短至30　40 min；吸入 3 个大气压纯氧可缩短到20 min。因此，有条件者最好尽快行高压氧舱治疗，一般轻度中毒治疗 5 ~7 次，中度中毒 10 ~20 次，重度中度20 ~30次。无高压氧舱时可用鼻导管或面罩高浓度给氧，流量 8 ~10 L/min，对呼吸停止者，应及时行人工呼吸或用呼吸机维持呼吸。危重病人可采用血浆置换。

3. 积极防治脑水肿　重度中毒后 2 ~4 h，即可显现脑水肿，24 ~48 h达高峰，并可持续多天。应及早采取脱水、激素治疗及降温等措施。脱水最常用的是 20% 甘露醇快速静脉滴注，也可用呋塞米（速尿）、布美他尼（丁尿胺）等。肾上腺皮质激素能降低机体的应激反应，减少毛细血管通透性，有助于缓解脑水肿，常用地塞米松或氢化可的松静脉滴注。脱水过程中注意水、电解质平衡，适当补钾，对于抽搐频繁、首选地西泮 10 ~20 mg静脉注射，脑性高热或昏迷时间长（超过 10 ~21 h）者，可给予头部降温为主的冬眠疗法。

4. 促进脑细胞代谢　常用能量合剂，如三磷腺苷、辅酶 A、细胞色素 C、大量维生素 C，还可用甲氯芬酯(氯酯醒)、胞磷胆碱、脑活素等。

5. 对症治疗、防治并发症和后发症　对昏迷者注意保持呼吸道通畅,必要时行气管切开,防治肺部和泌尿系统感染,预防压疮。抽搐者可选用地西泮、苯巴比妥钠、水合氯醛等制止抽搐,但禁用吗啡。有高热者给予物理降温或冬眠降温。注意观察有无神经系统和心脏等并发症发生。

三、镇静催眠药中毒

镇静催眠药包括苯二氮䓬类(BZD)、巴比妥类和非苯二氮䓬非巴比妥类(NBNB),苯二氮䓬类主要药理作用是缓解焦虑和激动,消除躁动和稳定情绪,巴比妥类和非苯二氮䓬非巴比妥类能促进和维持近似生理性睡眠。一次服用大剂量可引起急性镇静催眠药中毒,长期应用者突然停药或减量可引起戒断综合征。目前巴比妥类中毒较少见,但病死率较高。常用镇静催眠药(表12-6)。

表12-6　常用镇静催眠药

类别	常用药物
苯二氮䓬类(BZD)	地西泮(安定)、氯氮䓬(利眠宁)、氟西泮(氟安定)、奥沙西泮(去甲烃安定)
巴比妥类	巴比妥、苯巴比妥、异戊巴比妥、司可巴比妥、硫喷妥
非苯二氮䓬非巴比妥类(NBNB)	水合氯醛、甲丙氨酯(眠尔通)、格鲁米特、甲喹酮

(一)病因与发病机制

1. 病因　应用本类药物或服药自杀造成过量药物进入体内。

2. 发病机制　镇静催眠药物均为脂溶性,易通过血脑屏障作用于中枢神经系统,从而缓解焦虑、促进睡眠。

(1) 苯二氮䓬类　其中枢神经抑制作用与增强γ-氨基丁酸(GABA)能神经的功能有关。主要选择性作用于边缘系统,影响情绪和记忆力。

(2) 巴比妥类　巴比妥类对中枢神经系统有广泛的抑制作用,对脑干(特别是网状激活系统)、小脑和脑皮质作用最明显,可抑制延髓的呼吸和血管运动中枢。大剂量巴比妥类还可抑制自主神经节的冲动传递和神经效应器及骨骼肌神经肌肉连接处对乙酰胆碱的反应。摄入10倍以上催眠剂量时,可抑制呼吸而致死。

(3) 非巴比妥非苯二氮䓬类(NBNB)对中枢神经系统作用与巴比妥类相似。

(二)病情评估

1. 病史　有确切的镇静催眠药应用史。注意了解所用药物名称、数量、用药时间,以前是否服用过此类药物,服药前后是否饮酒,病人近来精神状况等。

2. 临床表现

(1) 苯二氮䓬类中毒　中枢神经系统抑制较轻,主要表现为头晕、嗜睡、健忘、言语不清、意识模糊、共济失调,严重过量者可出现血压下降、呼吸抑制。同服其他中枢抑制药或酒精、存在基础心肺疾病者或老年人可发生长时间昏迷，致死性呼吸抑制或循环衰竭。

（2）巴比妥类中毒　中毒症状轻重与药物种类、剂量、给药途径有关。依病情轻重分为：① 轻度中毒：记忆力减退、注意力不集中、嗜睡、发音不清、步态不稳、眼球震颤、共济失调。② 中度中毒：由嗜睡进入浅昏迷，强刺激可有反应，不能言语，旋即又沉睡，呼吸变慢。③ 重度中毒。逐渐进入深昏迷、呼吸浅慢、不规则、脉搏细速、血压下降、少尿、昏迷，腱反射消失，长期昏迷者可并发肺炎、肺水肿、脑水肿、肾衰竭而危及生命。

（3）非巴比妥非苯二氮䓬类中毒：其症状与巴比妥类中毒相似，但各有其特点。① 水合氯醛中毒：可出现心律失常，肝肾功能损害。② 甲喹酮中毒：呼吸抑制明显，出现锥体束征如肌张力增强、腱反射亢进、抽搐等。③ 甲丙氨酯中毒：常发生血压下降。④ 格鲁米特中毒：意识障碍有周期性波动，有抗胆碱能神经症状，如瞳孔散大等。

3. 实验室检查

（1）药物浓度测定　血液、胃液及尿液中药物测定，对诊断有参考意义。

（2）其他检查　对严重中毒病人，应检查动脉血气、血糖、电解质和肝肾功能等。

（三）救护措施

本类药物中毒的救护，早期重点是采用洗胃、活性炭吸附、导泻等以清除胃肠内的毒物，并注意呼吸支持、抗休克和加速毒物排泄；后期重点是防治因长时间昏迷所致的各类并发症。

1. 紧急处理　对重症者首先应保持气道通畅，充分供氧，必要时行气管内插管或气管切开，并行机械通气。低血压或休克者首先建立静脉通道补液，血压仍不恢复时，静脉给予多巴胺或去甲肾上腺素等，维持收缩压在 90 mmHg 以上。

2. 消除毒物

（1）催吐、洗胃　服药12 h内均应洗胃，清醒者可先催吐。洗胃液可选用温清水或1∶5 000高锰酸钾液，对深昏迷者在洗胃前应行气管插管。

（2）使用吸附剂、导泻剂　活性炭可有效吸附消化道中的镇静催眠药。首次剂量1～2 g/kg，洗胃后由胃管灌入，2～4 h后可重复使用，直至症状改善。还可同时灌入硫酸钠导泻。

（3）促进排泄

1）静脉输注5%～10%葡萄糖液及生理盐水3 000～4 000 ml/d。

2）利尿剂：可用呋塞米静注，也可快速静滴20%甘露醇，使尿量达1～2 ml/kg · min。

3）碱化尿液：静滴5%碳酸氢钠，保持尿液 pH 7～8、血液 pH 7.5～7.55，本法只对长效巴比妥类有效。

（4）透析和血液灌注　对长效巴比妥中毒效果好，危重病人可考虑应用。

3. 特效解毒药使用　巴比妥类中毒无特效解毒药。苯二氮䓬类中毒的特效解毒药是氟马西尼，该药能通过竞争抑制苯二氮䓬受体而阻断苯二氮䓬类的中枢神经抑制作用，用法是：0.2 mg 缓慢静脉注射，需要时重复，总量可达 2 mg。

4. 应用中枢神经系统兴奋药　对镇静催眠药中毒引起的意识障碍、反射减弱或消失、呼吸抑制，可根据病情轻重选用以下药物并注意掌握好剂量。① 首选药物为纳洛酮：0.4 mg 静注后再用0.4～0.8 mg 加入5%～10%葡萄糖液 250 ml 静脉滴注。② 贝美格：50～100 mg 加入5%～10%葡萄糖液500 ml静脉滴注，根据病人的反应决定是否继续用药及维持剂量，本药较安全、平稳。③ 尼可刹米、洛贝林:多用于呼吸中枢衰竭病例,缓慢静滴。

5. 对症支持　纠正体温过高或过低,预防各种感染,对昏迷者加强监护,及时发现并处理各种并发症,如肺炎、胃肠道出血、肾衰竭等。保持气道通畅,可采取侧卧位或仰卧头偏向一侧,防止痰液或呕吐物阻塞气道,及时清除分泌物,并给予氧气吸入,防止脑组织缺氧引起脑水肿。严密观察病人的神志、瞳孔、生命体征、药物的疗效及副反应,注意病情变化,发现问题及时报告和处理。

四、急性乙醇中毒

一次饮入过量酒类饮料或乙醇(酒精)引起的中枢神经系统由兴奋转为抑制的状态,称为急性乙醇中毒或急性酒精中毒,俗称酒醉。

(一) 病因与发病机制

1. 病因　日常酒精中毒常为过量饮烈性酒引起。此外,也可由误服误用引起。

2. 发病机制

(1) 中枢神经系统抑制作用　乙醇具有脂溶性,可迅速透过脑神经细胞膜,对中枢神经系统产生抑制作用,随着剂量增加而由大脑皮质向下,通过边缘系统、小脑、网状结构至延髓。小剂量呈现兴奋作用,是由于乙醇作用于大脑细胞突触后膜的苯二氮䓬-γ-氨基丁酸受体,抑制了γ-氨基丁酸对脑的抑制作用。随着血中乙醇浓度增高,可作用于小脑,引起共济失调,作用于网状结构,引起昏睡和昏迷;作用于延髓,引起呼吸、循环功能衰竭。

(2) 代谢异常　大量乙醇在肝内代谢后可引起乳酸增高、酮体蓄积导致代谢性酸中毒、糖异生障碍出现低血糖。

(二) 病情评估

1. 病史　注意询问饮酒的种类、饮用量、饮用时间,当时心情、平素酒量,有无服用其他药物。

2. 临床表现　主要是中枢神经系统症状,与饮酒量、血乙醇浓度及个人耐受性有关,常分为3期。

(1) 兴奋期　表现为头痛、兴奋、欣快、健谈、情绪不稳、易激怒,也可能沉默不语或入睡。此时血中乙醇浓度达到11 mmol/L(500 mg/L),当浓度达到22 mmol/L(1 000 mg/L)时,驾车易发生车祸。

(2) 共济失调期　表现言语不清、视物模糊、眼球震颤、行动笨拙,步态不稳,出现明显共济失调,还可有恶心、呕吐、困倦。此时血中乙醇浓度达到33 mmol/L(1 500 mg/L)。

(3) 昏迷期　表现为昏睡、瞳孔散大、血压降低、心率加快、体温降低、呼吸变慢并有鼾音,此时血中乙醇浓度达到54 mmol/L(2 500 mg/L)。严重者出现呼吸、循环麻痹而危及生命。

小儿过量摄入乙醇,一般无兴奋过程,很快沉睡甚至昏迷,可发生低血糖惊厥、休克、脑水肿等。老人因肝功能减退,乙醇在肝内代谢减慢,更易引起中毒,并易诱发心脑血管疾病。

3. 实验室检查　血乙醇浓度升高,可有轻度代谢性酸中毒、低血糖、低血钾、低血镁、低血钙,心电图可见心律失常和心肌损害表现。

(三) 救护措施

急性乙醇中毒时,轻者可给予浓茶、咖啡等饮料,兴奋躁动、共济失调者应加以约束,防止发生外伤；重者应尽早洗胃，并应用纳洛酮逆转酒精所致的呼吸抑制作用，同时促进乙醇氧化代谢。

1. 维持生命脏器功能

（1）保持气道通畅、供氧，必要时行气管内插管或切开，并行机械通气辅助呼吸。

（2）注意血压、脉搏，静脉输注5%葡萄糖生理盐水以维持有效循环容量。

2. 清除毒物　清醒者迅速催吐，但禁用吗啡。乙醇吸收快，一般洗胃意义不大，饮酒2 h内者可考虑选用1%碳酸氢钠或0.5%活性炭混悬液、生理盐水等洗胃。剧烈呕吐者可不洗胃。对昏迷时间长、休克、呼吸抑制等严重病例，应尽早行透析治疗。

3. 应用纳洛酮　纳洛酮可逆转乙醇中毒对呼吸中枢的抑制作用，对呼吸抑制、休克、意识障碍有较好疗效。用法：0.4～0.8 mg加入25%葡萄糖液20 ml中静脉注射，必要时20 min重复一次。也可用1.2～2 mg加入5%～10%葡萄糖液中持续静脉滴注。

4. 促进乙醇氧化代谢　可给50%葡萄糖液100 ml，同时肌注维生素 B_1、B_6 和烟酸各100 mg，以加速乙醇在体内氧化代谢。

5. 对症支持　注意保暖，迅速纠正低血糖，维持水、电解质和酸碱平衡，预防感染，严密监测各项生命体征。

五、阿片及其合成代用品中毒

阿片（俗称鸦片）和其合成代用品是能使人成瘾的麻醉性镇痛药，俗称毒品。直接由阿片提取的有海洛因、吗啡、可待因、罂粟碱等；合成代用品有哌替啶、美沙酮、阿法罗定、芬太尼、喷他佐辛、二氢埃托啡等。目前，毒品中毒已成为许多国家继心脑血管疾病和恶性肿瘤之后的第3位致死原因。在我国，海洛因是目前流行最广的毒品。

（一）病因与发病机制

1. 病因　医源性使用过量或吸毒滥用过量均可导致中毒。

2. 中毒机制

（1）阿片类药物代谢　阿片类药物可经口、鼻、消化道黏膜或经注射吸收。不同种类药物发生作用时间不同。一般静脉注射10 min，肌内注射30 min，皮下注射90 min，口服后1～2 h完全吸收。药物主要在肝代谢和灭活，由肾排出，少量经乳汁、胆汁等途径排出，还可通过胎盘进入胎儿体内。药物作用时间取决于肝代谢速度。

（2）作用及中毒机制　阿片类药物通过激动阿片受体发挥作用。阿片受体存在于脑、脊髓和周围组织（如胃肠道）中。阿片类药物与上述受体结合，产生激动或部分激动作用，出现中枢性镇痛、镇静、欣快感、恶心、呕吐、便秘、呼吸抑制等。

（二）病情评估

1. 病史　有可靠的药物摄入史。

2. 临床表现　临床表现与个体耐受性和摄入药物类型、剂量有关。

（1）轻度中毒　表现为头痛、头晕、恶心、呕吐、兴奋欣快或抑郁，可有幻觉、血糖增高、便秘、尿潴留、心率减慢、血压降低等。

（2）重度中毒　可表现为典型的中毒三联征，即昏迷、针尖样瞳孔、呼吸高度抑制，但哌替啶中毒时瞳孔扩大。常有惊厥、牙关紧闭和角弓反张、心动过缓、低血压、休克、肺水肿、体温过低、发绀、腹胀、便秘、尿潴留，最后瞳孔散大，多死于呼吸衰竭，超过48 h仍存活者，预后良好。

【附】阿片类药物戒断综合征　阿片类药物戒断时出现与药理学作用相反的表现，即中枢神经系统兴奋性增强、发热、出汗、厌食、恶心、呕吐、腹泻、肌痛、震颤、肌肉抽搐、瞳孔扩大、血压增高。戒断症状的严重程度随药物剂量增加和成瘾时间延长而加重。海洛因成瘾者停用4～6 h出现症状，36～72 h达高峰。戒断早期可靠的体征为静息呼吸频率增加(＞16 次/min)，常伴有打哈欠、流泪、流涕，急性症状5～8 d消失。服用美沙酮病人戒断症状出现较慢而轻。

3. 实验室检查

(1) 毒物检测　血尿定性试验或胃内容物检测阳性有助诊断。

(2) 一般检查　呼吸抑制者动脉血气检查显示低氧血症、呼吸性或混合性酸中毒。

(三) 救护措施

对阿片类药物中毒的救护，轻者以对症处理为主，注意观察意识状态和呼吸改变；重度中毒者，应注意维持呼吸循环功能，并应用纳洛酮逆转或减轻阿片类药物所造成的昏迷和呼吸抑制。

1. 维持呼吸循环功能　维持气道通畅，立即吸氧，必要时行气管插管，机械辅助呼吸。低血压者首先静脉补液，必要时应用升压药，合并心动过缓者加用阿托品等。

2. 清除毒物　常选用洗胃、导泻方法，由于本类药物口服可引起胃排空延迟，故所有口服中毒者均应洗胃，清醒者可先催吐。洗胃后用适量活性炭与泻药同时灌入胃内导泻。皮下注射毒品者现场可用止血带扎紧注射部位上方，局部冷敷，以延缓吸收，结扎带应间歇放松。

3. 应用解毒剂　纳洛酮是阿片受体完全拮抗剂，能在数秒或数分钟内逆转阿片类药物的毒性作用，首剂量0.4～0.8 mg肌内注射或静脉注射，5～10 min可重复应用，也可静脉滴注维持，直至病情稳定24 h。肯定为阿片类药物中毒而纳洛酮治疗无效者，提示中毒缺氧时间长，预后差。此类解毒药物尚有纳美芬、纳曲酮、烯丙吗啡等。

4. 对症支持　持续监测意识状态和心肺功能，定期检查动脉血气和有关生化指标，维持水、电解质及酸碱平衡，注意保暖，防治非心源性肺水肿。

六、灭鼠药中毒

灭鼠药种类很多，常用的经口灭鼠剂有敌鼠钠盐、磷化锌、含氟灭鼠剂、安妥等。灭鼠药中毒多见于幼儿误食或自杀等。

(一) 敌鼠钠盐中毒

1. 中毒机制　敌鼠钠盐是低毒高效抗凝血杀鼠剂，可溶于酒精和热水。其毒理作用在于干扰肝对维生素K的利用，影响凝血酶原和多种凝血因子的合成，降低血液凝固性。另外，还直接损伤毛细血管壁，使其通透性和脆性增加。

2. 病情评估　有确切的服药史。一般在服药后1～3 d出现中毒症状。一次大量服药，也可较快出现非典型症状，如头痛、头晕、恶心、呕吐、心悸、乏力、低热、关节肿痛。中毒突出表现为广泛性出血，如皮肤紫癜、牙龈出血、鼻出血、咯血、呕血、血尿、便血，严重者出现肾功能不全。眼底出血可致视物模糊甚至失明，脑及蛛网膜下腔出血时，有头痛、呕吐、颈项强直、血性脑脊液、肢体功能障碍等表现。检查可见红细胞、白细胞减少，凝血时间及凝血酶原时间延长。

3. 救护措施

(1) 尽快排出毒物　口服中毒者立即催吐，可直接刺激咽喉部或服用吐根糖浆催吐；及早用1:5 000的高锰酸钾溶液洗胃;洗胃后注入活性炭悬浮液吸附毒物,并用硫酸钠导泻。

(2) 应用特效对抗剂　维生素K_1是特效对抗剂。轻度中毒者,维生素K_1 10~20 mg肌内注射或静脉滴注,3~4次/d,严重中毒者,10~20 mg静脉注射,之后用60~80 mg加入5%~10%葡萄糖液中静滴,日用总量可达300 mg。出血现象好转后逐渐减量,待凝血酶原时间恢复正常,出血停止后方可停药。维生素K_3、维生素K_4对敌鼠中毒导致的出血无效。

(3) 对症支持　出血严重、血红蛋白过低者应输新鲜全血,及时补充凝血因子,糖皮质激素可降低毛细血管通透性,促进止血,可酌情给予氢化可的松或地塞米松。注意保护肝、肾功能,及时处理脑出血及蛛网膜下腔出血、窒息等,还可给予维生素C、补充血容量及预防并发症等对症处理。

(二) 磷化锌中毒

1. 中毒机制　磷化锌为高毒类毒物,口服后与胃酸反应生成氯化锌和磷化氢,前者引起胃黏膜腐蚀性损害,磷化锌对心、肝、肾及神经系统有强烈的毒性刺激。

2. 病情评估　口服后可有胃烧灼感、口渴、恶心、呕吐,呕吐物有大蒜臭味,尚有腹痛、腹泻、消化道出血表现。逐渐出现血压下降、全身麻木、头晕,重者抽搐、意识模糊或昏迷,还可有血尿、蛋白尿、管型尿、肝大、黄疸、心肌损害等表现。

3. 救护措施

(1) 立即清除毒物　口服中毒者立即用0.2%硫酸铜溶液反复洗胃,使磷变为不溶性黑色磷化铜,直至洗出液无蒜臭味为止。再用1:5 000高锰酸钾溶液彻底洗胃,以使残留的磷化锌氧化为磷酸盐而失去毒性。然后由胃管注入活性炭,最后注入硫酸钠20~40 g导泻。禁用硫酸镁或蓖麻油导泻,也不宜用蛋清、牛奶、油类灌胃,以免促进吸收。洗胃及导泻均应操作轻柔,以防胃肠出血穿孔。

(2) 对症支持　及时防治肺水肿、脑水肿和心、肝、肾功能障碍,纠正水、电解质紊乱和酸中毒,呼吸困难者,给予吸氧和氨茶碱静脉滴注。禁用氯解磷定、解磷定等,以免加重毒性。

(三) 含氟灭鼠剂中毒

1. 中毒机制　常用含氟杀鼠剂有氟乙酰胺(1081)、氟乙酸钠又称氟醋酸钠(1080)。此二者进入机体后,脱去氨基转化为氟乙酸,后者与细胞内线粒体的辅酶A作用,中断正常的三羧酸循环,抑制氧化过程和能量生成,主要损害神经系统和心血管系统。

2. 病情评估　服药后0.5~15 h发病。表现有两种类型:① 神经型:表现为乏力、头晕、面部麻木、烦躁、四肢刺痛、肌震颤、抽搐、昏迷、呼吸抑制、肺水肿等。② 心脏型:以血压下降、心律失常、心力衰竭为主要表现。此外,口服中毒还有恶心、呕吐、上腹疼痛和烧灼感等。实验室检查血氟含量增高,血中柠檬酸量增高。

3. 救护措施

(1) 清除毒物,保护胃黏膜　口服中毒者,立即催吐、洗胃、导泻。洗胃液可选用1:5 000高锰酸钾或0.5%~2%氯化钙溶液。洗胃后给予氢氧化铝凝胶或蛋清液保护消化道黏膜。

(2) 特异性解毒剂使用　解氟灵(乙酰胺)可干扰氟乙酸的作用。用法:2.5~5.0 g肌内注射,每6~8 h一次,维持5~7 d。剂量过大时可出现血尿,应注意观察,出现血尿时适当减量,并加用糖皮质激素。为减轻注射部位刺激,可用2%普鲁卡因混合后注射。与适当镇静剂配伍使用，效果更佳。

(3) 对症支持　维持水、电解质及酸碱平衡，制止抽搐，防治脑水肿，防治感染，保护心肌。

(四) 安妥中毒

1. 中毒机制　安妥对黏膜有刺激作用，吸收后主要损害肺毛细血管，使其通透性增加，引起肺水肿、出血、胸腔积液，还可引起肝、肾坏死、细胞变性、体温过低、一过性血糖升高。肺水肿为致死原因。

2. 病情评估　口服后引起口腔、食管、胃部烧灼感，恶心，呕吐，口渴，头晕，嗜睡，眼球震颤，咳嗽，呼吸困难，重者咳粉红色泡沫痰、肺水肿、胸腔积液、发绀、抽搐、昏迷。可伴肝大、黄疸、血尿、蛋白尿。必要时可做胃内容物毒物鉴定。

3. 救护措施

(1) 清除毒物　口服中毒者及早用吐根糖浆催吐，1∶5 000高锰酸钾溶液洗胃，并注入活性炭，忌用碱性液和油类，因可增强安妥吸收。

(2) 可试用半胱氨酸100 mg/kg肌内注射或静脉滴注，也可用5%硫代硫酸钠溶液5～10 ml静脉滴注。

(3) 对症支持　患者如有咳嗽、咯血及呼吸困难表现者，应取半卧位，吸氧。昏迷者应取头低、侧卧位，保持呼吸道通畅，清除口腔内异物，密切观察病情变化，积极防治肺水肿等并发症。

思考题

1. 名词解释：中毒、毒物、急性中毒、“阿托品化”。

2. 急性中毒的救护措施包括哪些方面？

3. 毒蕈碱样症状、烟碱样症状是如何产生的？有何特点？如何解救？

4. 阿托品化和阿托品中毒有什么区别？

5. 急性一氧化碳中毒、镇静催眠药中毒、急性酒精中毒、阿片类药物中毒、灭鼠药中毒的主要机制是怎样的？表现要点有哪些？如何救护？

6. 如何对自杀病人实施心理护理？

(秦召敏　罗红艳)

第十三章　家庭紧急救护

学习目标：

1. 掌握晕厥、急性喉梗阻、心绞痛、癫痫持续状态、鼻出血、烧伤、淹溺、外伤骨折、动物咬伤、中暑的家庭紧急救护。

2. 熟悉晕厥、急性喉梗阻、心绞痛、癫痫持续状态、鼻出血、烧伤、淹溺、外伤骨折、动物咬伤、中暑的病情评估要点。

3. 了解家庭紧急救护的意义和任务。

第一节　概　　述

【情境一】

国庆节期间，张老伯和张大妈在外地工作的儿子、女儿都回来和家人团聚，饭后一家人在一起聊天。张老伯3岁的小孙女朵朵自己看动画片也很开心。突然小孙女大哭大叫起来，家人立即过来，发现是朵朵自己把刚沏的一壶热茶打翻了，热茶顺着朵朵颈部向胸部流下。在场的亲人一下子紧张、慌乱起来，张老伯的儿子立即抱起朵朵向医院冲去。

试想：1. 张老伯的儿子这样做正确吗？

2. 什么是家庭紧急救护？

3. 实施家庭紧急救护的主要任务是什么？

家庭是社会的细胞，人一生大部分的时间都是在家庭中度过的。对急危症病人，家庭紧急救护可能是整个救治过程中的首要环节。由于设备条件受限，家庭紧急救护很难用医院各种抢救常规来要求，家庭紧急救护具有其自己的特色。

一、家庭紧急救护的现状

家庭紧急救护是急诊医疗服务体系的一个有机组成部分，是院前急救的主要内容。日本及欧美等国家家庭紧急救护水平较高，家庭便利型自动体外除颤器、急救箱及药品普及率达90%以上。而我国家庭急救水平较低，国民院前急救普及率尚不到25%，离现代急救的科技化、规范化相差甚远。

二、家庭紧急救护的意义

家庭紧急救护应是对发病在家庭和社区的病人进行救护的第一步，包括病人自救、现场目击者的他救和急救医护人员的初步临床急救。值得重视的是，相当数量在家庭和社区发病的急危重症病人由于没有得到及时有效的初步救护，往往在发病现场或者在运送到医院的途中就丧失了生命。而一旦其家庭成员或现场目击者接受了基本急救培训，在发病现场给予及时、正确的处理，医护人员正确迅速地执行了急救程序，那么急危重症病人的抢救成功率会大大增加。

三、家庭紧急救护的对象

家庭紧急救护面对的大多是意外损伤和各科危急重症病人。通常情况下，家庭紧急救护的病人分为两种类型：一类为短时间内有生命危险的病人，称为急危病人，如触电、心肌梗死、休克等，此类病人占家庭急救病人的10% ~15%。对此类病人必须进行现场抢救，目的在于挽救病人生命或维持其生命体征；另一类为病情紧急，但短时间内尚无生命危险的病人，如骨折、晕厥等称为急诊病人，此类病人约占90%。家庭急救的目的在于稳定病情，减轻病人在运送过程中的痛苦和避免并发症的发生。

四、家庭紧急救护的任务

1. 挽救和维持生命是家庭紧急救护的首要任务，如心搏呼吸骤停、大出血、窒息，往往需要应用相应抢救技术迅速将病人转危为安。

2. 采取积极措施避免继发性损伤。由于家庭内急救情况紧急，病种复杂多样，各种继发于疾病本身或医源性的损伤和并发症，不仅难以避免，而且会加重病情。作为家庭急救人员，应能及时预测各种继发性损伤，并积极避免。

3. 尽快使病人脱离发病现场，转运到就近的医疗单位救治。但转运一定要遵循先救治后运送的原则，并且在运送病员途中不能停止抢救措施。

五、家庭紧急救护的注意事项

1. 沉着冷静，勿惊慌失措。

2. 家庭紧急救护中应该将抢救生命放在第一位，切不可因小失大。在所有需要进行紧急救护的危险情况中，最先处理心搏骤停。

3. 不可随意搬动伤病员。如骨折、颅脑外伤、急性心肌梗死、脑血管意外等，非专业急救人员不可轻易搬动伤员的身体，否则很可能导致严重后果。

4. 时间就是生命，转送伤病员时应该就近送医，特别是病人情况危急，有呼吸心搏骤停的危险时，更不宜送路途较远的大医院。

5. 目前我国的不少家庭备有各种药品，但由于他们使用药物的知识有限，因此在紧急情况下切勿乱用。如急性腹痛未诊断前不用止痛药，以免影响病情诊断；严重腹泻未抗感染治疗之前不用止泻药，有利于毒素排出；哮喘发作未弄清诱发因素之前不随意用平喘药，防止平喘药对心脏产生副作用；突然昏迷者不可喂水喂药，易导致窒息；急性中毒未查明原因者不可用解毒药。

6. 不随意给伤病员喝热茶、热水。如烧伤病人不宜喝白开水；急性坏死性胰腺炎者应禁食禁水；神志不清者，更不能灌水和饮料，一旦流入气道，就会引起窒息。

7. 取合适的体位。不是所有伤病员都可以平卧,如意识丧失者应该让其平卧后头偏向一侧,防止舌后坠和呕吐物引起气道堵塞,导致窒息;心源性哮喘的病人应该取坐位,腿下垂,略伏在椅背上,以减少静脉回心血量,减轻呼吸困难;急性腹痛者可让其屈膝侧卧位,以减轻疼痛;呼吸困难者取半坐位,使膈肌下移,增大胸腔容量,缓解呼吸困难。

8. 伤病员在运送途中,要避免摇摆颠簸,以免加重伤病情,出现意外。

9. 不观望慢待,要争分夺秒,就地取材,不错过黄金抢救时间。

六、正确启动救援系统

正确启动救援系统,通常先拨打"120"。正确拨打"120"的方法如下。

1. 确信电话打通　当拨打"120"电话后,直到电话被人工接听,呼救才真正地被受理。如果排队时间过长导致电话断线,请立即重新拨打"120"。

2. 讲明地址　要讲清确切地址,以便于急救人员到达。必要时可以将有明显标志的建筑物、公共汽车站、学校、商场等作为参照物,描述事发地址。

3. 简要说明伤病员情况　要讲清伤病员的主要症状或情况,如昏倒、从楼上摔下、跌倒、呼吸困难、吐血、车祸等。不要只讲"人不行了"等比较模糊的概念。如果是群体伤应该说出大致受伤人数、伤势、性别及年龄等信息。

4. 若时间充裕可以简单询问急救方法和注意事项。

5. 留下电话号码　要告诉"120"你所使用的电话号码,以便急救人员到达现场找不到伤病员时,可以再联系。

6. 不要先挂断电话　"120"电话台先挂断电话后,呼救者才能挂断电话。

7. 等候救护车到达期间,要做到如下几点。

(1) 如果伤病员周围有人学过急救知识,需进行有效的自救、互救。

(2) 抓紧准备去医院必须的物品,如病历卡、医保卡、现金等。

(3) 搬走过道上阻碍伤病员搬运的各种物品,以便更快搬运。

(4) 最好请人到小区大门口或事故现场引导救护车工作人员尽快到达现场。

第二节　常见家庭紧急救护

【情境二】

今天是王爷爷的生日,王家人在饭店订了一桌生日宴,饭桌上大家谈笑风生,83岁的王爷爷突然停止进餐、神情紧张,用手扶住颈部,说不出话来。家人全都紧张起来,王家大儿子立即拨打了"120"急救电话。

试想:1. 王爷爷可能发生了什么?

2. 此时除了等待"120"救护人员,还应该做什么处理?

3. 生活中还有哪些紧急情况需要我们立即进行急救?

一、晕厥

晕厥是由一时性广泛性脑供血不足，导致大脑皮质高度抑制而突然发生短暂的意识丧失状态。病人常因全身肌紧张度消失而跌倒，一般数分钟内意识自行恢复，不留后遗症。

（一）病因

晕厥发生的基本原因是脑急性一过性缺血。维持意识所需要的脑血流量临界值为30 ml/（min · 100g 脑组织），低于此值即可引起大脑功能全面抑制而发生晕厥。其常见原因如下。

1. 反射性　约占晕厥总数的90%，指体内调节心率和血压的反射弧受损引起的晕厥，即反射性低血压引起的晕厥。常见有血管迷走性及直立性低血压性、颈动脉窦性、咳嗽性、排尿性、吞咽性、疼痛性低血压等。

2. 心源性　各种心脏疾病引起心排血量急剧减少或停止，如心律失常、心肌梗死所致心收缩力下降等。

3. 脑源性　指供应脑部血流的颅内外血管突然部分或完全阻塞，引起暂时性广泛脑缺氧。常由在动脉粥样硬化的基础上出现血流动力学改变，或某些其他原因如颈椎病等加重脑缺血时所致。

4. 其他原因所致晕厥　如过度换气、哭泣、低血糖和低氧血症等。

（二）病情评估

1. 一般表现　晕厥发作前多有头昏乏力、面色苍白、恶心、出冷汗、打呵欠等先兆。此时及时处于卧位可防止晕厥发作。以上症状继续发展，病人出现黑蒙、站立不稳、突然意识丧失而跌倒，可伴短暂抽搐、瞳孔散大、血压下降，偶可有尿失禁。处于卧位后，脉搏变有力，面色好转，意识开始恢复，可有头昏、恶心、呕吐等不适。

2. 伴随症状及体征　晕厥发作时，应立即检查面色、血压、脉搏、呼吸、瞳孔等，注意有无跌伤、抽搐、大小便失禁。

（1）晕厥发作时，面色苍白，但无发绀、呼吸困难及颈静脉怒张，提示血管抑制性晕厥。

（2）晕厥发作时，面色绯红，呼吸缓慢而不规则，提示原发性脑循环障碍性晕厥。

（3）晕厥发作时伴血压低，提示急性血管功能不全；而伴血压显著升高，提示高血压脑病晕厥。

（4）晕厥发作时呼吸困难、发绀、颈静脉怒张，检查见心脏扩大、心率和心律异常，听诊有心脏杂音，则提示心源性晕厥。

（三）紧急救护

1. 救护原则　首先防止晕厥病人倒地摔伤；然后，迅速将病人仰卧位，想办法刺激病人使之苏醒。同时，注意保暖，护送病人去医院作进一步诊治。

2. 救护措施

（1）一般处理

1）出现晕厥发作先兆如头晕、眼花、耳鸣、视物模糊、心慌、肢体发软等表现时，尽可能立即取仰卧位，则可防止跌伤、昏倒，甚至终止晕厥发作。

2）晕厥发作时，迅速将病人置于头低脚高位，以增加脑血管灌注；松开衣领，一般很快可醒。可按压或针刺人中、百会等穴位，有条件者吸入氧气，意识恢复后至少保持仰卧位30 min，过早起立易导致复发。

3）反射性晕厥恢复慢时，可皮下注射肾上腺素0.25～0.5 mg或麻黄碱25 mg，也可静脉注射50%葡萄糖注射液40～60 ml。心率持续缓慢者，可肌注阿托品0.5 mg。

（2）病因治疗　晕厥发作清醒后，应及时到医院查明引起晕厥的原因，积极治疗原发病。针对不同病因，嘱病人平时注意避免相关诱发因素，如颈动脉窦过敏者，防止衣领过高过硬和急速转头；排尿性晕厥病人，夜间不宜站立小便；直立性晕厥病人，应防止蹲位、站立时间过久，在由蹲位、仰卧位转为直立位时动作要缓慢；病态窦房结综合征的病人，应安装起搏器。

二、急性喉梗阻

急性喉梗阻也称急性喉阻塞，是指因喉部或其邻近组织的病变，使喉部通道发生急性缩窄或阻塞，以致喉部生理功能发生障碍，引起突然发生或逐渐加重的呼吸困难。一旦发生急性喉梗阻，病人多有呼吸困难并逐渐加重而处于窒息状态，生命仅能维持短暂时刻，如不进行及时有效的救治，即可发生死亡。

（一）病因

急性喉梗阻多发生于小儿，尤其是4岁以下的小儿，与小儿喉软骨发育不成熟、声门狭小、喉黏膜下组织松弛及喉部神经易受刺激而引起痉挛有关。常见原因如下。

1. 喉及周围组织急性炎症　是急性喉梗阻最常见的原因。喉部炎症可有急性喉炎、急性会厌炎，急性喉支气管炎等。喉周围组织的炎症可有急性咽炎、咽后壁脓肿、颌下急性蜂窝织炎、下颌及颈部淋巴结炎等。

2. 喉部异物　常见于儿童，如豆类、鱼骨、纽扣、硬币、笔帽、瓶塞、气球碎片等误入。较大异物嵌顿于喉内，不仅引起机械阻塞，还常引起喉痉挛，时间过长还造成喉黏膜充血水肿而致喉梗阻。

3. 喉水肿　药物过敏反应，支气管镜检或麻醉插管时间过长或操作粗暴引起喉水肿，可致喉梗阻。

4. 喉外伤　喉挫伤、切伤或化学腐蚀性烧伤等可引起喉梗阻。

5. 喉痉挛　喉异物、破伤风感染、严重低钙、水电解质紊乱、刺激性气体、药物等可引起严重喉痉挛，导致喉梗阻。

6. 其他　如喉部肿瘤、先天性喉畸形、声带麻痹瘫痪等也可引起喉梗阻。

（二）病情评估

1. 急性喉梗阻的临床表现

（1）吸气性呼吸困难　是喉梗阻的主要症状。吸气深而慢，吸气时相延长，出现“吸气三凹征”，表现为吸气时胸骨上窝、锁骨上窝及肋间隙向内凹陷，严重者剑突下方和上腹部也可出现吸气性凹陷，小儿更为显著。

（2）吸气性喉鸣　用力吸气时，气流急速通过狭窄的声门裂，声门摩擦和声带颤动而致。喉梗阻轻时，鸣音较轻；病情严重者，喉鸣声甚响，甚至隔室可闻。

（3）声音嘶哑　为常见而非必有的症状，病变发生在声带或累及声带后发生声音嘶哑，严重者可失音。

（4）缺氧症状　病人坐卧不安，烦躁异常，吸气时头向后仰，鼻翼扇动，极度疲倦者可暂入睡而显平静，但几分钟后又因缺氧窒息而惊醒，面色苍白或者发绀，四肢发冷，额部出汗，血压先升高后下降，脉搏先增快而后细数，呼吸逐渐变慢而浅，最后昏迷死亡。

2. 判断病情严重程度　根据喉梗阻引起的呼吸困难，临床上常分四度。

Ⅰ度：平静状态下无呼吸困难，可有声音嘶哑及犬样咳嗽等。活动或哭闹时，有轻度呼吸困难，吸气性喘鸣，可见鼻翼扇动及轻度“吸气三凹征”。

Ⅱ度：平静状态下有轻度呼吸困难、“吸气三凹征”及吸气性喘鸣，活动后上述症状加重，但无烦躁不安、发绀等缺氧症状，能入睡。

Ⅲ度：无论在安静或活动时，均有明显吸气性呼吸困难，显著的“吸气三凹征”，并有剑突下、上腹部凹陷，伴有烦躁不安，不能入睡，脉搏快，血压高。

Ⅳ度：除具有Ⅲ度的一切症状外，尚有出冷汗、面色苍白、发绀、脉搏细弱，最后出现大小便失禁、血压下降、昏迷、心搏呼吸停止。

（三）紧急救护

某些病因所致的轻度和中度喉梗阻，采取正确家庭救护可使喉梗阻得以缓解，且可节约费用，减少痛苦，避免气管切开的危险及后遗症发生；严重呼吸困难甚至窒息者采取及时正确的救护可挽救病人生命，为进一步救治争取机会。

1. 救护原则　首先应确诊病人确实为喉梗阻，然后再积极采取措施，解除梗阻。原则上要先考虑手法排除异物，无效时再考虑器械取物。在整个救护中一定要密切观察病人呼吸情况，防止出现窒息。

2. 救护措施

（1）轻、中度非异物及外伤所致喉梗阻的处理

1）一般处理　将病人置于空气新鲜、安静舒适、温湿度适宜的环境中，取半卧位，尽量保持安静。烦躁者可用地西泮、苯巴比妥和异丙嗪等镇静剂，有咳嗽、高热和惊厥等症状者给予退热、补液等对症处理。

2）吸氧　先吸入较高浓度的氧，随病情缓解可逐渐减低浓度，氧气应湿化，以防止干燥氧气刺激呼吸道。

3）激素的应用　肾上腺皮质激素有抗炎、消肿、解痉、抗过敏、减少分泌物等作用，可选用地塞米松、氢化可的松等。

4）抗感染、抗过敏　急性喉梗阻者可常规应用抗生素，过敏所致者可选用异丙嗪、阿司咪唑、开瑞坦等药物以减轻喉水肿。

（2）严重呼吸困难的处理　对于Ⅲ度以上吸气性呼吸困难，上述处理无效者，应立即行气管切开，但当场不具备气管切开条件或情况紧急时来不及切开者，可用环甲膜穿刺以缓解呼吸困难，然后紧急送医院救治（环甲膜穿刺术见本教材中篇）。

（3）喉部异物处理

1）成人、儿童喉异物梗阻的急救　海姆立克（Heimlich）腹部冲击手法是解除成年人和1～8岁儿童呼吸道异物梗阻的主要方法。它的作用机制是通过腹部冲击动作使横膈升高，增加气道内压力，迫使气体从肺部排出，从而使气道异物排出。Heimlich手法主要并发症是腹部和胸部内脏的破裂、挫伤，胃内容物反流致误吸，在操作时应当注意。

意识清楚的病人可分别采用以下几种方法重复操作，直到异物排出或病人的意识丧失。

A. 自救 Heimlich 手法：用自己一只手握空心拳，拳头的拇指侧置于腹部正中线脐上两横指和剑突下处，另一只手握住此拳，两手同时快速向内向上冲击。还可将上腹部顶在椅背、桌边、栏杆等坚硬物上向内向上快速下压。

B. 互救立位 Heimlich 手法：救护者站在病人背后，双臂环绕病人腰部，让病人弯腰低头张口，救护者一只手握空拳，拳头的拇指侧置于腹部正中线脐上两横指和剑突下处，另一只手握住此拳，两手同时快速向内向上冲击病人腹部(图 13－1)。

C. 互救胸部冲击法：适用于妊娠后期和显著肥胖的病人。立位胸部冲击法：救护者站在病人背后，双臂经病人腋下环绕病人胸部，让病人弯腰低头张口，救护者一只手握空拳，拳头的拇指侧置于胸骨中部，注意避开剑突和肋骨缘，另一只手握住此拳，两手同时快速向后冲击。如果救护者不能环绕孕妇或肥胖病人，则采用仰卧位胸部冲击法。让病人仰卧，救护者骑跨在病人两大腿外侧，手的定位与胸外心脏按压相同，手指朝向胸骨上凹，进行胸部按压冲击。

意识不清的病人按以下程序进行抢救。

A. 给病人取仰卧位。

B. 检查病人口腔，如有异物采用舌－下颌抬举法和手指掏除法清除异物。方法：用一只手拇指和其他手指抓住病人的舌和下颌骨并上提，另一只手的示指沿病人面颊内侧插入到舌根，将异物从口中钩出。意识清楚和抽搐的病人禁用。

C. 开放气道，人工呼吸。如果病人胸廓不能起伏，先调整头部位置，重新做人工呼吸，若胸廓仍不能起伏，提示气道深部可能有异物。此时，可采用仰卧位 Heimlich 手法，救护者骑跨在病人两大腿外侧，一手掌根部置于腹部止中线脐上两横指和剑突下处，另一只手直接放在第一只手上，两手掌根重叠，两手同时快速向内向上冲击病人腹部连续 5 次(图 13－2)。妊娠后期或显著肥胖的病人使用仰卧位胸部冲击法。

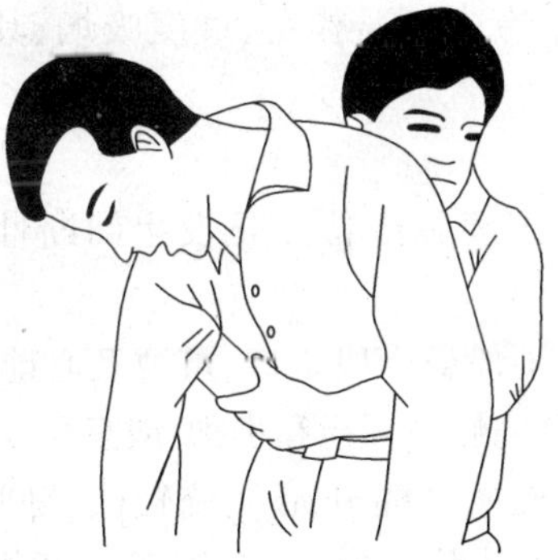

图 13－1　病人站或坐位时清理喉部异物法

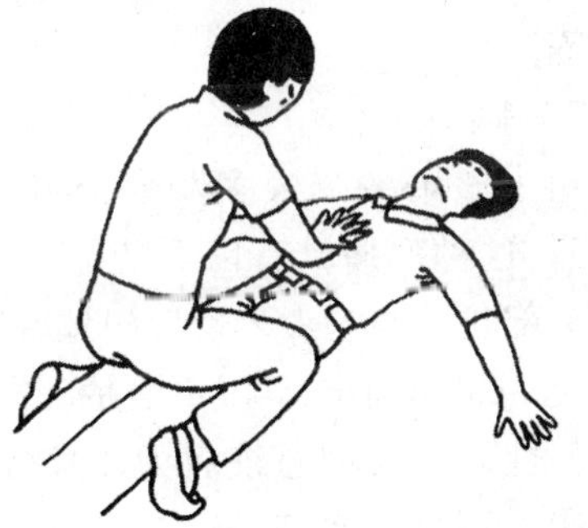

图 13－2　病人卧位时清理喉部异物法

D. 重复 B、C 步骤，直到异物排出、胸廓随通气起伏。

在抢救过程中需注意病人的呼吸、心搏，一旦发现呼吸、心搏停止，立即 CPR。

2）婴儿呼吸道异物梗阻急救

有反应的婴儿：背部叩击和胸部冲击性挤压是抢救有反应的婴儿的两种基本方法，不推荐使用 Heimlich 腹部冲击手法。

A. 背部叩击：救护者取坐位或蹲位，将婴儿俯卧在救护者的一只前臂上，使头部低于躯干，救护者前臂放在自身大腿上，并用同一只手托住婴儿的下颌角，使头部轻度后仰，开放气道，用另一只手的手掌根叩击婴儿背部肩胛区，连续5次，如果异物仍未排出，再转为胸部冲击性挤压，反复循环进行。

B. 胸部冲击性挤压：救护者用叩击婴儿背部的手掌托住婴儿的枕部，两前臂固定婴儿，将婴儿翻转，仰卧于救护者一前臂上，保持头部低于躯干，救护者前臂放在自身大腿上，另一只手的两指在婴儿胸骨上两乳头连线下一横指处快速向下冲击性按压5次。检查婴儿口腔，如果异物排出，采用舌－下颌抬举法和手钩异物小心取出。方法：用一只手拇指和示指抓住婴儿的舌和下颌骨使口张开，另一只手的小指将异物钩出，动作应轻柔，避免用手指盲取。

如果异物仍未排出，则重复交替实施背部叩击和胸部冲击性挤压，直到异物排出。如果婴儿无反应，应按无反应程序进行抢救。

无反应婴儿，按以下程序进行抢救。

A. 检查婴儿口腔，如有异物采用舌－下颌抬举法开放气道，小指小心钩出口腔异物。

B. 开放气道，人工呼吸。如果婴儿胸廓不能起伏，调整头部位置，重新做人工呼吸后，婴儿胸廓仍不能起伏，则可采用5次背部叩击和5次胸部冲击性挤压。

C. 重复A、B步骤，直到异物排出、胸廓随通气起伏。一旦发现呼吸心搏停止立即CPR。

三、心绞痛

心绞痛是冠状动脉供血不足，心肌急剧的、暂时的缺血与缺氧所引起的临床综合征。主要临床特点为胸骨后压榨性疼痛，可放射至心前区和左上肢，多发生于劳动或情绪激动时，休息或使用硝酸酯制剂后缓解。

（一）病因

心绞痛常有明显诱因，如劳累、情绪激动、饱餐、寒冷或气温骤变、过度吸烟、其他部位疼痛及创伤等。

（二）病情评估

1. 症状　心绞痛大多发生于40岁以上的男性。主要临床特点是发生间断性可缓解的发作性胸痛，这种疼痛具有以下特征。

（1）部位　典型者表现为胸骨后痛，主要在胸骨体上段或中段之后，可波及心前区，范围约手掌大小，也可横贯前胸，界限不清楚。常放射至左肩、左臂内侧达环指和小指，或至颈、咽或下颌部。

（2）性质　典型心绞痛为压榨性、窒息性或紧缩性。疼痛开始可较轻微，随后迅速加剧，常迫使病人不自觉地停止正在进行的活动，或迫使病人从梦中惊醒，个别病人可伴有濒死的恐惧感。不典型者可表现为持续性闷痛，伴有气短。

（3）持续时间　典型心绞痛常历时短暂，一般3～5 min内逐渐消失，除自发性心绞痛外一般很少有疼痛超过15 min者。可数天或数星期发作一次，甚至几个月内不发病，也可一日内多次发作。

2. 体征　心绞痛在平时一般无特异性体征。心绞痛发作时，病人可表现为焦虑、紧张、皮肤湿冷或出汗、血压升高、心率增快、心律失常，可闻及期前收缩及第4或第3心音奔马律，可有暂时性心尖区收缩期杂音，第2心音逆分裂或出现交替脉。

3. 心绞痛分型

(1) 劳累性心绞痛　特点是心绞痛由劳累、情绪激动或其他增加心肌需氧量的情况所诱发，休息和舌下含服硝酸甘油后迅速消失。

(2) 自发性心绞痛　特点为疼痛发生与体力或脑力劳动所致的心肌需氧量增加无明显关系，而与冠状动脉血流储备量减少有关。疼痛较重，时限较长，不易为硝酸甘油所缓解。

(3) 混合性心绞痛　具有劳累性和自发性两型心绞痛的特点，即病人在心肌需氧量增加或无增加时均可发生心绞痛。

4. 劳累性心绞痛严重度的分级

(1) Ⅰ级　一般日常活动不受限制，仅在强、快或长时期劳力时发生心绞痛。

(2) Ⅱ级　一般体力活动轻度受限。快走、饱餐、精神应激、寒冷、爬山、登楼一层以上，步行超过 2 个街区时引起心绞痛发作。

(3) Ⅲ级　一般体力活动明显受限，一般速度步行 1 ~ 2 个街区，登楼一层即可引起心绞痛发作。

(4) Ⅳ级　轻微活动，甚至休息时即可有心绞痛发作。

(三) 紧急救护

1. 救护原则　虽然心绞痛来势凶猛，但救护方法简便易行，处理得当可立即解除。在病人出现心绞痛时，护士首先应想到的是让病人停止活动，原地休息；然后，给病人用药，以终止发作，有效止痛。与此同时，护士还要清楚地认识到病人在发病期间常会出现精神紧张，甚至焦虑，这对病情的控制很不利，要尽力使病人保持镇静。

2. 救护措施

(1) 休息　发作时立刻就地休息，协助病人采取舒适体位，解开衣领，安慰病人，解除其紧张不安情绪，以减少心肌耗氧量。有条件者可吸氧。

(2) 药物治疗

1) 硝酸酯类制剂：是心绞痛发作的首选药物。这类药物能扩张冠状动脉，增加冠状动脉循环血流量，还可扩张周围血管，减少静脉回流，减低心脏前后负荷和心肌需氧量，从而缓解心绞痛。常用药物有：① 硝酸甘油：0.3 ~ 0.6 mg 舌下含化，约 90% 病人 1 ~ 2 min 内起效，迅速缓解疼痛，半小时后作用消失。若未见效，注意是否为药片久置失效或未溶解，若属后者，可嘱病人轻轻嚼碎后继续含化。常见不良反应有头痛、头昏、面红、头部跳动感、心悸、偶有血压下降。首次使用，最好让病人平卧。长期反复应用可由于产生了耐药而降低药效，停用 10 h 以上用，又可恢复效果。② 硝酸异山梨醇：5 ~ 10 mg 舌下含化，2 ~ 5 min 见效，维持 2 ~ 3 h，现有供喷雾吸入的制剂。不良反应与硝酸甘油相似。③ 亚硝酸异戊酯：为极易气化的液体，常用安瓿封装。每安瓿 0.2 ml，用时以纱布或手帕包裹敲碎，立即盖于鼻部吸入。作用快而短，10 ~ 15 s 内开始起效，数分钟即消失。作用及不良反应与硝酸甘油相似，但降血压作用更明显，应慎用。

2) 中药：芳香理气类制剂，如麝香保心丸、速效救心丸、心宝、冠心苏合丸等，也应舌下含化为好。

上述药物使用的同时，可酌情使用镇静剂。

(3) 其他处理　病人疼痛缓解后，应卧床休息，可与家人一起讨论引起心绞痛发作的诱因，总结预防发作的方法。下列情况应急送医院，以防心肌梗死或猝死的发生。

1) 原来未发生过心绞痛的中老年人，无明显原因突然胸痛，且持续时间长或发作频繁。

2）原为稳定型劳力性心绞痛者，出现胸痛发作较以往频繁，性质加剧，持续较久，硝酸甘油疗效差，诱发因素不明显。

3）心绞痛发作时伴有恶心、呕吐、大汗、头昏和心悸。

4）心绞痛发作时伴有血压剧增或骤降，或伴有心律失常或左心功能不全。

5）短时期内出现的夜间固定时间的反复心绞痛发作。

6）心绞痛发作时心电图显示 S－T 段明显一过性抬高或压低，T 波冠状倒置或增高。

四、癫痫持续状态

癫痫持续状态是癫痫发作的严重状态，指癫痫连续多次发作，两次发作间歇期意识不恢复，或一次发作超过 30 min 者。癫痫发作频繁，但间歇期神志清醒者，称癫痫频发。各种癫痫均可呈现持续状态，但以肌痉挛性强直发作（大发作）为多见。癫痫持续状态是临床常见急症之一，占癫痫病人的 2.6% ～6.0%，死亡率为 5% ～10%，致残率达 39% ～59%。

（一）病因和诱因

1. 病因　原发性癫痫和症状性癫痫均可引起癫痫持续状态。症状性癫痫中常见病因包括颅内感染、急性脑血管病、颅内占位性病变、外伤、代谢性脑病等。

2. 诱因　癫痫病人突然停用抗癫痫药、更换用药或减量、感染、疲劳、精神刺激、饮酒、妊娠、环境突然改变等。

（二）病情评估

1. 病史　有原发性癫痫或引起症状性癫痫的病因，存在上述诱因。

2. 临床表现及分型

（1）强直阵挛性癫痫持续状态　为临床上最常见的一种类型，表现为癫痫大发作连续反复出现，症状逐渐加重，且发作时间延长，间隙缩短，昏迷加深，发作间隙意识不能恢复。可能开始就是全身性大发作，也可能是由局限性发作发展而来。多伴有自主神经症状，如高热、大汗、流涎、心动过速、呼吸不规则等，以至上呼吸道堵塞而引起发绀、瞳孔散大、对光反射消失。50% 的病人有病理反射。亦可有一过性偏瘫，若不及时控制，可致残或死亡。

（2）强直性癫痫持续状态　表现为强直性发作而无阵挛，呈角弓反张型发作，上述自主神经症状明显。此型少见。

（3）肌阵挛性癫痫持续状态　为持续数小时至数日的节律性全身反复抽搐，常无意识障碍。

（4）失神性癫痫持续状态　又称小发作状态，表现为反应迟钝到昏睡的不同程度的意识障碍。多见于儿童，发作持续数小时到数日，甚至长达数月，半数患儿在 12 h 以内，多可自行终止。

（5）单侧性癫痫持续状态　主要见于儿童和婴儿，大多数在 3 岁以前，以单侧阵挛为主，惊厥的一侧肢体常有暂时性轻瘫，也可成为永久性偏瘫，双侧肢体可交替发作。

（6）部分运动性癫痫持续状态　表现为身体某一部分持续性抽搐，可持续数小时或数日，常无意识障碍。病因以炎症、肿瘤、外伤多见。

（7）精神运动性癫痫持续状态　又称为颞叶癫痫状态。表现为持续较长时间的精神错乱、神游、自动症等。

（三）紧急救护

1. 救护原则　尽快控制发作，保证在 48 h 内不再复发；维持生命功能；预防和控制并发症；积极寻找病因并进行治疗。

2. 救护措施

（1）一般救护

1）立即将病人置于宽敞平坦的场所，扶持其卧倒，取头低足高、头偏向一侧的体位，松开衣扣、裤带，清除口咽分泌物，保持呼吸道通畅。有条件者及时给氧。

2）用压舌板、筷子或手帕、衣角等卷成小卷置于病人口腔一侧的上下齿之间，以防咬伤舌头，必要时置入口咽通气管或作气管内插管或气管切开。

3）有条件者立即建立静脉通道，以用药和补液。

4）对抽搐肢体不能用暴力硬拉，以免发生骨折、脱位等。病人未清醒时，不能往嘴里灌汤喂药，防止咽喉堵塞或引起吸入性肺炎。

（2）对抽搐者尽快制止抽搐　常使用以下药物。

1）地西泮（安定）　是控制各型癫痫持续状态的首选药物。10 ~ 20 mg 静脉推注，速度不超过 2 mg/min，边推注边观察呼吸和抽搐情况。通常注射后 1 ~ 3 min 开始生效，有效率高达 85%。无效者改用其他药物，有效者再用地西泮 50 ~ 100 mg 加入 5% 葡萄糖液 500 ml 中缓慢静脉滴注，维持 12 h。儿童按 0.25 ~ 1 mg/kg（不超过 10 mg）稀释后缓慢静脉滴注。该药有抑制呼吸和降压作用，注意观察呼吸、心律、血压变化。有青光眼、重症肌无力者禁用，不宜与副醛合用。

2）苯巴比妥钠（鲁米那）　在静脉注射地西泮的同时或地西泮控制不理想时，可给予苯巴比妥钠0.1 ~ 0.2 g 肌内注射。可作为婴儿抗惊厥首选用药。

3）氯硝西泮（氯硝安定）　是广谱抗癫痫持续状态的药物。常用 1 ~ 4 mg 静脉注射，60% 病人可控制发作 24 h。

4）异戊巴比妥钠　地西泮无效时使用，250 ~ 500 mg 加入 10 ~ 20 ml 液体内，10 min 注射完毕，注意该药对呼吸抑制较强。

5）苯妥英钠（大仑丁）　10 ~ 20 mg/kg 稀释于生理盐水中作静脉缓慢推注或滴注，速度不快于 50 mg/min。一般在苯巴比妥钠控制不佳时才考虑使用。

6）水合氯醛　10% 水合氯醛 20 ~ 30 ml（儿童 0.5 ml/kg）保留灌肠。

7）副醛　8 ~ 10 ml（儿童 0.3 ml/kg）用植物油稀释后作保留灌肠。

（3）转诊和防治并发症　病人经上述处理后一般可以控制，但是脑水肿、酸中毒、高热、缺氧是癫痫持续状态极为严重的并发症，可引起病人死亡或造成严重后遗症，必须及早防治。所以须转至专科或综合医院进行进一步治疗和检查。转诊途中注意防护，同时减少或避免诱发因素。详细向接诊医护人员讲清发作及用药情况，尽可能使病人和家属对疾病有更多了解，以树立信心配合治疗。

五、鼻出血

鼻出血是耳鼻喉科最常见的急症之一。应立即采取适当救护措施。

（一）病因

1. 局部因素　鼻及鼻窦外伤、炎症、鼻中隔病变、鼻咽部肿瘤及鼻腔异物等。

2. 全身因素　凡能引起血压增高、血液成分或性质改变、血管张力改变的全身性疾病均能引起鼻出血，如急性发热性传染病、血液病、心血管病、肝肾疾病、营养不良及维生素缺乏症、内分泌失调、某些遗传病等。另外，登山、飞行时气压急速变化，某些化学物质如磷、砷、汞、铅等中毒也可引起鼻出血。

（二）病情评估

1. 临床表现　一般多为单侧出血，也可为双侧出血。可反复间歇或持续出血，血液可由前鼻孔流出，也可自后鼻孔流入咽部。出血量大时可出现不同程度的失血表现。

2. 出血部位及出血量的评估　儿童和青壮年出血多发生在鼻腔前部，中老年人则多在鼻腔后部，局部因素所致者多为单侧出血，全身性因素引起者可为双侧或两侧交替出血，短时间内失血量达 500 ml 时可出现头晕、口渴、乏力、烦躁、面色苍白等；失血达 500 ~ 1 000 ml 时可出现全身冷汗、血压下降、脉搏细速、神志淡漠。长期反复出血可致贫血。

3. 辅助检查　常规检查全血细胞计数、出凝血时间、凝血酶原时间等，为确定病因可做其他相关检查。

（三）紧急救护

1. 救护原则　鼻出血的紧急救护当务之急是止血，在止血的过程中要保持气道通畅，防止血液进入气道；同时，要注意安慰和关心病人，使病人镇静下来。对失血过多引起休克者应积极抗休克；对创伤性出血，应注意全面考虑全身与局部的轻重缓急适当处理；对老年病人的出血，应特别注意心脏功能，给予积极处理。

2. 救护措施

（1）一般救护　首先使病人安静，取半卧位，若出血量多而有虚脱或休克者，应取平卧位并注意保暖，口咽部有血液时应嘱病人及时吐出，昏迷者注意保持呼吸道通畅，部分紧张的病人可给镇静剂，如苯巴比妥、安定、异丙嗪等药物口服或肌注。血压过高者应即采取降压措施，如成年人可肌内注射利舍平 1 mg。

（2）局部止血　此步骤为家庭救护的关键。

1）指压止血　对鼻中隔前部出血，出血量不多者，可用手指紧捏两侧鼻翼根部，嘱病人张口呼吸并使头部保持直立位。一般捏 10 ~ 15 min，可达止血目的。还可同时用湿毛巾或冷水袋冷敷前额和后颈部，以使血管收缩减少出血。若松开手后仍出血者，确定出血部位后用 1% 麻黄碱或 0.1% 肾上腺素棉片置入鼻腔，一般出血 5 ~ 10 min 后可止血。

2）填塞止血　适用于渗血面积较大或出血较多的病人。先清除鼻腔内血液及凝血块。有条件者可做鼻腔表面喷雾麻醉，然后用凡士林油纱条、纱球、水囊或气囊填塞出血侧鼻腔。一般需在 24 ~ 48 h 内取出，但若为大血管破裂所致的出血，可用碘仿纱条连续填塞 5 ~ 7 d 或更长时间，注意同时使用有效抗生素预防感染。

3）局部使用止血药　采用各种止血药物，如肾上腺素、凝血酶、中草药等制成糊、粉、薄膜及海绵制剂，局部涂贴止血。

其他局部止血法尚有烧灼法、冷冻法、激光法、黏膜下注射法、血管结扎法、血管栓塞法等。

经家庭紧急救护后，严重者应立即送医院进一步救治。

六、烧伤

烧伤是一种常见损伤，易发生在儿童、老年人、劳动者和意外事故之中。烧伤后及时进行有效的现场救护，可减低损伤程度，减轻病人痛苦，降低伤后并发症和死亡率。

（一）病因

引起烧伤的原因很多，火焰、热液（沸油、沸水）、热蒸汽、热金属等热力致伤是最多见的烧伤，也可由电流、腐蚀性化学物造成。

（二）病情评估

这里主要介绍对烧伤严重程度的估计，烧伤程度取决于烧伤面积和深度。

1. 烧伤面积估算　将体表面积按100%计算，划分为11个9%的等份，另加1%（表13－1）。

表13－1　中国九分法

部位	占成人体表/%	占儿童体表/%
头颈	9×1（发部3　面部3　颈部3）	9＋（12－年龄）
双上肢	9×2＝18（双手5　双前臂6　双上臂7）	9×2
躯干	9×3＝27（躯干13　躯干后13　外阴1）	9×3
双下肢	9×5＋1＝46（双臀5　双大腿21　双小腿13　双足7）	46－（12－年龄）

此外，不论性别、年龄，病人五指并拢时一掌面约占体表面积的1%，此法可辅助九分法，对小面积烧伤测算也较便捷。

2. 烧伤深度的识别　常用三度四分法，即Ⅰ度、浅Ⅱ度、深Ⅱ度、Ⅲ度（表13－2）。

表13－2　烧伤深度分度及表现要点

深度	局部感觉	局部体征
Ⅰ度	灼痛	轻度红肿、干燥、无水疱。
浅Ⅱ度	剧痛、感觉过敏	有大小不一的水疱，内含淡黄色澄清液，去疱皮后创底潮湿鲜红，水肿明显。
深Ⅱ度	迟钝	可有水疱，去疱皮后，创面微湿，红白相间。
Ⅲ度	消失	无水疱，呈蜡白、焦黄、甚至碳化，触之如皮革。

3. 烧伤严重性判断

（1）轻度烧伤　Ⅱ度烧伤面积9%以下。

（2）中度烧伤　Ⅱ度烧伤面积10%～29%，或Ⅲ度烧伤面积不足10%。

（3）重度烧伤　烧伤总面积30%～49%；或Ⅲ度烧伤面积10%～19%；或Ⅱ度、Ⅲ度烧伤面积虽不足上述百分比，但呼吸道烧伤或已发生休克等并发症，或有较重的复合伤。

（三）紧急救护

1. 救护原则　烧伤病人的预后与获救的早晚和处理是否妥当有直接的关系。因此，现场救护非常重要。在现场救护的过程中护理人员要遵循的原则是：迅速脱离现场，积极抢救生命，简单正确处理创面，稳定情绪，有效止痛，保护创面，尽快转运。

2. 救护措施

(1) 尽快消除致伤原因

1) 火焰烧伤时，应使受伤者立即脱离现场，尽快脱去燃烧的衣物，就地翻滚以压灭火焰。有水源时尽早用凉水浇灭火焰或滚入附近水沟、水池以灭火。禁止受伤者奔跑、呼叫，以免风助火势，烧伤头面部和呼吸道，禁止用双手直接扑打火焰，以免造成双手烧伤。

2) 热液烧伤(俗称烫伤)时，若热液浸渍衣裤，迅速脱下衣服，不能脱下用冷水冲淋后剪开脱下，不可强力剥脱，以防撕脱皮肤。

3) 化学烧伤常由强酸、强碱、磷、生石灰等导致。化学烧伤时应立即脱去被化学物浸渍的衣服，迅速用大量清水冲洗，至少 30 min。一方面可清除和稀释残留的化学物质，另一方面可作为冷疗。清水冲洗后，对强酸烧伤可用 5% 碳酸氢钠，强碱烧伤可用 3% 硼酸溶液冲洗和湿敷。磷烧伤时，应迅速将创面与空气隔绝，防止磷继续燃烧。伤员及救护人员均应用浸透冷水的毛巾或口罩掩护口鼻，再用干布掸去磷颗粒，用大量清水冲洗，有条件者可再用 1% 硫酸铜溶液擦洗，使残存的磷生成磷化铜，最后用 5% 碳酸氢钠溶液冲洗，湿敷包扎，以中和磷酸。禁用油纱布擦拭，以防磷溶解在油脂内而吸收中毒。生石灰烧伤时，应先用干燥清洁敷料拭去石灰粉末，再用大量清水冲洗，以免生石灰遇水产热而加重烧伤。

4) 电烧伤时立即切断电源，并扑灭燃烧的衣服。当病人出现呼吸、心搏停止时立即进行现场心肺复苏。

(2) 冷疗　热力烧伤后及时冷疗可阻止热力继续向深层传导而加重损伤，且可清洁创面、减轻疼痛、减少渗出、减轻水肿。方法是将烧伤处在自来水龙头下淋洗或浸入冷水中(水温以病人能耐受为宜)，天热时可在水中加冰块。也可用冷水湿透的干净毛巾或纱垫敷于创面。冷疗时间无具体限制，一般至冷疗停止后不再感到剧痛为止，需 0.5 ~ 1 h。冷疗一般适用于中小面积烧伤，特别是四肢烧伤。对于大面积烧伤，可酌情采用。

(3) 进一步处理

1) 维持呼吸道通畅　火焰烧伤常伴呼吸道受热力、烟雾而致的损伤，特别应注意保持呼吸道通畅。有条件者给予吸氧，必要时及时切开气管，紧急时可用粗针头由环甲膜刺入，以解除呼吸道梗阻。

2) 创面处理　烧伤创面在现场不涂任何有色外用药，以免影响随后对烧伤深度的判断，但开水等烫伤，且面积小者可直接涂烧伤药，用清洁敷料或干净被单覆盖保护，以防再污染，不要使用棉花或绒毛状物品，以免毛絮粘在创面上。冬季注意保暖。有水疱者不要弄破，也不要将腐皮撕去，以减少创面污染的机会。

3) 镇痛、镇静　烧伤(尤其是大面积烧伤)病人都有不同程度的疼痛和恐惧反应，表现为精神紧张、发抖、大哭、呻吟、烦躁等，应给予镇痛、镇静处理。对轻度烧伤病人，可口服止痛片或肌注哌替啶或吗啡，可与异丙嗪合用。对合并颅脑损伤、呼吸功能障碍、婴幼儿等忌用吗啡、哌替啶等，以免抑制呼吸，可改用巴比妥类，如苯巴比妥钠等。用药后若病人仍有烦躁不安，可能为血容量不足，脑缺氧的表现，应及时就近采取补液抗休克措施，不宜重复使用镇静剂。

4) 补液　轻、中度烧伤有口渴者，可口服适量烧伤饮料，无条件者可口服加盐的米汤、豆浆、菜汤等。不可单独喝白开水,以免发生水中毒。大面积烧伤病人,有条件者尽快就地静脉补液,可给予等渗盐水,平衡液或血浆代用品。

5）其他　记录致伤原因和现场急救措施,初步估计烧伤面积和深度,以便于分类和为进一步治疗作参考。

（4）转送　掌握好转送时机,保证安全送达医院。

1）轻、中度烧伤者,在转送时间上无严格要求,但该送者以早送为好。

2）重度烧伤无休克者,宜在伤后 6 ~ 8 h 内,特重烧伤宜在伤后 2 h 内送附近医院治疗。

3）已发生休克者,无论其烧伤面积与深度如何,均应先就地行抗休克治疗,待休克基本纠正后,方能后送。

4）转送途中注意:① 输液者保证输液不中断。② 随时保持呼吸道通畅,发现呼吸道梗阻,根据条件立即行环甲膜穿刺、切开或气管插管、气管切开。③ 密切观察病人的神志、脉搏、呼吸及尿量,并做好记录。④ 做好防寒、防尘、防暑等护理。

七、电击

电击俗称触电,是指一定量的电流或电能量(静电)通过人体,引起组织损伤或器官功能障碍,甚至死亡。

（一）病因及发病机制

电击常见原因是人体直接接触电源,或在超高压电或高压电电场中,电流或静电电荷经空气或其他介质电击人体。风暴、火灾、地震等使电线断裂,违反用电操作规程等均可引起电击,雷击多见于农村旷野。

电击伤的发病机制主要是由于电流引起器官生物节律周期障碍,导致心室纤颤、肌肉收缩,神经传导阻断等。此外,电流可转化为热能,引起局部灼伤甚至"炭化"。低压交流电(220 ~ 380 V)触电,常造成心室纤颤而死,是生活中最多见的;高压电触电多引起严重烧伤或成"焦炭",或导致呼吸中枢麻痹、呼吸肌强直性收缩致呼吸暂停、窒息,继之心搏骤停或室颤。触电时从高处坠落还可造成骨折、各种内脏损伤等,使后果更加严重。

电压越高、电流越大,对人体的损害也越重。在相同电压下,电阻越大则进入人体的电流越小,损害越轻。人体各组织对电流的阻力由大到小排列为:骨—肌腱—脂肪—皮肤—肌肉—神经—血管。所以,血管和神经因电阻小,受电流损伤常常最重。凡电流流经心脏、脑干、脊髓,即可导致严重后果。

（二）病情评估

触电时轻者仅出现瞬间感觉异常,重者可致死亡。

1. 病史　明确的触电或被电击伤史。

2. 临床表现

（1）全身表现　常有轻型和重型。

1）轻型　常由瞬间接触电流弱、电压低的电源而引起。表现为头晕、心悸、面色苍白、精神紧张、表情呆滞,可因惊恐而晕倒、短暂意识丧失,可很快自行恢复。恢复后可有肌肉疼痛、头痛、疲乏及神经兴奋症状。体检一般无阳性体征。

2）重型　多发生于接触高压电或电阻小、电流强度大的电源,或触电后未能及时脱离电源,而遭受电损害时间较长的病人。表现为昏迷、肌肉抽搐、血压下降、皮肤发绀、呼吸不规则或停止、心律严重紊乱,很快致心脏停搏。若不及时脱离电源立即抢救,大多死亡。

(2) 局部表现　主要表现为电流通过的部位出现电烧伤。电压高低不同,烧伤程度也不同。

低压电引起的烧伤多局限于电流进出口部位,创面小,直径为 0.5 ~ 2 cm,呈圆形、椭圆形,烧伤部位边缘整齐,与健康皮肤分界清楚,多无疼痛,呈焦黄、褐色或灰黑色干燥创面,偶可见水疱。

高压电流灼伤,可深达肌肉和骨骼,面积也较大,可有大片焦痂,组织坏死,以后脱落、感染、渗出,愈合缓慢,形成较大溃疡。少数病人体表烧伤不重,受伤当时表现不明显,但电流通过的血管、淋巴管、肌肉、神经已被灼伤,随病程进展,逐渐出现深部坏死、出血、感染等。

(3) 并发症和后遗症　电击后从高处跌落,可致骨折和颅脑、胸、腹部等外伤。电击后 28 ~ 48 h常出现严重室性心律失常、胃肠道出血、神经源性肺水肿、弥散性血管内凝血、烧伤处继发感染等。约有半数电击者可有单侧或双侧鼓膜破裂,也有精神失常、永久性耳聋、多发性神经病变等,孕妇电击后常导致流产或死胎。

(三) 紧急救护

1. 救护原则　触电病人的救护,首要任务是切断电源,脱离危险区。然后,很快确认病人有无心搏、呼吸停止,对心搏、呼吸停止者应立即实行心肺脑复苏。同时,积极与当地医院联系,做好转运工作。

2. 救护措施

(1) 根据现场环境和条件,分秒必争地采用最安全的方法切断电源或使触电者脱离电场。常用方法如下。

1) 关闭电闸　若电闸就在附近,立即关闭电闸是最简单、安全有效的方法。尽可能打开保险盒,拨开总电闸。同时派专人守护总电闸,以防止忙乱中不知情者重新合上电闸,造成进一步伤害。

2) 挑开电线　对于高处垂落电源线触电,电闸又不在附近,可用干燥木棍等绝缘物挑开电线。并注意将挑开的电源线处理妥当,避免再次引起触电。

3) 斩断电线　在野外或远离电闸的地方,尤其是下雨或地面有水时;或高压线断落,可能存在电磁场效应的触电现场,不便接近触电者挑开电线时,可在 20 m 以外斩断电线。所用利器应是绝缘而方便取到的,如绝缘钳子,带绝缘把的干燥铲子、锄头、刀、斧等。

4) 拉开触电者　若在当时环境条件下,上述方法都不能采用时,如触电者躺卧在电线或漏电电器上,可用绝缘物品,如木棒等将触电者推离触电处;还可用干燥绝缘的绳索或布带,安全套在触电者身上,将其拖离电源。

在使触电者离开电源的整个抢救过程中,抢救者必须防止自身触电,并尽量不给触电者造成其他伤害。应注意:① 保持自身安全,未断离电源前严防自身与触电者直接接触,选用器材应有可靠的绝缘性能,若无把握,则在操作时脚下垫放干燥的木块、厚塑料块等绝缘物品,使自己与大地隔绝。② 野外高压电线触电,最好选择 20 m 以外切断电源。确需进出危险地带,应用单脚着地的跨跳步进出,绝不容许双脚同时着地。③ 雨天野外抢救触电者时,一切原有绝缘性能的器材都因淋湿而失去绝缘性能。④ 尽量避免给触电者造成其他伤害,如高处触电时,防止脱离电源后,从高处坠下造成损伤或死亡。

(2) 迅速进行心肺复苏　对呼吸心搏停止者,立即实施现场心肺复苏,并设法呼救,可望挽救生命，减少后遗症的发生。有条件者可给氧，输液，必要时气管插管或气管切开，头部放置冰袋降温。

(3) 创面处理　保护好电烧伤创面，最好用无菌药敷料或干净布巾包扎，禁涂任何药物。

(4) 转送及护理

1) 对轻型电击伤，仅有心慌、乏力、头晕、四肢发麻而神志清楚者，给予就地观察或休息，最好送至医院在心电监护下观察 1 ~ 2 d。

2) 严重者经初步处理后应迅速送至医院，途中注意保持呼吸道通畅，有条件者保证输氧输液持续通畅，有较大烧伤创面者，注意保护。合并骨折者，按外伤骨折的要求处理。到达医院后向接诊医护人员详细交代触电现场情况和救护经过。

八、淹溺

淹溺是人淹没于水或其他液体中，液体充塞呼吸道及肺泡或反射性引起喉痉挛，发生窒息和缺氧而处于临床死亡状态。溺水者救出后尚有大动脉搏动者称近乎淹溺。淹溺是意外死亡最常见原因之一，若急救不及时，即可因呼吸、心搏停止而死亡。

(一) 病因与发病机制

淹溺常见于以下情况：① 无游泳能力者意外落水。② 自杀者投入。③ 游泳时间过长，体力耗竭或冷水刺激使肢体抽搐或肢体被植物、绳索等缠绕。④ 游泳时原有心脑血管等病发作而致意识障碍。⑤ 潜水反射(diving reflect)致心搏停止。

溺水后，首先是自发性屏气以避免水进入呼吸道，继而可发生两种情况。

1. 湿性淹溺　占溺水者的 90%。上述本能屏气不能坚持而被迫深呼吸，大量水充塞呼吸道和肺泡使通气、换气功能障碍而窒息，数秒钟后神志丧失，呼吸停止，心室颤动。根据吸入的是淡水还是海水，其病理生理过程不同。

(1) 淡水淹溺　淡水较血浆或其他体液渗透压低。大量水吸入后直接损伤气管、支气管和肺泡，并使肺泡表面活性物质减少而使肺泡塌陷，进一步阻碍气体交换而致严重缺氧。淡水进入血液后还可稀释血液引起肺水肿，红细胞破坏溶解致溶血，溶血又引起高钾血症、心室纤颤。若溺水者存活，还可表现出低钠、低氯血症、血红蛋白尿、肾衰竭等。

(2) 海水淹溺　海水含钠量是血浆的 3 倍以上。所以，吸入的海水较淡水在肺泡内停留时间长，不能吸收入血液循环，反使血浆进入肺泡腔，产生肺水肿，肺内分流，从而减少气体交换，导致低氧血症。另外，海水刺激还损伤肺泡上皮和肺毛细血管内皮，使肺水肿发生。海水淹溺还可致血浆钠、钙、氯离子增加。

人体吸入淡水或海水后，尽管血容量、血电解质浓度及心血管功能变化有很大不同，但都可致肺顺应性降低、肺水肿、肺内分流、严重低氧血症和混合性酸中毒。

2. 干性淹溺　占溺水者的 10% ~ 20%。落水后，因恐惧、惊慌或骤然寒冷刺激而引起喉头痉挛以致呼吸道完全梗阻造成窒息和(或)反射性心搏骤停而死亡。

(二) 病情评估

1. 病史　意外落水或自杀投水、游泳时发生意外等。

2. 临床表现　淹溺者表现为神志丧失，呼吸停止，大动脉搏动消失，处于临床死亡状态。近乎淹溺者的表现与溺水持续时间，吸入水量，吸入水的性质和器官损害范围有关。

(1) 症状　近乎淹溺者可有剧烈咳嗽、咳粉红色泡沫痰、头痛、视觉障碍、呼吸困难、寒战发抖、抽搐等。稍后,溺入海水者口渴明显。

(2) 体征　口鼻充满泡沫或污泥、球结膜充血、皮肤发绀、颜面肿胀,呼吸急促、表浅或停止,肺部可听到干湿啰音,偶有喘鸣音,心律失常,心音微弱或消失,腹部膨隆,四肢厥冷,常有精神状态改变,如烦躁不安、昏睡、昏迷等,还可发现有其他外伤,如头颈部损伤等。

3. 实验室检查

(1) 血气测定　低氧血症及酸中毒。

(2) 生化测定　淡水淹溺者出现血钾升高、血钠、血氯、血钙、血浆蛋白浓度低,海水淹溺者有血钠、血钙、血镁、血氯浓度增加。

(3) 血常规　白细胞轻度增高,并发感染后增高明显。

(4) 尿常规　可有血红蛋白尿,管型尿。

(5) X线检查　轻者肺门周围有对称浸润,重者两肺弥漫性肺水肿伴不同程度肺炎。

(三) 紧急救护

1. 救护原则　溺水是刻不容缓的紧急情况,应争分夺秒救护。当病人从水中救出之后,首先要清理气道,保持其通畅;然后,倒出积水;迅速判断病人有无心搏、呼吸停止,并作出积极复苏;同时,安全护送病人入院。

2. 救护措施

(1) 水中救护　对溺水者的急救应从落水时即开始。

1) 自救　会游泳者若因腿部肌肉痉挛而引起溺水,及时呼救的同时,应设法自救。方法是:双手划动,将头露出水面,深吸一口气后,弯腰将痉挛下肢的拇趾用力往前上方拉,使拇趾跷起,持续用力,直至疼痛消失,痉挛停止,反复按摩痉挛疼痛部位,慢慢游向岸边。

2) 他救　发现有人溺水时,会游泳的救护者应一边呼救,一边迅速脱去厚重的外衣和鞋靴,最好携带救生圈、木板等,迅速游到溺水者附近,用一只手从背后抱住溺水者头颈,另一手抓住溺水者手臂,游向岸边。救护时应防止被溺水者将自己紧紧抱住,如已被抱住,应放手自沉,使溺水者手松开,再进行救护。若救护者不会游泳或游泳技术不熟练,可在呼救的同时,设法投下绳索或竹竿等,让溺水者抓住,再拖上岸。

(2) 岸边救护

1) 保持呼吸道通畅　将溺水者从水中救出后,立即清除其口鼻中的杂草、泥污、泡沫等,用包纱布的手指将舌头拉出口外,保持呼吸道通畅。取下义齿、松解衣扣、裤带、紧裹的内衣。

2) 倒水处理　选用下列方法迅速倒出溺水者呼吸道及胃内积水。

膝顶法:急救者取半蹲位,一腿跪地,另一腿屈膝,将溺水者的腹部横置在救护者屈膝的膝盖上,头部下垂,并用手按压背部,使积水倒出(图 13-3)。

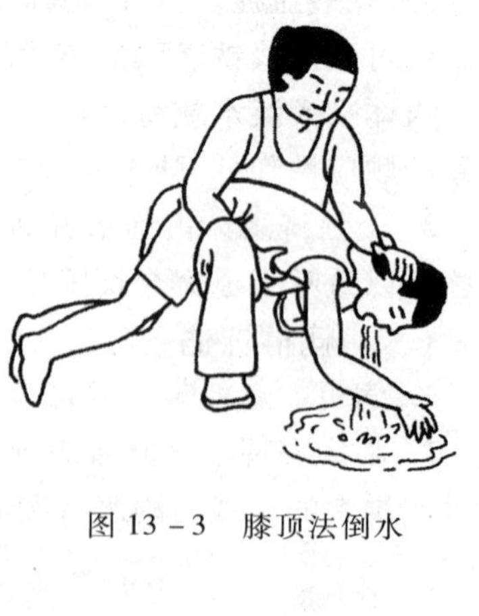

图 13-3　膝顶法倒水

肩顶法:急救者双手从自己背后抱起溺水者的双腿,将其腹部放在自己一侧肩部,头胸下垂于自己前面,然后快步奔跑,使溺水者积水倒出(图 13-4)。

抱腹法:急救者从溺水者背后双手抱住其腰腹,使淹溺者背臀紧靠自己，头胸部下垂，尽力抱起摇晃淹溺者，以倒出积水（图 13－5）。

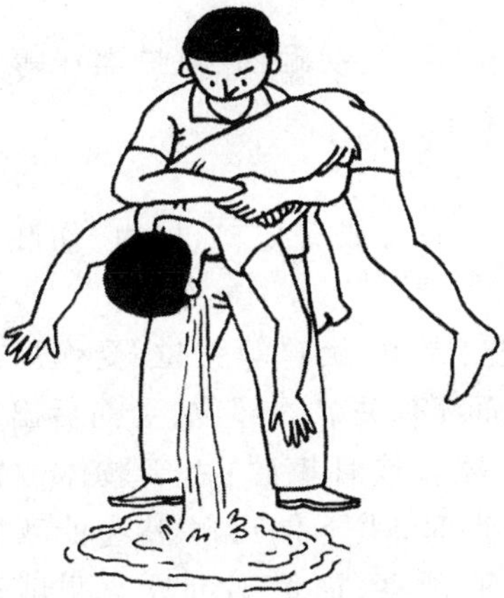

图 13－4 肩顶法倒水

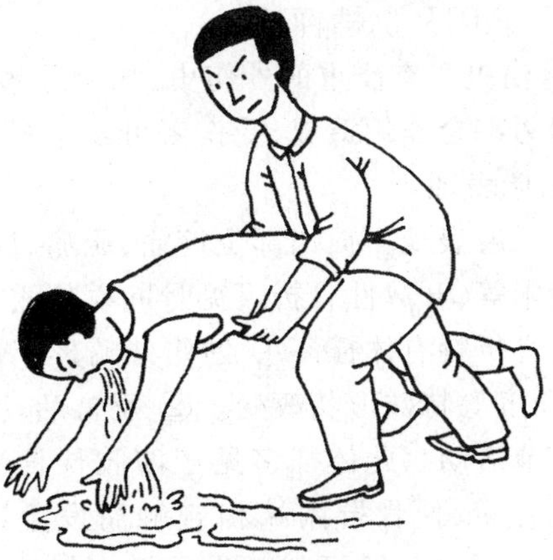

图 13－5 抱腹法倒水

使用以上三种方法，注意使溺水者头胸下垂，效果才好。切忌因倒水时间过长而延误心肺复苏的实施。

3）现场心肺复苏 对呼吸心搏停止者，快速倒水后应立即进行现场心肺复苏，即尽快进行口对口人工呼吸和胸外心脏按压。口对口呼吸时吹气力量要大，吹气后双手按压溺水者胸廓，以加大呼吸通气量和克服肺泡阻力。有条件者行气管插管，人工机械辅助呼吸，还可给予呼吸兴奋剂、肾上腺素等。

复苏过程中可出现各种心律失常，甚至心室颤动，并伴有心力衰竭、肺水肿、不同程度的精神症状。24～48 h 后可出现脑水肿、急性呼吸窘迫综合征、溶血性贫血、急性肾衰竭或 DIC 的各种临床表现。其中，合并肺部感染较为常见。淹溺者中约有 15% 死于继发的并发症，因此应特别警惕迟发性肺水肿的发生。

4）复温和保暖 根据条件采取有效的复温和保暖措施。

5）对症处理 有条件时建立静脉通道，纠正血容量。对淡水淹溺者可静脉滴注 3% 氯化钠溶液 500 ml 或输入全血，减轻肺水肿；对海水淹溺者可输 5% 葡萄糖溶液或低分子右旋糖酐，纠正血液浓缩。

（3）转送及注意事项 现场复苏成功后，应积极进行进一步救护，防治并发症，如肺水肿、脑水肿、ARDS、DIC、急性肾衰竭、电解质紊乱、肺部感染等。有条件者现场给予吸氧、输液等处理后再转送，在转送和搬运中，应始终保持呼吸道通畅，保证吸氧、输液通畅，密切观察病情变化，送达医院时，认真向接诊医护人员交班，讲明急救经过。

九、外伤骨折

外伤骨折在交通事故和生产劳动中经常发生。骨折是指骨的完整性或连续性中断。骨折可合并胸腹腔脏器、重要血管、神经等的损伤，其合并损伤的危害性常超过骨折本身。在受伤当时，若能给予及时、正确、全面、有效的救护处理，会减轻继续损害，降低伤残和死亡率。所以，在外伤性骨折早期，用简单有效的方法抢救生命，保护伤处，进行迅速安全的转运显得十分必要。

（一）病因及伤情评估

1. 外伤史　有严重的外伤史，如交通事故、从高处坠落、重物砸伤、机械碾压等直接暴力和间接暴力综合作用造成，受伤者可发生多部位创伤和骨折。

2. 临床表现

（1）一般表现　损伤部位疼痛、压痛、局部肿胀、皮下瘀斑或有伤口、出血、伤肢主动或被动活动受限等，开放性骨折可见骨断端外露。

（2）骨折特有体征　① 创伤处畸形：骨折端因重叠、成角、旋转等移位，受伤局部呈现缩短、异常角度等特殊形状改变。② 反常活动：本应连贯而没有关节的部位，受伤后出现了反常的类似关节活动。此体征多见于四肢长骨骨折。③ 骨擦音或骨擦感：由于肢体位置变动或局部肌肉痉挛，使骨折两端相碰触而发生摩擦音。检查时，手下偶可触得这种摩擦感。发现该三项体征之一即可判断为骨折。但检查者只可留心观察，而绝不可故意测试来获得这些体征。

（3）早期并发症

1）休克　多发性骨折、股骨干骨折、骨盆骨折、严重开放性骨折等，常因广泛软组织损伤、大量失血、剧烈疼痛、并发内脏损伤等，可引起创伤性或失血性休克。

2）内脏损伤　肋骨骨折时断端刺向深部或暴力冲击可导致气胸、血胸、肝脾破裂，骨盆骨折时骨折端向内刺入或骨盆变形牵拉可致膀胱、尿道或直肠损伤等。应密切注意有关的全身和局部症状体征。

3）截瘫　脊柱骨折者可合并脊髓损伤而导致损伤平面以下的截瘫，多见于脊柱颈段和胸段，可致终身残疾。

4）重要血管损伤　邻近骨折部位的重要动脉或静脉可被损伤。如肱骨髁上骨折，近侧骨折端易造成肱动脉损伤；股骨髁上骨折，远侧骨折端可损伤动脉；胫骨上段骨折可损伤胫前或胫后动脉。检查时可见患肢远端动脉搏动减弱或消失。

5）周围神经损伤　多在神经与骨紧密相邻的部位，如腓骨颈骨折损伤腓总神经；肱骨中、下 1/3 交界处骨折损伤桡神经。

6）脂肪栓塞综合征　骨折断端血肿张力较大，可使骨髓腔内脂肪微粒进入破裂的静脉内致肺或脑血管脂肪栓塞，病人出现呼吸困难、发绀或昏迷，甚至突然死亡。

7）骨筋膜室综合征　骨折时形成的血肿和严重软组织水肿或外包扎过紧，引起骨筋膜室内压力增高所致。多见于前臂掌侧和小腿。主要表现为：肢体肿胀、剧痛；趾、指屈曲、活动受限；表皮潮红、苍白、发绀；肢体远端动脉搏动减弱或消失。若有大量毒素进入血液循环，还可引起休克，心律不齐和急性肾衰竭。该综合征若延误诊治可导致肢体坏疽或缺血性肌挛缩等严重后果。

（二）紧急救护

1. 救护原则　紧急救护中要优先处理危及生命的情况，再包扎伤口和临时固定骨折部位，同时，考虑安全转运。

2. 救护措施

（1）抢救生命　快速初步检查，注意呼吸道是否通畅，判定有无颅脑、胸、腹部合并损伤。

呼吸困难、颅脑损伤或昏迷者，应注意保持呼吸道通畅；处于休克状态或可能出现休克者尽量减少搬动，有条件者立即输液、输血、吸氧等。

（2）处理创口　伤口出血者，局部加压包扎是安全可靠的止血方法。在伤口上覆盖足够的无菌敷料或当时能找到的最清洁的布巾，用绷带或其他宽条带均匀包扎。四肢大血管出血，加压包扎不能止血时，可采用止血带止血。常用的有橡皮止血带和气压止血带，有条件者最好使用气压止血带。严格掌握使用时间，上肢不超过 50 min，下肢不超过 2 h。外露骨端一般不要进行现场复位，若包扎时骨端自行滑入伤口内，应注意向接诊医生说明。

（3）妥善固定　临时外固定是骨折急救的重要措施。固定的目的在于避免骨折端在搬运时移动而继续损伤内脏、血管、神经等；减少骨断端活动，减轻病人疼痛；便于转运。

凡疑有骨折者，均应按骨折处理。闭合性骨折者，急救时不必脱去患肢的衣裤和鞋袜，以免过多搬动患肢，增加病人痛苦，患肢若肿胀严重，可用剪刀剪开患肢衣袖或裤脚，以减轻压迫。骨折有明显畸形，并有穿破软组织或损伤周围重要血管神经的危险时，可适当牵引患肢，然后再固定。固定以就地取材为原则，有条件者用特制的夹板固定。所用材料要长于骨折处上、下关节。无任何材料可用时，可将骨折的上肢固定于胸部，骨折的下肢与对侧健肢捆绑固定。

（4）安全转运　初步处理，妥善固定后，应尽快将病人送至就近的医院进行治疗。转运护理如下。

1）转运前确认病人生命体征基本稳定，止血、包扎、固定妥善无疑。

2）安慰病人，以减轻恐惧心理，可适当给予镇静、镇痛药物。

3）转运途中，严密观察病人生命体征，保持呼吸道通畅，有条件输液、输氧者保证其通畅，定时放松止血带，注意压力不可过大或过小，不随意变动已包扎固定的骨折部位。

4）脊柱骨折的搬运：由 3 人分别托扶伤员的头颈背部、腰臀及双下肢，保持躯干伸直，保持脊柱于中立位，协调动作，平衡置伤员于硬板上抬运（图 13－6，图 13－7）。怀疑有颈椎骨折或脱位时，一人用双手牵引头部使颈椎维持中立位，另外两人抬背、腰、臀、腿，平置伤员于硬板上，在头颈两侧填塞砂袋或布团，以限制头颈活动（图 13－8），切忌背驮、抱持，也不可一人抬头、一人抬脚，搬运时禁止使用凉椅、躺椅等，以免脊柱旋转、扭曲而加重脊髓损伤。

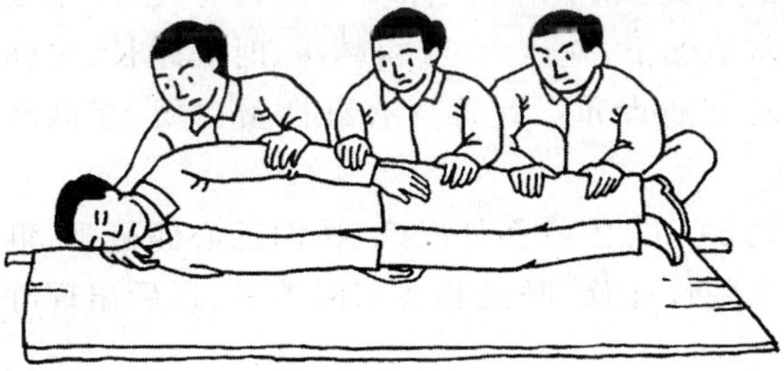

图 13－6　滚动法搬运脊柱骨折病人

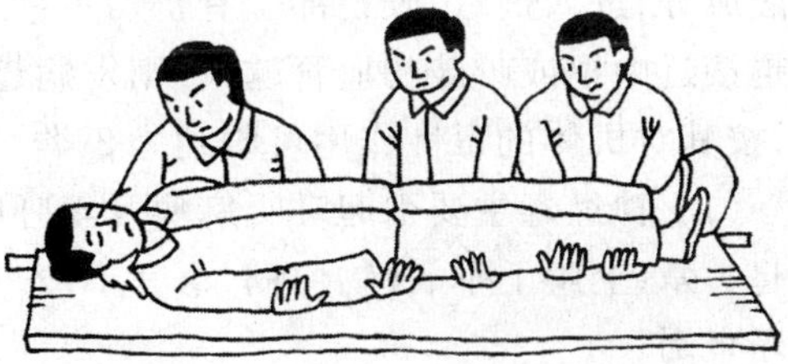

图 13－7　平托法搬运脊柱骨折病

【附】断肢（指）的保存　若发生肢体或指头离断性损伤，现场应用清洁（最好是无菌）塑料袋装好，扎紧袋口，置于足够大的不透水容器内，外围冰块保存，不能用任何液体直接浸泡断肢（指）。

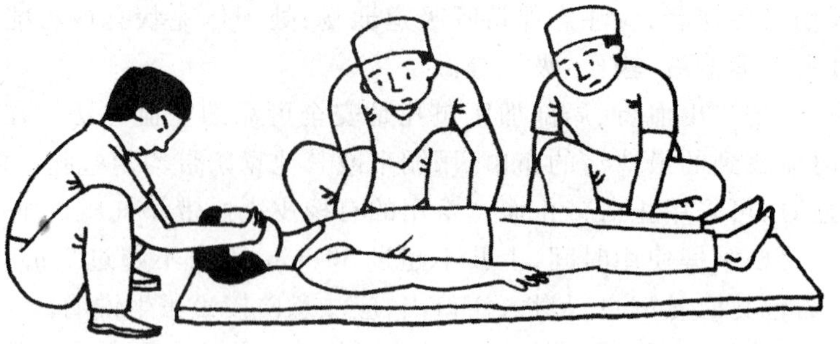

图 13－8 颈柱骨折病人的搬运法

十、动物咬蜇伤

人类生活在自然界，有时难免会受到动物的袭击。在农村及荒野，易受到大型肉食性动物及蛇的袭击，有时还有昆虫等小动物也会蜇咬人类；在城市，也可被家禽、宠物、老鼠等咬伤。

（一）蛇咬伤

蛇咬伤常发生在夏秋两季。多见于野外工作者、农民、渔民及毒蛇饲养及研究人员。无毒蛇咬伤仅有局部轻度刺痛，可有小水疱，无全身反应，可按一般伤口处理。毒蛇咬伤因有蛇毒进入组织，并经淋巴和血液流向全身，可引起严重中毒，必须立即采取紧急救护。

我国的毒蛇有近 50 种，其种类和分布大致如下：蝰蛇科多在福建、广东、广西及台湾；眼镜蛇科主要分布在长江以南地区；响尾蛇科主要在长江流域和东南沿海地区，其中蝮蛇除青藏高原外遍布全国各地；海蛇分布在沿海地区。

1. 毒蛇的识别　毒蛇有毒器（即毒牙、毒腺、毒腺导管），而无毒蛇没有。但在实际生活中，人们难以以此去判断，常用判断依据如下。

（1）牙痕　毒蛇咬伤后可见到局部有 2 个大而深的牙痕，也可因连续咬或咬歪而出现 2～3 对或单个牙痕，周围少有浅牙痕；无毒蛇的牙痕为锯齿状，多而浅。

（2）蛇外形　毒蛇一般身体粗短、颈细、身体斑纹鲜艳，头部是三角形，休息时常蜷团。无毒蛇形态均匀，尾巴长而尖细，身体色泽不鲜艳，头部一般呈椭圆形，休息时不蜷团。

2. 病情评估　毒蛇咬伤后，人体中毒严重程度除与伤者年龄、体质等因素有关外，主要与毒液成分，进入剂量，咬伤部位有密切关系。通常情况下，蛇越大、咬得越深、时间越长、咬伤部位越接近中枢或咬破的血管越大，则发病越快，症状越严重。蛇毒含有毒性蛋白质、多肽和酶类，按其对机体的毒性作用可归纳为 3 类。

（1）神经毒主要引起呼吸麻痹乃至呼吸衰竭。首先使咬伤处发麻、再向近心侧蔓延，继而引起头晕、上睑下垂、视物模糊、语言不清、肢体松弛性瘫痪、呼吸和吞咽困难等，最后出现呼吸循环衰竭。

（2）血循毒使伤处肿痛，并向近心侧蔓延，邻近淋巴结肿痛、还可引起恶寒发热、心律和心率失常、烦躁谵妄、血尿、尿少、皮肤紫斑、黄染等，最后引起心、肾衰竭。

（3）混合毒兼有神经毒和血循毒的作用，但各有偏重，如金环蛇、银环蛇、眼镜蛇偏向神经毒，蝮蛇、蝰蛇等偏向血循毒。

3. 紧急救护

（1）救护原则　毒蛇咬伤后的救护主要在于清理伤口，排除毒物，阻止毒液扩散。同时要识别毒蛇种类，为进一步救治创造条件。

（2）救护措施

1）移离现场　病人自己或救助者立即移离现场，因受伤或激怒的毒蛇可反复咬人。使病人保持安静，咬伤肢体限制活动，咬伤部位置于心脏水平以下，以延缓毒液吸收。咬人蛇被捉杀时，保留其头部，以便鉴别。

2）结扎　立即用绷带、布条等在伤口近心端 5～10 cm 处绑扎，松紧以能阻止静脉血和淋巴回流为度。必要时可绑扎两处，如足部咬伤者可分别绑扎踝部和小腿两处。每隔 20 min 放松绑扎带 1～2 min，待伤处处理后 20～30 min 方可解除绑扎。

3）初步清创　① 冲洗：可用 1∶5 000 高锰酸钾液或肥皂水、冷开水、生理盐水、3% 过氧化氢液、清水等冲洗伤口，并观察咬伤痕迹，以判断蛇的种类。② 排毒：用吸奶器、注射器或拔火罐法在伤口处反复吸出毒液，现场无上述物品时，可直接用口在伤口处吸吮，但应注意吸吮者口腔应无破损，并随吸随漱口。还可将伤口部置入 2% 冷盐水或凉水中，用手自上而下，自四周向伤口中心挤压排毒。

4）冷湿敷　彻底排毒后，用 1∶5 000 呋喃西林溶液湿敷伤口，无条件可直接用凉水湿敷。

5）尽快送往医院　送往医院途中，病人取半坐位或卧位，保持伤口部位下垂，保持呼吸道通畅，结扎带定时放松。送达医院时应与接诊医护人员认真交班，告之现场情况、已做的处理、病人的情况，如毒蛇已被捕杀，告之鉴定或辨认结果。

（二）虫蜇伤

1. 蜂蜇伤　蜂的种类很多，常见的有蜜蜂、黄蜂、大黄蜂、土蜂等。大多数黄蜂和蜜蜂的尾部有毒腺和刺，蜇人时可将尾刺蜂毒注入皮肤。

（1）病情评估

1）局部症状　单个蜜蜂或黄蜂蜇伤，局部刺痛，继而发痒、红肿、触痛，一般数小时内自行消退，但若蜂刺未及时取出，可引起局部化脓感染。大黄蜂蜇伤时，伤处一片潮红和肿胀，常有水疱形成。

2）全身症状　对蜂毒过敏或被群蜂蜇伤，可出现全身症状。表现为发热、头晕、全身荨麻疹、口唇及眼睑水肿、哮喘、恶心、呕吐、腹泻、血红蛋白尿，这些症状可于数小时内消失，也可持续数周。严重者可出现面色苍白、虚脱、呼吸困难、吞咽困难、精神错乱，甚至喉头水肿、昏迷、过敏性休克、急性肾衰竭而死亡。

少数病例在蜇伤数小时或数日后才出现症状。

（2）紧急救护

1）局部处理　仔细检查蜇伤处，如有尾刺断在体内可见一小黑点，用尖镊或用小刀切开皮肤轻轻取出，避免挤压，以免挤破毒腺囊使毒液更多留在体内。

蜜蜂蜇伤用 5% 碳酸氢钠，3% 氨水等碱性液洗涤和冷敷，然后用肥皂水和盐水洗净，也可用抗过敏药膏、酒精、冰敷等止痒，疼痛剧烈者可加用止痛剂，也可用局麻药局部封闭。

另外，可用蛇药片制成糊状外敷，或用新野菊花叶、马齿苋、大青叶、夏枯草加薄荷叶捣烂外敷。

2）全身治疗　可口服蛇药片，也可静脉注射10%葡萄糖酸钙，必要时使用镇静剂，静脉输液等支持治疗。有过敏反应者，可使用静脉注射10%葡萄糖酸钙，必要时使用镇静剂、静脉输液等支持治疗。有过敏反应者，可使用抗组胺药如异丙嗪、苯海拉明及皮质类固醇激素。有休克、支气管痉挛等前兆时应送医院救治。

2. 毛虫蜇伤　毛虫是蝶蛾类带毛刺的幼虫的统称。毛虫接触人体，毛刺刺入皮肤，刺内毒液可引起皮肤炎症并有其他症状。毛虫栖居在树枝树叶上，如松树、茶树、桑树上皆有；树枝摇动时可落在地面、草丛等处，也可落在人体上。

（1）病情评估　毛虫刺刺入皮肤可有灼热刺痛、刺痒，还可起小水疱、斑疹或丘疹，严重者可引起食欲减退、畏寒、发热等。松毛虫刺伤还可引起关节肿胀、疼痛，但不发红，活动障碍，X线检查可见骨质有虫蚀样损害，但预后良好。

（2）紧急救护　用树枝或布类、衣角包住手指将毛虫移开，然后用透明胶纸粘出毛虫刺，局部涂以氧化锌糊剂或炉甘石洗剂，也可用新鲜马齿苋草捣烂后外敷。松毛虫刺伤后所致发热，关节肿胀者，可口服抗组胺药如苯海拉明，还可给予糖皮质激素如泼尼松，中药可用复方银翘散等。

3. 蝎蜇伤　蝎子毒腺分泌酸性毒液，含有两类毒素：一种产生局部红肿等反应；另一种可引起心脏损害、溶血、凝血障碍等一系列全身中毒症状。

（1）病情评估

1）局部症状　局部灼热、剧痛，大片红肿、麻木，有时有水疱，严重时红肿可扩大，疼痛波及整个肢体。

2）全身症状　可有头痛、恶心、呕吐、烦躁、口鼻发痒、流涎、畏光、流泪、体温下降或发热、呼吸加快，严重时甚至出现胃肠道、泌尿道、呼吸道出血，并有抽搐、心律失常、休克、昏迷甚至死亡。

（2）紧急救护

1）局部处理　立即于近心端绑扎、冷敷。有条件时可局部伤口切开，拔除毒针，用吸吮器或火罐拔毒，以1:5 000的高锰酸钾溶液或3%碳酸氢钠、3%氨水等弱碱性溶液冲洗。剧痛者可用止痛药。中药可用大青叶、薄荷叶、半边莲等捣烂外敷；也可用大蜗牛一个捣烂或明矾、米醋调和后敷患处。

2）全身处理　安慰病人，镇定其情绪，可口服南通蛇药片，必要时静脉输液，肌肉痉挛、抽搐时，可用10%葡萄糖酸钙静脉注射，迅速安全将病人送至医院。

4. 水蛭咬伤　水蛭俗称蚂蟥，生活在水田、水沟中，长约几毫米到6 cm。光腿赤脚在田间劳动，常致水蛭咬伤。水蛭首尾各有一吸盘，其接触人体后即以吸盘吸附在皮肤上，以腭齿咬破皮肤，同时分泌有抗凝作用的水蛭素，便能顺利吸血，吸饱后脱离人体，伤口流血不止。

（1）病情评估　受伤部多在体表，水蛭离开或被取下后，伤处流血不止，微感疼痛，一般无全身症状，若失血过多可有头晕、面色苍白、出冷汗等全身症状。少数情况下，水蛭可进入体内，如鼻、阴道、肛门内等，引起相应部位出血。继发感染时引起相应部位红肿溃烂。

（2）紧急救护　水蛭吸附在皮肤上，切不可用手拉扯其身体，而应拍击人的皮肤和蛭体使其脱落，以免吸盘残留体内；也可用醋、食盐、酒、清凉油等涂在水蛭身上，或用烟头、火焰烤一下,使其脱落。然后用干纱布擦干伤口,再用3%过氧化氢或5%碳酸氢钠冲洗伤口,并涂以碘酊消毒,必要时涂以云南白药、凝血酶等,然后包扎。若水蛭进入鼻孔、阴道可用蜂蜜、香油滴入;进入肛门、肠道,则用盐水、蜂蜜灌肠。

(三)兽咬伤

猫、犬、狼等兽均可能咬伤人体,以犬咬伤多见,一般此类动物咬伤可按污染伤口处理,以防治感染为主;带有狂犬病病毒的动物咬伤或抓伤并将病毒带入人体可引起狂犬病,应引起高度重视。

1. 病情评估 猫、犬、狼等咬伤,局部可见牙咬的穿刺伤,重者软组织撕裂,表现为局部有数个较深的牙痕,周围组织广泛水肿,皮下出血、血肿,甚至肌肉软组织断裂、大出血。病人恐惧、紧张,伤口处疼痛,出血量大者面色苍白、冷汗、脉搏增快等。

2. 紧急救护

(1)咬伤重、出血多者,紧急止血、抗休克、初步包扎创面后急送医院处理。

(2)一般情况下,动物咬伤后立即用等渗盐水或清水反复冲洗伤口,然后用干纱布蘸干伤口,再以高效碘或70%酒精消毒伤口周围皮肤,有条件时用3%过氧化氢冲洗伤口,必要时扩大伤口,不予缝合,以利充分引流。及时注射破伤风抗毒素及其他抗菌药等。

另外,应密切观察伤人的动物,判别是否患有狂犬病。患狂犬病的犬、猫除乱咬人或其他动物外,常低头垂尾,叫声低嘶,不能正常转头、弯腰,漫无目的地乱窜。应及时使之隔离2周以上,2周后若该动物仍存活,可排除狂犬病。若已肯定或高度怀疑是疯猫、疯犬伤害的病人,应速到医院接受免疫治疗。

十一、中暑

中暑是指在高温环境的作用下,人体体温调节功能出现障碍、汗腺功能衰竭及水、电解质失衡引起的中枢神经系统和循环系统障碍为主要表现的急性疾病。临床上根据病情的轻重分为先兆中暑、轻度中暑和重度中暑。重度中暑又表现为中暑高热、中暑痉挛、中暑衰竭和日射病。

(一)病因与发病机制

1. 病因 中暑的发病原因可概括为机体产热增加、散热不足和热适应能力降低等因素。

(1)机体产热增加的原因 自身因素,如孕妇和肥胖者;高温环境下进行强体力劳动,如建筑工人、烈日下劳动的农民、夏日强行锻炼的运动员、搬运工人等,由于劳动和活动强度大、时间长,机体产热增加,容易使热量在体内蓄积,如果机体散热机制不佳且没有很好的防暑措施,就容易发生中暑。

(2)机体散热减少的原因 如在高温、高湿、通风不良的环境中停留时间过久;穿透气不良的衣服以及汗腺功能障碍,如先天性汗腺缺乏症、大面积烧伤形成皮肤瘢痕导致汗腺损伤等。

(3)机体热适应能力下降的原因 当热负荷增加时,机体会产生应激反应,通过神经及内分泌的各种反射调节来适应环境的变化,维持正常的新陈代谢。当机体这种调节能力下降时,对热的适应能力下降,容易发生代谢紊乱而出现中暑。如患有甲亢、糖尿病、心血管疾病者;年老体弱者;大量饮酒、睡眠不足者;应用某些药物,如抗胆碱能神经药、巴比妥类药物等。

2. 发病机制　正常情况下，人体体温在下丘脑体温调节中枢的控制下，使产热与散热过程处于平衡状态，维持体温在37 ℃左右，有利于新陈代谢的正常进行。当环境温度在35 ℃以下时，机体通过辐射、传导与对流的途径散发热量。当空气干燥、气温超过35 ℃时，蒸发散热几乎成为机体最重要也是唯一的散热方式。

当外界环境温度增高时，机体大量出汗，引起失水、失钠。如机体以失钠为主并单纯补充水分而未补充钠盐，导致血清钠降低，病人易发生热痉挛；大量液体丧失导致机体脱水、血容量不足并浓缩，若同时发生血管舒缩功能障碍，则易发生外周循环衰竭；当环境温度增高，特别是在潮湿、空气流通不畅的环境中，机体不能通过辐射、传导、对流及蒸发等方式散热，使散热绝对或相对不足，引起体温调节中枢功能障碍，导致热量在体内蓄积，使体温急剧增高，产生热射病。

（二）病情评估

1. 病史　重点了解在发病时所处的环境，是否在高温、潮湿、通风不良的环境中；是否从事繁重的劳动，当时采取了哪些降温防暑措施；观察病人的体质，询问既往健康状况，有无慢性疾病，是否应用相关的药物等，这些病史是中暑的重要诊断依据。

2. 临床表现

（1）先兆中暑　是人们在高温环境下首先出现的症状。表现为多汗、口渴、全身无力、胸闷、心悸、头痛、头晕、恶心、耳鸣、眼花、注意力不集中、动作不协调、四肢发麻等症状。体温正常或略高，一般不超过38 ℃。这时如果将病人及时转移到阴凉通风处，脱离高温环境，补充水和钠盐，短时间休息后病人会很快缓解。

（2）轻度中暑　如果上述症状没有得到及时处理，除先兆症状加重外，病人可出现面色潮红、皮肤灼热、胸闷、心悸；可有早期周围循环衰竭的表现，如恶心、呕吐、面色苍白、四肢皮肤湿冷、多汗、脉搏细速、血压下降等；体温多在38 ℃以上。此时如能得到及时有效的处理，可很快恢复正常。

（3）重度中暑　大多数病人是在高温环境中突然昏迷。此前病人常有头痛、眩晕、四肢麻木、烦躁不安或精神错乱、定向力障碍、肢体不能随意运动等表现，继而皮肤无汗、干燥、弹性差、绯红。体温常在40 ℃以上。是中暑中最严重的情况，如不及时救治将会危及生命。根据发病机制和不同表现又可分为热衰竭、热痉挛、热射病、日射病四种类型。

1）热衰竭（又称中暑衰竭）　此型最常见，常发生于老年人、孕妇、慢性疾病病人及一时未能适应高温的人。由于出汗过多，导致失水、失钠、血液浓缩、血容量不足而出现周围循环衰竭的表现。病人先有头痛、头晕、恶心、口渴、胸闷、继而面色苍白、冷汗淋漓、脉搏细弱、血压下降，可有意识模糊或晕厥。体温基本正常。

2）热痉挛（又称中暑痉挛）　常发生于高温环境下重体力劳动后的青年人，因大量出汗口渴，饮水过多而未补充足够的钠盐，造成血中氯化钠浓度急剧降低。临床出现短暂性、间歇性的肌肉痉挛、疼痛及四肢无力，持续几分钟后缓解，常在活动停止后发生，以腓肠肌痉挛最常见。也可因腹直肌或肠道平滑肌痉挛引起急性腹痛症状。体温大多正常。

3）热射病（又称中暑高热）　是致命性急症，以高热、无汗、意识障碍“三联症”为典型表现。高温环境下大量出汗仍不足以散热或体温调节功能障碍使出汗减少甚至汗闭，可造成体内热蓄积。早期表现为头痛、头昏、全身乏力、多汗、继而体温迅速升高，可达40 ℃以上，伴有皮肤干热、无汗、谵妄和昏迷、可有抽搐、脉搏加快、血压下降、呼吸浅速等症状。严重者可因出现休克、脑水肿、肺水肿、弥散性血管内凝血及肝、肾功能损害等严重并发症而死亡。

4）日射病 因为烈日曝晒或强烈热辐射作用于头部，引起脑组织充血、水肿，出现剧烈头痛、头晕、眼花、耳鸣、呕吐、烦躁不安等表现，严重时可发生昏迷、惊厥。通常情况下头部温度高，而体温多正常。

3. 实验室及其他检查 热衰竭者因血液浓缩使血细胞比容增高；热痉挛者可出现低钠、低氯血症；热射病者外周血液白细胞总数及中性粒细胞增高，肾功能损害时尿常规可有不同程度的蛋白尿、管型等改变。严重病例常出现肝、肾、胰和横纹肌损害的实验室改变。凝血功能异常时，应考虑 DIC 的发生。

（三）紧急救护

1. 救治要点 先兆中暑和轻度中暑者，应使其迅速撤离高热环境，尽快降低体温。对于重度中暑者，迅速有效地采取降温措施是抢救的关键，同时注意纠正水、电解质、酸碱失衡，积极防治休克、脑水肿、肾功能不全等并发症。

（1）热衰竭 纠正血容量不足，静脉补充生理盐水及葡萄糖溶液、氯化钾等。

（2）热痉挛 早期给予含盐饮料，若痉挛性肌肉疼痛反复发作，可静脉滴注生理盐水等。

（3）热射病 迅速采取各种降温措施，同时对症处理，防治各种严重并发症。降低体温常用物理降温法和药物降温法。

1）物理降温 常用方法包括冰水或酒精擦浴；头部带冰帽，同时颈部、腋下、腹股沟等处放冰袋。必要时可通过体内降温：① 用 4 ~ 10 ℃5% 葡萄糖盐水 1 000 ml 经股动脉向心性注入病人体内。② 用 4 ~ 10 ℃5% 葡萄糖盐水 1 000 ml 注入病人胃内。③ 用 4 ℃ 糖盐水 200 ml 加氨基比林 0.5 g 溶解后保留灌肠，有抽搐者可加入 10% 水合氯醛 15 ml，以制止痉挛，此法有一定降温效果，但有碍肛温的测试。④ 用 4 ℃ 葡萄糖盐水 1 000 ~ 2 000 ml 静脉滴注，开始滴注时速度应稍慢，30 ~ 40 滴/min，持续 5 ~ 10 min，防止心脏内温度变化较快而诱发心律失常，当病人适应低温后再加快速度，但滴注速度不能过快、过量，以免发生急性肺水肿，此法禁用于老年及心功能不良者。肛温降至 38 ℃ 时应暂停降温。

2）药物降温 与物理降温并用，降温效果更佳。常用药物为氯丙嗪，其作用有抑制体温调节中枢，扩张血管加速散热，降低器官代谢及耗氧量的作用。常用氯丙嗪 25 ~ 50 mg 稀释在 4 ℃500 ml葡萄糖盐水内，快速静脉滴注，但低血压病人禁用。也可用氯丙嗪 8 mg 加派替啶 25 mg 和异丙嗪 8 mg，用生理盐水稀释成 10 ml 后缓慢静脉注射，注意观察血压、呼吸变化。对于年老体弱、心功能不全的病人避免使用引起大量出汗的降温药物，以防止血容量急剧减少导致虚脱、休克或心力衰竭。

3）对症治疗 抽搐时可肌内注射地西泮 10 mg 或 10% 水合氯醛 10 ~ 20 ml 保留灌肠；昏迷者应保持呼吸道通畅并给氧；酌情用抗生素，防治感染；脱水、酸中毒者应补液纠正酸中毒；并发休克、脑水肿、心力衰竭、急性肾衰竭或弥散性血管内凝血时，应给予相应及时治疗；中暑高热伴休克者最适宜的降温措施是经动脉快速推注 4 ℃5% 糖盐水。

（4）日射病 主要采取头部降温，可选用冰帽、头部置冰袋、冷水湿敷等方法。

2. 护理措施

（1）严密观察 对重度中暑者一定要严密观察并详细记录病情。进行心电监测，严密观察心律的变化，及时发现心律失常；监测血压，热衰竭者 15 ~ 30 min 测量一次血压，必要时行中心静脉置管以监测中心静脉压、行动脉置管连续监测有创血压。

（2）症状护理

1）双下肢腓肠肌发作痉挛时，协助病人按摩局部以减轻疼痛。

2）高热者可在大血管处放置冰袋，可用冰水或酒精全身擦浴，使血管扩张促进散热，同时按摩四肢、躯干皮肤，防止皮肤血管收缩、血液淤滞。使用药物降温时注意观察药物不良反应，每 15 min 测肛温一次。热射病物理降温时，肛温降至 38 ℃时应暂停降温。

3）昏迷者按常规进行护理，如头偏向一侧、吸痰、翻身、拍背以保持呼吸道通畅，做好口腔、皮肤清洁，预防感染。

4）惊厥者遵医嘱用地西泮静脉或肌内注射，使用开口器以防舌咬伤。

（3）保持室温　室温以 20 ~ 25 ℃为宜，保持室内良好通风，必要时可在病床下放置冰块。

（4）注意输液速度　尤其是老年人及原有心脏病者，输液速度要适中，以避免发生左心衰竭。

思考题

1. 为何要实施家庭紧急救护？其主要任务是什么？
2. 反射性晕厥常发生于哪些情况？如何进行紧急救护？
3. 急性喉梗阻的主要表现是什么？紧急救护措施有哪些？
4. 癫痫持续状态常用的药物有哪些？
5. 鼻出血的止血措施有哪些？应注意什么问题？
6. 烧伤现场应做哪些紧急处理？
7. 发生电击时救护者如何切断电源？
8. 如何救护溺水者？
9. 如何正确搬运疑有脊柱骨折的病人？
10. 毒蛇咬伤、蜂蜇伤的病人应怎样紧急处理？
11. 中暑的临床表现是什么？紧急救护措施有哪些？

（罗红艳）

第十四章　灾害事故的现场救护

学习目标：

1. 掌握火灾的现场紧急救护；掌握恶性交通事故检伤的方法；掌握集体食物中毒的概念、特征、急救原则、急救措施；掌握地震及水灾的现场救护。

2. 熟悉灾害事故伤情特点、救援程序；熟悉火灾的特点和自救脱险的方法；熟悉恶性交通事故的救援组织分工；熟悉集体食物中毒分类、临床表现、组织管理；熟悉地震及水灾的特点。

3. 了解灾害事故的分类、救援系统、救援现场指挥部的作用和任务、救援护理工作的管理。

第一节　概　　述

【情境一】

一辆小轿车与一辆大货车相撞，大货车司机头面部受伤，颈椎骨折；小轿车司机双小腿及颈、胸部受伤，副驾驶室人员当场心跳呼吸停止。起因是小轿车司机酒后驾驶，导致此次事故发生。

试想：1. 如果你和朋友外出旅游，正巧目击了这一事故，该如何实施现场救护？

2. 作为急救中心的接诊护士，你该如何评估伤员？

我国是一个地域辽阔、人口众多的国家，也是一个自然灾害和人为事故多发的国家。各种自然灾害和人为事故都会给人民的生命财产带来巨大损失，同时也制约着国民经济的发展。因此，如何减少灾害和人为事故的发生，有组织地进行有效的紧急救援，尽可能将其损失减低到最低极限，是医护工作者义不容辞的责任。

一、灾害事故的分类

1. 火灾事故　多发于冬春季节，包括电器火灾、液化气火灾、高层建筑火灾、乡村企业火灾、商场火灾和汽车火灾等。50%以上的火灾与吸烟时乱扔未灭烟头和火柴梗有关。城市火灾的1/7、农村火灾的1/5是因小孩玩火造成。

2. 交通事故　近年来呈上升趋势，主要包括自行车、机动车和列车等陆上交通事故，水上交通事故和空难等。

3. 食物中毒　包括生物性食物中毒和化学性食物中毒两大类。

4. 各类工伤事故　包括沼气和锅炉等爆炸事故、倒塌事故、气体中毒事故等。

5. 化学事故　包括各种化学物品的污染、泄漏、爆炸等引起的化学中毒。

6. 自然灾害　自然灾害是人类依赖的自然界中所发生的异常现象，主要包括地震、洪涝水灾、海啸、雷电、台风等，对人类社会造成极大危害。

7. 其他事故　如药物中毒、电气事故等。

二、灾害事故者伤情特点

各种灾害和人为事故的遇难者，其伤情有各自的特点，了解和掌握它，对院前实施有效的医疗救援具有很重要的意义。

1. 火灾事故　以烧伤为主，包括呼吸道烧伤和全身皮肤烧伤。还可出现烟雾吸入性损伤，导致呼吸道黏膜水肿、渗出，严重者出现窒息。部分人因逃生致骨折、挤压伤和刺伤等。

2. 交通事故　造成的伤害主要是头部、四肢和胸腹部的主要脏器伤，引起颅脑损伤、四肢骨折和脏器破裂。其中以颅脑损伤居首位，并且具有复合伤和多发伤的特点。

3. 食物中毒　大多数食物中毒以急性胃肠道症状为主要表现。常出现恶心、呕吐、腹痛、腹泻等消化道症状。也可出现中枢神经系统症状和全身症状，如头昏、头痛、嗜睡、乏力，少数病人有发烧、畏寒等，严重者昏迷、惊厥、大小便失禁。

4. 各类工伤事故　不同类型的工伤事故给伤员带来的伤情不同。如瓦斯爆炸主要造成一氧化碳中毒和缺氧窒息的损伤，锅炉爆炸和倒塌事故主要导致外伤。

5. 化学事故　主要造成呼吸道黏膜的损伤、皮肤化学性烧伤以及化学爆炸引起的创伤等。严重者因化学中毒，出现窒息或猝死。

6. 自然灾害　通常是突然的、剧烈的，其破坏力极大，瞬间出现大批人员受伤或死亡，巨大的财产损失以及相当程度的混乱，需要同时救护。

三、国际求救信号

国际求救信号（SOS）是国际莫尔斯电码救难信号。鉴于当时海难事件频繁发生，往往由于不能及时发出求救信号和最快组织施救，结果造成很大的人员伤亡和财产损失。于是国际无线电报公约组织于1908年正式将莫尔斯电码确定为国际通用海难求救信号，在1908年7月1日后被广泛采用。国际求救信号的表达方式较多，如使用口哨、电码、敲击等方法发出三短三长三短的声音；采用照明灯、手电筒、手机灯光、发光物、反光镜等方式发出亮灭、亮灭、亮灭；亮—灭、亮—灭、亮—灭；亮灭、亮灭、亮灭的光亮；用三堆火、三柱烟、摆图案、摆字母等方式显示符号SOS等。

四、组织管理

我国与世界各国情况基本相同，对于重大灾难、群体意外事故、大型突发事件的医学救援常常由院外急救机构来承担。但是，鉴于他们具有突发性、群体性、复杂性和破坏性等特点，其救援的实施操作不能仅限于医学救援，它离不开众多部门、各方专业人员、政府卫生行政部门的支持和配合，需要统一指挥，动员一切可以借助的卫生资源，才能共同完成救援任务。

（一）救援系统

1. 急诊医疗服务体系　在我国急诊医疗服务体系承担着日常急救，可以降低事故人员的伤亡残废率，减少损失。该系统的作用包括现场抢救伤病员，并安全转运伤员至就近的医院急诊科，作进一步诊断和处理，部分病人需送往手术室和监护病房，及时手术和监护。

2. 其他救援机构

（1）消防系统　是城市救灾的主要力量，也是事故信息最多、最快的部门。

（2）公安系统　事故发生之后常需要有力的交通管制和安全保卫工作。因此，公安交通部门的参与显得尤为重要。

（3）当地驻军　面对重大灾难、群体意外事故和大型突发事件，部队是一支很好的突击队，关键时刻将起重大作用。

救援系统的结构如图 14－1 所示。

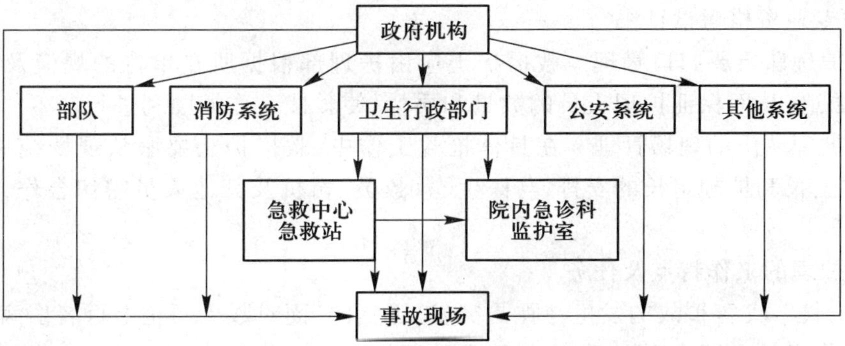

图 14－1　救援系统的结构

（二）救援现场指挥部的作用和任务

救援现场指挥部的作用是：① 合理调配已投入的卫生救援力量，确定重点救援工作。② 调度车辆，做好现场急救和转运的衔接。③ 维持现场秩序，确保急救现场井然有序。

根据卫生部 1995 年颁布的《灾害事故医疗救援工作管理办法》，救援现场指挥部的任务是：① 视伤亡情况设置伤病员分检处。② 对现场伤亡情况和事态的发展作出快速、准确的评估。③ 向当地灾害事故医疗救援领导小组汇报有关情况并接受指令。

（三）救援程序

1. 紧急出救并做好后援准备　接到救援指令后，应立即集中人员，传达且明确救援任务，合理分组，检查并补充药材装备，立刻赶赴现场。同时向有关负责人和部门汇报，根据灾害事故的程度积极准备后援力量。

2. 到达现场应迅速反馈信息　医疗队在到达现场后，应尽快了解灾情和事故程度，并立刻向指挥部报告。

3. 增派后援，做好接收伤病员的准备　根据反馈信息，组织和增派足够的人员和救护车。通知院内急诊科、监护病房以及手术室做好救援准备。

4. 设置现场医疗救援指挥部　对于重大的灾害事故需设立现场医疗救援指挥部，统一指挥医疗救护。并主动与其他救援系统取得联系，密切配合，搞好协作。

5. 设置现场医疗站　现场医疗站的设置应选择场地宽阔并靠近主要交通路口和靠近伤员多的地点，要有醒目标志，如红十字旗。

6. 检伤分类　即检查伤情，分清轻重缓急后分别处理。这在伤员多，无法及时转运的情况下显得尤为重要，是现场抢救的重要环节。

7. 组织伤员转运　做好伤员的后送工作也是医疗救援中一个重要环节。伤员经检伤后，除必须就地抢救的伤员外，应迅速送往医院。转送时要根据伤情转送至不同医院，有利于伤员的分流，减轻医院的压力。同时要将伤员编组，以先重后轻，轻重搭配的原则组织伤员上车。转运途中要严密观察病情，发现病情变化，立即急救处理，确保伤员安全到达医院。

（四）救援护理工作的管理

1. 救援护理队伍的组成　救援护理队伍中应设一名护士长、若干名护理组长、若干名组员，其中护士长与护理组长由主管护师或护师担任。救援护士要接受救援中心或医院的严格培训，并取得专业资格考试证书。

2. 救援护理队伍要归口管理　救援护士应由护理部根据所在单位的规模及承担救援工作区域范围派遣，从而保证护理人员的数量和质量，使救援工作能顺利进行。

3. 救援护理队伍的现场管理　在具体抢救工作中，救援护士要服从现场统一指挥，听从抢救医生、护士长和护理组长的安排，与医生、急救员、司机及其他人员密切合作，共同完成救援任务。

4. 救援护理的工作特点及任务

（1）突击性　灾害事故的发生往往是突发、迅猛的，面对数十乃至上百名伤病员同时需要救治，救护工作必须立即全面铺开，这就要求救援护士具有很强的应对能力，一旦进入现场，要积极采取抢救措施，使伤病员尽快脱离险情。

（2）技术性　突发意外事故所致的伤病情非常复杂，而且变化迅速，需要救援护理人员有高度的观察和判断能力，有娴熟的抢救和护理技术，争分夺秒，就地取材进行各种救护工作。

（3）复杂性　突发意外事故所致的伤病员较多，造成救援护理工作量大，任务繁琐。需要救护护士有条不紊，忙而不乱，坚持先救命再治伤的原则，迅速处理直接威胁伤病员生命的伤情和症状，确保伤病员的生命安全，同时能尽最大努力减少致残率。

第二节　常见灾害事故的现场救护

【情境二】

某学院一女生宿舍因违规使用酒精炉发生火灾，3 名女生中 1 人头面部、胸部及双上肢烧伤；1 人用床单从阳台下落过程中摔下，导致骨盆及腰椎骨折、头部外伤；1 人直接从 5 楼宿舍阳台跳下逃生，当场心搏呼吸停止，最后酿成惨烈的校园事故。

试想：1. 导致此次惨烈事故的原因有哪些？

2. 事故发生现场，第一时间的当事者应采取哪些自救互救措施？

3. 假如你是 120 急诊出诊人员，针对此 3 人不同的情况，该如何实施现场救护？

一、城市火灾

火，给人类带来光明、进步与温暖。但是，失去控制的火，就会给人类造成灾难。在时间或空间上失去控制的燃烧称“燃火”，由此所造成的财产损失、人员伤亡等灾难性事件称“火灾”。随着城市发展日益兴起和人民生活水平的提高，高层建筑及公共娱乐场所愈来愈多，且室内装修考究，电气化设施较多。因此，在人员复杂、流动人员多、气候干燥、气温较低的情况下，很易因乱扔烟头或火柴棍，点燃易燃物品，导致火灾。

（一）火灾特点

城市火灾一旦发生，就具有“两多、两大、两快、两难”的特点。

1. 两多和两大　两多是指物品燃烧时产生的烟雾多，火灾中围困的人数多。两大是指毒气大，人员伤亡大。由于目前室内装修所采用的材料多为可燃性物品，所以燃烧时会分解出大量的一氧化碳、二氧化碳、硫化氢、二氧化硫等烟雾和毒气，使现场人员迷失方向，处于围困境地，甚至迅速导致人员窒息或死亡。

2. 两快　两快是指火势蔓延快，烟毒气扩散快。产生的原因有两个，一是高层建筑楼内设有电梯、楼道、水管道、垃圾道等，如果火烟和毒气串入就会产生烟囱效应。二是楼层较高的位置，室内外温度差较大，形成的热风压大，引起火烟运动的压力大，有利于火烟迅速蔓延和扩散。

3. 两难　两难是指人员安全疏散难，灭火扑救难。造成两难的主要原因是建筑物高，一方面是现有的消防技术水平下给消防人员的灭火带来极大困难；另一方面一旦楼道堵塞、断电、通道不熟等就会将人员封锁在建筑物高层，无法下到地面，造成营救困难。

（二）自救脱险

1. 减轻浓烟的危害　浓烟的温度极高，在 2 min 内即可形成烈火，浓烟流动的速度远远超过火速，它不仅会使能见度下降，围困人群，还可因毒气和烟熏导致人员窒息。减轻浓烟危害的方法是：① 大量喷泼水，以降低浓烟的温度和浓度。② 关闭火场方向的门窗，并用湿棉被或湿布单封住门窗。③ 用湿毛巾或布蒙住口鼻，俯身弯腰行走或匍匐行走，逃离火烟现场。

2. 及时扑灭身上着火　当衣物被燃烧时，要迅速脱去，防止烧伤皮肤，或导致衣物与皮肤粘连。如来不及脱去衣物可随地打滚，压灭身上的火苗，切不可奔跑从而加速火焰燃烧。周围人也可向着火人身上浇水，协助灭火，禁止使用灭火器向人喷射，以免灭火器内药剂引起伤口感染。

3. 解除火灾围困　当楼房上层起火时，下层的人需迅速疏散逃生；如果是楼房下层起火，上层的人则应根据火情采取不同措施。可用湿毛巾捂住口鼻，穿上湿外套或顶住湿棉被，弯腰或弓身沿楼梯向下转移，不要盲目乱跑，也不能进入电梯，以防突然断电被困于电梯内。遇浓烟要屏住呼吸，忍住烟呛，不得大声呼喊，防止窒息。如果无法逃离，要迅速关闭门窗，用湿衣物或床单封紧门窗缝隙，围困人员应靠近阳台或背向火场的窗口，切勿跳楼。白天可以向窗外晃动鲜艳的衣物（红色、黄色最佳，白色亦可），或外抛轻型晃眼的东西，晚上可用手电筒不停地向窗外照射，及时发出有效的呼救信号，引起救援者的注意。可将绳子或较宽的床单布条拼接起来，一端牢固地拴在阳台的栏杆或窗栏上，另一端系在腰间，顺着下水管道，逐层下滑迅速逃生。对于小孩和老弱病残人员，可用被褥或毛毯包裹，再用较长的绳索从阳台或窗口送往地面。

（三）现场紧急救护

1. 检查受伤情况

（1）检查全身情况　对于脱离火场的伤员，首先要检查神志、呼吸、血压、脉搏等，及时了解伤员的全身情况。

（2）评估烧伤程度　烧伤面积用九分法和手掌法评估，烧伤深度用三度四分法评估。

（3）判断有无合并伤　为了逃离火场，在火灾发生后，被困人员可能会采取跳楼等危险行为，或者因为燃烧爆炸极易导致合并伤。因此，在检查伤情时应特别注意伤员有无颅脑损伤、胸腹腔内脏损伤、骨折等合并伤，并根据不同伤情，给予及时处理。

2. 逆转或预防窒息　火灾最易导致呼吸道损伤，包括呼吸道直接烧伤和有毒烟雾的吸入性损伤。呼吸道损伤后可产生呼吸道肿胀、渗出、肺表面活性物质破坏，引起气道阻塞和肺泡萎缩，导致机体缺氧、窒息而死亡。其临床主要表现有呼吸急促、声音嘶哑、剧烈咳嗽、哮喘、鼻毛烧损、鼻黏膜充血、口腔咽部有烟灰、眩晕、头痛、神经错乱以及昏迷等呼吸和神经系统症状。预防和纠正的措施是保持呼吸道通畅，短时间内吸入纯氧，避免超负荷输液，必要时适当应用脱水剂。

3. 纠正或防止休克　烧伤人员出现休克的主要原因是烧伤面积大，导致体液丢失过多，疼痛剧烈所致。伤员常出现烦躁不安、呻吟、口渴、四肢湿冷、尿少等疼痛或休克表现。应积极给予镇静止痛，口服烧伤饮料，有条件时尽快静脉输液，预防和纠正休克。

4. 包扎创面，严防污染　用干净的衣服和被单、无菌的治疗巾、大纱布、三角巾等覆盖或包扎创面，以保护烧伤创面，不受再次污染。一般情况下在现场不对创面做处理，尽量不撞破水疱，以保护表皮。

5. 送往医院　转送途中伤员的身体与运输工具行进方向最好保持垂直，或取足前头后位，防止因惯性作用使血液涌向足部，导致血压急剧下降，脑急性缺血，休克加重，甚至引起死亡。同时要注意保暖，做好防暑、防冻、防灰护理。

二、恶性交通事故

交通事故包括公路、铁路、航空和水运交通所发生的意外事故，随着各式各样交通工具的日益增多，交通事故对人类的生命财产安全构成了极大的威胁，已成为常见的人为灾害之一，“车祸猛于虎”是对交通事故的真实写照。它需要我们加强对交通事故的救援工作，以最大限度地降低事故人员的死亡率，减少事故人员的伤残率。

（一）组织分工

恶性交通事故受伤的人员较多，为了保证受伤人员都能够得到救护，一方面每一个救援人员要全力以赴展开全面抢救，另一方面指挥者要组织分工，将人员分为 4 组，才能有条不紊的开展抢救。

1. 检伤分类组　主要负责对全体受伤人员进行病情判断，并按病情的程度将伤员分类。

2. 现场救护组　负责对病情重的伤员实施现场急救，同时兼并处置一般创伤。

3. 巡回检查组　负责对已经分检的每一名伤员，再作全面和详细检查，以避免重要伤情漏诊和误诊。

4. 转运组　负责将已脱离危险，但需要专科治疗的伤员送往医院，并在途中维持伤员的生命体征，保证伤员安全到达医院。

（二）现场急救

1. 脱险　要立即排除发生水灾的一切诱因，如检测油箱有无外漏、熄灭发动机、关闭电源、搬开易燃物品，同时派人向急救中心呼救。将伤员尽快从车内救出，转移到较安全的地带。其原则是环境允许才可移动，并需两人以上配合移动。具体方法应根据伤员的位置、伤情来选择。

（1）移动坐在方向盘后面的伤员　在确认伤员无上肢损伤的情况下，嘱伤员一侧或双侧上肢曲肘，前臂横于胸前。抢救者站在伤员的背后，双手从伤员的两侧腋下向前伸出，抓住伤员的前臂，另一名抢救者协助固定伤员头部和颈部，保证头、颈和躯体在一条轴线上，两人配合同时用力，缓慢地将伤员向侧、向后移动，拖出汽车（图 14－2）。

（2）移动躺在座位上的伤员　当伤员躺在座位上而腿挂在座位下时，抢救者要扶着伤员的头，使其与身体保持在同一轴线上，另一名抢救者抱住伤员的腿和脚，配合用力，轻轻地将伤员搬到座位上，使腿伸直，然后搬出汽车（图 14－3）。若怀疑伤员有脊柱骨折时，按脊柱骨折的搬运方法搬运。具体见相关章节。

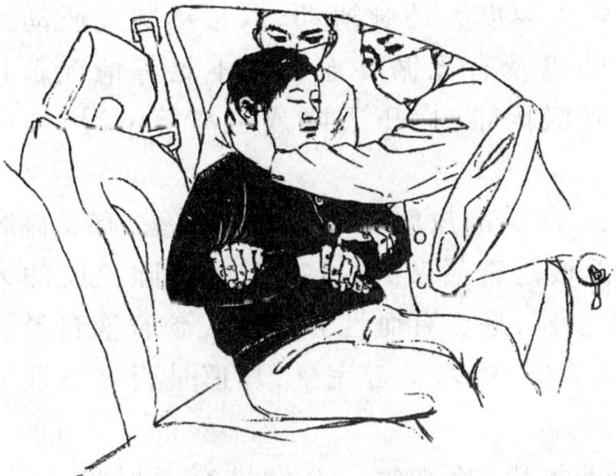

图 14－2　移动坐在方向盘后面的伤员

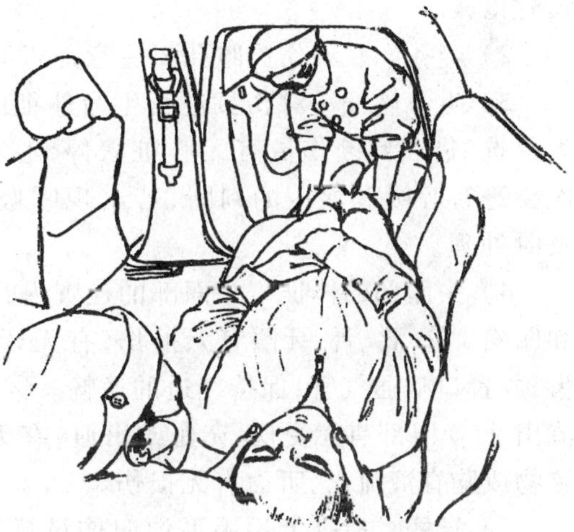

图 14－3　移动躺在座位上的伤员

（3）移动躺在汽车前部地板的伤员　首先放一块木板在前排座位上，一名抢救人员固定伤员的头颈，使其与躯体保持在同一条轴线上，另一名抢救人员用绷带或三角带绑住伤员的腿，由第 3 名和第 4 名抢救者一起进入汽车后部，饶过前排座位的靠背向前探身，抓住伤员的腰部、臀部和大腿部的衣服。切勿抓伤员的胳膊，在确认衣服不会撕破的情况下，几人同时用力提起伤员轻放在木板上，然后搬出汽车。搬动中要注意保持伤员的身体是一条轴线。

（4）移动躺在汽车后部地板的伤员　搬移的方法同第 3 点，不同的是木板是放在后排座位上，第 3 抢救者和第 4 抢救者是进入汽车前部。

（5）汽车向侧翻倒时伤员的移动　汽车向侧翻倒时司机和乘客最易出现脊柱骨折，原则上在伤员没有移出汽车时，汽车不要扶正，由抢救者进入汽车内检查伤员，协助或搬运伤员。

总之，抢救者在搬运伤员时，既要保证伤员安全移出汽车，又要保护自己的安全，在确认无高压电、无化学毒物以及不会立即出现爆炸等情况下才能靠近伤员，否则应首先切断电源，带好防毒面罩，才可施救。

2. 检伤

（1）检伤的方法　主要通过看、听、查的方法来检查伤员的情况。看就是通过观察现场和伤员的症状及体征了解伤情。观察内容有：① 伤亡人数、车中物品、方向盘和车辆内部的损害等情况。② 伤员的面色，表面皮肤损伤程度、有无呕吐和出血，肢体有无畸形，且活动是否正常，伤员对刺激的反应，其呼吸、瞳孔、脉搏以及肢体末端循环等。听一是指用耳听伤员的呼吸，了解有无通气不良、呼吸的频率、节律和深浅度；二是指听伤员简单陈述症状和事故经过，借以观察伤员言语表达能力和意识状态，了解有无记忆缺失或遗忘。查是指快速准确检查受伤的部位和伤情程度。检查的顺序如下。

1）意识　主要通过伤员对语言刺激产生的反应以及程度，通过觉醒水平、维持觉醒的时间来判断意识状态，一旦发现意识障碍，在第一时间内要尽快判断伤员有无心脏骤停，并给予及时抢救。

2）瞳孔　观察伤员瞳孔要注意是否等大等圆，对光反射的灵敏程度，有无散大固定。

3）生命体征　对伤员进行生命体征的观察首先要触摸大动脉搏动，以颈动脉或股动脉为首选，借以判断伤员有无心脏骤停、心功能的状态以及有无循环血容量不足等情况。其次要进行呼吸和血压的判断，若出现呼吸道堵塞、呼吸困难、血压下降或过高等情况，均应及时处理。

4）头面部的体征　头面部的检查内容主要包括：① 头部皮肤和颅骨是否完整，有无血肿和凹陷。② 唇、舌、牙龈有无损伤，有无牙齿脱落，舌根是否后坠；必要时及时清除松脱的牙齿，放置口咽通气管，保持气道的通畅。③ 鼻部有无损伤，是否有血性分泌物或脑脊液自鼻孔流出。④ 眼部有无受伤、充血或出血，有无视力障碍。⑤ 耳郭是否完整，耳道是否有血性分泌物或脑脊液流出，听力有无损伤。

5）脊柱　检查者用手平伸向伤员后背自上而下触摸，检查每一个脊椎有无形状异常，局部有无肿胀等情况，以确定脊柱是否存在损伤。禁忌在脊柱损伤尚未确定之前盲目搬动病人。

6）胸腹部　主要观察胸腹壁是否损伤、出血或畸形，观察胸腹腔脏器有无受伤。

7）四肢及骨关节　上肢检查的顺序是上臂、前臂和手部，下肢检查的顺序为大腿、小腿和脚部，两侧相互对照，检查其形态有无异常、是否肿胀和压痛、有无假关节活动、有无感觉障碍，从而判断四肢及骨关节有无骨折、脱位和血管神经损伤。注意检查时避免抬起肢体，尤其是下肢，防止加重损伤。

（2）伤情的分类

1）按损伤的部位分　可分为头部伤、胸部伤、腹部伤、盆腔伤、脊柱伤、肢体伤以及肝或肾等各脏器伤。也可按系统分为神经系统伤、循环系统伤等。合理的分类有利于交通事故的处理。

2）按损伤的程度分　可分为致命伤、重伤、轻伤和轻微伤。这种分类方法便于迅速掌握伤情，及时有效地处理伤员，是救援现场常用的分类方法。

3）按损伤的形状分　可分为擦伤、挫伤、骨折、脱位和肢解等，也是交通事故损伤中的一种分类方式。

4）按损伤的形成方式分：可分为撞击伤、碾压伤、挤压伤、跌倒伤、鞭策样伤和安全带伤等，也是交通事故损伤中的一种分类方式。

3. 现场初级处理　初级处理应与伤情分类同时进行。初级处理的原则是：轻伤适当处理，重伤及时处理，危重伤紧急处理。凡出现窒息、大出血、心脏骤停等危急指征，救护人员应迅速为伤员开放气道，实施人工呼吸和胸外心脏按压，积极止血包扎，尽快进行抗休克治疗等。

4. 转运　对于已脱离危险的伤员应及时在救护人员的随同下护送至相关医院。在护送途中重伤员应有危重标志，绝对保持伤员呼吸道的通畅，采取最有利于伤情的体位，保证输液管道的通畅，按时放松绑扎的止血带，尽力维持伤员生命体征的稳定，到达医院后及时向接诊医护人员汇报伤员伤情、抢救经过及途中变化。

三、集体食物中毒

随着人们对食品质量要求的提高以及食品市场的不断繁荣发展，食品卫生安全问题已越来越受到人们的重视，人们生活中出现集体食物中毒的事件也越来越多。因此，做好救援护理工作尤为重要。

（一）概念

食物中毒是一大类最常见也是最典型的食源性疾患，它是指摄入了含有生物性、化学性有毒有害物质的食品或者把有毒有害物质当作食品摄入后，出现的以急性感染或中毒为主要临床特征的非传染性急性或亚急性疾病。

这个概念让我们清楚地了解到食物中毒的病原可以是生物性的致病微生物，也可以是化学毒物；中毒的原因可以是食品污染，也可以是食用了有毒动植物或者把有毒有害的非食品当作食品误食；其发病的特点是非传染性的急性或亚急性疾病，而非其他食源性疾患。

（二）类型

1. 化学性食品污染所致的中毒　又称化学性食物中毒，是指健康人经口摄入了确含有一种或几种化学性毒物的食物，导致机体正常生理功能障碍，引起功能性或器质性病理改变的急性食物中毒。常见的化学性食物中毒包括有机磷农药引起的食物中毒、亚硝酸盐引起的食物中毒和砷化物引起的食物中毒等。其发病特点是：发病与进食时间、食用量有关，一般进食后不久发病，病人有相同的临床表现，剩余食品、呕吐物、血、尿等标本中可测出有关化学毒物。

2. 生物性食品污染所致的中毒　又称细菌性食物中毒。在各类食物中毒中细菌性食物中毒最多见，占食物中毒总数的50%左右，中毒食物多为动物性食品。细菌性食物中毒具有明显的季节性，多发生在气候炎热的季节，这是因为炎热季节适合微生物生长繁殖，而且人体肠道的防御机能下降，易感性增强。

3. 误食有毒物质中毒 如将硝酸盐当成了食盐或碱面,用来烹调食用。

4. 食用含毒动植物中毒 是指含有毒素的动植物被人食用后引起的中毒。如河豚中毒、毒蕈中毒等。通常情况下那些毒性为一过性的食物更易导致人群中毒,如发芽后的马铃薯、未煮熟的四季豆、生豆浆等,它们在贮存条件差和烹调方法不当时,易形成有毒物质,且易被人忽视。

（三）特征

10 人以上的食物中毒称为集体性食物中毒,其特征非常鲜明。

1. 集体食物中毒的发病必然与近期食用某种食品有关,凡未进食这种食品的人一般不发病,发病只局限在食用同一种中毒食品的人群中,当停止食用这种食品,发病也随之而停止。

2. 食物中毒病人与健康人之间不直接传染,发病曲线呈现突然上升又迅速下降的趋势,一般没有传染病流行时的尾峰。

3. 一般情况下食物中毒潜伏期较短,发病突然,呈急性的病理改变。某些化学性食物中毒,如农药中毒、亚硝酸盐中毒,在进食后十几分钟到几十分钟即可发病;细菌性食物中毒一般也在几小时至48 h内发病;而集体性暴发的食物中毒可在短期内很快形成发病高峰。

4. 由于集体食物中毒的病人进食的是同一种毒性食品,病源相同,因此发病者的临床表现也基本相同,如大多数的细菌性食物中毒以急性胃肠道症状为主要表现。可因进食有毒食物的多少以及个体差异,出现不同临床症状。

（四）临床表现

1. 急性胃肠道症状 大多数食物中毒者都具有急性胃肠道症状,表现为严重的恶心、呕吐、腹痛、腹泻。

2. 中枢神经系统症状 在短期内如若食用了过量毒性食品,将会引起中枢神经系统症状。出现头昏、头痛、嗜睡、乏力等症状,严重者因毒物直接抑制中枢出现昏迷、惊厥、大小便失禁,甚至呼吸停止,突然死亡。

3. 全身症状 有毒食物进入人体后,要经过肝的生物转化,心脏与血液的运输和肾的代谢。因此,它对心、肝、肾等重要脏器和组织具有毒性作用,引起心、肝、肾等重要脏器和造血系统的损坏,出现发烧、畏寒、黄疸、肝脾大、血尿和蛋白尿、少尿和无尿、心律失常、心力衰竭等全身症状。

（五）紧急救护

1. 组织管理

（1）及时报告 凡发生食物中毒或者疑似食物中毒事故的单位,或者接收食物中毒或者疑似食物中毒病人的医疗机构,应及时向所在地人民政府、卫生行政部门报告。报告的内容是:发生食物中毒事故的单位、地址、时间、中毒人数和可疑食物等有关项目。具体的报告时间限制和报告部门如下。

1）中毒人数超过 30 人,必须在 6 h 内报告同级人民政府和上级人民政府卫生行政部门。

2）中毒人数超过 100 人或者死亡 1 人以上,必须在 6 h 内上报国家卫生计生委,并同时报告同级人民政府和上级人民政府卫生行政部门。

3）中毒事故发生在学校、地区性或者全国性重要活动期间,必须在 6 h 内上报国家卫生计生委，并同时报告同级人民政府和上级人民政府卫生行政部门。

（2）组织卫生机构对中毒人员进行积极全面救治。

（3）为控制食物中毒事故的扩散，对可疑中毒食物及其有关工具和设备，应现场采取控制措施。封存造成食物中毒或者可能导致食物中毒的食品、食品原料和食品用工具。

（4）组织调查小组，对现场进行卫生学和流行病学调查，填写《食物中毒个案调查登记表》和《食物中毒调查报告表》，撰写调查报告，并按规定报告有关部门。

2. 急救原则　迅速清除毒物，尽快查明中毒原因，保护器官功能，预防和控制并发症。

3. 救护措施

（1）立即检查生命指征，判断呼吸和循环功能，中毒情况危急者给予有效的抢救措施。

1）对昏迷病人应首先保持呼吸道通畅，取下义齿，防止舌后坠，清除口、鼻、咽部异物。并行气管内插管，给予辅助通气和氧疗，维持呼吸功能。

2）对出现低血压或循环衰竭者，应迅速建立静脉通道，补充液体。必要时使用升压药，如静脉滴注多巴胺或多巴酚丁胺等，以维持循环功能。

（2）清除胃肠道内尚未吸收的毒物　主要通过催吐、洗胃、导泻和灌肠等方法尽快清除残留于胃肠道内的毒物。

（3）促进毒物排出　大量输液，并在循环功能稳定和肾功能正常情况下快速利尿，促使毒物的排出。若毒物明确应尽快使用解毒剂，减小毒物对人体的损害。

（4）保护心、肝、肾的功能　给予25% ~50% 葡萄糖溶液 50 ~ 100 ml 静脉注射，每日 2 次，可加用大量维生素 C、能量合剂等，并加快解毒。

（5）对症处理　卧床休息，清淡流食或半流食，多饮糖盐水；呕吐、腹泻、腹痛剧烈者禁食，可口服复方颠茄片或注射 654 - 2，腹部热敷；及时纠正水、电解质和酸碱平衡紊乱；高热者用物理降温或退热药；伴有高热的严重病人，可按不同的病原菌选用有效的抗生素，防止并发症。

四、地震

地球在不停地自转和公转，同时地壳内部也在不停地变化，由此而产生力的相互作用，使地壳岩层变形、断裂、错动，于是便发生地震。地震是地壳快速释放能量过程中造成振动，期间会产生地震波的一种自然现象。地震在自然灾害中属于受灾面积广、破坏性强、死伤人数多的地质灾害，会在瞬间给人类和社会造成巨大损失。地震不仅造成压、砸、埋、窒息等伤害，同时还会引发火灾、水灾、有毒气体泄漏、细菌及放射性物质扩散，还可能造成海啸、滑坡、崩塌等次生灾害。如果地震现场处置得当，能明显减少对人类生命健康的危害及后遗症的发生。

（一）地震伤的特点

1. 伤情复杂，多为压砸伤和挤压伤　损伤占地震伤的95% ~98%，头面部、颅脑伤引发的死亡率最高，早期可达30%。多发伤、复合伤占损伤的比例较大，约为40%。在机械伤员中，骨折占第 1 位，第 2 位是软组织伤，第 3 位是挤压综合征，第 4 位是内脏和其他损伤。骨折中约四分之一为脊柱骨折，脊柱骨折损伤较严重时应引起重视，避免因搬抬不当发生截瘫或使症状加重。

2. 机体内环境严重失衡　特别是久压的伤员，长久无法进食进水、严重缺氧等因素均可引起组织脱水、水电解质紊乱及酸碱平衡失调。

3. 易休克，变化快　疼痛刺激、内脏出血或骨折等均可导致休克。

4. 感染率、致残率及死亡率高　掩埋时间越长，创面伤口越多，感染机会越大，致残率越高。早期多因机体的严重损伤、窒息及心脏大血管伤等死亡，晚期多因呼吸循环衰竭及大出血等死亡。

5. 抢救难度大　因为事发突然、伤员众多、灾情复杂，而倒塌的钢筋水泥常需要大型机械帮忙；加之道路桥梁破坏、山体滑坡等因素，直接影响到救援人员及抢救物品、器械的到达；水、电、气及通信联络的中断也直接妨碍抢救工作的开展。

（二）避震与应急逃生

1. 避震　地震时就近躲避，震后迅速撤离到安全地方。避震是应急防护的较好方法。

（1）室内避震

1）抓紧时间紧急避险　大地震从开始到震动过程结束，时间不过十几秒到几十秒，因此抓紧时间进行避震最为关键，不要耽误时间。

2）选择合适避震空间　找一个可形成三角形的空间，通常称为地震活命三角区。室内较安全的避震空间有：承重墙墙根、墙角、卫生间、贮藏室等面积小的房间，也可躲在结实的家具旁、床旁，尽量靠近水管、暖气管道、水源、食品等处。

3）做好自我保护　首先要镇静，不要钻进柜子或箱子里避震；不要躲在窗户下面、建筑物的内侧避震；不要靠近煤气灶、煤气管道、家用电器等危险处避震；不要震后立即返回室内取东西。

（2）室外避震

1）假如地震发生时，人正在室外空旷的地方，可原地不动蹲下，双手保护头部；如果在山坡上或悬崖下，要注意山崩和滚石，千万不能跟着滚石往山下跑，而应沿着与滚石流垂直的方向奔跑；如果在海边，要尽快向远离海岸线的地方移动，以免震时可能产生的海啸袭击。

2）避开高耸的危险物及危险场所，如变压器、电线杆、路灯、广告牌、危旧房屋、危墙等。不要停留在过街天桥、立交桥的附近。

3）地震时如果处在生产、使用或储存有毒气体的化工厂厂区，这时要朝污染源的上风处奔跑；燃气或有毒气体泄漏时，要用湿布捂住口鼻，逆风逃离，注意不要使用明火。

4）地震发生时，若正在汽车上，应立即停车并下车，以卧姿趴在两车中间或者紧贴车旁，注意身体不要高过车身。当停车场顶部塌陷下来时，车厢并没有想象的那么坚固，躲在车里反而降低逃生机会，两辆紧邻的汽车之间会形成存活空间。

5）地震时若正乘坐电梯，乘客应保持膝盖弯曲，并将整个背部和头部紧贴电梯内墙，呈直线状。若电梯有扶手，最好能够紧握扶手，尽量将自己与电梯固定，以减少可能发生的坠梯而对身体造成伤害，或者通过就近停梯来确保安全，千万不要自己试图扒开电梯，可通过电梯中的专用电话与管理者取得联系，等待救援。

6）地震发生时，如果正在行驶的车辆上，司机应尽快减速，逐步刹车；乘客（特别是在火车上）应牢牢抓住拉手、柱子或座椅等，并注意防止行李从行李架上掉下伤人。面朝行车方向的人，要将胳膊靠在前坐席的椅垫上，护住面部，身体倾向通道，两手护住头部；背朝行车方向的人，要两手护住后脑部，并抬膝护腹，紧缩身体，作好防御姿势。

2. 逃生

（1）发生地声、地光时立即逃生　地声在震前十分钟内到临震十余秒钟声响最大，临震时先听到“呼呼”的风声，然后是“轰轰”声，最后是“咚咚”声，之后就是地震。地光是地壳内溢出的气体强化了低空静电场所致，有带状、片状、球状，颜色有蓝、白、黄、红等，一听见地声、发现地光，立即避震效果最好。

（2）瞬时抉择，珍惜宝贵的自救时间　纵波（P 波，传导速度 8 ~ 9 km/s）到达时，出现上下颠簸，此时对房屋等建筑物破坏性不大；横波（S 波，传导速度 4 ~ 5 km/s），使人们感到前后、左右摇晃，对建筑物的破坏性极大，如果能在地震没有到达前的短暂时间内迅速躲避到安全地点，就可给人们提供最后一次的逃生机会。避震能否成功，在千钧一发之际，因此要行动果断，切忌瞻前顾后，犹豫不决。

（3）因地制宜，正确抉择　地震时每个人所处的环境、状况千差万别，避震方式也不可能千篇一律，要根据具体情况具体分析。了解自己所处位置，迅速远离易燃、易爆及有毒气体储存的区域，注意远离建筑物、高压线、陡坡或海边，不要在狭窄的巷道内停留，要到空旷的广场、原野、马路、操场上避震。

（三）地震现场的自救互救

自救互救是指外援力量未到达之前，灾区人民抢救被压埋人员的应急行动。自救互救能最大限度地减少伤员现场死亡，为后续治疗创造有利条件。

1. 自救　自救是指被压埋人员利用自身的条件排除危险，保存生命。

（1）保持头脑清醒，沉着冷静，树立生存信心，相信有人来救援，千方百计保护自己。

（2）如果压埋较轻，凭借自身的智慧和力量，根据具体情况，寻找可以自救脱险的有利位置，尽快脱险。

（3）如果受伤较重或暂时不能脱险，应设法将手脚挣脱出来，清除脸上的灰土和压在身上的物体。

（4）在尘土弥漫的不利环境下，首先要保持呼吸畅通，闻到煤气、毒气时，尽快捂住口鼻，防止烟尘窒息。

（5）寻找和开辟通道，朝着有光亮、宽敞的地方移动，扩大活动空间，保证有足够空气。

（6）不可大声呼救，保存体力，当确定不远处有人时，可用砖、铁器等物敲打墙壁、暖气片、水管，发出声响，向外界传递消息，呼叫救援者。

（7）伤口出血，可用衣服简单进行加压包扎；如有骨折，就近取材固定。

（8）若无力自救脱险时，尽可能减少体能消耗，寻找可以饮用的水、食物，等待救援。

2. 互救　互救是指灾区幸免于难的人员对被压埋人员的救助。地震后，外界救灾队伍不可能立即赶到现场。在这种情况下，为使更多被埋压在废墟下的人员获得宝贵的生命，灾区群众应积极投入互救，这是减轻人员伤亡最及时、最有效的办法。遵循先近后远、先多后少、先救命、后治伤的原则。

（1）相互鼓励。如果几个人同时被压埋且距离不远时，要互相说话鼓励，共同计划，团结配合，互相帮助脱离险境。

（2）正确施救。救援人员不要盲目行动，以免踩塌被埋压者头上的物体，造成埋压人员更严重的损伤。营救要在有计划、有步骤的前提下进行，科学分析现场状况，正确采取行动，才能达到有效的营救效果。救人时，应先确定压埋者头部的位置，用最快速度使头部充分暴露，并清除口、鼻腔内的灰土，保持呼吸通畅，如有窒息应立即进行人工呼吸。然后再暴露胸、腹部，使胸、腹部尽量不受挤压。

（3）遇到外伤、四肢骨折、关节损伤的压埋者，应就地取材，用衣物包扎，用树枝、木棍、硬纸板等实施夹板固定，固定时应显露伤肢末端以便观察血液循环情况。

（4）在抢救中怀疑伤员有脊柱骨折时，转送搬运时要特别小心，防止脊柱弯曲和扭转，严禁人架方式，以免加重骨折或损伤脊髓造成伤员终生瘫痪。最好是 1 人扶托伤员的头，其余 3 人在伤员的同侧分别托住伤员的背、臀、腿，保持头部与脊柱呈一直线，将其平放在硬担架或门板上，用布带固定后搬运。

（5）暂时没有起吊工具无法把人救出时，可以先送水、流质食物等维持生命，等待援助，切不可蛮干，以防造成新的损伤。对饥渴、受伤、窒息等较严重且埋压时间又较长的人员，救出后要用深色布料蒙上眼睛，避免强光刺激。伤员救出后，根据受伤轻重，采取相应救护措施或送医疗点抢救治疗。

（四）地震现场的医学救援

1. 检伤分类，破坏性地震后，由于伤员量大，伤情复杂，加之救治时间紧迫，力量有限，必须对伤员的损伤情况进行分类，以保证危急伤员优先得到救治。

2. 地震灾害中，伤员伤情复杂，病情变化快，医务人员要以高度负责的精神，及早进行处理。对现场抢救出来的重伤员，如窒息、休克、各种多发伤、复合伤等危急伤员，必须立即采取各种急救措施，迅速静脉输液，补足有效循环血容量。

3. 出血是造成创伤性休克的主要原因，对有明显出血者，现场早期可根据不同情况采取指压、加压或上止血带等方法止血。上止血带后要做出明显标记，记录上止血带时间，并尽快送到震区野战医院、医疗队手术止血。

4. 伤口的创面要尽早包扎，以免再污染。重伤员肢体要加强固定，以减少继发损伤，减轻疼痛，便于搬运。包扎伤口可以和加压止血同时进行，包扎动作要快、准、轻、牢。

5. 骨折、关节损伤、大面积软组织损伤者均应予以临时固定。四肢骨折时，要跨关节固定，将肢体末端外露，便于观察肢体的血液循环。颅脑、胸腹部、四肢、骨盆等伤情的早期处理及搬运、转送等内容详见创伤现场急救章节。

6. 完全性饥饿的早期处理原则　伤员被困时间长，造成精神紧张，体力消耗大，代谢紊乱、血压下降。应针对病情给予保温、吸氧和适当的热饮料内服，静脉输入碱性液体及注射兴奋剂等措施，做好心理疏导，在严密观察下进行转送。

7. 卫生防疫　破坏性地震发生后，卫生流行病学状况极度恶化，因此要同时做好卫生防疫工作和伤员抢救工作。加强环境、水及食品卫生管理，大力开展消毒、杀虫及灭鼠工作。认真做好传染病预防工作，可消除“大灾之后必有大疫”的现象。

五、水灾

水灾泛指洪水泛滥、暴雨积水和土壤水分过多对人类社会造成的灾害。一般所指的水灾，以洪涝灾害为主。水灾严重威胁人类生命安全，造成巨大财产损失，并对社会经济发展产生不良影响。我国是受洪涝灾害危害最严重的国家之一，从长江、黄河至珠江、淮河，从南方到北方到处都有洪涝灾害肆虐的现象，防治水灾已成为世界各国保证社会安定和经济发展的重要公共安全保障事业。

（一）洪涝水灾的特点

1. 伤亡形式多样　吸入水草、泥沙窒息或死亡；被泥沙掩埋或溺水致死；建筑物倒塌致死、致伤。

2. 洪水过后的疾病流行　特别是消化道、呼吸道及虫媒传染病和食源性疾病。

3. 次生灾害　如触电、火灾、冻伤、中毒等。

（二）洪涝水灾的现场急救

洪涝水灾所造成的淹溺和各种损伤的特点是范围大、伤员多、伤类复杂、伤情发展迅速。因此，现场救护必须迅速、果断、有效，组织严密，协同作战。

1. 预防为主　在易受水灾的居民当中，广泛宣传洪涝水灾自救、互救知识，如游泳、水中救护、溺水的抢救等相关内容，提高灾区居民现场自救互救的能力；根据天气预报和关于强降雨的预报，按照政府应急方案，安排居民有序撤退，转移到地势高、地基牢固的安全地方。

2. 组织医学救援　对洪涝水灾的救援，应有完善的组织机构，包括国家、地区和地方各级组织，考虑气象、环境、地理、社会及经济等多方面因素，进行灾情估计、伤员的分类及救护等。救护组织的建立可根据具体情况而定，一般现场救护梯次可分为三线。

（1）第一线救护组织　主要依靠当地干部、驻军和广大群众的自救互救以及红十字卫生员和其他医务人员的现场抢救。其主要任务是寻找受困和受伤人员，由于他们熟悉现场的情况，能迅速找到被困人员和伤员，并及时对危重伤员进行就地抢救和转运。

（2）第二线救护组织　主要由灾区或灾区附近的卫生机构以及各医疗机构派出的医疗小分队组成，对伤员做进一步救护。其主要任务是对转运来的危重伤员继续进行复查、抢救等，并进行分类、后送或留治。

（3）第三线救护组织　由省、市、县、区各级医院和部队医院等组成。其主要任务是分工负责现场转送来的所有伤员。另外对短时间内发生的大批伤员，在现场经过初救、检伤分类后，因受当地医疗力量、条件的限制而得不到进一步救治的伤员进行后送。

3. 自救措施

（1）洪涝水灾发生时不要心慌意乱，应保持头脑清醒、冷静。

（2）求生过程中可采用水中漂浮的方法，即：头后仰，口向上，尽量使口鼻露出水面进行呼吸。不可将手上举或挣扎，以免身体下沉。

（3）被洪水围困或落水后，尽量避开主流和水面上的漂浮物。当水面上有柴油、汽油时应赶快离开，避免吸入呼吸道。在水中要减少活动，不要脱去衣服，尽可能保留身体能量，预防低体温带来的不良后果。

4. 相互支持　多人在等待救援时，应尽可能靠拢在一起，一方面心理上可得到安慰和鼓励，更重要的是可以互救，并且易于被发现，从而得到及时救援。

5. 营救措施

(1) 洪涝灾害,水流湍急,担任救援的人员及船只应缓慢接近目标,通过绳子、救生圈、竹竿、木板等有效的救捞器材进行营救。

(2) 在水中救护时,注意从背后或侧面接近被救者,以免被溺水者紧抱缠身,影响施救。如果被抱,应放手自沉,使溺水者松手后再救。

(3) 对营救上岸的人员迅速进行伤情的初步检查,立刻清除口、鼻泥沙污物,保持呼吸道通畅,同时解开衣扣、腰带,检查呼吸、心搏情况。如尚有心搏呼吸,可进行倒水,如发现伤者呼吸、心搏停止,应立刻实施心肺复苏,经过上述抢救后必须立即送往医院继续进行复苏后的治疗。

(4) 有外伤时应按创伤救护原则对症处理,如止血、包扎、固定及搬运等。

(三) 现场急救的注意事项

1. 抢救时,急救人员动作要迅速,有条不紊,把握好倒水时机。不可因倒出溺水者肺内及腹内的水而影响其他抢救。

2. 要发扬连续作战精神,不怕疲劳,坚持到底,不轻易放弃抢救。

3. 注意保暖,但禁用高温局部烘烤。

4. 根据伤情选用药物和液体,但不可过量补液。

思 考 题

1. 灾害意外事故者伤情特点有哪些?
2. 灾害意外事故的救护程序是怎样的?
3. 火灾现场该如何自救脱险?现场紧急救护包括哪些内容?
4. 发生交通事故时现场该怎样急救?
5. 何为集体食物中毒?其特点有哪些?如何进行救护?
6. 地震伤的特点是什么?不同场合发生地震时该如何逃生?地震现场如何自救互救?
7. 洪涝水灾有哪些特点?现场该如何实施急救?

(敖 薪 秦召敏)

参考文献

[1] 叶文琴.急救护理.北京:人民卫生出版社,2012.

[2] 许虹.急救护理学.北京:人民卫生出版社,2012.

[3] 何志捷.重症医学.北京:人民卫生出版社,2009.

[4] 黄艺仪,张美芬,李欣.现代急诊急救护理学.北京:人民军医出版社,2008.

[5] 关青.急诊急救与重症护理.郑州:郑州大学出版社,2008.

[6] 蔚百彦.实用院前急救学.2版.西安:西安交通大学出版社,2012.

[7] 张科军.新编院前急救学.济南:山东科学技术出版社,2008.

[8] 孙刚,刘玉法,高美.院前急救概要.北京:军事医学科学出版社,2010.

[9] 李晓松,王瑞敏.护理综合技能训练.北京:高等教育出版社,2013.

[10] 李小寒.基础护理学.5版.北京:人民卫生出版社,2012.

[11] 尤黎明.内科护理学.5版.北京:人民卫生出版社,2012.

[12] 刘大为.实用重症医学.4版.北京:人民卫生出版社,2012.

[13] 邱海波,黄英.重症医学.北京:人民卫生出版社,2010.

[14] 邱海波,黄英姿.ICU监测与治疗技术.上海:上海科学技术出版社,2009.

[15] 唐万春,孙士杰.心肺脑复苏及心脑血管急诊医学.北京:北京科学技术出版社,2008.

[16] 朴镇恩.实用心肺脑复苏术.北京:人民军医出版社,2012.

[17] 宋志芳.实用呼吸机治疗学.北京:科技文献出版社,2009.

[18] 谢灿茂.危重症加强监护治疗学.北京:人民卫生出版社,2011.

[19] 高仲阳,徐彦贵.治疗药物监测技术.北京:化学工业出版社,2007.

[20] 岳献芳,王立.颅内压监测及微创应变电测新方法.北京:科学出版社,2008.

[21] 邢爱红.ICU护士培训.济南:山东人民出版社,2010.

[22] 李乐之.外科护理学.5版.北京:人民卫生出版社,2012.

[23] 张波.急危重症护理学.3版.北京:人民卫生出版社,2012.

[24] 李树生.急诊临床诊疗指南.3版.北京:科学出版社,2013.

[25] 罗翌.急救医学.北京:人民卫生出版社,2012.

[26] 王曙红,吴欣娟.重症监护.北京:高等教育出版社,2010.

[27] 李树东.急救护理技术.北京:人民卫生出版社,2012.

[28] 王祥瑞,于布为.重症监测与治疗技术.北京:人民卫生出版社,2011.

[29] 刘长文,严静.危重症临床基本监测与处置.北京:人民卫生出版社,2009.

[30] 姚蕴伍,费素定.急重症护理学.北京:人民军医出版社,2011.

[31] 万学红,卢雪峰.诊断学.8版.北京:人民卫生出版社,2013.

[32] 徐宏耀,吴信.心脏外科监护.2版.北京:人民军医出版社,2008.

[33] 罗炎杰.简明.临床血气分析.2版.北京:人民卫生出版社,2009.

[34] 贾建平.神经病学.7版.北京:人民卫生出版社,2013.

[35] 胡永年,郝玉芳.护理心理学.8版.北京:中国中医药出版社,2012.

[36] 张文武. 急诊内科学. 3 版. 北京：人民卫生出版社，2012.
[37] 杨宝峰. 药理学. 8 版. 北京：人民卫生出版社，2013.
[38] 董培建. 创伤急救学. 2 版. 北京：人民卫生出版社，2012.
[39] 王瑞，张勇，杨冬山. 外科急危重症. 2 版. 北京：军事医学科学出版社，2011.
[40] 杜光，刘东，方建国. 临床用药指南. 3 版. 北京：科学出版社，2013.
[41] 佘金文. 急危重症护理学. 北京：科学出版社，2013.
[42] 方芳. 危重症监护. 北京：人民卫生出版社，2012.
[43] 李树仁，党懿，荀丽颖. 心内科急危重症. 北京：军事医学科学出版社，2011.
[44] 矫浩然. 家庭急救全书. 天津：天津科学技术出版社，2013.
[45] 郑静晨，侯世科，樊毫军. 灾害救援医学. 北京：科学出版社，2008.
[46] 周立. 席淑华. 危重症急救护理程序. 2 版. 北京：人民军医出版社，2011.
[47] 孙承业. 突发事件卫生应急培训教材—中毒事件处置. 北京：人民卫生出版社，2013.
[48] 杨立佩. 常见中毒与实用急救措施. 北京：科学技术出版社，2012.
[49] 中国中西医结合学会灾害医学专业委员会组织. 灾害事故现场急救. 2 版. 北京：化学工业出版社，2013.
[50] 欧景才，李贵涛. 突发灾害事故应急救护与阶梯治疗. 郑州：郑州大学出版社，2007.
[51] 张萌，杨国斌，李维勤. 大型综合医院 ICU 管理模式的创新探索. 中国医院管理，2012，32(10)：38－39.
[52] 蒋国平，倪笑梅. 2010 美国心脏协会心肺复苏及心血管急救指南. 浙江医学，2011，33(5)：611－618.
[53] 周卫，牛杰. 护理职业风险研究进展. 护理研究，2010，3(24)：757.
[54] 戴云，黄玉风. 临床护理人员锐器损伤的调查分析及预防控制. 当代护士，2009(1)：78－79.
[55] 杨屹珺. 中心静脉导管相关性感染危险因素及临床护理进展. 中华护理杂志，2010，45(02)：175－178.
[56] 王国权，范静，翟红岩. 经外周静脉置入中心静脉导管的感染分析与预防. 中华医院感染学杂志，2010，20(8)：1076－1077.
[57] 刘银英. Atom 输液泵结构原理和常见故障处理. 中国医疗设备，2011，26(3)：122－124.
[58] 佟建敏，李占山. 浅析输液泵的规范化管理与用药安全. 中国药师，2010，13(2)：282－284.
[59] 黄卫东. 危重症医学的发展和展望. 中华危重症医学杂志，2008，1(1)：2－4.
[60] 陈爱华. 医用监护仪常见故障及日常维护浅析. 医疗卫生装备，2011，32(4)：130－131.
[61]《重症医学科建设与管理指南(试行)》的通知. 卫办医政发〔2009〕23 号.

附录Ⅰ 技能训练指导

技能1 经口气管插管技术

【训练目标】

1. 掌握经口气管插管的方法和步骤。

2. 熟悉经口气管插管的注意事项。

3. 了解经口气管插管的用物；了解气管插管的适应证。

【训练用品】

气管插管术护理训练模型1台、喉镜1个、气管导管和管芯各1根、5 ml注射器1个、牙垫1个、胶布1卷、喉头喷雾器1个、吸痰管1根、负压吸引器1个、氧气装置1个、呼吸机1台、听诊器1个、开口器1个、压舌板1个等。

【操作步骤】

1. 判断病人的呼吸状况。

2. 评估病人气道和口腔情况，取出活动义齿。

3. 准备插管用物。安装好喉镜的电池和喉镜片，检查喉镜性能。

4. 洗手、戴口罩。携带用物至病人床旁，核对床号、姓名等。

5. 病人取仰卧位，颈部垫薄枕，头后仰，保持口、咽、气管位于一条直线。

6. 用吸痰器吸净口、鼻、咽部的分泌物。

7. 操作者站在病人头顶侧，用右手拇指推开病人下唇及下颌，打开口腔。意识清醒者需作咽喉部表面麻醉。

8. 操作者左手持喉镜，自口的右侧插入，同时将舌推向左侧，并缓慢向下推进，见到悬雍垂后，镜叶移向正中线，继续前进至会厌窝处，可见到会厌边缘，再继续向前至会厌的腹面，向上用力即可暴露声门。声门呈白色，透过声门可以看到暗黑的气管，声门下方是食管的黏膜，呈鲜红色，并关闭。

9. 暴露声门后，右手持润滑过的气管导管尾端，紧贴镜叶顺其弧度在声门开放时轻轻插入，当导管进入声门1 cm左右，迅速拔除导管芯，将导管继续旋转深入气管，插入的深度见表5-1。

10. 按压胸廓，初步检查导管是否在气管内，放入牙垫，退出镜片。

11. 用胶布呈“工”字形固定导管。

12. 再次检查导管位置正确无误后，用注射器向导管气囊内注入5~7 ml气体。

13. 将气管插管与呼吸机连接，进行呼吸支持。

【注意事项】

1. 在暴露声门时切忌以病人的门齿作为支点。

2. 注意检查气囊的完好性。

3. 插管时尽量不要污染插管前端。

技能 2　经人工气道吸痰技术

【训练目标】

1. 掌握经人工气道吸痰的方法。

2. 熟悉经人工气道吸痰的注意事项。

3. 了解负压吸引装置的结构和连接方法。

【训练用品】

置有气管插管的护理训练模型 1 个、负压吸引装置 1 套、呼吸机 1 台、无菌盘(内盛:5 ml 注射器 1 个、止血钳或无菌镊 1 把、治疗碗 2 个、纱布 2 ~ 3 块、生理盐水 100 ml、治疗巾 1 块、吸痰管 2 根、手套 2 副)。

【操作步骤】

1. 观察病人人工气道的通畅情况,并向病人做好解释工作。

2. 携带负压吸引装置至病人床旁,核对床号、姓名等,并正确连接,确认其性能完好。

3. 洗手,准备吸痰盘。

4. 携带至病人床旁,再次核对床号、姓名,给病人吸入纯氧 5 min。

5. 戴口罩,用手消毒液消毒双手,撕开吸痰管外包装开口,揭开无菌吸痰盘。

6. 戴无菌手套,取无菌治疗巾,铺放在床头靠近呼吸机的一侧。

7. 右手抽出吸痰管,缠绕在手中,左手持负压管,将吸痰管根部与负压管相连。

8. 左手打开负压吸引装置开关,调节压力。

9. 左手分离呼吸机与气管插管,并将呼吸机管道接口放在无菌治疗巾上。

10. 左手反折吸痰管根部或者打开吸痰管尾部侧面的封口盖,右手持吸痰管迅速送入气道深处,然后左手打开反折部或者封口盖,右手边上提边旋转吸痰管,约 15 s 完成,左手连接呼吸机与气管插管。

11. 若痰液黏稠,1 次未吸干净,需要行第 2 次吸痰,可用生理盐水冲洗吸痰管后再次使用。

12. 必要时吸净口鼻腔内痰液。

13. 观察呼吸机的参数,整理床单元。

14. 记录吸痰情况。

【注意事项】

1. 保持吸痰管的无菌状态,尤其是吸痰管前端不得触及任何物品。

2. 动作轻柔、迅速,负压不可太大,避免严重缺氧和气道黏膜损伤。

3. 吸痰过程中注意观察病人的呼吸、血压、血氧饱和度等情况。

4. 经口鼻腔内吸痰的导管不可再行气管内吸痰。

技能3 现场徒手心肺复苏技术

【训练目标】

1. 掌握现场徒手心肺复苏技术的操作步骤。

2. 熟悉判断心肺复苏效果的指标。

3. 了解现场徒手心肺复苏技术的注意事项。

【训练用品】

心肺复苏模拟人1个、无菌纱布2块、治疗碗1个、弯盘1个、简易呼吸器1个、手电筒1个、笔1支、计时表1块、抢救记录单1份,按需备脚踏垫和抢救板各1个。

【操作步骤】

1. 评估伤病员周围环境是否安全,环境安全才可开始施救。

2. 轻拍伤病员双肩,并在伤病员耳边大声呼唤伤病员,判断伤病员的意识。

3. 快速检查伤病员有无呼吸。

4. 如果伤病员无反应、无呼吸或无正常呼吸,立即启呼救,动救援系统。在院外可呼喊周围人帮助拨打“120”,院内则应呼叫其他医护人员,寻求他人帮助。

5. 迅速置伤病员于复苏体位。伤病员仰卧,如果是软床则身下垫抢救板,头、颈应与躯干保持在同一轴线上,双手置于身体两侧。

6. 触摸颈动脉搏动。术者示指和中指指尖触及伤病员气管正中部(相当于喉结的部位),旁开两指,至胸锁乳突肌前缘凹陷处判断伤病员颈动脉搏动,时间不超过10 s。如触摸不到颈动脉搏动,说明心搏已停止,应立即解开衣服,松解裤带,暴露胸腹部。进行胸外心脏按压。

7. 确定胸外心脏按压部位。方法1:沿伤病员肋弓从下往上摸至剑突,剑突上两横指处为按压部位;方法2:通过双乳头作一连线,该连线与胸骨交点处为按压部位。主要用于男性伤病员。

8. 一手掌根部放于按压部位,另一手叠加在上,双手手指交叉相扣,只以掌根部接触按压部位,手指尽量向上,按压者身体前倾,双肩位于伤病员胸骨的正上方,双肘关节伸直,以髋关节为支点,利用上半身力量垂直向下用力快速按压。按压时使胸骨下陷至少5 cm,按压与放松的时间比为1:1,按压频率至少100次/min。

9. 按压完毕后,快速检查口、鼻腔,清除口腔分泌物或异物,取下活动义齿。以仰头举颏法开放气道,使伤病员的下颌角和耳垂的连线与地面垂直。若疑有颈椎损伤者,头不可过度后仰。

10. 在保持气道开放和伤病员口部张开时,用按于前额手的拇指和示指捏住伤病员鼻子,操作者张开口紧贴伤病员口部,正常呼吸下,缓慢吹气至胸廓抬起即可,送气时间为1 s。一次吹气完毕,松开捏鼻之手指,脱离伤病员口部,保持气道开放,观察伤病员胸部,判断呼气是否通畅。若使用简易呼吸器,将简易呼吸器连接氧气,氧流量为8~10 L/min,一手以“CE”手法固定面罩,另一手挤压简易呼吸器,每次送气400~600 ml,频率为10~12次/min。

11. 以胸外心脏按压与人工呼吸之比为30:2作为一组,连续做5组为一个循环。

12. 一个循环后,判断复苏效果。复苏有效的标准是:① 颈动脉恢复搏动;② 自主呼吸恢复;③ 瞳孔缩小,有对光反射;④ 面色、口唇、甲床和皮肤色泽转红;⑤ 有眼球活动和睫毛反射,甚至有四肢抽动。

13. 如已恢复,记录抢救成功时间,伤病员如果清醒要注意语言安慰,若需要进一步生命支持,则应积极配合;如未恢复,继续上述操作,一个循环后再次判断,直至有条件进行高级生命支持。

14. 整理用物,洗手,记录抢救过程。

【注意事项】

1. 人工呼吸时送气量不宜过大,以免引起伤病员胃部胀气。

2. 胸外心脏按压时要确保足够的频率及深度,尽可能不中断胸外心脏按压,每次胸外心脏按压后要让胸廓充分的回弹,以保证心脏得到充分的血液回流。

3. 胸外心脏按压时肩、肘、腕在一条直线上,并与伤病员身体长轴垂直。按压时,手掌掌根不能离开胸壁。

4. 按压力度适当,不可采用冲击力,避免出现胸骨骨折、肋骨骨折、血气胸。

5. 胸外心脏按压时,按压与放松的速度应该保持一致,均匀进行。

技能 4　心脏电复律技术

【训练目标】

1. 掌握体外电击除颤的操作步骤。

2. 熟悉体外电击除颤的注意事项。

3. 了解除颤器的结构和性能。

【训练用品】

模拟人 1 个、除颤器 1 台、电极板纱布套 1 对(或导电膏 1 支)、治疗盒 1 个(内盛适量生理盐水)。

【操作步骤】

1. 准备用物,并携带用物至病人床旁,核对床号、姓名等。

2. 评估病人的意识、颈动脉搏动和呼吸等情况。

3. 评估病人口腔有无活动义齿,如有则取出。评估病人有无佩戴金属配饰和电子仪器,如有则取下。停止吸氧。

4. 协助病人取仰卧位,头偏向一侧。

5. 连接地线、电源和心电图导联。

6. 打开电源开关,了解病人心电图情况。

7. 选择复律方式。心脏骤停者选择非同步除颤。

8. 将电极板上的纱布用生理盐水浸湿,但不滴水。或者在电极板上涂抹导电膏。

9. 根据病人需要充电。成人心脏骤停者首次充电 200 ~ 300 J。

10. 放置电极板。护士站在病人右侧床头,左手电极板放在病人右侧第二肋间,右手电极板放在病人左侧腋前线第五肋间。

11. 环视周围人群,并发出“放电”提醒。

12. 确认无人接触病人后，双手同时按压电极板手柄上的放电开关，至病人身体与四肢抽动完成为止。

13. 观察心电图恢复情况。若病人心电图恢复正常，将电极板放回除颤器，继续观察病情。

14. 病人清醒后，向病人解释，消除其紧张心理。

15. 整理用物，记录。

【注意事项】

1. 操作中一定要注意电安全。

2. 蘸生理盐水或者涂导电膏在前，充电在后。

3. 放电前，握电极柄的手的拇指要收回，呈握拳状。

4. 放电时不允许任何人接触病人和病床。

5. 电极板的放置要做到平和紧。

技能 5　PICC 置管技术

【训练目标】

1. 掌握套管针的使用方法。

2. 熟悉置管步骤。

3. 了解导管的维护。

【训练用品】

导管插入模型、PICC 专用包（内存：带有导丝的静脉导管 1 根、有外套管的穿刺针和注射器 1 套、导管固定锁 1 个、孔巾 1 个、肝素帽或者可来福接头 1 个、手套 1 副、碘伏和酒精、棉球、镊子 1 把、弯盘 1 个）1 个、20 ml 注射器 1 支、生理盐水 50 ml、手套 2 副、透明粘贴 1 块、止血带 1 根或者加压止血带 1 套、敷料 2 ~ 3 块、绷带 1 卷、输液器 1 付、液体 1 瓶、卷尺 1 个、医用标记笔 1 支。

【操作步骤】

1. 向病人说明置管的目的和意义，取得病人同意和配合。

2. 评估病人状况，选择置管血管，用医用标记笔做好标记。

3. 准备用物，携带至病人床旁，核对床号、姓名等。

4. 协助病人取仰卧位，测量导管置入长度。测量前协助病人侧举手臂呈 90°，测量从穿刺点开始，到同侧锁骨头，再垂直向下到同侧胸骨缘第三肋间隙结束。

5. 在手臂下方铺放无菌治疗巾，并放置普通止血带或者气压止血带。

6. 戴口罩和无菌手套，必要时穿好隔离衣。穿刺部位皮肤用 75% 乙醇消毒 3 次，再用碘伏消毒 3 次，消毒范围为 10 cm × 20 cm。更换无菌手套，铺孔巾，打开 PICC 专用包，用无菌生理盐水冲洗导管、穿刺针、连接器、肝素帽等专用物品，并将其浸泡在生理盐水中以清洗物品外部。

7. 扎紧止血带，或者向止血带充气加压至病人的上肢收缩压再加上 30 mmHg 时停止。

8. 用穿刺针穿刺静脉，进针角度为 15° ~ 30°，边推进穿刺针边抽回血，见回血后减小进针角度，继续推进 1 ~ 2 mm，固定针芯，向前推送外套管，轻压外套管上端，松开止血带，同时退出穿刺针芯。

9. 从套管内置入静脉导管，当导管推进至病人肩部时，协助病人向穿刺侧转头同时低头。当导管置入至预定长度时，在导管尾部接注射器并回抽血液，以观察导管的通畅情况，确认导管通畅后压迫套管远端静脉，退出套管并去除，将导管与导丝的金属柄分离，取出导丝，将导管尾部与输液器相连。

10. 用透明粘贴封盖穿刺部位，再盖上无菌敷料，必要时用弹力绷带包扎。

11. 安置导管固定锁，将导管的体外部分呈“S”形放置固定。

12. 清理用物，整理床单元，记录导管穿刺时间。

13. 询问病人情况，嘱病人相关事宜。

【注意事项】

1. 在整个过程中应严格执行无菌操作原则。

2. 置管过程中注意观察病人的全身反应。

技能 6　呼吸机的安装与调试技术

【训练目标】

1. 掌握呼吸机的安装与调试方法。

2. 熟悉呼吸机的结构。

3. 了解呼吸机的保养。

【训练用品】

呼吸机 1 台、“Y”形接口 1 个、积水盒 2 个、管道 5 根、热湿化装置 1 个、中心供氧 1 套、人工肺 1 个、呼吸机自带的感受器。

【操作步骤】

1. 评估呼吸机的结构、性能和类型。

2. 准备用物。

3. 擦去呼吸机上的浮灰，洗手。

4. 在加热湿化瓶内加入注射用水或蒸馏水至最高水位线，盖严瓶盖。并将加热湿化瓶安装到呼吸机相应的位置。

5. 首先将呼吸机的第一段送气管道一端连在呼吸机吸气口上，另一端连接到加热湿化瓶的进气口上，再将呼吸机的第二段送气管道的一端连接到加热湿化瓶的排气口上，另一端接上积水盒，最后积水盒与第三段送气管道连接。

6. 将呼吸机的第一段排气管道的一端与呼吸机的呼气口连接，另一端与积水盒连接，再将第二段排气管连接在积水盒上。最后将第三段送气管道的末端和第二段排气管道的末端连接“Y”形接口，通过“Y”形接口与人工肺连接。

7. 安装感受器等其他部件。

8. 接电源和氧气。

9. 打开电源开关和氧气开关，检查呼吸机排气孔是否通畅。

10. 调节通气参数,设定通气模式。

11. 观察人工肺膨胀的程度,以判断送气的效果。

【注意事项】

1. 安装和调试呼吸机时,动作要轻柔,规范操作,爱惜呼吸机,避免损坏呼吸机。

2. 每个接口都要衔接紧密,形成闭合回路,保证呼吸机能正常工作。

技能7 洗 胃 术

【训练目标】

1. 掌握自动洗胃机洗胃的操作步骤。

2. 熟悉自动洗胃机洗胃的注意事项。

3. 了解自动洗胃机装置。

【训练用品】

1. 治疗盘内 治疗碗1个、胃管1根、纱布2块、镊子1把、标本容器1~2个、弯盘1个、棉签1包、橡胶围裙1件、量杯1个、胶布1卷、50 ml注射器1个、液状石蜡1瓶、治疗巾1张、一次性手套1副、手电筒1个、听诊器1个、安全别针2个、水温计1个、卷尺1根、压舌板1块。

2. 洗胃溶液 按医嘱根据毒物性质准备洗胃液的种类,一般用量为10 000~20 000 ml,温度为25~38 ℃。

3. 水桶两只(一只盛洗胃液,一只盛污水)、自动洗胃机1台,橡胶管3根。

【操作步骤】

1. 向病人说明洗胃目的,取得其同意和合作。

2. 评估病人生命体征、意识状态、口腔黏膜情况及心理状态与合作程度。

3. 洗手、准备用物。用物包括洗胃机、洗胃液及其他用物。检查自动洗胃机的性能。

4. 携带用物至病人床旁,核对床号、姓名等。戴好口罩。

5. 将自动洗胃机接上电源,开机,调试洗胃机。

6. 一般病人取坐位或半坐位;中毒较重者取左侧卧位;昏迷者去枕平卧头偏向一侧,如有活动义齿应取下。

7. 用卷尺测定插管深度。方法一:从病人耳垂测量到鼻尖,再从鼻尖测量到剑突;方法二:测量前额发际至剑突的距离。胃管插入的深度为45~55 cm。

8. 围橡胶围裙于病人胸前或者在病人的下颌处铺放治疗巾。

9. 用手消毒液消毒双手,戴上手套。

10. 用棉签蘸液状石蜡润滑胃管前端15~20 cm,嘱病人张口(昏迷者,需要时用张口器助其张口),一手用纱布托住胃管,另一手持胃管前端自口腔轻轻插入,当胃管插入咽喉部时(10~15 cm),嘱病人做吞咽动作,将胃管推进胃内(昏迷者因吞咽和咳嗽反射消失,不能合作,为提高插管的成功率,在插管前使病人头向后仰,当胃管插入会厌部,即约15 cm时,一手将病人头部托起,使下颌靠近胸骨柄,以增大咽部通道的弧度,便于管端沿后壁滑行)。

11. 在插管过程中,如发现病人有呛咳、呼吸困难、发绀等情况,表示误入气管,应立即拔出，休息片刻后重插。

12. 确定胃管在胃内。方法：① 用注射器抽出胃液；② 用注射器快速通过胃管向胃内注入 20 ml 空气，同时用听诊器在胃部听诊有气过水声；③ 将胃管末端放入盛有清水的治疗碗内，无气泡冒出。

13. 用胶布固定胃管，必要时用注射器抽胃液送检。

14. 将 3 根橡胶管分别和洗胃机的药管、胃管和污水管口连接，将药管的另一端放入盛洗胃液桶内（管口必须在液面以下），污水管另一端放入污水桶内，胃管的一端和病人的洗胃管连接，调节药量流速。

15. 接通电源后按"开始"键，洗胃机开始对胃进行自动冲洗。冲洗时，"进胃"灯亮；吸引时，"出胃"灯亮。自动洗胃，直至洗出液澄清无味为止。按"结束"键，机器停止工作。

16. 洗胃完毕，根据医嘱通过胃管注入对抗剂或导泻剂，反折胃管，关闭洗胃机电源，再拔出胃管。

17. 协助病人漱口，擦脸。整理用物。分类处理用物。

18. 清理洗胃机。全自动洗胃机的 3 根管道（药管、胃管、污水管）同时放入清水中，按"清洗键"，清洗各管腔后，将各管同时取出，待机器内水完全排尽后，按"停机"键关机。

19. 询问病人需要，洗手，做好记录。记录内容包括：洗胃液名称、量，洗出液性质、颜色、气味、量及病人一般情况等。

【注意事项】

1. 严格掌握洗胃的适应证和禁忌证。

2. 根据毒物种类不同正确选择洗胃液，当中毒物质不明时，可选用或温开水，待物质明确后，再采用相应对抗剂洗胃。

3. 每次灌入量为 300 ~ 500 ml。一次灌入量过少则使清洗速度过慢；量过多则使胃内容积增大，胃内压升高，促使毒物进入肠道，加速毒物的吸收或导致急性胃扩张，迷走神经兴奋，引起反射性心脏骤停。

4. 洗胃过程中，要密切观察病人病情变化，询问病人感受，注意洗出液的性质、颜色、量、气味，如出现血性洗出液，应立即停止洗胃，通知医生及时处理。

技能 8　胸腔闭式引流术

【训练目标】

1. 掌握胸腔闭式引流管的护理方法。

2. 熟悉更换引流瓶的操作步骤。

3. 了解胸腔闭式引流装置和适应证。

【训练用品】

无菌棉签 1 包、无菌纱布 1 块、弯盘 1 个、碘伏 1 瓶、胶带 1 卷、一次性无菌胸腔闭式引流装置 1 套（内盛生理盐水 4 cm 或 8 cm 高）、带防护套的止血钳 2 把、治疗巾 1 块、一次性手套 1 副。护理模拟人 1 个。

【操作步骤】

1. 评估病人病情、意识、合作程度、心理状态、引流液的性状等。

2. 讲解目的，操作过程，不适感受及配合方法，征得病人同意。

3. 护士洗手、戴口罩。

4. 准备物品，检查引流装置的各衔接部位、瓶盖的密封性能是否完好，标记密封瓶水位及日期。

5. 携带用物至病人床旁，并再次核对病人信息。

6. 协助病人取舒适位，病人病情允许时取半坐卧位。

7. 两手挤压胸管上端检查是否通畅，用两把带有防护套的止血钳交叉夹闭引流管。

8. 引流管衔接处下方铺治疗巾，放置弯盘于治疗巾右下角，戴无菌手套。

9. 消毒棉签旋转消毒胸管与引流管衔接口两次。

10. 用戴有无菌手套的两手旋转分离引流管，左手固定胸管，右手将旧引流管盘旋放置在引流瓶上，取新引流管与胸管紧密相连。

11. 检查新的引流装置密封是否完好。

12. 置引流瓶于安全处，保持引流瓶低于胸腔 60 ~ 100 cm。

13. 松开两把止血钳，观察水柱有无波动、引流是否通畅，妥善固定引流管。

14. 观察引流液的性质、量及病人反应。更换后嘱病人深呼吸或咳嗽，使水柱波动在 4 ~ 6 cm 范围。

15. 再次核对病人，脱手套。

16. 指导病人，询问需要，安置舒适体位，整理床单位，分类处理用物。

17. 洗手、脱口罩，正确记录引流液色、质、量，记录水柱波动范围。

【注意事项】

1. 术后病人若血压平稳，应取半卧位以利引流。

2. 水封瓶应位于胸部以下，不可倒转，维持引流系统密闭，接头牢固固定。

3. 保持引流管长度适宜，翻身活动时防止受压、打折、扭曲、脱出。

4. 保持引流管通畅，注意观察引流液的量、颜色、性质，并做好记录。如引流液量增多，及时通知医生。

技能 9　创伤急救技术

【训练目标】

1. 掌握止血带止血法、头部三角巾包扎法、前臂骨折固定术的操作步骤。

2. 熟悉止血带止血法、头部三角巾包扎法、前臂骨折固定术的注意事项。

3. 了解止血带止血法、头部三角巾包扎法、前臂骨折固定术的适应证。

【训练用品】

橡皮止血带 1 根或充气止血带 1 套、衬垫物（如毛巾、棉垫或衣物等）3 ~ 4 个、胶布 1 卷、剪刀 1 把、碘伏 1 瓶、棉签 1 包、绷带 1 卷、三角巾 1 块、无菌敷料 3 ~ 4 块、悬臂带 1 根，夹板 2 块（紧急情况下，可以就地取材，选用树枝、竹板、木棒等替代）。

【操作步骤】

1. 接到急救电话后,问清楚伤员受伤的详细地址、受伤部位及大概伤情。

2. 根据伤员受伤部位携带所需止血、包扎、固定及搬运物品。

3. 携带用物快速到达事故现场,首先评估环境是否安全,再评估伤员。

4. 向伤员说明目的,取得伤员的同意与合作。

5. 根据病情协助伤员取正确体位。

6. 四肢大动脉出血时,首先用棉垫、纱布、毛巾或衣物等作为衬垫物缠绕肢体,切忌用绳索或铁丝直接扎在皮肤上,以防勒伤皮肤。第二,用充气止血带、橡皮止血带或无弹性止血带扎在伤口的上方。具体做法:操作者左手拇指、示指和中指持橡胶止血带的头端,将长的尾端绕肢体 1 圈后压住头端,再绕肢体 1 圈,左手示指和中指夹住尾端后将尾端从两圈止血带下方拉出,形成一个活结。如用充气止血带止血,将袖带绑在伤口近心端,向袖带内充气。标准压力为:上肢 250 ~ 300 mmHg,下肢 300 ~ 500 mmHg。第三,在绑扎止血带处做明显标记,注明捆绑止血带时间,每隔 0.5 ~ 1 h 松解一次。最后,告知伤员注意事项,做好记录。

7. 头部出血时,在出血局部放置无菌敷料,将三角巾底边中点放于前额,底边经耳上向后拉致脑后,压紧顶角,再交叉绕至前额打结,将枕后顶角向上反折,嵌入底边。告知伤员注意事项,做好记录。

8. 前臂骨折固定时,首先,选择长度超过前臂肘关节至腕关节的两块夹板。第二,协助伤员将伤肢肘关节屈曲 90°,拇指向上。第三,取夹板两块分别置前臂掌侧和背侧。第四,用绷带固定夹板,再用胶布固定绷带末端或剪开绷带末端打结。第五,用大悬臂带将上肢悬吊于胸前。第六,观察捆绑的松紧度。最后,告知伤员注意事项,做好记录。

9. 重伤员需行 3 人搬运法。具体做法:第 1 个人站在伤员的头颈部的一侧,一手托伤员颈肩部,一手托背部;第 2 个人与第 1 个人同侧,站在伤员的胸腰部的一侧,一手托伤员的腰部,一手托臀部;第 3 个人与前两人同侧,站在伤员的腰腿部的一侧,一手托伤员的大腿部,一手托伤员的小腿部。由 1 人发令,3 人同时抬起,并同时将伤员向搬运者胸前翻转,翻转时一定要保持伤员脊柱在一条直线上。

10. 现场处理完毕之后,要告知伤员家属应该注意的问题,并做好相关记录。

【注意事项】

1. 止血带止血时,总时间不能超过 5 h。隔 0.5 ~ 1 h 放松一次(放松时可用指压法临时止血),每次放松 2 ~ 3 min。再次上止血带时,不可在同一平面上反复绑扎,应在稍高平面上绑扎止血带。止血带尽量靠近伤口的上方,上臂和大腿不可扎在中 1/3 处,避免损伤神经。

2. 头部三角巾包扎时注意不能遮盖伤员的眼睛。

3. 前臂骨折固定时,夹板与肢体皮肤之间应衬以软垫,骨突部位应加厚衬垫。绷带绑扎松紧应适度,牢固可靠。

技能 10 血液净化技术

【训练目标】

1. 掌握血液净化技术的操作流程。

2. 熟悉血管通路建立的途径。

3. 了解血液净化装置。

【训练用品】

透析器、血滤器或灌流器 1 个、血泵 1 个、动静脉穿刺包各 1 套、1% 碘伏 1 瓶、棉签 1 包、置换液适量、肝素生理盐水 100 ml、10 ml 注射器 1 个。

【操作步骤】

1. 向病人说明血液净化技术的目的与方法，取得其同意与合作。

2. 评估病人是否具备血液净化的适应证，有无禁忌证。

3. 洗手、准备血液净化的仪器与物品。

4. 携用物到病人床旁，核对床号、姓名等。协助病人取舒适卧位。

5. 检查仪器的功能及透析器、血滤器或灌流器的外包装，连接血液净化装置、血泵与管道，用肝素生理盐水进行系统冲洗与排气。

6. 用手消毒液消毒双手，戴口罩。

7. 动、静脉穿刺置管。

8. 连接动静脉导管与管道系统，安放肝素液注射器，开始血液净化治疗，血液净化过程中要观察病人的血压、脉搏情况，监测病情有无变化及有无并发症发生。

9. 血液净化治疗结束前通过生理盐水将体外循环的血液回输病人体内。

10. 拔除动、静脉导管，局部压迫止血。

11. 整理用物，协助病人取舒适体位，告知注意事项，询问病人需求。

12. 记录血液净化治疗的时间、超滤量、肝素用量等。

13. 处理管道和用物。

【注意事项】

1. 操作过程中注意无菌操作，防止管道系统中进入空气。

2. 体外循环血液需从病人动脉引出，经静脉回输体内。

3. 血液净化管道系统连接应紧密，防止松脱或漏气。

技能 11 抗休克裤的应用技术

【训练目标】

1. 掌握使用抗休克裤的操作步骤。

2. 熟悉使用抗休克裤的注意事项。

3. 了解抗休克裤的禁忌证和适应证。

【训练用品】

抗休克裤 1 条、附件 1 个、脚踏气泵 1 个、监护仪 1 台。

【操作步骤】

1. 评估病人血压、脉搏、呼吸、意识等情况。

2. 意识清醒者向病人说明穿抗休克裤的目的，取得病人的合作。

3. 准备用物，根据病人体重体型选择抗休克裤型号，检查抗休克裤是否完好。

4. 携带用物至病人床旁并再次核对病人信息。

5. 协助病人将外裤、鞋袜脱掉，只保留贴身内衣。

6. 协助病人取侧卧位，打开抗休克裤，垫于病人身后齐腰水平的床垫上，翻转病人，卧于抗休克裤上，将腹部片和双下肢片分别包裹腹部和双下肢。上缘必须达到剑突水平，以便充气发挥其作用，下缘可连脚踝。

7. 用脚踏器泵或高压气源充气，先充双下肢气囊，再充腹部气囊，观察压力值。通常情况下压力达到 20 ~ 40 mmHg 即可。

8. 充好气后观察病人的休克改善状况，若病情好转，可拆下抗休克裤。

9. 撤除抗休克裤前，仍保留输液通道，在血压监护下缓慢放气。先从腹部气囊缓慢放气，再从双下肢气囊缓慢放气。

10. 整理床单元，告知病人注意事项，询问病人需要。

11. 记录停止使用时间和病人一般情况。

【注意事项】

1. 使用前应详细记录病人的生命体征。

2. 抗休克裤的穿着应正确，充气压力部位不可超过肋弓，以免呼吸受限。

3. 严密监测抗休克裤囊内气压的变化。长时间使用时，每隔 4 h 适当降低充气压。

4. 注意观察病人的下肢末梢循环，如发现异常，应及时处理。

技能 12　输液泵与注射泵的应用技术

【训练目标】

1. 掌握输液泵与注射泵的操作步骤与参数设定。

2. 熟悉操作注意事项与保养消毒。

3. 了解输液泵与注射泵装置。

【训练用品】

输液泵（或注射泵）1 台、专用输液器 1 个（或 50 ml 和 20 ml 注射器 1 支）、输液架 1 个、治疗盘（内盛：输液用物 1 套）、药液 1 瓶（或 1 袋）、一次性输液针头 1 根、护理模拟人（或静脉臂）1 个。

【操作步骤】

1. 评估病人注射部位的皮肤及血管情况。

2. 向病人说明使用输液泵（或注射泵）目的，取得其同意和合作。

3. 洗手，戴口罩，准备物品。包括：静脉输液或者静脉注射的配药和准备。

（1）核对输液液体准确无误后，启开输液瓶盖中间部分，常规消毒，检查专用输液器完好无损、无污染后，开启专用输液器外包装，插入输液瓶中，待用。

（2）选定注射泵专用注射器（50 ml 或 20 ml），抽取输注药液后，排气待用。

（3）用 20 ml 无菌注射器抽取生理盐水 10 ~ 20 ml，并连接一次性输液针头待用。

4. 脱去口罩。携带用物至病人床旁，核对床号、姓名等。

5. 协助病人取舒适卧位。

6. 稳妥放置输液泵(或注射泵),接通电源,打开电源开关。

7. 用手消毒液消毒双手,戴口罩。

8. 输液泵操作

(1) 将配置好的液体挂在输液架上,排净输液器内的空气。检查无气泡后,关闭专用输液器上的调节开关。

(2) 打开泵门,将专用输液泵管部分装入管道槽内。

(3) 关闭泵门,再查输液泵管内有无气体。

(4) 将滴数监测传感器夹在墨菲滴管上,固定好。

(5) 按照医嘱,在输液泵上设定输液速度和预订输液量。

(6) 用带有输液针头的注射器做静脉穿刺,建立静脉通道,然后将输液管前端与输液针头连接,启动输液键,开始输液。

9. 注射泵操作

(1) 检查专用注射器内无气泡后,放专用注射器于注射泵的注射器固定槽中。

(2) 拉出固定杆,旋转方向,使注射器针筒卡于其中。

(3) 注射泵自检,自动识别注射器,按注射器确认按键,确认注射器型号及规格。

(4) 设置给药速度和给药量。

(5) 静脉穿刺。穿刺成功后将静脉针连接到注射器上。

(6) 按启动键开始药液输注。

10. 整理床单元,询问病人需求,告知病人注意事项。

11. 密切观察、做好记录。

【注意事项】

1. 正确设定输液速度及其他必需参数,防止设定错误延误治疗。

2. 随时查看输液泵(或注射泵)的工作状态,及时排除报警和故障,防止液体输入失控。

3. 注意观察穿刺部位皮肤情况,防止发生液体外渗,若出现外渗及时给予相应处理。

4. 正在使用输液泵时,若需打开泵门,无论排气泡、更换导管或撤离输液泵等,务必先将输液导管调节夹夹好,严防输液失控。

5. 每次更换液体应重新设置输液程序。

6. 通常情况下,输液管和注射器应当每 24 h 更换 1 次。

7. 慎用快进键或清洗键,防止出现药物反应。

技能 13　心电监测技术

【训练目标】

1. 掌握心电监测的操作步骤及报警阈值设定。

2. 熟悉心电监测的注意事项。

3. 了解心电监测仪的装置及保养方法。

【训练用品】

心电监测仪 1 台、导联线 1 套、随弃式电极片 3 ~ 5 个、治疗盘(内盛:75% 乙醇 1 瓶、棉球适量、弯盘 1 个)、必要时准备接线板 1 个、松节油 1 瓶。

【操作步骤】

1. 评估病人的心率及脉搏情况,并向病人说明心电监测目的,取得其同意和合作。

2. 洗手、准备物品及监测仪。

3. 携带用物至病人床旁,核对床号、姓名等。

4. 协助病人取平卧位或半卧位,保持身体于舒适状态,松解衣扣。

5. 将监测仪安放于合适的位置,接上导联线,打开电源开关,并调试监测仪。

6. 在病人胸前选择电极片的安放部位。五线导联放置的位置——白色:右锁骨下外侧;黑色:左锁骨下外侧;红色:左锁骨中线下方第 6 ~ 7 肋间;绿色:右锁骨中线下方第 6 ~ 7 肋间;棕色:胸骨右缘第 4 肋间。

7. 用 75% 乙醇棉球清洁安放导联部位的皮肤。

8. 将随弃式电极片扣于导联线上,退去电极片上的保护纸,按导联上的颜色分别粘贴在病人的皮肤上。

9. 调试仪器,选择合适导联,调整波形大小使其清晰可见,设定报警阈值。

10. 协助病人取舒适体位,整理床单元,询问需要,告知注意事项。

11. 观察监测仪上的数据,及时做记录。

12. 监测仪撤除时,首先核对医嘱,病人姓名、床号。然后关机,取下导联。最后清洁病人皮肤,协助其取舒适体位。

【注意事项】

1. 注意监测仪显示,及时排除干扰和电极接触不良等问题。

2. 定时回顾心电监测情况,做必要的记录。

3. 正确设定报警阈值,不能关闭报警。

4. 电极片安放位置准确,告知病人不得随意移动或摘除。

技能 14　生命体征监测技术

【训练目标】

1. 掌握生命体征监测的操作步骤及报警阈值设定。

2. 熟悉生命体征监测注意事项。

3. 了解监测仪装置。

【训练用品】

床边监测仪 1 台、血压袖带 1 件、SpO_2 传感器 1 个、体温探头 1 个、呼吸频率传感器 1 个(或者心电图监测导联 3 ~ 5 个)、治疗盘(内盛:75% 乙醇棉球 4 ~ 5 个、胶布 1 卷)、必要时准备接线板 1 个、松节油 1 瓶。

【操作步骤】

1. 向病人说明生命体征监测的方法、目的,取得病人的同意和合作。

2. 评估病人血压、脉搏、呼吸以及局部皮肤和指(趾)甲情况。

3. 洗手、准备物品。

4. 携带用物至病人床旁,核对床号、姓名。

5. 协助病人取平卧位或半卧位,保持身体于舒适状态,松解衣扣。

6. 将监测仪放置于合适的位置,接上传感器(包括:血压传感器、呼吸传感器、体温传感器、S_pO_2 传感器),打开电源开关,调试监测仪。

7. 测血压。选择上臂合适的部位,绑扎血压袖带,松紧要合适。设定测量间隔时间及报警阈值,按测量键测量血压。

8. 测血氧饱和度。清洁病人指(趾)甲或耳郭皮肤,将血氧饱和度传感器正确安放于病人手指、足趾或者耳郭处,使其光源透过局部组织,保证接触良好。然后根据病人病情调整波幅及报警界限。

9. 测体温。将体温探头置于病人直肠内,成人送入深度为 6 ~ 10 cm,小儿送入的深度为 3 cm,可测定病人中心体温。或者将体温探头置于病人外周皮肤上,测定病人外周体温。将体温探头固定妥善,调整报警阈值。

10. 测呼吸

(1) 阻抗法　将心电监测的导联线连接到病人胸部,连接方法同心电监测。调试报警阈值。

(2) 热敏电阻法　将热敏电阻安放在病人嘴或鼻的附近,调试报警阈值。

11. 整理床单元,询问需要,告知注意事项。

12. 观察监测仪上的数据,及时做记录。

13. 记录监测项目、时间、测值以及病人情况。

14. 监测仪撤除时,首先核对医嘱,病人姓名、床号。然后关机,取下各种传感器,取出体温探头。最后清洁病人皮肤和肛门,协助其取舒适体位。

【注意事项】

1. 注意监测仪显示,及时排除干扰和电极接触不良等问题。

2. 定时回顾监测情况,做必要的记录。

3. 正确设定报警阈值,不能关闭报警。

4. 电极片、血压袖带、血氧饱和度传感器安放位置准确。告知病人不得随意移动或摘除。

5. 下列情况可以影响监测结果:① 病人发生休克、体温过低、使用血管活性药物及贫血等。② 周围环境光照太强、电磁干扰及涂抹指甲油等可以影响血氧饱和度监测结果。

6. 注意为病人保暖,病人体温过低时,采取保暖措施。

7. 观察病人局部皮肤及指(趾)甲情况,定时更换血氧饱和度传感器位置。

技能 15　床边心电图的检查技术

【训练目标】

1. 掌握心电图导联安放的部位和方法。

2. 熟悉床边心电图检查的操作步骤。

3. 了解心电图机的结构和保养。

【训练用品】

心电图机 1 台、导联线 1 套、心电图纸 1 卷、75% 乙醇 1 瓶、棉签 1 包、污物桶 1 个。

【操作步骤】

1. 向病人说明做心电图的目的，取得病人合作。

2. 评估病人四肢及胸前区皮肤是否完好，30 min 内有无剧烈运动。

3. 洗手、准备物品。如心电图机、75% 乙醇棉球、心电图纸等。安装心电图纸。

4. 携带用物至病人床旁，核对床号、姓名。

5. 将心电图机接上电源，开机，通常心电图机处于默认状态，必要时再调试。

6. 协助病人取平卧位，四肢平放、肌肉放松，嘱咐病人平静呼吸，身体不要移动。

7. 暴露病人两手腕与双下肢内侧，松解衣扣。

8. 在肢体导联的金属片上涂抹 75% 乙醇。

9. 安置肢体导联。右上肢为“红色”，左上肢为“黄色”，左下肢为“绿色”，右下肢为“黑色”。

10. 安置胸导联。连接方法：V_1 位于胸骨右缘第 4 肋间；V_2 位于胸骨左缘第 4 肋间；V_3 位于 V_2 与 V_4 连线的中点；V_4 位于左侧锁骨中线的第 5 肋间；V_5 位于左侧腋前线的第 5 肋间；V_6 位于左侧腋中线的第 5 肋间。

11. 启动走纸键，自动走纸，至走纸结束。

12. 如果某些导联上波形的电压较大影响描记，或者波形的电压较小影响辨认，可调试定标电压至 0.5 mv 或者 2 mv，并选择相应导联，启动走纸键，重新描记。

13. 撤除导联，整理床单元，询问病人的情况和需求，告知注意事项。

14. 整理用物、洗手。

15. 阅读或书写心电图报告。

【注意事项】

1. 心电图检查前，病人不应剧烈运动、饱餐、饮茶、喝酒、吃冷饮或吸烟。

2. 女性病人注意遮挡，消除其紧张心理。

3. 嘱咐病人全身放松，平静呼吸且勿移动肢体。

技能 16　中心静脉压测量技术

【训练目标】

1. 掌握中心静脉压的测量步骤；正确使用“三通”。

2. 熟悉中心静脉压测量的注意事项。

3. 了解中心静脉压测压装置。

【训练用品】

中心静脉压测量管 1 个、“三通”2 个、输液器 1 付、治疗巾 1 块、5 ml 注射器 1 支、无菌生理盐水 50 ml、输液用液体 100 ml、测量用心脏模型 1 个。

【操作步骤】

1. 向病人说明测压目的，取得其同意和合作。

2. 评估病人意识、血压、尿量等情况。

3. 洗手、准备物品。

4. 携带用物至病人床旁，核对床号、姓名等。

5. 协助病人取仰卧位。

6. 确定病人右心房的体表位置，并将其与测压管上的零刻度放在同一水平面上。

7. 用手消毒液消毒双手，戴口罩。

8. 打开无菌治疗巾，暴露测压装置的三通连接部位。

9. 预充测压管。向测压管内注入无菌生理盐水，超过前一次测量值的 2 cmH_2O，并关闭注射器。

10. 关闭输液器。将静脉导管与测压管连通。观察测压管内液体平面的上升和回落情况，待液体平面稳定后，平视读数。

11. 开启输液器，关闭静脉导管与测压管的通道。

12. 检查装置的各接头是否衔接紧，盖好无菌治疗巾。

13. 整理床单元，询问病人需求，告知病人注意事项，尤其是嘱病人在活动肢体时要保证测压装置的安全。

14. 记录测定结果，并进行结果分析。

【注意事项】

1. 在整个测量过程中应严格执行无菌操作原则。

2. 各接头要衔接紧密，防止松脱。

3. 预充测压管时速度不可太快，避免液体从测压管的顶端溢出。

技能 17 动脉血压直接测量技术

【训练目标】

1. 正确进行桡动脉置管。

2. 熟悉桡动脉置管的方法和桡动脉侧支循环检查方法。

3. 了解直接动脉血压测量装置。了解置管的禁忌证。

【训练用品】

置管手臂模型 1 个、床边监测仪 1 台、医用压力传感器 1 个、三通管 1 个、加压输液器 1 付、肝素生理盐水 100 ml、带有套管的穿刺针 1 个、注射器 1 支、1% 碘伏 1 瓶、棉签 1 包、透明粘贴 1 块、敷料 2 ~ 3 块、绷带 1 卷、弯盘 1 个。

【操作步骤】

1. 向病人说明测压目的，取得其同意和合作。

2. 评估病人的意识、血压、外周循环、置管侧肢体的动脉搏动等情况。

3. 选择置管动脉。若选用桡动脉置管，需做桡动脉侧支循环实验(Allen 实验)。方法：病人置管侧上肢抬高，操作者同时按压病人桡动脉和尺动脉，嘱病人做握拳和松拳交替动作。然后让病人放下上肢，松开拳头，伸展手指，打开手掌。操作者放松对尺动脉的按压，观察手掌供血情况。若病人手掌的颜色在 5 s 内由苍白色转为红色，提示侧支循环良好。

4. 洗手、准备物品。

5. 携带用物至病人床旁，核对床号、姓名等。

6. 安放监测仪,连接压力传感器等测压装置,并启动监测仪。

7. 协助病人取仰卧位,手臂稍外展,手腕背曲。

8. 用手消毒液消毒双手,戴口罩。

9. 常规皮肤消毒,消毒范围为 8 cm×15 cm,戴无菌手套,铺孔巾。

10. 触摸桡动脉搏动,用 0.5% ~1% 的普鲁卡因做皮肤局部麻醉,用适宜型号的套管穿刺针,在动脉搏动最明显处进针,穿刺动脉。进针时,针头与皮肤的夹角为 15°~30°。

11. 见回血,减小进针角度,继续推进 1~2 mm,固定针芯,向前推送外套管至血管深部,轻压外套管上端,同时退出穿刺针芯。

12. 将外套管尾端与延长管、压力传感器和监测仪连接。

13. 用透明粘贴封盖穿刺部位,妥善固定导管,用弹力绷带包扎。

14. 调试监测仪器的显示状态。

15. 调试零点。将压力传感器与心脏放在同一水平面,阻断压力传感器与动脉导管的联系,并让压力传感器与大气相通。启动监测仪上调零开关,自动调节,调节完毕,将压力传感器与大气隔断,再与动脉导管相通。

16. 记录置管时间、测量结果、肢体供血情况。

17. 整理床单元,告知病人注意事项。

【注意事项】

1. 在整个操作过程中应严格执行无菌操作原则。

2. 装置的各个接头要衔接紧密,防止松脱。

3. “三通”开关的位置一定要正确放置,以免出现漏血。

4. 若怀疑导管堵塞,严禁冲洗。

技能 18 动脉血气分析采血技术

【训练目标】

1. 掌握动脉血气分析采血技术的操作步骤。

2. 熟悉动脉血气分析采血技术的注意事项。

3. 了解动脉血气分析血标本的送检方法。

【训练用品】

专用动脉采血针 1 套、一次性无菌手套 1 副、一次性治疗巾 1 块、弯盘 1 个、碘伏 1 瓶、棉签 1 包、脉枕 1 个、动脉血气分析条形码标签 1 个。

【操作步骤】

1. 向病人说明目的和意义,取得病人的合作。

2. 评估病人采血处肢体的循环和皮肤情况。

3. 洗手,准备动脉穿刺用物及其他用物。

4. 携带用物至病人床旁,核对床号、姓名等。

5. 协助病人取舒适卧位,垫脉枕于穿刺部位下方,暴露采血部位。

6. 用手消毒液消毒双手,戴口罩。

7. 皮肤消毒至少 8 cm,待干。

8. 铺无菌治疗巾。检查动脉采血针并剪开开口端,检查专用针头并撕开开口端,密封针套放在治疗巾上。

9. 戴无菌手套。右手持采血针针筒顶端将其取出,不可触及除顶端以外的部分,然后用左手大拇指和示指夹住,右手取下乳头上的保护接头,接上专用针头。保证左手示指和中指无菌。

10. 取一根干棉签夹在左手小拇指和环指上,再次核对。

11. 取下针帽,左手示指和中指摸桡动脉搏动,右手持针沿动脉走向在搏动最强处以适当的角度进针,见回血后停住,动脉会将血液顶入针筒内,采血 1 ml。

12. 取到所需血量后左手用棉签按住穿刺点,右手拔针,嘱病人及家属协助正确按压穿刺点。

13. 立即将针头插入密封针套内,用手掌来回搓动标本,使之与抗凝剂混匀。

14. 再次核对,标本无误后,贴条形码于采血针上,立即送检。

15. 按压穿刺部位 5 ~ 10 min 至无出血。

16. 撤去治疗巾、脉枕,脱下手套。

17. 协助病人取舒适的卧位,整理床单位。询问病人的需要。告知注意事项。

18. 洗手,脱口罩,做好记录。

【注意事项】

1. 在整个测量过程中应严格执行无菌操作原则。

2. 按压穿刺部位至不出血为止。

3. 若病人采血前饮热水、洗澡、运动,为避免影响检查结果,需要休息 30 min 后再取血。

4. 做血气分析时注射器内勿有空气,以免影响结果。凝血功能差的病人应延长按压时间,至少按压 10 min。

技能 19　颅内压监测技术

【训练目标】

1. 掌握颅内压监测技术的操作步骤。

2. 熟悉颅内压监测技术的注意事项。

3. 了解颅内压监测的装置,了解颅内压监测技术的适应证。

【训练用品】

ICP 监护仪 1 台、脑室穿刺包 1 套、脑室引流瓶 1 个、压力传感器 1 个、脑室引流管 1 根、三通管 1 个、无菌纱布 2 ~3 块、碘伏 1 瓶、无菌手套 1 副、20 ml 注射器 1 个、5 ml 注射器 1 个、头部模型 1 个、利多卡因 1 支、500 ml 生理盐水 1 瓶。

【操作步骤】

1. 向病人说明监测目的,取得病人同意和合作。

2. 评估病人生命体征,意识及肢体活动情况。

3. 洗手,准备监测仪和其他物品。

4. 携带用物至病人床旁，核对床号、姓名等。

5. 协助病人正确摆放体位，暴露穿刺部位。

6. 用手消毒液消毒双手，戴口罩。

7. 协助医生皮肤消毒，铺治疗巾。护士固定病人头部，医生行脑室穿刺。

8. 穿刺成功后，护士将压力传感器、脑室引流管、脑室引流瓶与三通管相连接，在连接处以无菌纱布包好。

9. 调节监测仪，选择测压项目。

10. 协助病人平卧位，以两侧耳孔连线的水平线为零点进行校零，并固定。

11. 调节三通开关使脑脊液引流管与压力监测管相通，在监测仪上读取数据。监测毕，调节三通开关使脑脊液引流管与引流瓶相通，保持引流通畅。

12. 恰当固定引流瓶，保证引流管顶点在零点以上 15 ~ 20 cm。

13. 协助病人取舒适的卧位，整理床单位，告知注意事项。

14. 洗手，脱口罩，记录。

【注意事项】

1. 密切观察病人生命体征，意识，瞳孔及肢体活动的变化，对躁动病人适当加以约束或给予镇静药，防治脱管或非计划性拔管，保证安全。

2. 妥善固定好脑室引流管和压力传感器，适当限制病人头部活动，勿使引流管弯曲、折叠、受压或传感器探头脱出。

3. 保持脑室引流管通畅，引流瓶应放置高于侧脑室 15 ~ 20 cm 水平，以维持正常颅内压。

4. 密切观察颅内压的数据变化，定时校正零点，及时准确记录各项数据。

5. 保持监测系统引流装置的密闭性，避免漏液，并且严格执行无菌技术操作，各管路接头要用无菌纱布包裹，病人头下铺垫无菌巾，保持清洁。

6. 颅内压监测一般 5 ~ 7 d，如超过 7 d，则应更换部位重新安装，预防颅内感染。

附录Ⅱ　技能考核评分标准

1.【经口气管插管技术】考核评分标准

评价内容	分值	实施要点	完成情况	评分标准	评分等级				主要问题
					Ⅰ	Ⅱ	Ⅲ	Ⅳ	
操作前评估和准备	15分	护士着装	很规范、较规范、规范、不规范	2分	2	1.6	1.2	0.8	
		判断病人的呼吸状况(一听,二看,三感觉),时间不少于5 s,不超过10 s	正确、基本正确、时间错误、方法错误	2分	2	1.6	1.2	0.8	
		评估病人气道和口腔情况,取出活动义齿	完全正确、基本正确、不正确、不会评估	3分	3	2.4	1.8	1.2	
		准备气管插管用物	齐全、缺1项、缺2项、缺3项以上	5分	5	4	3	2	
		将用物摆放于治疗盘和治疗车上	很合理、较合理、合理、不合理	3分	3	2.4	1.8	1.2	
操作步骤	70分	洗手、戴口罩	完全正确、基本正确、不正确、有缺项	5分	5	4	3	2	
		携带用物至病人旁,核对床号、姓名等	正确、基本正确、方法错误、核对不完全	2分	2	1.6	1.2	0.8	
		取仰卧位,保持口、咽、气管位于一条轴线	完全正确、正确、基本正确、不正确	5分	5	4	3	2	
		用吸痰器吸净病人口、鼻、咽部的分泌物	完全正确、正确、基本正确、不正确	5分	5	4	3	2	
		左手持喉镜,右手分开病人的口腔,从病人的右侧口角放入喉镜,并向前、向左侧移动至会厌的腹面	完全正确、正确、基本正确、不正确	10分	10	8	6	4	

续表

评价内容	分值	实施要点	完成情况	评分标准	评分等级				主要问题
					Ⅰ	Ⅱ	Ⅲ	Ⅳ	
操作步骤	70 分	暴露声门,不能以病人的门齿作为支点	完全正确、正确、基本正确、不正确	8 分	8	6.4	4.8	3.2	
		右手持气管插管导管的尾端插入,进入声门 1 cm 后拔出导管芯,继续插入至合适深度	完全正确、正确、基本正确、不正确	10 分	10	8	6	4	
		检查导管是否在气管内	完全正确、正确、基本正确、不正确	5 分	5	4	3	2	
		放入牙垫,退出喉镜	完全正确、正确、基本正确、不正确	5 分	5	4	3	2	
		固定气管插管	妥善固定、固定不牢、固定方法错误、不会固定	5 分	5	4	3	2	
		再次检查导管位置	完全正确、正确、基本正确、不正确	5 分	5	4	3	2	
		给气囊充气	充气量合适、充气量少、充气量多、不会充气	3 分	3	2.4	1.8	1.2	
		连接呼吸机	妥善连接、连接、连接错误、不会连接	2 分	2	1.6	1.2	0.8	
总体评价	10 分	无菌观念的强弱	较强、一般、较差、没有无菌观念	5 分	5	4	3	2	
		过程清晰状况、动作协调情况	很清晰协调、较清晰协调、一般、较差	3 分	3	2.4	1.8	1.2	
		操作过程中态度情况	很认真、认真、一般、较差	2 分	2	1.6	1.2	0.8	
理论提问	5 分	问题回答的正确率	全对、大部分对、大部分错、完全不对	5 分	5	4	3	2	
总分	100 分			100 分	100%	80%	60%	40%	
实际得分									

2.【经人工气道吸痰技术】考核评分标准

评价内容	分值	实施要点	完成情况	评分标准	评分等级				主要问题
					Ⅰ	Ⅱ	Ⅲ	Ⅳ	
操作前评估和准备	15分	护士着装	很规范、较规范、规范、不规范	2分	2	1.6	1.2	0.8	
		评估病人人工气道的通畅情况，做好解释工作	完全正确、基本正确、不正确、不会评估	2分	2	1.6	1.2	0.8	
		携带负压吸引装置至病人床旁，并正确连接，确认其性能完好	完全正确、基本正确、不正确、不会安装	3分	3	2.4	1.8	1.2	
		洗手、准备吸痰用物	齐全、缺1项、缺2项、缺3项以上	5分	5	4	3	2	
		将用物摆放于治疗盘和治疗车上	很合理、较合理、合理、不合理	3分	3	2.4	1.8	1.2	
操作步骤	70分	携带用物至病人旁，再次核对床号、姓名等	正确、基本正确、方法错误、核对不完全	2分	2	1.6	1.2	0.8	
		给纯氧5min	完全正确、正确、基本正确、不正确	3分	3	2.4	1.8	1.2	
		戴口罩、消毒手	完全正确、基本正确、不正确、只完成1项	5分	5	4	3	2	
		撕开吸痰管外包装开口，揭开无菌盘上的治疗巾	完全正确、基本正确、有污染、不正确	5分	5	4	3	2	
		戴无菌手套，铺放无菌治疗巾于床头靠近呼吸机的一侧	完全正确、基本正确、有污染、不正确	6分	6	4.8	3.6	2.4	
		右手抽出吸痰管，缠绕在手中，左手持负压管，将吸痰管根部与负压管相连	完全正确、基本正确、有污染、不正确	10分	10	8	6	4	
		左手打开负压吸引装置开关，调节压力	完全正确、正确、基本正确、不正确	6分	6	4.8	3.6	2.4	

续表

评价内容	分值	实施要点	完成情况	评分标准	评分等级				主要问题
					Ⅰ	Ⅱ	Ⅲ	Ⅳ	
操作步骤	70分	左手分离呼吸机与气管导管，并将呼吸机管道接口放在无菌治疗巾上	完全正确、正确、基本正确、不正确	6分	6	4.8	3.6	2.4	
		左手反折吸痰管根部，右手迅速送吸痰管进入病人气道深处，打开反折部，边上提边旋转吸痰管，约15 s完成，连接呼吸机与气管导管	完全正确、基本正确、有污染、不正确	10分	10	8	6	4	
		若痰液黏稠，一次未吸干净，需要行第二次吸痰，可用生理盐水冲洗吸痰管后再次吸痰	完全正确、基本正确、有污染、不正确	6分	6	4.8	3.6	2.4	
		吸净口腔和鼻腔内痰液	完全正确、正确、基本正确、不正确	5分	5	4	3	2	
		观察呼吸机的参数，整理床单元，记录吸痰情况	较好完成、完成、完成不好、未全部完成	6分	6	4.8	3.6	2.4	
总体评价	10分	无菌观念的强弱	较强、一般、较差、没有无菌观念	5分	5	4	3	2	
		过程清晰状况、动作协调情况	很清晰协调、较清晰协调、一般、较差	3分	3	2.4	1.8	1.2	
		操作过程中态度情况	很认真、认真、一般、较差	2分	2	1.6	1.2	0.8	
理论提问	5分	问题回答的正确率	全对、大部分对、大部分错、完全不对	5分	5	4	3	2	
总分	100分			100分	100%	80%	60%	40%	
实际得分									

3.【现场徒手心肺复苏技术】考核评分标准

评价内容	分值	实施要点	完成情况	评分标准	评分等级				主要问题
					Ⅰ	Ⅱ	Ⅲ	Ⅳ	
操作前评估和准备	15 分	护士着装	很规范、较规范、规范、不规范	3 分	3	2.4	1.8	1.2	
		准备用物	齐全、缺 1 项、缺 2 项、缺 3 项以上	6 分	6	4.8	3.6	2.4	
		将用物摆放于治疗盘和治疗车上	很合理、较合理、合理、不合理	3 分	3	2.4	1.8	1.2	
		评估环境是否安全	完全正确、正确、基本正确、不正确	3 分	3	2.4	1.8	1.2	
操作步骤	70 分	判断意识，轻拍伤病员双肩并大声呼唤伤病员	完全正确、基本正确、声音过小、不正确	5 分	5	4	3	2	
		快速检查伤病员有无呼吸	完全正确、正确、基本正确、不正确	5 分	5	4	3	2	
		判断伤病员颈动脉搏动，10s 内完成	完全正确、正确、基本正确、不正确	5 分	5	4	3	2	
		确定为心脏骤停后，向周围大声呼救，并记住此刻的时间	完全正确、基本正确、声音过小、未计时间	3 分	3	2.4	1.8	1.2	
		将伤病员仰卧于硬板床或地面上，肢体伸直靠近躯体，解开衣服，松解领口、裤带，暴露胸腹部	较好完成、完成、完成不好、未全部完成	5 分	5	4	3	2	
		确定胸外心脏按压的部位，按压 30 次	完全正确、正确、基本正确、不正确	10 分	10	8	6	4	
		清除口鼻腔异物，以仰头举颏法开放气道	完全正确、正确、基本正确、不正确	6 分	6	4.8	3.6	2.4	

续表

评价内容	分值	实施要点	完成情况	评分标准	评分等级				主要问题
					Ⅰ	Ⅱ	Ⅲ	Ⅳ	
操作步骤	70分	行口对口人工呼吸2次，每次吹气1 s。吹气时捏闭鼻孔，伤病员排气时松开鼻孔	完全正确、正确、基本正确、不正确	10分	10	8	6	4	
		以按压与人工呼吸之比（30∶2）为一个循环，连续5个循环为1组，连续做5组	完全正确、正确、基本正确、不正确	6分	6	4.8	3.6	2.4	
		每完成1组，需要检查呼吸和脉搏1次	完全正确、正确、基本正确、不正确	5分	5	4	3	2	
		伤病员呼吸、脉搏恢复后，继续观察瞳孔、皮肤黏膜的颜色、血压等情况	完全正确、正确、基本正确、不正确	5分	5	4	3	2	
		整理用物，记录抢救成功的时间，并报告"抢救成功，进入后续处理"	完全正确、正确、基本正确、不正确	5分	5	4	3	2	
总体评价	10分	按压和吹气的方法	全正确、按压正确、吹气正确、都不正确	5分	5	4	3	2	
		过程清晰状况、动作协调情况	很清晰协调、较清晰协调、一般、差	3分	3	2.4	1.8	1.2	
		操作过程中态度情况	很认真、较认真、一般、差	2分	2	1.6	1.2	0.8	
理论提问	5分	问题回答的正确率	全对、大部分对、部分对、完全不对	5分	5	4	3	2	
总分	100分			100分	100%	80%	60%	40%	
实际得分									

4.【心脏电复律技术】考核评分标准

评价内容	分值	实施要点	完成情况	评分标准	评分等级 Ⅰ	Ⅱ	Ⅲ	Ⅳ	主要问题
操作前评估和准备	15分	护士着装	很规范、较规范、规范、不规范	2分	2	1.6	1.2	0.8	
		准备用物，携带至病人床旁，核对床号、姓名等	齐全、缺1项、缺2项、缺3项以上	5分	5	4	3	2	
		评估病人意识、颈动脉搏动、呼吸情况	完全正确、正确、基本正确、不正确	3分	3	2.4	1.8	1.2	
		评估病人口腔有无活动义齿，并取出	完全正确、正确、基本正确、不正确	3分	3	2.4	1.8	1.2	
		评估病人是否佩戴金属饰物，并取下	完全正确、正确、基本正确、不正确	2分	2	1.6	1.2	0.8	
操作步骤	70分	病人取仰卧位，头偏向一侧	完全正确、正确、基本正确、不正确	5分	5	4	3	2	
		接地线、电源和心电图导联	正确、基本正确、有缺项、方法错误	5分	5	4	3	2	
		打开除颤器电源开关	完全正确、正确、基本正确、不正确	2分	2	1.6	1.2	0.8	
		观察病人心电图情况	完全正确、正确、基本正确、不正确	5分	5	4	3	2	
		选择复律方式	完全正确、基本正确、选错、不会选择	6分	6	4.8	3.6	2.4	
		在电极板上涂抹导电膏或者浸湿纱布套	完全正确、基本正确、不正确、出现滴水情况	6分	6	4.8	3.6	2.4	

续表

评价内容	分值	实施要点	完成情况	评分标准	评分等级 Ⅰ	Ⅱ	Ⅲ	Ⅳ	主要问题
操作步骤	70分	给除颤器充电到要求的能量值	充电到位、充电不到位、电能量选择错误、不会充电	3分	3	2.4	1.8	1.2	
		将电极板平放于病人胸壁正确的位置，并压紧	完全正确、基本正确、不正确、不平紧	10分	10	8	6	4	
		环视周围人群，并发出“放电”提示	完全正确、基本正确、声音小、视而不见	5分	5	4	3	2	
		在确认无人接触病人和病床时，双手同时按压电极板手柄上的放电开关，至病人搐动停止	完全正确、正确、基本正确、不正确	5分	5	4	3	2	
		提起电极板，观察病人心律恢复情况	完全正确、正确、基本正确、不正确	5分	5	4	3	2	
		病人心律恢复正常，将电极板放回除颤器	完全正确、正确、基本正确、不正确	5分	5	4	3	2	
		继续观察病情，并向病人解释，消除其紧张心理	完全正确、正确、基本正确、不正确	5分	5	4	3	2	
		整理用物，记录	完全正确、正确、基本正确、不正确	3分	3	2.4	1.8	1.2	
总体评价	10分	操作步骤的顺序有无颠倒，技术是否娴熟	无颠倒娴熟、无颠倒不娴熟、有颠倒娴熟、有颠倒不娴熟	5分	5	4	3	2	
		过程清晰状况、动作协调情况	很清晰协调、较清晰协调、一般、较差	3分	3	2.4	1.8	1.2	
		操作过程中态度情况	很认真、认真、一般、较差	2分	2	1.6	1.2	0.8	
理论提问	5分	问题回答的正确率	全对、大部分对、大部分错、完全不对	5分	5	4	3	2	
总分	100分			100分	100%	80%	60%	40%	
实际得分									

5.【PICC 置管技术】考核评分标准

评价内容	分值	实施要点	完成情况	评分标准	评分等级				主要问题
					Ⅰ	Ⅱ	Ⅲ	Ⅳ	
操作前评估和准备	15 分	护士着装	很规范、较规范、规范、不规范	2 分	2	1.6	1.2	0.8	
		向病人说明置管目的，取得病人同意和合作	简洁易懂、沟通充分、沟通不够、沟通中有错误	2 分	2	1.6	1.2	0.8	
		评估病人状况，选择插管血管，用医用标记笔做好标记	完全正确、基本正确、不正确、有缺项	3 分	3	2.4	1.8	1.2	
		洗手，准备用物	齐全、缺 1 项、缺 2 项、缺 3 项以上	5 分	5	4	3	2	
		将用物摆放于治疗盘和治疗车上	很合理、较合理、合理、不合理	3 分	3	2.4	1.8	1.2	
操作步骤	70 分	携带用物至病人床旁，核对床号、姓名等	正确、基本正确、方法错误、核对不完全	2 分	2	1.6	1.2	0.8	
		协助病人取仰卧位，手臂侧举呈 90°	正确舒适、正确、基本正确、不正确	5 分	5	4	3	2	
		测量导管置入长度	定位准确、基本准确、定位不准确、定位错误	5 分	5	4	3	2	
		在手臂下方铺放无菌治疗巾，并放置止血带	完全正确、基本正确、不正确、有缺项	5 分	5	4	3	2	
		戴口罩和无菌手套。75% 乙醇 3 次，碘伏 3 次消毒皮肤，消毒范围 10 cm × 20 cm	完全正确、基本正确、有污染、消毒范围不正确	8 分	8	6.4	4.8	3.2	
		更换无菌手套，铺孔巾	无污染、基本无污染、有污染、污染明显	5 分	5	4	3	2	

续表

评价内容	分值	实施要点	完成情况	评分标准	评分等级				主要问题
					Ⅰ	Ⅱ	Ⅲ	Ⅳ	
操作步骤	70分	打开 PICC 专用包，用无菌生理盐水冲洗专用物品的内部和外部	完全正确、基本正确、有漏项、有污染	10分	10	8	6	4	
		扎紧止血带。用穿刺针穿刺静脉，边推穿刺针边抽回血，见回血后减小角度继续推进，固定针芯，推送外套管，松开止血带，轻压套管上端，退出穿刺针芯	完全正确、基本正确、有污染、不正确	10分	10	8	6	4	
		从套管内置入静脉导管，当导管置入至预定长度时用注射器抽回血，确认导管通畅后退出套管，取出导丝，导管尾部与输液器相连	完全正确、基本正确、有污染、不正确	10分	10	8	6	4	
		透明粘贴封盖穿刺部位，盖无菌敷料，弹力绷带包扎，妥善固定导管	妥善固定、固定、固定不正确、不会固定	5分	5	4	3	2	
		清理用物，整理床单元，记录置导时间，询问病人情况，嘱病人相关事宜	完全正确、基本正确、有漏项、不正确	5分	5	4	3	2	
总体评价	10分	无菌观念的强弱	较强、一般、较差、没有无菌观念	5分	5	4	3	2	
		过程清晰状况、动作协调情况	很清晰协调、较清晰协调、一般、较差	3分	3	2.4	1.8	1.2	
		操作过程中态度情况	很认真、认真、一般、较差	2分	2	1.6	1.2	0.8	
理论提问	5分	问题回答的正确率	全对、大部分对、大部分错、完全不对	5分	5	4	3	2	
总分	100分			100分	100%	80%	60%	40%	
实际得分									

6.【呼吸机的安装与调试技术】考核评分标准

评价内容	分值	实施要点	完成情况	评分标准	评分等级				主要问题
					Ⅰ	Ⅱ	Ⅲ	Ⅳ	
操作前评估和准备	15分	护士着装	很规范、较规范、规范、不规范	2分	2	1.6	1.2	0.8	
		评估呼吸机的结构、性能和类型	正确、基本正确、有缺项、方法错误	5分	5	4	3	2	
		准备用物	齐全、缺1项、缺2项、缺3项以上	2分	2	1.6	1.2	0.8	
		将用物摆放于治疗车上	很合理、较合理、合理、不合理	3分	3	2.4	1.8	1.2	
		擦去呼吸机上的浮灰	干净、基本干净、不干净、有遗漏部位	3分	3	2.4	1.8	1.2	
操作步骤	70分	洗手	完全正确、基本正确、方法错误、步骤不全	2分	2	1.6	1.2	0.8	
		在加热湿化瓶内加入注射用水至最高水位线	较好完成、完成、量不够、水质不符合要求	5分	5	4	3	2	
		盖严瓶盖，将其安装到呼吸机相应的部位	较好完成、完成、封闭不良、安装错误	5分	5	4	3	2	
		将第一段送气管道的一端连在呼吸机吸气口上，另一端连接到加热湿化瓶的进气口上	完全正确、基本正确、连接不紧、不正确	8分	8	6.4	4.8	3.2	
		将第二段送气管道的一端连接到加热湿化瓶的排气口上，另一端接上积水盒，积水盒与第三段送气管道连接	完全正确、基本正确、连接不紧、不正确	8分	8	6.4	4.8	3.2	
		将第一段排气管道的一端与呼吸机的呼气口连接，另一端与积水盒连接，再将第二段排气管连接在积水盒上	完全正确、基本正确、连接不紧、不正确	8分	8	6.4	4.8	3.2	

续表

评价内容	分值	实施要点	完成情况	评分标准	评分等级				主要问题
					Ⅰ	Ⅱ	Ⅲ	Ⅳ	
操作步骤	70分	将第三段送气管道的末端和第二段排气管道的末端连接"Y"形接口，再连接人工肺	完全正确、基本正确、连接不紧、不正确	7分	7	5.6	4.2	2.8	
		安装感受器等其他部件	完全正确、基本正确、连接不紧、不正确	7分	7	5.6	4.2	2.8	
		接电源和氧气，打开开关。检查呼吸机排气孔是否通畅	完全正确、基本正确、不正确、未检查	5分	5	4	3	2	
		调节通气参数。设定通气模式	完全正确、部分正确、未设定完全、多项参数错误	10分	10	8	6	4	
		观察人工肺膨胀的程度，判断送气的效果	完全正确、基本正确、不正确、通气模式错误	5分	5	4	3	2	
总体评价	100分	爱护呼吸机的程度	较爱护、一般、无爱护意识、不爱护	5分	5	4	3	2	
		过程清晰状况、动作协调情况	很清晰协调、较清晰协调、一般、较差	3分	3	2.4	1.8	1.2	
		操作过程中态度情况	很认真、认真、一般、较差	2分	2	1.6	1.2	0.8	
理论提问	5分	问题回答的正确率	全对、大部分对、大部分错、完全不对	5分	5	4	3	2	
总分	100分			100分	100%	80%	60%	40%	
实际得分									

7.【洗胃技术】考核评分标准

评价内容	分值	实施要点	完成情况	评分标准	评分等级				主要问题
					Ⅰ	Ⅱ	Ⅲ	Ⅳ	
操作前评估和准备	15分	护士着装	很规范、较规范、规范、不规范	1分	1	0.8	0.6	0.4	
		向病人说明洗胃目的，取得病人同意和合作	简洁易懂、沟通充分、沟通不够、沟通中有错	2分	2	1.6	1.2	0.8	
		评估病人的意识状况、生命体征、毒物类型、中毒时间、中毒深度等	正确、基本正确、有缺项、方法错误	5分	5	4	3	2	
		洗手、准备用物。并检查机器的性能	齐全、缺1项、缺2项、缺3项以上	5分	5	4	3	2	
		将物品摆放于治疗盘中，并放于治疗车上	很合理、较合理、合理、不合理	2分	2	1.6	1.2	0.8	
操作步骤	70分	携带用物至病人床旁，核对病人信息，戴口罩	正确、基本正确、方法错误、核对不完全	4分	4	3.2	2.4	1.6	
		将洗胃机通电，正确调试	完全正确、正确、基本正确、不正确	4分	4	3.2	2.4	1.6	
		协助病人取正确体位，如有活动义齿应取下	完全正确、正确、基本正确、不正确	2分	2	1.6	1.2	0.8	
		用卷尺测定胃管插入的深度	完全正确、正确、基本正确、不正确	4分	4	3.2	2.4	1.6	
		围橡胶围裙于病人胸前或铺放治疗巾	完全正确、正确、基本正确、不正确	2分	2	1.6	1.2	0.8	
		消毒手、戴手套	完全正确、正确、基本正确、不正确	5分	5	4	3	2	
		润滑胃管，嘱病人张嘴，一手用纱布托住胃管，一手持胃管前端经病人口腔插入，嘱病人吞咽的同时，将胃管推入胃内	完全正确、正确、基本正确、不正确	10分	10	8	6	4	

续表

评价内容	分值	实施要点	完成情况	评分标准	评分等级				主要问题
					Ⅰ	Ⅱ	Ⅲ	Ⅳ	
操作步骤	70 分	确定胃管在胃内。妥善固定胃管，用注射器抽胃液送检	完全正确、正确、基本正确、不正确	5 分	5	4	3	2	
		将 3 根橡胶管分别和洗胃机的药管、胃管和污水管口连接，将药管的另一端放入盛洗胃液桶内，污水管另一端放入污水桶内，胃管的一端和患者的洗胃管连接，调节药量流速	完全正确、正确、基本正确、不正确	10 分	10	8	6	4	
		启动洗胃机，先吸出胃内容物，再自动冲洗，直至洗出液澄清无味为止	完全正确、正确、基本正确、不正确	5 分	5	4	3	2	
		洗胃完，注入对抗剂或导泻剂，反折拔出胃管	完全正确、正确、基本正确、不正确	5 分	5	4	3	2	
		给病人漱口，擦脸，整理用物	较好完成、完成、完成不好、未全部完成	4 分	4	3.2	2.4	1.6	
		清洗洗胃机	完全正确、正确、清洗不干净、不会清洗	6 分	6	4.8	3.6	2.4	
		记录洗胃液的量，洗出液的颜色、气味、量以及病人的一般情况	正确记录、记录不全、缺项多、记录错误	4 分	4	3.2	2.4	1.6	
总体评价	10 分	整个过程中对病人的关注情况	经常关注、一般、关注不多、很少关注	5 分	5	4	3	2	
		过程清晰状况、动作协调情况	很清晰协调、较清晰协调、一般、差	3 分	3	2.4	1.8	1.2	
		操作过程中态度情况	很认真、较认真、一般、差	2 分	2	1.6	1.2	0.8	
理论提问	5 分	问题回答的正确率	全对、大部分对、部分对、完全不对	5 分	5	4	3	2	
总分	100 分			100 分	100%	80%	60%	40%	
实际得分									

8.【胸腔闭式引流技术】考核评分标准

评价内容	分值	实施要点	完成情况	评分标准	评分等级				主要问题
					Ⅰ	Ⅱ	Ⅲ	Ⅳ	
操作前评估和准备	15分	护士着装	很规范、较规范、规范、不规范	2分	2	1.6	1.2	0.8	
		向病人解释操作目的，取得病人的同意和合作	简洁易懂、沟通充分、沟通不够、未沟通	2分	2	1.6	1.2	0.8	
		评估病人病情、意识、引流液的性状等情况	正确、基本正确、不正确、不会评估	3分	3	2.4	1.8	1.2	
		洗手、戴口罩。准备引流瓶及其他用物。检查引流装置密封良好，标记密封瓶水位及日期	齐全、缺1项、缺2项、缺3项以上	5分	5	4	3	2	
		将物品摆放于治疗盘中，并放于治疗车上	很合理、较合理、合理、不合理	3分	3	2.4	1.8	1.2	
操作步骤	70分	携带用物至病人床旁，核对床号、姓名等	正确、基本正确、方法错误、核对不完全	3分	3	2.4	1.8	1.2	
		协助病人取舒适位，病情允许时取半坐卧位	正确舒适、基本正确、不正确、缺乏舒适	3分	3	2.4	1.8	1.2	
		两手挤压胸管上端检查是否通畅，用两把带有防护套的止血钳交叉夹闭胸管上端	正确、基本正确、不正确、未夹闭	6分	6	4.8	3.6	2.4	
		胸管与引流管衔接处下方铺治疗巾，放置弯盘于治疗巾右下角，戴无菌手套	完全正确、基本正确、有污染、污染明显	6分	6	4.8	3.6	2.4	
		消毒棉签旋转消毒胸管与引流管衔接口两次	完全正确、基本正确、有污染、未消毒	6分	6	4.8	3.6	2.4	

续表

评价内容	分值	实施要点	完成情况	评分标准	评分等级 Ⅰ	Ⅱ	Ⅲ	Ⅳ	主要问题
操作步骤	70 分	两手旋转分离引流管，左手固定胸管，右手将旧引流管盘旋放置在引流瓶上，取新引流管与胸管紧密相连	完全正确、基本正确、有污染、污染明显	10 分	10	8	6	4	
		检查新的引流装置密封是否完好	完全正确、基本正确、不正确、未检查	6 分	6	4.8	3.6	2.4	
		置引流瓶低于胸腔 60 ~ 100 cm 的安全位置	完全正确、正确、基本正确、不正确	6 分	6	4.8	3.6	2.4	
		松开两把止血钳，观察引流是否通畅、水柱有无波动，并妥善固定引流管	完全正确、基本正确、有漏项、不正确	6 分	6	4.8	3.6	2.4	
		观察引流液的性质、量及患者反应，嘱病人深呼吸或咳嗽，使水柱波动在 4 ~ 6 cm 范围	完全正确、基本正确、有漏项、不正确	6 分	6	4.8	3.6	2.4	
		再次核对病人，脱手套，分类处理用物	完全正确、基本正确、有漏项、不正确	4 分	4	3.2	2.4	1.6	
		整理床单位并告知病人注意事项	较好完成、完成、完成不好、未全部完成	4 分	4	3.2	2.4	1.6	
		洗手、脱口罩，做好记录	较好完成、完成、完成不好、未全部完成	4 分	4	3.2	2.4	1.6	
总体评价	10 分	无菌观念的强弱	较强、一般、较差、没有无菌观念	5 分	5	4	3	2	
		过程清晰状况、动作协调情况	很清晰协调、较清晰协调、一般、差	3 分	3	2.4	1.8	1.2	
		操作过程中态度情况	很认真、较认真、一般、差	2 分	2	1.6	1.2	0.8	
理论提问	5 分	问题回答的正确率	全对、大部分对、部分对、完全不对	5 分	5	4	3	2	
总分	100 分			100 分	100%	80%	60%	40%	
实际得分									

9.【创伤急救技术】考核评分标准

评价内容	分值	实施要点	完成情况	评分标准	评分等级 Ⅰ	Ⅱ	Ⅲ	Ⅳ	主要问题
操作前评估和准备	15 分	护士着装	很规范、较规范、规范、不规范	2 分	2	1.6	1.2	0.8	
		接到急救电话，问清事故地点和大概伤情	完全正确、正确、基本正确、不正确	2 分	2	1.6	1.2	0.8	
		准备止血、包扎、固定、搬运等急救物品	齐全、缺 1 项、缺 2 项、缺 3 项以上	3 分	3	2.4	1.8	1.2	
		携带用物至事故现场	完全正确、正确、基本正确、不正确	5 分	5	4	3	2	
		快速评估伤员伤情、意识、生命体征	完全正确、正确、基本正确、不正确	3 分	3	2.4	1.8	1.2	
操作步骤	70 分	向伤员说明目的，取得伤员同意和合作	简洁易懂、沟通充分、沟通不够、未沟通	5 分	5	4	3	2	
		根据病情协助伤员取正确体位	完全正确、基本正确、正确、不正确	5 分	5	4	3	2	
		四肢大动脉出血时，先用棉垫、纱布、毛巾或衣物等作为衬垫物缠绕肢体，再用充气止血带、橡皮止血带或无弹性止血带扎在伤口的上方	完全正确、正确、基本正确、不正确	10 分	10	8	6	4	
		在绑扎止血带处做上标记，注明扎止血带的时间，每隔 0.5～1 h 松解一次	完全正确、正确、基本正确、不正确	6 分	6	4.8	3.6	2.4	
		头部出血时，放敷料于出血局部，将三角巾底边中点放于前额，底边经耳上向后拉致脑后，压紧顶角，再交叉绕至前额打结，将枕后顶角向上反折，嵌入底边	完全正确、正确、基本正确、不正确	12 分	12	9.6	7.2	4.8	

续表

评价内容	分值	实施要点	完成情况	评分标准	评分等级				主要问题
					Ⅰ	Ⅱ	Ⅲ	Ⅳ	
操作步骤	70分	前臂骨折固定时,选择长度超过前臂肘关节至腕关节的两块夹板	完全正确、正确、基本正确、不正确	6分	6	4.8	3.6	2.4	
		伤肢肘关节屈曲90°,拇指向上。两夹板分别置前臂掌侧和背侧,用绷带固定,最后用大悬臂带将上肢悬吊于胸前。观察捆绑的松紧度	完全正确、正确、基本正确、不正确	10分	10	8	6	4	
		3人搬运法。3人站在伤员的同一侧,1人托颈肩部和背部;1人托伤员的腰部和臀部;1人托伤员的大腿和小腿。由1人发令,3人同时抬起,并同时将伤员向搬运者胸前翻转	完全正确、正确、基本正确、不正确	10分	10	8	6	4	
		告知伤员家属注意事项,并做好相关记录	较好完成、完成、完成不好、未全部完成	6分	6	4.8	3.6	2.4	
总体评价	10分	整个过程中对病人的关注情况	经常关注、一般、关注不多、很少关注	5分	5	4	3	2	
		过程清晰状况、动作协调情况	很清晰协调、较清晰协调、一般、差	3分	3	2.4	1.8	1.2	
		操作过程中态度情况	很认真、较认真、一般、差	2分	2	1.6	1.2	0.8	
理论提问	5分	问题回答的正确率	全对、大部分对、部分对、完全不对	5分	5	4	3	2	
总分	100分			100分	100%	80%	60%	40%	
实际得分									

10.【血液净化技术】考核评分标准

评价内容	分值	实施要点	完成情况	评分标准	评分等级				主要问题
					Ⅰ	Ⅱ	Ⅲ	Ⅳ	
操作前评估和准备	15分	护士着装	很规范、较规范、规范、不规范	2分	2	1.6	1.2	0.8	
		向病人说明目的，取得病人同意和合作	简洁易懂、沟通充分、沟通不够、未沟通	2分	2	1.6	1.2	0.8	
		评估病人是否具备血液净化的适应证，有无禁忌证	完全正确、正确、基本正确、不正确	3分	3	2.4	1.8	1.2	
		洗手，准备血液净化的仪器与物品	齐全、缺1项、缺2项、缺3项以上	5分	5	4	3	2	
		将物品摆放于治疗盘中，并放于治疗车上	很合理、较合理、合理、不合理	3分	3	2.4	1.8	1.2	
操作步骤	70分	携用物到病人床旁，核对床号、姓名等	完全正确、基本正确、方法错误、核对不完全	3分	3	2.4	1.8	1.2	
		协助病人取舒适卧位	很舒适、舒适、不舒适、很不舒适	3分	3	2.4	1.8	1.2	
		检查仪器的功能及透析器、血滤器或灌流器的外包装	完全正确、基本正确、方法错误、未检查	6分	6	4.8	3.6	2.4	
		紧密连接血液净化装置、血泵与管道	完全正确、基本正确、连接不紧、不正确	6分	6	4.8	3.6	2.4	
		用肝素盐水进行系统冲洗与排气	完全正确、基本正确、有污染、不正确	6分	6	4.8	3.6	2.4	
		消毒手、戴口罩	完全正确、基本正确、方法错误、步骤不全	5分	5	4	3	2	
		按照动、静脉穿刺置管方法进行置管	方法正确并成功、方法基本正确并成功、方法正确不成功、方法不正确且不成功	3分	3	2.4	1.8	1.2	

续表

评价内容	分值	实施要点	完成情况	评分标准	评分等级 Ⅰ	Ⅱ	Ⅲ	Ⅳ	主要问题
操作步骤	70分	连接动静脉导管与管道系统，安放肝素液注射器，开始血液净化	完全正确、基本正确、有污染、不正确	6分	6	4.8	3.6	2.4	
		净化过程中要观察病人的血压、脉搏等情况	完全正确、基本正确、有污染、不正确	5分	5	4	3	2	
		血液净化治疗结束前通过生理盐水将体外循环的血液回输病人体内	完全正确、基本正确、有污染、不正确	6分	6	4.8	3.6	2.4	
		拔除动、静脉导管，局部压迫止血至无出血	完全正确、基本正确、按压时间不够、不正确	6分	6	4.8	3.6	2.4	
		整理床单元，协助病人取舒适体位	较好完成、完成、完成不好、未全部完成	4分	4	3.2	2.4	1.6	
		告知注意事项，询问病人需求	较好完成、完成、完成不好、未全部完成	4分	4	3.2	2.4	1.6	
		记录血液净化的时间、超滤量、肝素用量等	较好完成、完成、完成不好、未全部完成	5分	5	4	3	2	
		处理管道和用物	较好完成、完成、完成不好、未全部完成	2分	2	1.6	1.2	0.8	
总体评价	10分	无菌观念的强弱	较强、一般、较差、没有无菌观念	5分	5	4	3	2	
		过程清晰状况、动作协调情况	很清晰协调、较清晰协调、一般、差	3分	3	2.4	1.8	1.2	
		操作过程中态度情况	很认真、较认真、一般、差	2分	2	1.6	1.2	0.8	
理论提问	5分	问题回答的正确率	全对、大部分对、部分对、完全不对	5分	5	4	3	2	
总分	100分			100分	100%	80%	60%	40%	
实际得分									

11.【抗休克裤的应用技术】考核评分标准

评价内容	分值	实施要点	完成情况	评分标准	评分等级				主要问题
					Ⅰ	Ⅱ	Ⅲ	Ⅳ	
操作前评估和准备	15分	护士着装	很规范、较规范、规范、不规范	2分	2	1.6	1.2	0.8	
		评估病人血压、脉搏、呼吸、意识等情况	正确、基本正确、有缺项、方法错误	2分	2	1.6	1.2	0.8	
		意识清醒者向病人说明穿抗休克裤的目的，取得病人的合作	简洁易懂、沟通充分、沟通不够、未沟通	3分	3	2.4	1.8	1.2	
		选择抗休克裤型号，检查抗休克裤是否完好	正确、基本正确、有缺项、方法错误	5分	5	4	3	2	
		将物品摆放于治疗盘中，并放于治疗车上	很合理、较合理、合理、不合理	3分	3	2.4	1.8	1.2	
操作步骤	70分	携带用物至病人床旁，核对床号、姓名等	正确、基本正确、方法错误、核对不完全	2分	2	1.6	1.2	0.8	
		协助病人将外裤、鞋袜脱掉，保留贴身内衣	完全正确、正确、基本正确、不正确	5分	5	4	3	2	
		协助病人取侧卧位	完全正确、正确、基本正确、不正确	5分	5	4	3	2	
		打开抗休克裤，垫于病人身后齐腰水平的床垫上，翻转病人，卧于抗休克裤上，将腹部片和双下肢片分别包裹腹部和双下肢	完全正确、正确、基本正确、不正确	10分	10	8	6	4	
		抗休克裤充气。先充双下肢气囊，再充腹部气囊	完全正确、正确、顺序错误、不会充气	10分	10	8	6	4	

续表

评价内容	分值	实施要点	完成情况	评分标准	评分等级				主要问题
					Ⅰ	Ⅱ	Ⅲ	Ⅳ	
操作步骤	70分	观察压力表充气到20～40 mmHg	完全正确、正确、充气不够、充气过度	8分	8	6.4	4.8	3.2	
		观察病人休克改善情况，并做记录	完全正确、正确、基本正确、不正确	5分	5	4	3	2	
		病情好转，撤除抗休克裤时，先从腹部气囊缓慢放气，再从双下肢气囊缓慢放气	完全正确、正确、基本正确、不正确	10分	10	8	6	4	
		退去抗休克裤	完全正确、正确、基本正确、不正确	5分	5	4	3	2	
		整理床单元，告知病人注意事项，询问需要	较好完成、完成、完成不好、未全部完成	5分	5	4	3	2	
		记录停止使用时间和病人一般情况	正确记录、记录不全、缺项多、记录错误	5分	5	4	3	2	
总体评价	10分	整个过程中对病人的关注情况	经常关注、一般、关注不多、很少关注	5分	5	4	3	2	
		过程清晰状况、动作协调情况	很清晰协调、较清晰协调、一般、差	3分	3	2.4	1.8	1.2	
		操作过程中态度情况	很认真、较认真、一般、差	2分	2	1.6	1.2	0.8	
理论提问	5分	问题回答的正确率	全对、大部分对、部分对、完全不对	5分	5	4	3	2	
总分	100分			100分	100%	80%	60%	40%	
实际得分									

12.【输液泵或注射泵的应用技术】考核评分标准

评价内容	分值	实施要点	完成情况	评分标准	评分等级 Ⅰ	Ⅱ	Ⅲ	Ⅳ	主要问题
操作前评估和准备	15分	护士着装	很规范、较规范、规范、不规范	2分	2	1.6	1.2	0.8	
		评估病人的注射部位的皮肤及血管情况	完全正确、正确、基本正确、不正确	2分	2	1.6	1.2	0.8	
		向病人说明目的，取得病人同意和合作	简洁易懂、沟通充分、沟通不够、未沟通	3分	3	2.4	1.8	1.2	
		洗手、戴口罩。准备输液泵或注射泵。准备药品以及输液用物品	齐全、缺1项、缺2项、缺3项以上	5分	5	4	3	2	
		将物品摆放于治疗盘中，并放于治疗车上	很合理、较合理、合理、不合理	3分	3	2.4	1.8	1.2	
操作步骤	70分	脱口罩。携带用物至病人床旁，核对病人信息	正确、基本正确、方法错误、核对不完全	3分	3	2.4	1.8	1.2	
		协助病人取舒适卧位	很舒适、舒适、不舒适、很不舒适	2分	2	1.6	1.2	0.8	
		稳妥放置输液泵（或注射泵）	完全正确、正确、基本正确、不正确	3分	3	2.4	1.8	1.2	
		接通电源，打开电源开关	完全正确、基本正确、不正确、未调试	2分	2	1.6	1.2	0.8	
		消毒手，戴口罩	完全正确、基本正确、方法错误、步骤不全	5分	5	4	3	2	
		输液泵：将配置好的液体挂在输液架上，排净空气	完全正确、基本正确、有污染、不正确	6分	6	4.8	3.6	2.4	
		输液泵：检查输液器无气泡后关闭输液器调节器	完全正确、基本正确、排气不干净、未排气	6分	6	4.8	3.6	2.4	
		输液泵：开泵门，将输液器泵管部分装入管道槽内	完全正确、基本正确、装入不完全、装入错误	8分	8	6.4	4.8	3.2	
		输液泵：关闭泵门，再次检查输液管内有无气体	完全正确、基本正确、检查不仔细、未检查	3分	3	2.4	1.8	1.2	

续表

评价内容	分值	实施要点		完成情况	评分标准	评分等级				主要问题
						Ⅰ	Ⅱ	Ⅲ	Ⅳ	
操作步骤	70分	或者注射泵	将专用注射器放在固定槽中	完全正确、正确、基本正确、不正确	3分	3	2.4	1.8	1.2	
			拉出固定杆，旋转方向，使注射器针筒卡于其中	完全正确、正确、基本正确、不正确	2分	2	1.6	1.2	0.8	
		将滴数监测传感器夹在墨非滴管上，固定好		完全正确、基本正确、固定不牢、未固定	6分	6	4.8	3.6	2.4	
		遵医嘱设定输液速度和预订输液量		完全正确、基本正确、设定错误、不会设定	8分	8	6.4	4.8	3.2	
		建立静脉通道，并将输液管前端与静脉通道连接，启动输液键		完全正确、基本正确、有污染、不会连接	8分	8	6.4	4.8	3.2	
		整理床单元，询问病人需求，告知病人注意事项		较好完成、完成、完成不好、未全部完成	5分	5	4	3	2	
		密切观察、做好记录		较好完成、完成、完成不好、未全部完成	5分	5	4	3	2	
总体评价	10分	无菌操作观念方面		较强、一般、较差、没有无菌观念	5分	5	4	3	2	
		过程清晰状况、动作协调情况		很清晰协调、较清晰协调、一般、差	3分	3	2.4	1.8	1.2	
		操作过程中态度情况		很认真、较认真、一般、差	2分	2	1.6	1.2	0.8	
理论提问	5分	问题回答的正确率		全对、大部分对、部分对、完全不对	5分	5	4	3	2	
总分	100分				100分	100%	80%	60%	40%	
实际得分										

13.【心电监测技术】考核评分标准

评价内容	分值	实施要点	完成情况	评分标准	评分等级 Ⅰ	Ⅱ	Ⅲ	Ⅳ	主要问题
操作前评估和准备	15分	护士着装	很规范、较规范、规范、不规范	2分	2	1.6	1.2	0.8	
		评估病人心率和脉搏情况	完全正确、正确、基本正确、不正确	2分	2	1.6	1.2	0.8	
		向病人说明监测目的,取得病人同意和合作	简洁易懂、沟通充分、沟通不够、未沟通	3分	3	2.4	1.8	1.2	
		洗手,准备监测仪和其他物品	齐全、缺1项、缺2项、缺3项以上	5分	5	4	3	2	
		将物品摆放于治疗车上	很合理、较合理、合理、不合理	3分	3	2.4	1.8	1.2	
操作步骤	70分	携带用物至病人床旁,核对床号、姓名等	完全正确、基本正确、方法错误、核对不完全	4分	4	3.2	2.4	1.6	
		协助病人取平卧位或半卧位,保持身体于舒适状态,松解衣扣	完全正确、基本正确、不正确、缺乏舒适	5分	5	4	3	2	
		将监护仪安放于合适的位置。接上导联线,打开电源开关,并调试监测仪	完全正确、基本正确、不正确、未调试	3分	3	2.4	1.8	1.2	
		用75%乙醇棉球清洁安放导联部位的皮肤	完全正确、基本正确、不正确、未做清洁	8分	8	6.4	4.8	3.2	
		将随弃式电极片扣于导联线上,退去电极片上的保护纸,按导联上的颜色分别粘贴在病人的皮肤上	完全正确、基本正确、不正确、完全不正确	15分	15	12	9	6	
		调试仪器。选择合适导联,调整波形大小使其清晰可见,设定报警阈值	完全正确、基本正确、调试不清、不会调试	10分	10	8	6	4	

续表

评价内容	分值	实施要点	完成情况	评分标准	评分等级				主要问题
					Ⅰ	Ⅱ	Ⅲ	Ⅳ	
操作步骤	70分	协助病人取舒适体位，整理床单位，告知注意事项	较好完成、完成、完成不好、未全部完成	5分	5	4	3	2	
		观察监护仪上的数据，及时做记录	较好完成、完成、完成不好、未全部完成	5分	5	4	3	2	
		监护仪撤除时，首先核对医嘱、病人姓名、床号；然后关机，取下导联	正确、基本正确、有缺项无顺序颠倒、有缺项且顺序颠倒	10分	10	8	6	4	
		清洁病人皮肤，协助病人取舒适体位	完全正确、基本正确、不正确、完全不正确	5分	5	4	3	2	
总体评价	10分	仪器调试和图像清晰情况	较好完成、完成、完成不好、无图像出现	5分	5	4	3	2	
		过程清晰状况、动作协调情况	很清晰协调、较清晰协调、一般、差	3分	3	2.4	1.8	1.2	
		操作过程中态度情况	很认真、较认真、一般、差	2分	2	1.6	1.2	0.8	
理论提问	5分	问题回答的正确率	全对、大部分对、部分对、完全不对	5分	5	4	3	2	
总分	100分			100分	100%	80%	60%	40%	
实际得分									

14.【生命体征监测技术】考核评分标准

评价内容	分值	实施要点	完成情况	评分标准	评分等级				主要问题
					Ⅰ	Ⅱ	Ⅲ	Ⅳ	
操作前评估和准备	15分	护士着装	很规范、较规范、规范、不规范	2分	2	1.6	1.2	0.8	
		向病人说明监测目的，取得病人同意和合作	简洁易懂、沟通充分、沟通不够、未沟通	3分	3	2.4	1.8	1.2	
		评估病人的意识、呼吸、脉搏等情况	完全正确、正确、基本正确、不正确	2分	2	1.6	1.2	0.8	
		洗手、准备监测仪和其他物品	齐全、缺1项、缺2项、缺3项以上	5分	5	4	3	2	
		将物品摆放于治疗车上	很合理、较合理、合理、不合理	3分	3	2.4	1.8	1.2	
操作步骤	70分	携带用物至病人床旁，再次核对床号、姓名等	完全正确、基本正确、方法错误、核对不完全	2分	2	1.6	1.2	0.8	
		协助病人取平卧位或半卧位，松解衣扣	完全正确、基本正确、不正确、缺乏舒适	2分	2	1.6	1.2	0.8	
		将监测仪放置于合适的位置，接上传感器，打开电源开关，调试监测仪	完全正确、基本正确、不正确、完全不正确	8分	8	6.4	4.8	3.2	
		选择上臂正确的部位，绑好血压袖带	完全正确、基本正确、不正确、完全不正确	8分	8	6.4	4.8	3.2	
		设定测量间隔时间及报警阈值，按测量键测量血压	设定合理、设定较合理、设定不合理、未设定	6分	6	4.8	3.6	2.4	
		清洁病人指（趾）甲或耳郭皮肤	较好完成、完成、完成不好、未做清洁	6分	6	4.8	3.6	2.4	

续表

评价内容	分值	实施要点	完成情况	评分标准	评分等级				主要问题
					Ⅰ	Ⅱ	Ⅲ	Ⅳ	
操作步骤	70分	将血氧饱和度传感器正确安放于病人手指、足趾或者耳郭处，保证接触良好，并根据病人病情调整波幅及报警界限	完全正确、基本正确、接触不良、无图像出现	8分	8	6.4	4.8	3.2	
		将体温探头置于病人直肠内或外周皮肤上，胶布固定，调整报警阈值	完全正确、基本正确、不正确、完全不正确	8分	8	6.4	4.8	3.2	
		安放呼吸传感器，调试报警阈值	完全正确、基本正确、不正确、完全不正确	4分	4	3.2	2.4	1.6	
		整理床单位，协助病人取舒适体位，告知注意事项	较好完成、完成、完成不好、未全部完成	5分	5	4	3	2	
		观察监测仪上的数据，及时做记录	较好完成、完成、完成不好、未全部完成	5分	5	4	3	2	
		监测仪撤除时，先核对医嘱、病人姓名、床号，再关机。取下导联、传感器、体温探头；最后清洁病人皮肤/肛门	正确、基本正确、有缺项无顺序颠倒、有缺项且顺序颠倒	8分	8	6.4	4.8	3.2	
总体评价	10分	仪器调试和图像清晰情况	较好完成、完成、完成不好、无图像出现	5分	5	4	3	2	
		过程清晰状况、动作协调情况	很清晰协调、较清晰协调、一般、差	3分	3	2.4	1.8	1.2	
		操作过程中态度情况	很认真、较认真、一般、差	2分	2	1.6	1.2	0.8	
理论提问	5分	问题回答的正确率	全对、大部分对、部分对、完全不对	5分	5	4	3	2	
总分	100分			100分	100%	80%	60%	40%	
实际得分									

15.【床边心电图的检查技术】考核评分标准

评价内容	分值	实施要点	完成情况	评分标准	评分等级 Ⅰ	Ⅱ	Ⅲ	Ⅳ	主要问题
操作前评估和准备	15分	护士着装	很规范、较规范、规范、不规范	2分	2	1.6	1.2	0.8	
		向病人说明做心电图的目的，取得病人合作	简洁易懂、沟通充分、沟通不够、未沟通	2分	2	1.6	1.2	0.8	
		评估患者四肢及胸前区皮肤是否完好，30 min内有无剧烈运动	正确、基本正确、评估不完全、未评估	3分	3	2.4	1.8	1.2	
		洗手、准备物品。如心电图机、75%乙醇棉球、心电图纸等。安装心电图纸	齐全、缺1项、缺2项、缺3项以上	5分	5	4	3	2	
		将物品摆放于治疗车上	很合理、较合理、合理、不合理	3分	3	2.4	1.8	1.2	
操作步骤	70分	携带用物至病人床旁，核对床号、姓名等	正确、基本正确、方法错误、核对不完全	2分	2	1.6	1.2	0.8	
		将心电图机接上电源，开机，并调试心电图机	完全正确、正确、基本正确、不正确	3分	3	2.4	1.8	1.2	
		协助病人取平卧位，四肢平放、肌肉放松，嘱咐病人平静呼吸，身体不要移动	完全正确、正确、基本正确、不正确	8分	8	6.4	4.8	3.2	
		暴露病人两手腕与双下肢内侧，解松衣扣	较好完成、完成、完成不好、未全部完成	5分	5	4	3	2	
		在肢体导联的金属片上涂抹75%乙醇	完全正确、正确、基本正确、不正确	8分	8	6.4	4.8	3.2	
		安置肢体导联。右上肢为“红色”，左上肢为“黄色”，左下肢为“绿色”，右下肢为“黑色”	完全正确、错两个、错三个、完全不正确	10分	10	8	6	4	

续表

评价内容	分值	实施要点	完成情况	评分标准	评分等级				主要问题
					Ⅰ	Ⅱ	Ⅲ	Ⅳ	
操作步骤	70 分	安置胸导联。连接方法：V_1 位于胸骨右缘第 4 肋间；V_2 位于胸骨左缘第 4 肋间；V_3 位于 V_2 与 V_4 连线的中点；V_4 位于左侧锁骨中线的第 5 肋间；V_5 位于左侧腋前线的第 5 肋间；V_6 位于左侧腋中线的第 5 肋间	完全正确、正确、基本正确、不正确	10 分	10	8	6	4	
		选择走纸速度 25 mm/s、定准电压 1 mV	正确、基本正确、不正确、不会选择	5 分	5	4	3	2	
		启动走纸开关，自动走纸，至走纸结束	完全正确、正确、基本正确、不正确	5 分	5	4	3	2	
		撤除导联，整理床单元，询问病人情况和需求	较好完成、完成、完成不好、未全部完成	5 分	5	4	3	2	
		整理用物、洗手	完全正确、正确、基本正确、不正确	4 分	4	3.2	2.4	1.6	
		阅读或书写心电图报告	完全正确、正确、基本正确、不正确	5 分	5	4	3	2	
总体评价	10 分	做出的心电图质量情况	质量较好、一般、质量不太好、质量差	5 分	5	4	3	2	
		过程清晰状况、动作协调情况	很清晰协调、较清晰协调、一般、差	3 分	3	2.4	1.8	1.2	
		操作过程中态度情况	很认真、较认真、一般、差	2 分	2	1.6	1.2	0.8	
理论提问	5 分	问题回答的正确率	全对、大部分对、部分对、完全不对	5 分	5	4	3	2	
总分	100 分			100 分	100%	80%	60%	40%	
实际得分									

16.【中心静脉压测量技术】考核评分标准

评价内容	分值	实施要点	完成情况	评分标准	评分等级				主要问题
					Ⅰ	Ⅱ	Ⅲ	Ⅳ	
操作前评估和准备	15 分	护士着装	很规范、较规范、规范、不规范	2 分	2	1.6	1.2	0.8	
		向病人说明测压目的，取得病人同意和合作	简洁易懂、沟通充分、沟通不够、未沟通	2 分	2	1.6	1.2	0.8	
		评估病人意识、血压、尿量等情况	完全正确、基本正确、评估不完全、不正确	3 分	3	2.4	1.8	1.2	
		洗手，准备用物	齐全、缺 1 项、缺 2 项、缺 3 项以上	5 分	5	4	3	2	
		将用物摆放于治疗盘和治疗车上	很合理、较合理、合理、不合理	3 分	3	2.4	1.8	1.2	
操作步骤	70 分	携带用物至病人床旁，核对床号、姓名等	完全正确、基本正确、不正确、核对不完全	5 分	5	4	3	2	
		协助病人取仰卧位	方法正确、方法基本正确、方法不正确、体位错误	2 分	2	1.6	1.2	0.8	
		确定病人右心房的体表位置，并将其与测压管上的零刻度放在同一水平面上	方法完全正确、方法基本正确、方法不正确、不在同一水平面	8 分	8	6.4	4.8	3.2	
		消毒手，戴口罩	完全正确、基本正确、方法错误、步骤不全	5 分	5	4	3	2	
		打开无菌治疗巾，暴露测压装置的三通连接处	完全正确、基本正确、有污染、不正确	2 分	2	1.6	1.2	0.8	
		向测压管内注入无菌的生理盐水，超过前一次测量值的 2 cmH_2O，并关闭注射器	完全正确、基本正确、有污染、不正确	8 分	8	6.4	4.8	3.2	
		关闭输液器，将静脉导管与测压管相通	完全正确、基本正确、有污染、不正确	5 分	5	4	3	2	

续表

评价内容	分值	实施要点	完成情况	评分标准	评分等级				主要问题
					Ⅰ	Ⅱ	Ⅲ	Ⅳ	
操作步骤	70分	观察测压管内液体平面的上升和回落情况	完全正确、基本正确、有污染、不正确	5分	5	4	3	2	
		液体平面稳定后，平视下读数	完全正确、基本正确、有污染、不正确	5分	5	4	3	2	
		开启输液器，关闭静脉导管与测压管的通道	完全正确、基本正确、有污染、不正确	8分	8	6.4	4.8	3.2	
		检查装置各接头是否衔接紧，盖好无菌治疗巾	完全正确、基本正确、有污染、不正确	2分	2	1.6	1.2	0.8	
		整理床单元，询问病人情况和需求	较好完成、完成、完成不好、未全部完成	5分	5	4	3	2	
		告知病人注意事项	较好完成、完成、完成不好、未全部完成	5分	5	4	3	2	
		记录测定结果，并进行结果分析	较好完成、完成、完成不好、未全部完成	5分	5	4	3	2	
总体评价	10分	无菌观念的强弱	较强、一般、较差、没有无菌观念	5分	5	4	3	2	
		过程清晰状况、动作协调情况	很清晰协调、较清晰协调、一般、较差	3分	3	2.4	1.8	1.2	
		操作过程中态度情况	很认真、认真、一般、较差	2分	2	1.6	1.2	0.8	
理论提问	5分	问题回答的正确率	全对、大部分对、大部分错、完全不对	5分	5	4	3	2	
总分	100分			100分	100%	80%	60%	40%	
实际得分									

17.【动脉血压直接测量技术】考核评分标准

评价内容	分值	实施要点	完成情况	评分标准	评分等级 Ⅰ	Ⅱ	Ⅲ	Ⅳ	主要问题
操作前评估和准备	15分	护士着装	很规范、较规范、规范、不规范	2分	2	1.6	1.2	0.8	
		向病人说明目的和意义，取得病人的合作	简洁易懂、沟通充分、沟通不够、沟通中有错误	2分	2	1.6	1.2	0.8	
		评估病人置管侧肢体的动脉搏动情况，做Allen实验	完全正确、基本正确、方法错误、结果错误	3分	3	2.4	1.8	1.2	
		洗手，准备动脉穿刺用物以及监测用物	齐全、缺1项、缺2项、缺3项以上	5分	5	4	3	2	
		将用物摆放于治疗盘和治疗车上	很合理、较合理、合理、不合理	3分	3	2.4	1.8	1.2	
操作步骤	70分	携带用物至病人床旁，核对末号、姓名等	正确、基本正确、方法错误、核对不完全	2分	2	1.6	1.2	0.8	
		安放监测仪，连接压力传感器等测压装置，并启动监测仪	完全正确、基本正确、不正确、连接有遗漏	5分	5	4	3	2	
		协助病人取仰卧位，手臂稍外展，手腕背曲	完全正确、基本正确、不正确、缺乏舒适	3分	3	2.4	1.8	1.2	
		消毒手，戴口罩	完全正确、基本正确、不正确、步骤不全	5分	5	4	3	2	
		常规消毒皮肤8 cm×15 cm，戴无菌手套，铺孔巾	完全正确、消毒范围有误、有污染、不正确	8分	8	6.4	4.8	3.2	
		用0.5%～1%的普鲁卡因做皮肤局部麻醉	完全正确、基本正确、有污染、不正确	2分	2	1.6	1.2	0.8	

续表

评价内容	分值	实施要点	完成情况	评分标准	评分等级				主要问题
					Ⅰ	Ⅱ	Ⅲ	Ⅳ	
操作步骤	70 分	在动脉搏动最明显处进针，见回血减小角度，继续推进 1 ~ 2mm，固定针芯，送外套管至血管深部，轻压外套管上端，退出穿刺针芯	方法正确并成功、方法基本正确并成功、方法正确不成功、方法不正确且不成功	10 分	10	8	6	4	
		将套管尾端与延长管、传感器和监测仪连接	连接牢固、连接、连接不妥、连接错误	5 分	5	4	3	2	
		用透明粘贴封盖穿刺部位，固定导管，弹力绷带包扎	方法正确、方法基本正确、力量不适宜、方法错误	5 分	5	4	3	2	
		调试监测仪器的显示状态	完全正确、基本正确、不正确、不会调试	5 分	5	4	3	2	
		将压力传感器与病人心脏放于同一水平面上，并与大气相通调试“0”点，关闭盲端	完全正确、基本正确、有污染、不正确	10 分	10	8	6	4	
		记录置管时间、测量结果、肢体供血情况	内容齐全、有缺项、缺项多、不知记录内容	5 分	5	4	3	2	
		整理床单元，告知病人注意事项	较好完成、完成、完成不好、未全部完成	5 分	5	4	3	2	
总体评价	10 分	无菌观念的强弱	较强、一般、较差、没有无菌观念	5 分	5	4	3	2	
		过程清晰状况、动作协调情况	很清晰协调、较清晰协调、一般、较差	3 分	3	2.4	1.8	1.2	
		操作过程中态度情况	很认真、认真、一般、较差	2 分	2	1.6	1.2	0.8	
理论提问	5 分	问题回答的正确率	全对、大部分对、大部分错、完全不对	5 分	5	4	3	2	
总分	100 分			100 分	100%	80%	60%	40%	
实际得分									

18.【动脉血气分析采血技术】考核评分标准

评价内容	分值	实施要点	完成情况	评分标准	评分等级 I	评分等级 Ⅱ	评分等级 Ⅲ	评分等级 Ⅳ	主要问题
操作前评估和准备	15 分	护士着装	很规范、较规范、规范、不规范	2 分	2	1.6	1.2	0.8	
		向病人说明目的和意义，取得病人的合作	简洁易懂、沟通充分、沟通不够、未沟通	2 分	2	1.6	1.2	0.8	
		评估病人采血处肢体的循环和皮肤情况	完全正确、基本正确、不正确、未评估	3 分	3	2.4	1.8	1.2	
		洗手，准备动脉穿刺用物及其他用物	齐全、缺 1 项、缺 2 项、缺 3 项以上	5 分	5	4	3	2	
		将用物摆放于治疗盘和治疗车上	很合理、较合理、合理、不合理	3 分	3	2.4	1.8	1.2	
操作步骤	70 分	携带用物至病人床旁，核对床号、姓名等	正确、基本正确、方法错误、核对不完全	3 分	3	2.4	1.8	1.2	
		协助病人取舒适卧位，垫脉枕于穿刺部位下方	完全舒适、正确、基本正确、不正确	4 分	4	3.2	2.4	1.6	
		消毒手，戴口罩	完全正确、基本正确、不正确、有缺项	5 分	5	4	3	2	
		常规消毒至少 8 cm，待干。铺治疗巾。戴无菌手套	完全正确、消毒范围有误、有污染、不正确	6 分	6	4.8	3.6	2.4	
		将采血针针筒与专用针头连接，左手小拇指和环指上夹 1 根干棉签，再次核对	完全正确、基本正确、有污染、不正确	6 分	6	4.8	3.6	2.4	
		用左手示指和中指摸桡动脉搏动，右手持针沿动脉走向在搏动最强处以适当的角度进针，见回血后停住	方法正确并成功、方法基本正确并成功、方法正确不成功、方法不正确且不成功	10 分	10	8	6	4	

续表

评价内容	分值	实施要点	完成情况	评分标准	评分等级 Ⅰ	Ⅱ	Ⅲ	Ⅳ	主要问题
操作步骤	70分	取到所需血量后左手用棉签按住穿刺点，右手拔针，嘱病人或家属协助正确按压穿刺点	完全正确、基本正确、有污染、不正确	8分	8	6.4	4.8	3.2	
		立即将针头插入密封针套内，用手掌来回搓动标本与抗凝剂混匀	完全正确、基本正确、有污染、不正确	6分	6	4.8	3.6	2.4	
		再次核对标本无误后，贴条形码于采血针上，立即送检	完全正确、基本正确、不正确、有缺项	6分	6	4.8	3.6	2.4	
		按压穿刺部位 5～10min 至无出血	完全正确、基本正确、按压时间不够、不正确	4分	4	3.2	2.4	1.6	
		撤去治疗巾和脉枕，脱手套，病人取舒适卧位	较好完成、完成、完成不好、未全部完成	4分	4	3.2	2.4	1.6	
		整理床单位，询问病人需求，告知注意事项	较好完成、完成、完成不好、未全部完成	4分	4	3.2	2.4	1.6	
		洗手，取口罩，做好记录	较好完成、完成、完成不好、未全部完成	4分	4	3.2	2.4	1.6	
总体评价	10分	无菌观念的强弱	较强、一般、较差、没有无菌观念	5分	5	4	3	2	
		过程清晰状况、动作协调情况	很清晰协调、较清晰协调、一般、较差	3分	3	2.4	1.8	1.2	
		操作过程中态度情况	很认真、认真、一般、较差	2分	2	1.6	1.2	0.8	
理论提问	5分	问题回答的正确率	全对、大部分对、大部分错、完全不对	5分	5	4	3	2	
总分	100分			100分	100%	80%	60%	40%	
实际得分									

19.【颅内压监测技术】考核评分标准

评价内容	分值	实施要点	完成情况	评分标准	评分等级				主要问题
					Ⅰ	Ⅱ	Ⅲ	Ⅳ	
操作前评估和准备	15分	护士着装	很规范、较规范、规范、不规范	2分	2	1.6	1.2	0.8	
		向病人说明监测目的，取得病人同意和合作	简洁易懂、沟通充分、沟通不够、未沟通	2分	2	1.6	1.2	0.8	
		评估病人生命体征，意识及肢体活动情况	完全正确、基本正确、评估不完全、不正确	3分	3	2.4	1.8	1.2	
		洗手，准备监测仪和其他物品	齐全、缺1项、缺2项、缺3项以上	5分	5	4	3	2	
		将物品摆放于治疗车上	很合理、较合理、合理、不合理	3分	3	2.4	1.8	1.2	
操作步骤	70分	携带用物至病人床旁，核对床号、姓名等	正确、基本正确、方法错误、核对不完全	3分	3	2.4	1.8	1.2	
		协助病人正确摆放体位，暴露穿刺部位	完全舒适、正确、基本正确、不正确	5分	5	4	3	2	
		消毒手、戴口罩	完全正确、基本正确、不正确、有缺项	5分	5	4	3	2	
		协助医生皮肤消毒，铺治疗巾。护士固定病人头部，医生行脑室穿刺	协助很好、协助较好、协助不好、不会协助	5分	5	4	3	2	
		穿刺成功后，将压力传感器、脑室引流管、脑室引流瓶与三通管连接紧密连接，在连接处以无菌纱布包好	完全正确、基本正确、有污染、不正确	10分	10	8	6	4	

续表

评价内容	分值	实施要点	完成情况	评分标准	评分等级 Ⅰ	Ⅱ	Ⅲ	Ⅳ	主要问题
操作步骤	70分	调节监测仪，选择测压项目	完全正确、基本正确、调节错误、不会调节	6分	6	4.8	3.6	2.4	
		病人平卧位，以两侧耳孔连线的水平线为零点进行校零	完全正确、基本正确、方法错误、未校零	8分	8	6.4	4.8	3.2	
		调节三通开关使脑脊液引流管与压力监测管相通，读取数据。监测毕，调节三通开关，使脑脊液引流管与引流瓶相通，保持引流通畅	完全正确、基本正确、有污染、不正确	10分	10	8	6	4	
		妥善固定引流瓶，保证引流管顶点在零点以上15～20 cm	完全正确、正确、基本正确、不正确	8分	8	6.4	4.8	3.2	
		病人取舒适卧位，整理床单位，告知注意事项	较好完成、完成、完成不好、未全部完成	5分	5	4	3	2	
		洗手，取口罩，做好记录	较好完成、完成、完成不好、未全部完成	5分	5	4	3	2	
总体评价	10分	无菌观念的强弱	较强、一般、较差、没有无菌观念	5分	5	4	3	2	
		过程清晰状况、动作协调情况	很清晰协调、较清晰协调、一般、差	3分	3	2.4	1.8	1.2	
		操作过程中态度情况	很认真、较认真、一般、差	2分	2	1.6	1.2	0.8	
理论提问	5分	问题回答的正确率	全对、大部分对、部分对、完全不对	5分	5	4	3	2	
总分	100分			100分	100%	80%	60%	40%	
实际得分									

附录Ⅲ 学习网址

[1] 中国急救网:http://www.emss.cn

[2] 39 急救网:http://120.39.net

[3] 中华急诊网:http://www.cem.org.cn

[4] 急诊医学网:http://www.zjemw.com/

[5] ICU 重症监护网:http://www.zjicu.com

[6] 国家精品课程资源网:http://www.jingpinke.com/
急救链接:http://video.jingpinke.com/details?uuid=62b5a974-13d8-1000-8d3c-83202360307f

[7] 长江大学急救护理学精品课程网:http://jpkc2.yangtzeu.edu.cn:8080/course/Medicine_01/index.html?courseId=8a8a86df2ac6c4e8012aeb0dde8a0214

[8] 同济大学急诊医学精品课程网:http://med.tongji.edu.cn/jpkc/jzyx/

[9] 长春中医药大学护理学院—急救护理学:http://www.ccucm.edu.cn/jpk/jpk_jjhlx_new/index.jsp

[10] 中国医科大学急救护理学精品课程网:http://www.cmu.edu.cn/jjhlx/

[11] 上海市医疗急救中心:http://video.chaoxing.com/schooldetail_200001062.shtml

[12] 上海交通大学医学院急诊医学精品课程:http://basic.shsmu.edu.cn/jpkc/emergency/index.asp

[13] 中南大学急诊医学精品课程:http://netclass.csu.edu.cn/JPKC2010/CSU/jizhenyixue

[14] 温州医科大学急救护理学精品课程:http://61.153.27.182/ec/C109/Index.htm

[15] 宁夏医科大学护理学院急救护理学精品课程:http://hlxy.nxmu.edu.cn/page/jpkc/index.php

[16] 西京急诊医学专业网:http://xjjz.fmmu.edu.cn/wlkc/

[17] 兰州大学急诊医学精品课程:
http://202.201.1.71/jpk/apply/teacher/course_preview_index.jsp?from=manager&curid=281&coursename=急诊医学&engname=&curstyle=

[18] 湖北职业技术学院急救护理技术精品课程网站:http://jjhl.jpkc.hbvtc.edu.cn/3kcsz/kcbz.htm

[19] 湘潭职业技术学院校级精品课程网站:
http://course.jingpinke.com/details/textbook?uuid=b0371883-12ac-1000-af5c-bd3919efaddd&courseID=b0371883-12ac-1000-af5c-bd3919efaddd

[20] 重庆三峡医学高等专科学校急救护理技术精品资源共享课程网站:
http://www.sxyyc.net/jpkc/jjhl/

[21] 浙江中医药大学教学网:http://jpkc.zjtcm.net/

[22] 中国医院数字化图书馆:http://www.chkd.cnki.net

[23] 丁香园:http://www.dxy.cn/

[24] 小木虫:http://emuch.net/bbs/